李绍平　潘　剑　主编

急诊与
创伤外科学

U0208939

甘肃科学技术出版社

（甘肃·兰州）

图书在版编目(CIP)数据

急诊与创伤外科学 / 李绍平, 潘剑主编. -- 兰州：
甘肃科学技术出版社，2017.9（2023.12重印）
ISBN 978-7-5424-2109-8

Ⅰ.①急… Ⅱ.①李… ②潘… Ⅲ.①急救 - 外科学
②创伤外科学 Ⅳ.①R605.97②R64

中国版本图书馆CIP数据核字(2017)第211544号

急诊与创伤外科学

李绍平 潘 剑 主编

责任编辑 何晓东
封面设计 张小乐

出 版 甘肃科学技术出版社
社 址 兰州市城关区曹家巷1号 730030
电 话 0931-2131570（编辑部） 0931-8773237（发行部）

发 行 甘肃科学技术出版社 印 刷 三河市铭诚印务有限公司
开 本 880毫米×1230毫米 1/16 印 张 28.75 插 页 1 字 数 690千
版 次 2017年10月第1版
印 次 2023年12月第2次印刷
印 数 501~1550
书 号 ISBN 978-7-5424-2109-8 定 价 169.00元

编　委　会

主　编

李绍平　潘　剑

编　委（以姓氏笔画为序）

王秉义（兰州大学第二医院骨八科）　　　　王秉钧（兰州大学第二医院急救中心）

马宏武（兰州大学第二医院急救中心）　　　刘卫东（甘肃中医药大学）

李世平（兰州大学第二医院急救中心）　　　李绍平（兰州大学第二医院急救中心）

郭爱军（兰州理工大学医院）　　　　　　　潘　剑（兰州大学第二医院急救中心）

序

　　创伤是现代社会的一个突出问题。怎样急救？既是医疗卫生所面临的难题，也是政府、民众、社会面临的难题。随着医学的发展，不少疾病已经得到有效控制，但创伤却有增无减，被称为"发达社会疾病"，创伤已成为我国第一位死亡原因(前三位为创伤、心脑血管疾病和恶性肿瘤)。可以预测：创伤在相当长的一段时间内会保持不断增长的势头。创伤多发于青壮年，致残率高，伤亡后对社会劳动力和家庭稳定都带来很大的负面影响，因此，应当引起全社会更多的关注。近年来，国内外创伤外科得到了较快的发展，而且出现了预防医学、临床医学和基础医学相互结合、综合研究和全面治理的好势头。在我国创伤研究的某些领域(如显微外科、烧伤、手外科、冲击伤、撞击伤、创伤弹道、内脏并发症等)的研究已逐渐形成了自己的特色和优势，创伤的临床救治方面也有丰富的经验。而国外在创伤数据库的建立、创伤救护的普及和规范化、创伤基础研究和高新技术的应用上均有许多值得我们借鉴的地方。

　　急诊科和"120"中心的普及预示着我国创伤急救事业达到了一个新的高度。怎样将急救和创伤有机地结合起来，使伤病员及时、恰当、有效地得到救治，尽可能地减少死亡率和伤残率是我们每个医务工作者的历史使命和责任。目前创伤外科学主要偏重于院内骨科的设立，急诊科和"120"中心很少有创伤外科医师担任。而急救医学专著多偏重于内科学的论述和研究。这就造成了急救专业在创伤外科方面人才和著作的缺乏和薄弱。基于以上情况，我们组织了多位具有丰富临床经验的高年资急诊外科和创伤外科医师，共同编写了这本《急诊与创伤外科学》高级参考书。本书从急诊角度系统阐述了创伤外科发生、发展过程、院前急救处理和院内急诊科抢救措施，避免了大部头专著的弊端，侧重临床实践，是一本不可多得的临床参考用书,适用于本科生、从事急诊专业的研究生、住院医师和主治医师。

本书编写出版过程中一定会有不少缺点和错误,欢迎专家和同道批评指正。

2017 年 6 月 16 日

前　言

　　创伤自从人类诞生之日起就已经出现了。每个人在一生中都可能发生不同程度、不同类型的创伤,随着人类现代文明的高速发展,创伤的发生也在逐年增加。据世界卫生组织统计,各种创伤的致死人数 1990 年为 510 万,预计 2020 年会增至 840 万人。中国每年因创伤致死人数超过 20 万,致伤数百万人。2005 年,创伤和中毒在中国城市及农村中均为第 5 位死因,目前已居第一位。因此,必须尽早建立和健全各级急救医疗组织并形成网络,最大限度地发挥出"急"和"救"的功能,才能使创伤患者得到及时有效的救治。这既是一个国家医疗卫生发展水平的体现,也是一个国家综合国力的体现,因而受到各国的重视。创伤是现代社会一个极其突出的问题,创伤和中毒已成为我国三大死亡疾病原因之首,对社会也造成比其他疾病更为负面的影响。以创伤为研究和治疗对象的创伤外科学,凭借临床和基础医学的发展,也得到了较快的发展。

　　本书透过 8 名多年从事急诊与创伤外科专家的角度,分总论和各论两部分阐述了创伤外科学的基础、临床技能和急救策略。其中李绍平副主任医师编写 13.02 万字,潘剑主任医师编写 2.10 万字;王秉义副主任医师编写 12.16 万字;王秉钧副主任医师编写 15.54 万字;马宏武主治医师编写 11.36 万字;李世平主治医师编写 8.12 万字;郭爱军副主任医师审校了封面和插图设计,刘卫东从事文字校对工作。

　　全书内容共分总论十章、各论十章,比较全面地反映了国内外有关创伤外科的理论和技术进展,为急诊科临床医师提供了一部实用的创伤外科参考书。

李绍平

2017 年 6 月 4 日

目 录

第一篇 总 论

第二篇 各 论

第一篇 总 论

第一章 创伤起源和发展史

（李绍平）

创伤（trauma）自古希腊时期以来一直作为外科手术意义上的外来伤害讲，直到精神分析时期，创伤才有了心理学上的含义。沙尔科［Charcot：French neurologist who tried to use hypnotism to cure hysteria（1825-1893）］是著名的法国神经学家，他的主要观点：①提出"创伤神经症"（trauma neurosis）概念，指出创伤通常与休克和肢体破残相关；②指出创伤对神经系统的影响，会引发多样性的综合征；③强调创伤是歇斯底里（hysteria）症的首要病理学根源。自沙尔科开始，医学界对于创伤有了新的认识，并开始了漫长的躯体、心理探索治疗尝试。这对以后因心理创伤导致伤残发生率有所减少，但人们对于心理创伤认识重视程度还是远远不够，直到二战结束以后，由于大量的伤残士兵出现各种心理疾病，才引起了世界医学界的重视。

创伤自人类诞生以来，一直相互伴生依存。特别是进入阶级社会，发生了战争，创伤的发生率大大提升，人们在漫长的斗争中学会了许多医治创伤的方法。创伤的历史和人类的历史同样悠久。在人类发展的初期，为了生存必须进行劳动，为了取得食物和自身的安全必须和毒蛇、猛兽以至人类之间进行搏斗、残杀，这样就不可避免地发生各种创伤（包括咬蜇伤）。人类在受到创伤后，会不自觉到自觉地将泥土、炭末、干草等敷于伤口上，用树枝或石块去除腐物或瘀血，这些就形成了人类最原始的创伤治疗。

第一节 国外创伤外科发展简史

据考古资料，早在公元前约6000年，尼罗河流域就建立了古埃及王朝，约在公元前3500年处于鼎盛时期，那时的"医生"已能够作截肢术和包扎伤口等外科处理。这是已的世界上最早的创伤外科技术。约在公元前3000-前1500年间写成的史密斯纸草文（The Edwin Smith Papyrus）

中曾记载了 48 例各个部位创伤及其治疗的情况,其中有些治疗原则仍沿用至今。公元前 2500-前 1500 年间是古印度的繁荣时期,那时已能作撕裂耳垂修复术和鼻再造术,一位名叫妙闻(Sushrute)的医生曾介绍自己和他人使用的 100 余种外科器械,其中许多种也应用于创伤外科。

约在公元前 500 年(相当于我国东周春秋时代),古希腊文已有很大的发展,不少医学文献中详细介绍了对骨折、脱臼等创伤的处理方法,如徒手和手术复位等。公元前 460-前 377 年(相当于我国东周列国时代),诞生了现代西方医学之父希波克拉底(Hippocrates)及其学派。他们对断离的软组织伤或骨折提出了如下的处理原则:让伤口保持安静,尽量减少外界的任何刺激,然后通过仔细的对接而使断离的软组织或骨折断端愈合。

古希腊文明之后是罗马帝国的繁荣时期,这一时期修建了医院,首批医院是专为军队收治伤病员而设立的。在这以前,战伤伤员被安置在平民的普通房间内,以后留治在专门架设的帐篷内,再以后才正式建立起医院,内有医疗器械、药品、敷料等装备。直至公元 5 世纪才开始设立平民医院。

当时在萨勒诺(Salerno)有位著名的外科医生 Theodoric,他坚决反对当时流行的一种看法,即认为伤口应当有脓液,二期愈合是自然的正常过程。他认为,脓液妨碍了自然愈合过程和延长了病程。Theodoric 还自制了几种麻醉药,并应用于外科手术。他曾将一块海绵体浸泡在鸦片、龙葵(morel)、曼德拉草(mandrake)、常青藤(ivy)、毒芹(hemlock)等的汁液中,取出后在阳光下晒干,使用时将海绵再浸泡于温水中,取出后将其放在病人鼻孔处,不久即可入睡。

到了中世纪,即西罗马帝国覆灭(公元 476 年)至东罗马帝国(拜占庭帝国)覆灭(公元 1453 年)的一段时期(相当于我国南北朝、隋、唐、元、明初),医学已有新的进展,那时开业医生需进行执照考试,并兴建了许多医院。当时有两位值得纪念的外科医生,一位是 Henride Mandeville,他采取简单的清洁措施就避免了伤口化脓,使伤口达到一期愈合;另一位是 Guy de Chauliac,对臀部骨折使用吊兜绷带,对小腿骨折采用重力式滑车牵引。这些在骨折治疗上是很大的进步,在巫师盛行的当时,特别显得难能可贵。

到了文艺复兴(renaissance)时期(公元 1450-1600 年,相当于我国的明代),基于观察和实验的科学技术已开始萌芽和发展。在这一时期中,出现了一位伟大的创伤外科专家,法国的巴累(Ambroise Paré,1510-1590),他是近代外科学,特别是野战外科学的主要奠基人之一。在 1536-1545 年间,他曾多次参加战伤救治工作,获得了丰富的实践经验和第一手资料,从而能够有力地批判当时流行的观点,即火器伤伤口不易愈合的原因是铅中毒或火药中毒,故用烙铁烧灼。他摒弃了这种错误做法,采用伤口包扎、切开和缝合等技术,使火器伤的救治水平大为提高;在截肢术中他首先应用血管结扎术以止血;他还创造了许多手术方法,如"8"字形缝合线修补唇裂、绞窄性疝切开术、气管切开术等;在整形外科方面创造了许多器械(如冠状锯骨器),给伤员安装义肢等,并著有《创伤治疗法》、《外科学教程》等。为了纪念他对创伤外科和战伤外科方面的杰出贡献,现在每两年召开 4 次的国际外科会议中专门设有以他名字命名的国际战伤外科论坛(Ambroise Paré International Military Surgery Forum)。

17 世纪是"科学革命时代"(age of science revolution),医学的基础理论得到了很大的发展,从而为创伤外科的发展奠定了坚实的科学基础。这方面的最杰出代表是英国医生哈维（William Harvey，1578-1657）。他根据动物实验观察，首次正确地描述了体内的血液循环现象，指出血液受心脏推动，沿动脉流向全身各部再沿静脉返回心脏，如此不断地环流不息。他还测定了心脏每搏（输出）量。1628年，哈维发表的《动物心脏和血液运动的解剖研究》是现代循环系统解剖学的经典之作。与此同时，其他医学基础学科，如组织学、生化学等，也相继建立起来。在此期间，创伤治疗中曾采用过静脉注射药物，并输注过未做交叉配血的动物血。

18世纪初（相当于我国清代康熙年间），英国人 Stephen Hales 创造了人工通气法，并首次将玻璃管插入马的动脉内，以测量血性的高度，由此而测出血压。在这段时间内，还先后发现了 CO_2（Black，1757）、H_2（Cevendish，1766）、O_2（Priestley &Scheele，1771）、N_2（Rutherfold，1772）等。Lavois-ier 描述了肺内的气体交换，并说明这对活组织内氧化作用是必需的。这些发现对医生了解病人血压和呼吸变化的规律有很大帮助。

18世纪中，法国外科学家 D.J.Desa 提出了影响深远的火器伤清创术，其治疗原则与现代火器伤的治疗几乎完全相同，即主张将伤口切开扩大，清除伤道中的异物和坏死组织，充分引流，不作初期缝合。以后，他的学生 D.J.Larry 在拿破仑时代多次参加战争，并组织领导伤员救护工作，在军队中设置担架队和救护队采用"飞行救护车"（flying ambulance）快速运送伤员，从而提高了战伤的救治水平。

英国的 John Hunter（1728-1793）是近代外科学和解剖学的奠基人之一，曾任英军军医总监，其主要著作有《论血液、炎症和枪弹伤》。

19世纪后，医学有了长足的进步。《细胞病理学》（1858）的出版，使人们对疾病和创伤的认识能够建立在科学的形态学基础上；《麻醉导论》（1847）和《消毒外科之发展》（1867）则给外科手术的麻醉和消毒提供了科学的理论指导。

美国医生 C.W.Long 和 W.T.Morton 给手术病人施用了全麻，解决了术中的疼痛问题。法国微生物学家巴斯德、（Louis Pasteur，1822-1895）创造了"加热灭菌法"（即巴氏消毒法），他的实验研究和学术观点，构成了外科消毒的理论基础。英国外科医生李司忒（Joseph Líster，1827-1912）根据巴斯德关于细菌学的理论，在手术室、手术台上和整个手术过程中不断喷洒稀释的苯酚（石炭酸）溶液，使伤口化脓显著减少，手术死亡率大为降低，他的主要著作《论开放性骨折和脓肿等的新疗法》和《论外科临床中的防腐原则》对外科学和创伤外科的发展有重要作用，其消毒理论至今仍奉为经典。J.Esmarch（1876）发明了急救包和止血带，从而对创伤止血做出了重大贡献。

19世纪中在战伤救治方面，俄国军医 ПироroB 也做出了重要贡献。他不仅注意战伤局部的治疗，还能用整体的观念对待创伤，重视伤员的全身反应。他十分注意战伤救治中的组织工作，开展伤员分类，强调早期只作一般处理和救命手术，不花很多时间去作弹片摘除，当时还应用了乙醚麻醉和石膏绷带固定。

在1853-1856年的克里米亚战争（Crimean War）中出现了专门的战伤护理。现代护理学的创始人和先驱者南丁格尔（Florence Nightingale）经过多方努力，建立了专门的护理队伍，并沿袭至今。

第一次世界大战中,伤员气性坏疽发生率很高,军医将伤口坏死组织切除后作初期缝合,以后发现,缝合的伤口都已化脓。因此,1917年在巴黎召开的协约国外科会议上决定,对火器伤要作清创,一般作延期缝合,但受伤到清创的时间在8h以内者可作初期缝合。此外,此时已有野战机动救护车和汽车运送伤员,实验性补给海水以补充丢失的血容量,并开始采用血浆输注。从阵地战出现以后,确立了医疗与后送相结合的战伤救治原则,即"阶梯治疗"或"分级救治"(echelon),它构成了现代野战外科学的理论和技术基础。

第二次世界大战中,战伤救治技术又有所发展。例如,结肠火器伤时只作转位结肠造瘘而不作切除后吻合;冷冻的全血已可运送至前方医疗单位,并能大量供应,美军向前线增派外科专科医疗队以加强前方专科医疗力量,空运伤员已较为普遍。美军在朝鲜和越南战争期间,曾在血管外科、急性肾衰、成人呼吸窘迫综合征和快速后送伤员以尽早作专科治疗方面取得较大进展。同时,平时创伤外科,如道路交通伤的救治,创伤基本问题(如休克、感染、水电解质平衡、营养与代谢等)也做了相当深入的研究。

20世纪70年代以后,创伤外科学处在一个新的医学模式,即生物-心理-社会医学模式时期,同时又处在一个高新技术运用于医学的发展时期。因此,与相关学科的关系更为密切,内涵也更深更广。

从宏观上说,创伤外科学与预防医学或社会医学的关系日益密切。人们注意到,创伤的发生发展,有一定的流行病学规律可循,研究和分析诱发创伤的各种危险因素,并采取相应的预防措施,可使创伤的发生率大为降低。在创伤救治方面,不少国家已建立了先进的创伤急救组织和体系,配有救护车、直升机、急救技术员和相应的装备;提出了各种评定创伤严重度的方法和标准;建立了创伤救治中心;采用磁共振成像(MRI)、X线计算机体层摄影(CT)、选择性血管造影术、数字式减影血管造影、光纤内镜、放射性核素和超声等技术作创伤诊断;使用心肺功能监护仪监测伤情变化;应用介入放射学;对于多脏器功能衰竭(不全)(MOF或MODS)和成人呼吸窘迫综合征(ARDS)等研究有较大进展,火器伤的理论基础——创伤弹道学在理论和应用上均有新的突破。

从微观上说,微循环、自由基、激素受体、前列腺素类物质等在创伤时的变化和作用受到重视;白介素(interleukin.IL)、肿瘤坏死因子(tumor necrosis factor.TNF)、干扰素(interferon)等免疫活性因子在创伤后的变化及其意义,肠管内细菌或毒素易位在内源性感染中作用,各种细胞因子和骨形成蛋白(bone morphogenetic protein.BMP)的基因表达和在创伤修复中的作用也在积极研究之中,一门分支学科——分子创伤学(molecular tranatology)正在形成。

第二节 国内创伤外科发展简史

我国的创伤医学有着悠久的历史。19世纪以前,是中医创伤(主要是中医骨伤科)的历史。

19世纪后,西医传入我国,并得到迅速发展,因而形成中医和西医创伤医学的两套体系。新中国成立后,在中西医结合治疗骨折和其他创伤方面有很大成绩,并有专著出版。目前,中医创伤学和西医创伤学既各自保存自身的理论和体系,又相互渗透、补充,逐步形成具有中国特色的创伤外科学。

在公元前21-前16世纪,相当于我国的夏代,属于原始公社制后期和石器时代的晚期,在长期的生产、生活实践中,逐渐发明了用砭石、骨针进行伤口按压、放血、排脓,以此来减轻伤痛和促进伤口愈合,这就是治疗创伤的砭石疗法。

公元前16-前11世纪是商代,此时已进入奴隶制社会和青铜器时代,并有了甲骨文、金文、青铜铭等。约在公元前1324年,甲骨文上有"疾自(鼻病)、疾耳、疾齿、疾舌、疾足、疾止(指或趾)、济、疮"等记载。甲骨文还记述了骨折病名和小腿、肘、手等部位的损伤。

公元前11世纪为西周时代,《周礼》于此时问世,其中已有疡医的记载,主治肿疡、溃疡、金疡和折疡,如"疡医疡医上工八人,掌肿疡、溃疡、金疡、折疡之祝药劀杀之齐",疡医是指外科医生,祝药即是敷料,劀是刮去脓血,杀是腐蚀剂去腐肉或剪去坏死组织,齐是药剂。此外,《周礼》还介绍了对创伤骨折进行内外用药和包扎固定治疗。在《礼记·月令·孟秋》中载有"命理瞻伤,察创,视折,审断",这里"伤"指皮肤创伤,"创"指肌肉损伤,"折"指骨折,"断"指骨和肌肉等软组织均已断离。这反映了当时的创伤科医生已能对创伤作一定的检查和分类。

公元前770-前221年为春秋战国时期,当时"诸子蜂起,百家争鸣",政治、经济、文化等各方面都有显著发展,医学也相应地有所进步,一些经典著作,如《内经》、《难经》和《神农本草经》等,都是在这一时期完成的。

公元前8世纪东周春秋时期完成的《吕氏春秋》提出:"形不动则精不流",是功能锻炼和体育疗法思想的萌芽。公元前5世纪前后的《五十二病方》记录了用酒或有消毒作用的药物经水煮后处理伤口,同时期的文献还描述了股骨骨折、小腿骨折和肱骨骨折,指出肱骨再次骨折后不易愈合。

约于公元1世纪(东汉时期)成书的《治百病方》介绍了活血化瘀方药内外并治创伤。公元3世纪,我国外科鼻祖华佗及其弟子施行过骨手术,并主张通过功能锻炼治疗骨关节损伤。华佗在外科方面的最大贡献是创用了"麻沸散"并施行剖腹手术,是我国医学史上采用外科手术治疗腹部疾病和创伤的奠基人。与此同时,华佗更注重体育锻炼,主张通过机体锻炼增强体质,防止疾病。他模仿虎、鹿、猿、熊、鸟的姿势所创用的"五禽戏",可使血脉流通,强筋壮骨。至此,中医治疗骨折的基本理论和按摩(复位)、包扎固定、内外用药和功能锻炼四大疗法已初步形成。

公元265-420年是魏晋南北朝时期。在这一时期内有许多医学专著问世,其中与创伤外科有关且影响最大的当推龚庆宣撰写的《刘涓子鬼遗方》和葛洪编著的《肘后备急方》。《刘涓子鬼遗方》是我国现存最早的一部外科专著,全书现存五卷,对金疮外伤、痈疽疮疡以及痈疽的病因、诊断、治疗、预防等均有详尽论述。它强调痈疽早期治疗的重要性,提出内治用清热解毒、活血凉血、托补内消、生肌等法,外治主张早期切开,所谓"痈大坚者,未有脓;半坚薄,半有脓;当上薄者,都有脓,便可破之。所破之法,应在下逆上破之,令脓得易出"。卷二"金创外伤"中记有用小麦饮喷疮方治肠外出的方法。《肘后备急方》是一部古代急诊手册,涉及外科内容很多,作者曾提出应用竹帘式夹板固定骨折;认为痈疽等感染是外来"毒气"引起;判断脑外伤预后时提到"……又破脑出血而不能言语,戴眼直视,咽中沸声,口急唾出,两手妄举,亦皆死候不可疗"。书中介绍了五香连翘汤、木占斯散、漏芦汤等治疗外科感染的有效方剂;创制了续断膏、丹参膏、雄黄膏、莽草膏、五毒六种膏等膏药;采用白汤(热水)、盐汤、药液、酒、醋、尿液等清洗伤口,初步形成了"无菌观念"。此外,该书还介绍了30多种治疗急症的方法,如口对口人工呼吸、压迫或烧灼止血、清创、引流、导尿、灌肠、肠吻合、腹腔穿刺、骨折外固定、关节脱位整复等,几乎涉及现代临床除输血、输液、气管内插管、腰麻等以外的各种急诊治疗技术。

隋代(公元531-613年)时,国家的经济文化都有很大发展,医学也不例外。巢元方等编写的《诸病源候论》便成于这一时期。此巨著共50卷,67门,1720则,是我国现存最早专门论述病因病状的著作。就外科而言,有痈疽、疮肿、丹毒、汤火、金疮、痔疮等数十门300余则之多。书中指出开放性骨折感染化脓可因异物存留、死骨、着水和包扎不严等引起,提出与现代清创术原则相似的手术疗法。《诸病源候论·金疮肠断候》中还介绍了肠吻合术,其缝合方法与现代外科中的连续缝合或"8"字形缝合法基本一致。在肠手术后提出"作米粥饮之",即半流质饮食,否则便有"肠痈决漏"的可能。对于腹部创伤合并大网膜脱出或并发嵌顿时,该书提出要先结扎网膜血管,然后作切除术,"若肠腹从疮出……,当以生丝缕系,绝其血脉,当令一宿,乃可截之"。

唐代(公元618-907年)太医署内设按摩科负责治疗骨折,强调正确复位治疗骨折的重要性。公元7世纪末,孙思邈总结补骨髓、长肌肉、坚筋骨的药物,为内服药物治疗骨折奠定基础。孙氏所著的《备急千金要方》中,指出任何来自外界的不洁刺激,都有可能增加感染机会并导致痈疽的发生。该书还收载了"验透膈法"以诊断有无气胸。其具体操作方法是:把纸片封贴在胸、背部疮口上,令病人随意呼吸,若纸片随呼吸而被"吹起"或"陷下",则证明已"透膈"。该书还转录了"崔氏方"中的黑膏药方。黑膏药相当于当今的硬膏,是油质和铅在高温下完成的油酸铅反应产物,其作用较软膏缓和而持久,更能透入深层组织,是良好的创伤外用药。

公元841-846年,蔺道人对骨折进行了系统总结。他所著的《仙授理伤续断秘方》中阐述了骨折的治疗原则为复位、固定、功能锻炼和药物治疗(包括内用药和外用药),并提出复位前要先用手摸伤处,识别骨折移位情况,采用拔伸、捺正等方法复位。复位后将软垫加在肢体上,然后用适合肢体外形的杉树皮夹板固定,固定后的肢体要进行适当活动。书中还着重介绍了骨折损伤的内外用药40余方和用药方法。

宋代(公元960-1368年)在骨折治疗上又有发展,一是盛行改善局部血循环疗法,采用药物煮水淋洗或膏药贴敷;二是认为骨的修复需要骨类物质,因而广泛选用动物骨内服以治疗骨折。公元1189年,张杲做了骨折的切开复位手术,并发现切除大块死骨的胫骨还能再生骨组织。同时期,《夷坚志》记载当时有位医生将同种异体骨移植于颌骨缺损区获得成功。公元1337年,危亦林介绍悬吊法整复髋关节脱位和垂直悬吊法整复脊椎屈曲型骨折,并用环形夹板固定脊椎骨折于过伸位。危亦林是世界上采用悬吊复位法治疗脊柱骨折的第一人,比西方Davis(1927)采用的相同悬吊法早580年,此外,针灸和外科器械都有发展和创新,并且根据50具尸体绘制出解剖学图谱("欧希范五脏图")。

明代(公元 1368-1644 年)是学术上的活跃时期,太医院制度十三科,其中有接骨、金镞两科,到隆庆五年(公元 1571 年)改名外科和正骨科。永乐年间的《普济方·折伤门》中,收集了 15 世纪以前的正骨技术,强调手法复位的重要性,并采用超关节固定,抱膝圈固定治疗髌骨骨折,还提出了"黏膝不能开"和"不黏膝"的临床表现以鉴别髋关节后脱位和前脱位。在薛己著《正体类要》一书的序文中曾写道:"肢体损于外,则气血伤于内,营卫有所不贯,脏腑由之不和",充分表达了骨伤局部与整体的辩证关系。陈实功在创伤外科方面造诣很深,他对深部脓肿采取及时切除坏死组织与脓管;对不便切开引流之处,创用了"药简拔脓法";对颈部创伤所致之气管损伤采用缝合法,对不易包扎的胸部疮瘤,创用了多头带固定法。

清代吴谦等著《医宗金鉴》,其中《正骨心法要旨》系统地总结了清代以前的骨伤科经验,对人体各部位的骨伤,内外治疗所用方药均有详细记述,既有理论,又重实践,图文并茂。该书把正骨手法归纳为摸、接、端、提、推、拿、按、摩八法,并运用手法治疗腰腿痛等伤筋疾患,使用攀索叠砖法整复胸腰椎骨折脱位,并在病人腰背骨折处垫枕,以保持脊柱过伸位,从而达到复位的目的。此外,还应用通木(木制背支架)或腰椎(木制下背支架)固定复位后的脊柱,并用抱膝器固定髌骨骨折,用竹帘等固定四肢长骨骨折。此外,钱秀昌所著《伤科补要》,对髋关节后脱位采用屈髋屈膝拔伸复位法复位,胡廷光著《伤科汇纂》,赵竹泉著《伤科大成》等,均详细记述了各种损伤的治疗,并附有病例介绍,顾世澄著的《疡医大全》,对跌打损伤及一些关节疾病有深入的探讨。这一时期的创伤外科理论更加系统完整,如高秉钧在《疡科心得集》中进一步阐述病机"外科必本于内"的思想,提出"外疡实从内出"及"外疡与内症,异病而同源"的观点。1807 年,日本学者二宫献彦可曾经将他们学习中医骨伤科的经验绘制成 51 幅图谱,印成《中国接骨图说》,介绍了当时中医应用旋转复位整复颈椎、腰椎损伤的方法,说明国外已对我国中医骨伤科的治疗技术相当重视。

新中国成立以后,中医创伤外科在理论上和中西结合上均有很大的发展。国家成立了学术水平很高的中医研究院,多次组织西医学习中医,大力开展中西医结合的医疗工作,1977 年曾有 11 个国家的医师来华学习中西医结合治疗骨折,对世界医学的发展做出了积极的贡献。

我国西医创伤医学方面,20 世纪 50 年代以前虽有一批有名的医学院校和水平较高的大型医院,也有一些西方留学归来、临床实践经验丰富的高级外科医师,但创伤外科只是作为外科的一类病种来对待,基本上停留在一般的救治上,理论研究极少。新中国成立以后,特别是近几十年来,全国先后建立了一些创伤急救中心,并逐渐形成了地区性急救网点,有些大医院还建立了专门的创伤科,全国先后成立了十几个有特色的既有临床又有研究的创伤中心。目前我国在烧伤、显微外科、创伤弹道学(火器伤)、冲击伤等方面已达到国际先进水平或处于领先地位,交通事故伤的研究也有后来居上之势。近来我国曾先后主持召开过多次国际烧伤创伤学术会议,第六届国际创伤弹道学会议、国际组织修复会议和中日感染学术交流等会议;1999 年 5 月还在重庆召开了第 16 届国际意外事故和交通医学会议。有关创伤的基础理论方面,如创伤病理、创伤感染与免疫、创伤生化与营养代谢等,都做了较为深入的研究,有的还有专著出版。采用分子生物学理论和技术研究创伤的个体耐受性差异、生长因子对组织修复的影响、转基因治疗神经损伤等也在积极进行之中。

野战外科方面,通过几十年战争中取得的实际经验,使我军在卫生勤务组织、战伤救治方面已形成较为完整的理论和规范。20世纪50年代起我军就成立了野战外科研究所(起初属军事医学科学院管辖,后改由第三军医大学领导),进行有关创伤和战伤的临床基础研究,现为国家级重点学科。

1985年,中国出版发行了第一本全国性的《创伤杂志》,1990年改为《中华创伤杂志》,同年成立的中华医学会创伤学分会。学会下设四肢和骨关节创伤、创伤基础医学、创伤弹道学、煤矿创伤、多发伤与创伤评分、交通伤、创伤营养、创伤感染与创伤愈合等学组。在学会的领导下,召开了多次全国性的创伤会议和各专题座谈会,积极开展了创伤医学的学术交流,促进了人才培养和学科建设。

近十几年来,全国各大、中医院,研究机构如雨后春笋般建立起来,急救中心、急诊科、创伤外科不同程度都得到了很大发展。特别是在重大自然灾害情况下,交通事故都发挥了积极作用。

第二章　急诊医学发展史

（李绍平）

急诊医学（Emergency medicine）是医学中一门新兴的跨各临床专业的学科，它既有自身的理论体系，又与各临床医学和基础医学紧密相连。1979 年，急诊医学在国际上被公认为是一门独立的医学学科，并得到了迅速的发展。急诊医学的形成和发展，是现代社会发展和医学科学进步的必然趋势。急救医学以急性创伤、急性病和慢性病急性发作的诊治为核心内容，它主要研究如何最大可能地将急性严重伤病人员从死亡的边缘迅速抢救回来，并降低他们的并发症和致残率。因此，急诊工作的及时、妥善与否直接关系到急诊病人的安危和预后。它的发展状况也往往标志着一个国家、一个地区、一个城市的医疗预防水平。现代社会中，尽管许多疾病，如某些传染病，逐步得到有效的控制，但创伤却有增无减。有人甚至将创伤与现代文明比作"孪生兄弟"，称创伤为"发达社会疾病"，由此可见创伤在现代医学中的重要性。创伤的含义可分为广义和狭义两种：广义而言，创伤是指人体受到外界某些物理性（如机械力、高热、电击等）、化学性（如强酸、强碱及糜烂性毒剂等）或生物性（如虫、蛇、狂犬的咬蜇等）致伤因素作用后所引起的组织结构的破坏或功能障碍。狭义而言，创伤是指机械力能量传给人体后所造成的机体结构完整性的破坏。通常所说的创伤，主要是指后一种。

在国外，急诊医学已趋于系统化，建立了专业、专科急救网，配备了先进的通讯、抢救设备和有经验的医务人员。美国在 20 世纪 60 年代初虽然有不少医师、护士转到急诊室工作，但直到 60 年代晚期才开始真正重视这个专业。美国人同时发现，在朝鲜和越南战争中受伤士兵由于战场和途中的及时救护，其存活率大大高于因车祸而送至缺乏专业急诊医师的医院急诊室的病人。于是 1968 年成立美国急诊医师协会（ACEP），1972 年美国国会颁布加强急救工作法案。1973 年美国政府颁布了《急救医疗系统法》，根据这一法令，在全国开展急救服务医疗体系《Emergency Medical Technicans，EMT》的配备计划。1979 年急诊医学正式确定为一门独立的专业学科，并成为美国各医学院医科学生的必修课程，还成立了急诊医学进修学院。

急诊医师实行全科医师制，对急诊医疗技师（EMT）进行国家登记和考试，并与急救中心保持密切联系和合作。据资料统计，事实上 85% 的轻伤病员可就地治疗，10% 左右的中等伤病员可在一般医院的急诊室处理，只有 5% 左右的急危重伤病员需送到急救中心救治。

日本的急诊事业发展也很快，他们除建立了急救中心以及由固定的医院或医疗单位负责的急救网络外，还建立了各种其他类型的急救网。例如：夜间急救网、脑神经外科急救网等。日本的急救中心通过电脑网络和无线电通讯与警察部门、消防局、二级和三级医疗机构、中心血库进行密切联系,可随时了解急诊病人应诊的科别,是否需要急诊手术和空床情况,以便使急症病人以最快的速度到达合适的医院科室获得治疗。

1975 年,在国际红十字会参与下,在联邦德国召开了急救医疗会议,提出急救事业的国际化、国际互助和标准化的方针,强调了急救教育的必要性,并对急救车内的装备、国际统一的急救电话号码和急救情报中心等做了相应的决议。在德国凡志愿参与急救医疗的人员,可获得与为国家服兵役相等的待遇,可见全社会对急救医疗的重视程度。

英国的医疗服务是免费的。急诊医学及 EMSS 发展迅速,全国有 140 多个处理急诊的专门机构,皇家医学院校设置专门课程,建立急诊医师培训基地,统一全国呼救电话号码(999),只需说明呼救地址,随时有急救车赶至出事现场。急诊室、急救中心实行全科医师制,全面实行电脑化管理。

法国还专门建立了儿科急救中心,配备现代化的监护设备、专职儿科急救医师和救护设备齐全的急救运输工具。在降低危重患儿病死率方面,急救中心起着重要的作用。法国的急救呼救电话为"15",院前急救工作全由急救麻醉医师负责,配备有现代化监护急救设备的监护型救护车,急症患者在现场经医师、护士抢救,生命体征稳定后,再护送至合适的医院科室。

总之,世界各国都非常重视发展急诊医学,完善急诊医疗服务体系和管理体制,加强急危重症的监护,降低急危重症的病死率和致残率。

我国院前医疗急救的历史悠久、源远流长,古代医学典籍就有院前急救的记载。早在公元400 年,神医华伦就曾用类似人工呼吸和心脏按压法抢救呼吸心搏骤停者。抗日战争和解放战争中,对伤员实施了战地初级救护和快速转运,这正是近代院前急救的雏形。20 世纪 50 年代,我国的急诊医学,尤其是创伤急救曾受到重视。在各级政府及卫生行政部门的重视与关心下,我国部分大、中城市成立了院前急救的专业机构,即"救护站",但其功能只是简单的初级救护和单纯转运病人。20 世纪 60 年代,我国的急诊医学发展相对缓慢。我国现代急诊医学的重大发展是在 20 世纪 80 年代,1980 年 10 月卫生部颁发了(80)卫医字 34 号文件《关于加强城市急救工作的意见》,1984 年 6 月颁布了(84)卫医司字 36 号文件(关于发布《医院急诊科(室)建设方案(试行)》的通知》,推动了我国大中城市急诊医疗体系以及综合医院急诊科(室)的建立和发展。卫计委、邮电部共同确定全国统一急救电话号码为"120"。

全国性的中华急诊医学学会成立于 1987 年 5 月(杭州),同时,国务院学位评定委员会也批准急诊医学硕士生研究点(协和医大、北医大、华西医大、浙医大、沈阳中国医大、兰州医学院等设立急诊医学硕士点,招收急诊医学硕士生)。部分医科大学相继成立了急诊医学教研室(西部地区西安医大、兰州医学院均在 20 世纪 90 年代成立了急诊医学教研室并自编大学急诊医学教材),将急诊医学列入医学本科、大专、护理学专业的课程。全国性的专业期刊有《中华急诊医学杂志》、《中国危重病急救医学)及《中国急救医学》等。

2000 年以后,急诊医学得到迅猛发展,中华医学会急诊分会积极推动全国急诊事业,截至2017 年 6 月 25 日已举办了 20 届急诊年会,来自全国的急诊专家、教授、学者呼吁全社会参与现场急救,配合急救中心、急诊科、"120"机构进行全方位急救,使危重紧急病人得到了及时有效救治,大大降低了死亡率和伤残率。大中型医院全部成立了急救中心或急诊科。目前,全国急诊专业已成为各大中型医院医疗、科研、教学一体化重要科室。就业职工人数是医院临床科室最多的单位。急救中心包括急门诊科、抢救科、留观科、EICU、急诊内科、急诊外科、手术室以及检验、B超、心电图、放射、药房、收费挂号室等一系列辅诊科室。

急诊医学对于人才的培养,至关重要。急诊专业对于医学生健康成长具有其他科室无法替代的重要作用,在短、平、快方面作用突出(即短时间快速提高医疗水平),特别是医学知识的桥梁作用更加明显,且独一无二。医学生在医学院经过4年的基础学习,怎样在短时间内将所学知识与临床技能完美结合起来,即所谓的桥梁作用,一直是医学教育部门和医学院校十分重要、必须研究的课题。因为急诊科医生要求是全科医师,要求知识面广,病种多样复杂,病情要求必须快速做出诊断和处理。对于一个刚毕业的医学生来说,培养的重点不是对某专业的深度和精度,而是知识和技能的广度。一个健康成长的医师应该是"T"字形发展,一横代表着知识的宽度和广度,一竖代表精度。住院医师学习的重点是将医学院基础知识过渡到临床上来,而不是马上专精一点。一个刚毕业的医学生,第一年,或者半年如果在急诊科学习,可以将医学院所学的基础知识大部分带到临床上来。而在其他任何科室只能将本科室有关的知识巩固下来。这对于培养一个合格的临床医师极其不利。一个名医的成长过程就是具有广泛医学知识做基础,再发展为专而精的专科专家。而不是仅局限于本科室的知识和技能,对其他科室知识和技能一知半解,他不可能成为名医。因为误诊和漏诊不可避免,这样的专家,只能是伪专家,或者称为"砖家"。一个合格的科班临床医师和赤脚医生本质的区别就是基础知识的不同。

当今社会,一部分公立医院由于受经济利益驱动和复杂的社会关系影响,启用高学历的年轻医师主持医院和科室工作,这本无可厚非。但这些年轻医师为了便于管理,层层启用更年轻的医师,重用刚毕业的学生,压制或排挤高年资医师,导致有经验的医师心灰意冷,不是调动就是得过且过。结果医疗事故频发,草菅人命的事例屡见不鲜。在这些人眼中权力和金钱是至高无上的,至于出点医疗事故,死几个人不算什么大事,只要保住乌纱帽就行。至于尊师重道更是过去时,经常见到学生教训老师,徒弟辱骂师傅的怪事。这些人占用人民和国家的资源,拿着丰厚的薪资,却不想着怎样报答人民,"救死扶伤"在他们眼中就是一句空话。

中国2000多年以来,以"尊师重道"、"礼貌待人"而闻名于世,在唐、宋、明代均以天朝上国、礼遇天下而自豪。国人自古以来,首重道统的传承,以"子不教,父之过;苟不教,师之惰"的育人礼法传承于世,以"忠、孝、礼、信"治世,以"礼仪"而区别"蛮夷",有"悬壶济世"之说。现在不说济世,起码应遵从医德,否则,与动物何异。古人首重"医德",以"德"而"传",就是说医生应以仁德的医术救世人,自己的独家秘籍只传承给思想品德高尚的弟子。古人尚且如此,一些医师还不如古人的思想境界高。欧美发达国家医生的行医经历对于晋升有着严格的规定,资历是考核临床医生的重要指标,不可能出现徒弟忤逆老师的歪风邪气。日本和韩国则更加严格,日本和欧美医生为什么医疗水平高,关键在于代代相传。医疗行业的不良风气不能有效治理,长此以往,医疗技术的倒退会直接造成的死亡率和伤残率居高不下。医疗事业不同于其他行业,一言一行关乎人命,不能读了几本书,发表了几篇论文就是高素质的医疗"专家",理论和实践,孰轻孰重? 二者是辩证的统一,没有理论不行,而没有实践更不行。

  关于急诊科或急救中心的人员配置,按照国家卫计委的要求应该是具有主治医师或高年资的住院医师以上的人员担任一线值班和抢救任务, 年轻医师或研究生只能辅助高年资医师值班,而不能单独值班。这是为了保证抢救的成功率,减少伤残率,在发达国家尤其重视这一点。目前,我国公立医院多数医院因为众多因素造成急诊科配置较低,而且急诊科医师社会地位低、病人流动性大、工资待遇均不如院内临床科室,故技术能力好的医师都不愿意到急诊科工作。一个医院死亡率的高低主要取决于急诊科抢救成功率,建议国家卫计委和各省卫计委应该每年定期公布每家医院的死亡率和伤残率,这是衡量每家医院医疗水平的重要指标,而仅仅是形式上的专家组考核。

第三章　急诊医学与创伤外科的关系

（李绍平）

急诊医学（Emergency Medicine）是一门临床医学专业，贯穿在院前急救、院内急诊、急危重病监护过程中，现场急救（first aid）、创伤病急救、急病（症）的救治、心肺复苏、急性中毒、理化及环境因素损伤以及相关专科急诊理论和技能都包含在其学科范畴中。急诊主要针对不可预测的急危病（症）、创伤以及患者自认为患有的疾病，进行初步评估判断、急诊处理、治疗和预防或对人为及环境伤害给予迅速的内、外科治疗及精神心理救助。

创伤自人类诞生之日起，就与人类的发展史相互伴生，人们为了生存在与自然斗争中不可避免地发生伤害，继而自觉或不自觉的掌握了一部分医治伤害的技能，在 20 世纪 60 年代以前的漫长岁月里，这种医治能力是盲目的、无序的行为。为了适应人类社会发展的进程，为了更好地生存，尽可能减少或减轻灾害对人类的影响，必须系统的、有序的、有目的地医治和预防创伤，急诊医学就是在这种背景下应运而生。

随着现代医学对创伤、急危重病和其他急性伤害早期发生机制及其对临床预后影响的认识不断深入，公众对急诊医疗服务（Emergency medical service，EMS）的需求日渐提高，都要求在致伤或发病早期采取快速有效的救治方法，目的是在"黄金时间"内抢救生命，控制病情恶化，保护器官功能，以期获得良好的临床预后。

急诊医学是对急危重症、创伤和意外伤害评估、急诊处理、治疗和预防的学科专业体系，其核心是早期判断、有效救治急危重症和创伤，而急救医学的含义侧重对急危重症、创伤、灾害事件伤害的急救反应能力、包括急救人员、车辆、通讯的调动准备，现场初级抢救、转运过程，乃至到达医院的初级抢救，更突出抢救生命，其核心是急救过程中的急救措施和组织管理。灾难医学与现场急救以及急诊医学所涉及的理论和实践相互交叉、重叠。但在应对的现场急救和救援任务上有所不同，随着深入的研究和实践探索，二者可以在许多方面融合于一个完整的急诊医疗服务体系之中。

创伤在当今社会，已成为人类的头号杀手，每年全世界的发生（病）率和死亡率已远远超过了心血管疾病和肿瘤，这三种疾病并称为人类的三大杀手。目前，和平年代除自然灾害外，主要是交通事故。无论是急诊医学，或者急救医学，都从不同角度与创伤发生密切联系，可以说是因果关系，由于创伤的大量发生，导致了急诊医学的诞生和发展。也可以说急诊医学是为创伤及其他急症疾病服务的，二者无论在科研、教学、临床都是相互依存，没有了创伤，急诊的重要性和地位将会大大降低,正是由于日益发达的社会活动导致了众多创伤的发生,为了应对日益严重的创伤疾病困扰,大力发展急诊体系就成了必然。

创伤外科学是一门以研究各种创伤的发生机制、诊断和救治的临床医学学科,特别是治疗中各种手术方式和技巧,是研究的重点。同时,它也是一门多学科交叉、综合学科,例如,创伤外科学涉及许多医学基础理论,如感染、免疫、病理生理、病理解剖、生物化学、营养代谢等,也涉及一些边缘学科,如分子生物学、生物力学;还包括一部分军事医学的内容,如火器伤、烧伤、冷伤、冲击伤、复合伤等。此外,还与预防医学挂钩,如创伤流行病学等。由此可见,现代创伤外科学是创伤外科临床与基础相结合,并与其他学科相交叉的一门综合性学科。依据发病率高低次序,主要涉及骨科、颅脑外科、胸外科,当然整形外科、普外科、颌面外科、泌尿外科、显微外科和血管外科也是不可缺少的重要科室。但归根结底,主要是研究创伤所引起的一系列损伤疾病。治疗手段分保守治疗和手术治疗。病因简单明确,发生机理比较复杂,主要涉及多发伤和复合伤。治疗不复杂,关键在于时间,越及时预后越好,所以急救医学就显得越发重要。

研究急诊与创伤外科的关系更有利于伤病员的预后;有利于减少死亡率和伤残率;有利于利用有效医疗资源及时救治更多的伤病员;有利于及时、合理、恰当处置受伤患者;有利于社会经济快速发展和建立和谐社会。在发病率集中、时间短、伤员多、任务重的前提下,怎样解决好这些矛盾,就对急诊医务人员提出了更高的要求,良好的医德、高超的医疗技术是必备的条件。因此,创伤外科有了急诊的协助,就可以达到如虎添翼的效果,急诊有创伤外科作为后盾,就有了事半功倍的结果。在我国大多数医院将创伤外科划归急救中心管理,是一个合理的资源分配。

第四章 创伤外科基础

（李绍平）

创伤为机械、物理、化学或生物因素加于人体所造成的组织或器官的破坏。创伤一词的外延不如损伤一词广，损伤指加于人体的任何外来因素还包括高温、寒冷、电流、放射线、酸、碱、毒气、毒虫、蚊咬等所造成的结构或功能方面的破坏。

创伤极为常见，不仅可以大量发生在战争时期，也可发生在和平时期。由于工业、农业、交通业及体育事业的高速发展，各种事故所造成的创伤日趋增多。创伤不仅发生率高，而且程度差别很大，伤情可以严重而复杂，甚至危及伤员的生命。创伤同心血管疾病及癌症已成为目前造成死亡的三大原因。

第一节 创伤概述

创伤始终伴随人类社会的发展过程，创伤外科的治疗概念也始终在不断地发展和进步，创伤外科发展到目前也经历了一个曲折复杂的发展过程。随着专业化治疗和先进技术的应用创伤外科的发展遇到了前所未有的挑战。我国急诊创伤外科同样也正在经历一个艰难的探索发展模式的过程，尽管运行模式多种多样，但目标最终是以最短的时间内获得最有效的治疗。

创伤（trauma）自古希腊时期以来一直做外科手术意义上的外来伤害讲。直到精神分析时期，创伤才有了心理学上的含义。Charcot（沙尔科）对创伤有自己独特的见解：

提出"创伤神经症"（trauma neurosis）概念，指出创伤通常与休克和肢体破残相关；

指出创伤对神经系统的影响，会引发多样性的综合征；

强调创伤是歇斯底里（hysteria）症的首要病理学根源。

创伤是一个广义的概念。所谓广义的概念，是指机械、物理、化学或生物因素所造成的机体损伤。狭义的概念，是指机械致伤因素作用于机体所造成得组织结构完整性破坏或功能障碍。其中主要包括两大类，一类是精神上的，另一类主要是指躯体上的，我们平常所说的创伤主要是指后者。

精神创伤可因刺激程度不同、个体差异不同而造成的后果严重也不一样。例如：威廉·斯泰龙的《苏菲的选择》主要运用创伤理论描述这部小说，论述了纳粹邪恶势力如何使女主人公苏菲身心严重受创,从而导致她无法走出创伤的阴影而最终选择自杀的悲剧。文章主要分三个部分:导论、四章和结论。导论主要是对作者和文本的概述以及对文本研究现状的综述。第一章主要是对创伤理论的概述。主要介绍了创伤的定义、重复体验和回避过去经历的创伤症状、创伤对受创者造成的严重影响以及通过讲述创伤故事和重建联系感使创伤得以复原。第二章主要探讨苏菲的创伤症状和创伤对她造成的致命影响。第三章主要分析苏菲创伤复原的失败。创伤症状和创伤所造成的后果令她痛苦不堪,她想通过给他人讲述创伤故事与重建联系感来使创伤得以复原。第四章主要探索苏菲的身份危机和死亡悲剧。重复体验却又尽力回避的创伤症状、不可解脱的负罪感和对上帝信仰的丧失以及创伤复原的失败导致了她的身份危机,致使她选择死亡。在结论中,斯泰龙以苏菲的创伤经历和死亡悲剧为鉴,暗示了邪恶存在的普遍性和邪恶给个人乃至集体所带来的毁灭性影响。可见精神创伤也不可轻视。

本文重点论述躯体创伤。是指由于机械致伤因子作用,发生组织破坏和功能障碍。半个世纪以来,随着科学技术的飞速发展,交通运输日益频繁,现代战争不断升级,创伤直线增多,对人类造成惊人的损害。因此,不断更新抢救技术,已成为创伤治疗中的重要环节。

随着现代医学水平和技术的提高,创伤,尤其是严重多发伤的院内死亡率已经明显降低。但是,由于严重创伤时病情非常复杂,如何快速准确地判断伤情,并按照预设规程进行检查、诊断、治疗,尽快进行确定性治疗,就成了抢救成功与否的关键。具有高水平的急诊创伤外科或创伤外科中心,同时具备完善的创伤救治组织系统,对提高严重创伤救治水平具有重要的临床价值。

创伤是当今人类死亡主要原因之一,约占全球死亡总人数的7%,是青壮年的首位死亡原因。其对社会的危害和造成劳动力的损失远大于其他任何疾病。

按公安部公布的数字,目前,中国每年因道路交通伤害死亡的人数已据世界首位,并以每年10%速度递增。2003年,中国共发生道路交通事故667 507起,造成死亡104 372起,494 174人受伤,直接财产损失33.7亿元。其中,农村人口、农民工和城市个体劳动者交通违章引发交通事故共造成40 964人死亡、191 231人受伤,占死伤总人数的39.2%和38.7%。2007年,全国共发生道路交通事故327 902起,造成81 649人死亡、380 442人受伤,直接财产损失12亿元。近几年未查阅到官方的统计数据,故无法判断事故死亡人数。

第二节 创伤分类

创伤分类的目的是为了更准确地诊断伤情、更及时有效的救治伤病员,同时也是为了资料总结、科学研究以及教学、论文的发表等,促进了创伤基础理论和救治水平不断提高与发展。

一、分类方法

1.按创伤原因分类:①交通事故伤;②坠落伤;③刀伤;④挤压伤;⑤爆炸伤;⑥枪伤;⑦电击

伤;⑧烧(烫)伤。

2.按创伤部位分类:①颅脑伤;②胸部伤;③腹部伤;④脊柱伤;⑤四肢伤。

3.按皮肤黏膜完整性是否破坏分类:①闭合性;②开放性。

4.按受伤程度分类:①重伤;②中等度伤;③轻伤;④轻微伤。

创伤分类从理论上大致分这么四类,但临床上往往把部位和病因以及受伤程度合并诊断,以便于制定诊疗方案,判断伤情是否有生命危险等,例如:闭合性股骨中段骨折、轻度头面部烧伤(深Ⅱ°3%、Ⅰ°2%)、重度颅脑损伤等。

二、创伤概况

(一)按伤口是否开放分类

以体表结构的完整性是否遭到破坏,可将创伤分为开放性和闭合性两大类。

1.开放性创伤

(1)擦伤(abrasion)　是最轻的一种创伤。系致伤物与皮肤表面发生切线方向运动所致,亦即皮肤与粗糙面摩擦而产生的浅表损伤,通常仅有表皮剥脱,少许出血点和渗血,继而可出现轻度炎症,以摔伤最为常见,如车祸摔伤,高处滚落等。

(2)撕裂伤(laceration)　钝性暴力作用于体表,造成皮肤和皮下组织撕裂,此类伤口各异,斜行牵拉者多呈瓣状,平行牵拉者多呈线状,多方向牵拉者多呈星状。撕裂伤伤口常见有特征性的细丝状物,恰似"藕断丝连",系未断裂的抗裂强度较大的胶原纤维以及少部分弹力纤维组成,偶有极少量的网状纤维掺杂其间。主要以其部位而定,真皮、肌腱、韧带属致密结缔组织,主要含胶原纤维和弹力纤维。撕裂伤伤口污染多较严重,多为行驶的机动车、转动的机床和奔驰的马匹牵拉所致。

(3)切伤和砍伤(incised wound or cut wounds)　切伤为锐利物体(如刀剑)切开体表所致,其创缘较整齐。伤口大小及深浅不一,严重者深部血管、神经或肌肉可被切断。因利器对伤口周围组织无明显刺激,故切断的血管多无明显收缩,出血常较多。砍伤与切伤相似,但刃器较重(如斧)或作用力较大,故伤口常较深,组织损伤较重,伤后的炎症反应较明显,严重者可深达骨质,导致骨折,如在头部也可引起脑组织损伤,颅内出血或脑实质破坏,危及生命;如在四肢,常可损伤神经、血管、肌腱,甚至断肢(指、趾)。需要紧急处置或手术以及抗休克治疗。

(4)刺伤(punctured wounds)　刺刀、竹竿等尖细物体猛力刺入软组织所致的损伤。刺伤的伤口较小,易被血凝块堵塞,但较深,有时会伤及内脏,此类伤口易并发感染,尤其是厌氧菌感染。常见为生锈的铁钉刺入足底,极易引起破伤风杆菌感染,危及病人生命。内脏损伤,以肝脾破裂最为常见,其次为肠管破裂和肺损伤,前者易引起急性腹膜炎和内出血,后者多为血气胸。

2.闭合性创伤

常见的闭合性创伤有如下几种:

(1)挫伤(contusion)　最为常见,系钝性暴力,如枪托、石块或重物打击所致的皮下软组织损伤。主要表现为伤部肿胀、皮下瘀血,有压痛,严重者可有肌纤维撕裂和深部血肿,如致伤力为螺旋方向,形成的挫伤称为捻挫,其损伤更为严重。

（2）挤压伤（crush injury ） 是指肌肉丰富的肢体或躯干在受到外部重物（如倒塌的房屋）数小时的挤压或固定体位的自压（如全麻手术病人）而造成的肌肉组织创伤。

（3）扭伤（ sprain）是指关节部位一侧受到过大的牵张力,相关的韧带超过其正常活动范围而造成的损伤,常伴有韧带纤维部分撕裂,并有出血,局部肿胀、青紫和活动障碍。

（4）震荡伤（ concussion） 是指头部受钝力打击所致的暂时性意识丧失,无明显或仅有很轻微的脑组织形态变化。

（5）关节脱位和半脱位（luxatiòn and semiluxation） 是指关节部位受到不匀称的暴力作用后所引起的损伤。通常肩关节稳定性较差,易发生脱位或半脱位;而髋关节稳定性好,不易发生脱位。

（6）闭合性骨折（closed bonefracture） 是指强暴力作用于骨组织所产生的骨断裂。因致伤力和受力骨组织局部特性不同,骨折可表现出不同的形态和性质,如横断形、车斗形或螺旋形,粉碎性、压缩性或嵌入性,完全性或不完全性,一处或多处等。骨折断端受肌肉牵拉后可发生位移,并可伤及肌肉和神经血管。

（二）按致伤部位分类

人体致伤部位的区分和划定,与止常的解剖部位相同,即颅脑伤（craniocerebral Injury ）、颌面颈部伤（maxillofacial and cervical injury）、胸部伤（chest injury）、腹部伤（abdomen injury）、骨盆部（阴臀部）伤（pelvis injury）、脊柱脊髓伤（spine and spinal cord injury ）上肢伤（upper extremity injury ）、下肢伤（lower extremity injury ）。临床上最常用的是此种分类方法。

（三）按致伤因子分类

按致伤因子分类可分如下几种:

1. 冷武（兵）器伤（cold weapon wounds） 指刀、剑、戟等武器所致的损伤。

2. 火器伤（firearm wounds） 各种枪弹、弹片、弹珠等投射物所致的损伤。

3. 烧伤（burns） 指因热力作用而引起的损伤。战时可因凝固汽油弹、磷弹、铝热弹、镁弹、火焰喷射器等纵火武器而致烧伤;平时,因火灾、接触炽热物体（如烙铁、开水等）、化学制品也可发生烧伤或烫伤。

4. 冷伤（cold injury） 指因寒冷环境而造成的全身性或局部性损伤。

5.冲击伤（blast injury） 指在冲击波作用下人体所产生的损伤。冲击波还可使建筑物倒塌或碎片飞散而产生继发性损伤。

6. 复合伤（combined injury） 指两种或两种以上致伤因子同时或相继作用于机体所造成的损伤称为复合伤,如放射线与热力作用造成的放烧复合伤,热力和冲击波作用造成的烧冲复合伤,毒剂与机械力作用造成的毒剂创伤复合伤（或称为化学毒剂复合伤）等。

（四）名词解释:

1.穿通伤 文献上还有一个术语,即 transfixing injury,暂译为穿通伤,是指某一脏器本身出现既有入口又有出口的损伤,如投射物穿透腹腔,造成肠管有入口又有出口的损伤,但投射物本身仍停留在腹腔内,未造成体表的出口。此种损伤,属穿透伤的一种,穿通伤只能作为描述性语言应用,而不能作为一种特殊的损伤类型。

2.多发伤(multiple injuries; polytrauma) 定义目前仍不完全统一。一般指在同一机械因素作用下,人体同时或相继遭受两处以上解剖部位的损伤,其中至少有一处损伤可危及生命。

3.联合伤 描述性用语,指两个相邻解剖部位均发生的损伤,多特指胸腹联合伤,国外不用"联合"而直接称胸腹伤(thoraco-abdminal injury)。

4.多处伤 属描述性用语,如上、下肢或整个体表共有多个伤口,即描述为多处伤。

5.合并伤 亦为描述性用语,指前一种伤为主、后一种伤为辅的两个或多个部位伤,如颅脑伤合并肺损伤。

但需注意不要将多发伤与复合伤搞混了。

第三节 创伤评分

创伤评分是通过定量记分的方法对伤员的损伤严重程度进行评估的方法。对创伤评分的描述始于20世纪50年代。经过几十年的发展,创伤评分不仅运用于标准化评定损伤严重程度,而且广泛用于创伤患者分类、创伤患者的预后判断等,并成为创伤流行病学研究、评价不同医疗机构对创伤的救治水平、确定优化的创伤救治手段、判断公共卫生资源分配合理性等的工具与手段。

按创伤评分使用的时间阶段和场所不同,创伤评分被分为:院前评分和院内评分。院前评分是指伤员从受伤现场到医院确定性诊断治疗前这段时间内,医护人员为定量判断伤员伤情的严重程度所采用的创伤评分方法。院前评分主要是用于现场分类和快速伤情判断,其目的是使伤员能尽快得到合理的分诊和及时的救治。因此,这种评分方法应该是简便易行,同时有一定的敏感性能较准确地评估伤情的严重性,不遗漏应该送往创伤中心或专科医院救治的重伤员。院内评分是指伤员到达医院后,根据损伤类型及其严重程度对伤情进行定量评估的方法。因此,院内评分较院前评分有更高的准确性。

按其使用的评分指标内容的不同,创伤评分又被分为:生理学评分、解剖学评分、生理学和解剖学复合评分。目前临床使用的创伤评分方法种类较多,每种评分都有其各自的优点和缺陷,同时也有其最为适合的使用条件和时机。作为一种合理的评分方法,它应当是可用于不同人群创伤流行病学研究、创伤的治疗研究和救治系统比较的标准化工具。由于创伤评分方法种类多,而每种评分的计算方法又有所不同,临床医生要熟练掌握所有创伤评分的计算方法和细则较为困难。但是计算机的广泛应用,为创伤评分的推广和应用提供了良好的平台,创伤临床工作者只要了解创伤评分的原理和意义,通过标准化的计算机评分软件工具(如中国人民解放军交通医学研究所研发的《创伤评分系统》V3.0),可抛去中间繁杂的计算分析过程,通过简捷的选评,即可准确地获得多种评分的结果,使创伤评分成为十分简单快捷的过程。

一、生理学评分

单纯的生理学评分主要用于院前伤员的分类和重症监护病房，一般用于创伤的损伤程度评估、治疗效果的评价、伤员转归预测等。常用的生理学评分方法主要有：CRAMS 评分、格拉斯哥昏迷评分（GCS）、院前指数（PHI）、创伤指数（TI）、创伤记分（TS）、修正的创伤记分（RTS）、急性生理学和慢性健康状况评价（APACHE）、系统性炎症反应综合征（SIRS）评分、胸部穿透伤进程评分（PPTCS）等。

（一）CRAMS 评分

CRAMS 是由循环（circulation）、呼吸（respiration）、腹部（abdomen，包括胸部）、运动（motor）及言语（speech）5 个单词的第一个英文字母组成的缩写字。每项指标计 0、1、2 分不等，最后把 5 项指标的记分相加，即为 CRAMS 评分的总分（表 4-1）。

表 4-1　CRAMS 1 评分

项目	分值		
	2	1	0
循环			
毛细血管充盈	正常	迟缓	不充盈
收缩压（mmHg）	≥100	85~99	< 85
呼吸	正常	>35 次/分钟，费力·浅	无自主呼吸
胸腹	无触痛	胸或腹有压痛	腹肌紧张、连枷胸、深部穿透伤
运动	正常	对疼痛刺激有反应	无反应或去大脑强直
言语	正常	语无伦次	发音听不懂或不能发音

（1mmHg=O. 133kPa）

CRAMS=循环记分+呼吸记分+胸腹记分+运动计分+言语记分。CRAMS 评分分值越低，伤情越重。

（二）格拉斯哥昏迷评分

格拉斯哥昏迷评分（Glasgow coma score，GCS）评分是根据伤员的运动反应、言语反应和睁眼反应记分来计算，详见颅脑创伤。

（三）院前指数

院前指数（prehospital index, PHI）是以收缩压、脉搏、呼吸和意识 4 项生理指标为依据，每项指标分别记 0~5 分（表 4-2），4 项指标记分之和即为 PHI 的分值，如果伤员合并有胸部或腹部穿透伤，总分要加 4 分。

表 4-2　院前指数（PHI）

项目	分值				
	0	1	2	3	5
收缩压（mmHg）	>100	86~100	75~85	…	0~74
脉搏（次/分）	50~119	…	…	≥120	<50
呼吸	正常	…	…	费力、浅	呼吸次数<10，需插管
意识	正常	…	…	模糊、烦躁	所述言语不能被人理解

（四）创伤指数

创伤指数（trauma index,TI）是根据受伤部位、损伤类型、循环、呼吸和意识状态5个方面对伤员进行评分（表4-3）。每项指标为4级计分（分别为1分、3分、5分和6分）。5项记分值之和即为TI的总分。TI分值越高,损伤程度越严重。

（五）创伤记分

创伤记分（trauma score,TS）是结合GCS、呼吸率、呼吸动度、血压、毛细血管充盈度对创伤进行评分的方法,其分值即是5项指标记分值之总和（表4-4）。其分值越低,损伤越严重。

（六）修正的创伤记分

修正的创伤记分（revised trauma score, RTS）是依据GCS、收缩压和呼吸次数的数值分别给予计分,将三项计分值相加即为RTS的总分（表4-5）0RTS分值越大,损伤越严重。是目前院前评分中使用最为广泛的创伤评分方法之一。

表4-3　创伤指数（TI）

项目	分值			
	0	3	5	6
受伤部位	四肢	背部	胸部	头、颈、腹
损伤类型	撕裂伤	挫伤	刺伤	钝器伤、子弹伤
循环状态				
血压（mmHg）	>97	60~97	<60	测不到
脉搏（分/次）	50~100	100~140	>140	<50
呼吸状态	胸痛	呼吸困难	发绀	无呼吸
意识状态	嗜睡	恍惚	半昏迷	深昏迷

表4-4　创伤记分（TS）

项目	分值					
	5	4	3	2	1	0
呼吸	…	10~24	25~35	>35	<10	无
呼吸幅度	…	…	…	…	正常	浅或困难
收缩压（mmHg）	…	>90	70~90	50~69	<50	0
毛细血管充盈	…	…	…	正常★	迟缓▲	不充盈
GCS分值	14~15	11~13	8~10	5~7	3~4	…

★正常:前额、口唇及甲床再充盈时间< 2秒

▲迟缓:前额、口唇及甲床再充盈时间> 2秒

表4-5　修正的创伤记分（RTS）

项目	分值				
	4	3	2	1	0
GCS	13~15	9~12	6~8	4~5	3
收缩压（mmHg）	>89	76~89	50~75	1~49	00
呼吸	10~29	>29	6~9	1~5	0

（七）急性生理学和慢性健康状况评分

急性生理学和慢性健康状况评分（APACHE）评分是一种广泛用于危重伤员评估的生理学评分。APACHE Ⅰ是于1981年提出的，1985年修订后称为 APACHE Ⅱ；在此基础上，1991年又制定了 APACHE Ⅲ。

APACHE Ⅰ是由反映伤员疾病严重度的急性生理记分（acute physiology score, APS）和既往健康状况（chronic health status, CHS）构成，其中 APS 由伤员入 ICU 后第1个24h 内最差的33项生理或临床检验参数记分相加而得。

APACHE Ⅱ的分值是由 APS、年龄和 CHS 三者相加之和组成，其指标包括12项 APS 指标、5个年龄档次记分和 CHS 记分。

APACHE Ⅲ采用了除血清钾和 HCO_3^- 以外的 APACHE Ⅱ 的所有参数，同时新增的葡萄糖、胆红素、白蛋白、尿素氮和尿排出量等参数，共计17项生理和生化检测参数;对 pH 和 PCO_2 不单独记分，而是由两者共同决定参数的分值;神经系统是通过对疼痛和言语刺激能否睁眼的判断来计算分值，而不用 GCS;它同样也考虑年龄和既往健康状况对伤情的影响。

表4-6 系统性炎症反应综合征评分

记分项目	分值
发热或低体温（T>38℃ 或<36℃）	1
心动过速（心率>90 次/分）	1
呼吸急促（呼吸频率>20；PaCO2<32mmHg）	1
白细胞记数异常（>12×109/L 或<4×109/L 或幼稚中性粒细胞>0.1）	1

（八）系统性炎症反应综合征评分

系统性炎症反应综合征（SIRS）评分是在1992年被首先提出，能可靠地预测创伤伤员的病死率和住院时间等。它是将伤员体温、心率、呼吸频率和白细胞计数的计分相累加而得（表4-6）。

（九）胸部穿透伤进程评分

胸部穿透伤进程评分（PPTCS）是针对胸部穿透伤的创伤严重程度进行判断的一种评分方法。其计算公式为:

PPTCS=1.210G-0.835S+1.034P+0.583T-1.982

其中，G、S、P、T 分别为 GCS、收缩压（SBP）、脉搏（PP）和体温（T）的编码值。

PPTCS 评分作为一种特殊的伤情进程评分，较 RTS 和 AIS 等能更好地反映胸部穿透伤的创伤严重程度。

二、解剖学评分

基于损伤的解剖部位及解剖学损伤程度进行的创伤评分很多，主要有：简明损伤定级（AIS）、损伤严重度评分（ISS）、新的损伤严重度评分（NISS）、腹部锐器创伤指数（PATI）、国际疾病诊断编码（ICD）基础上的损伤严重程度评分（ICISS）等。

（一）简明损伤定级

第一版简明损伤定级（abbreviated injury scale,AIS）诞生于1971年，在1973年、1974年、1975年、1990年、1998年和2005年分别发表了AIS的修订本。最新版的AIS2005对损伤严重性和结局的描述更为精确,还在适应不同数据库和使用者的需求方面有所发展。

1.AIS的基本原则与定义

基本原则与理论为:

·AIS应该是一种按严重度来对损伤进行分级的简易方法;

·用来描述损伤的术语应该是标准化的;

·AIS应适用于多种原因导致的损伤;

·AIS应既能适用于大数据样本,又能适用于小数据样本;

·损伤描述应以解剖学概念为基础,而非生理学概念;

·每一个严重度分值只能反映已发生的一种损伤;

·每一种损伤的AIS严重度分值应是专一的、与时限无关的值;

·AIS只评定损伤本身,而非损伤造成的长期后果;

·AIS不是仅仅用来评价死亡率或致命性的一种方法;

·AIS应能反映在其他方面仍然是健康成人的损伤严重度;

·特定损伤的严重度应该考虑其对整体的严重性。

因此,AIS是以解剖学为基础的、一致认同、全球通用的损伤严重度评分方法。它依据损伤的程度,并按照身体区域对每一损伤进行6个等级序列的划分。AIS严重度分值作为评价死亡率的指标是有意义的。但应注意,死亡率并不是AIS严重度分值的唯一决定性因素,损伤严重度绝不是靠单一因素(如死亡率)就可以决定的。AIS作为一种实用可行的研究工具,在今后若干年里将继续成为判断损伤严重度的金标准。

2.AIS编码准则　首先,AIS以解剖损伤为基础,每一种损伤只有1个AIS记分;它只评定伤情本身而不评定损伤造成的后果。

AIS将身体部位分为9个:头部(卢员和脑);面部,包括眼和耳;颈部;胸部;腹部及盆腔脏器;脊柱(颈椎、胸椎、腰椎);上肢;下肢;骨盆和臀部;体表(皮肤)和热损伤以及其他损伤。以6个等级来评定创伤的严重度(表4-7)。

表4-7　AIS严重度分值

AIS分值	描述
1	轻度
2	中度
3	较重
4	重度
5	危重
6	极度(目前不可救治)

AIS2005 给每个损伤条目以特定的 6 位数的编码，并加一个 AIS 严重度评分（共 7 位数）。如图 4-1 所示:首位数表示身体区域,第 2 位数表示解剖结构的类别,第 3、4 位数表示具体的解剖结构或在体表损伤时表示具体的损伤性质,第 5、6 位数表示具体部位和解剖结构的损伤程度（见表 4-8）。小数点后的数字是 AIS 评分值。

AIS 编码小数点后的 AIS 分值表示损伤严重度的 6 个等级（见表 4-7），即 AIS16。AIS1 定为轻度伤,AIS2 中度伤,AIS3 较严重伤,AIS4 严重伤,AIS5 危重伤,AIS6 目前不可救治的极重度损伤。AIS9 是指损伤已发生,但不知是哪个器官或部位的损伤。例如,闭合性腹部损伤,但不知是哪个器官,即编码为 AIS9。AIS9 不能用于损伤严重度评分（ISS）。AIS9 不应与 NFS 相混淆,NFS 是对缺乏详细资料的损伤进行编码,即已知损伤发生在某一器官或部位,但损伤的准确类型不清。例如发生了肾损伤,到底是挫伤还是撕裂伤,未见详细记录,这样就编码为 NFS。

身体区域	解剖结构类别	具体的解剖结构	或特殊性质的损伤		损伤程度	AIS分值
1	2	3	4	5	6	7

图 4-1 AIS-98 的数字编码

在以前的版本的基础之上,AIS2005 评分增加了标题为"功能能力指数"（function capacity index, FCI）一栏,便于在相关工作完成后可以添加预期的功能能力指数值;增设了一种损伤定位标识码系统,以帮助确定某一损伤在体内或体表的确切部位;同时还具备了用 4 位数编码来表达损伤原因的功能,以帮助研究人员用于记录每种 AIS 损伤所需要的损伤原因资料。

（二）损伤严重度记分

损伤严重度记分（ injury severity score , ISS ）是把人体分为 6 个区域,其分值是将身体 3 个最严重损伤区域的最高 AIS 值的平方相加而成。ISS 分值范围为 1~75。规定以下两种情况时其分值为 75 分:①有 3 个 AIS 为 5 的损伤或至少有 1 个 AIS 为 6 的损伤。②任何 1 个损伤为 AIS6 时,ISS 就自动确定为 75 分。ISS 的 6 个分区为: 头颈、面、胸、腹部或盆腔、四肢或骨盆架、体表（表 4-9）

表 4-8 编码前 6 位数的具体内容

第一位数:身体区域		第 3、4 位数:特定的解剖结构或损伤性质	第 5、6 位数:损伤程度
	全区域	皮肤—擦伤	从 02 开始,用两位数字
1.头部	02	—挫伤	顺序编排,以表示具体
2.面部	04	—裂伤	的损伤,00 表示严重度
3.颈部	06	—撕脱伤	未指明的损伤(NFS)或
4.胸部	08	断肢	表示该解剖结构在本手
5.腹部及盆骨	10	烧伤	册中只有一项条目的损
6.脊柱	20	挤压伤	伤;99 表示损伤性质或
7.上肢	30	脱套伤	严重程度都不明者。
8.下肢	40	损伤—NFS	
9. 皮肤和未特定指明	50	穿透伤	
部位	60	非机械性损伤	
	90		
第 2 位数:解剖结构的	头部—LOC	意识丧失的时间	
类型	02	意识水平	
	04,06,08		
1.全区域	10	脑震荡	
2.血管			
3.神经	脊柱	颈椎	
4. 器官(包括肌肉/韧	02	胸椎	
带)	04	腰椎	
5.骨骼(包括关节)	06		
6.透—LOC			

血管、神经、器官、骨,关节都从 02 开始用两位数字顺序编排

多数人提出以 ISS≥16 为严重多发伤的标准,有人认为把 ISS≥20 定为严重多发伤较为合理,他们总结一组伤员的结果是:ISS 分值<20 时死亡率为 2.67%,而当 ISS 分值≥20 时死亡率急剧上升至 24.3%,因此提出 ISS≥20 为严重伤的标准。

表 4-9 计算 ISS 时的 6 个分区

分区内容

1.头和颈部脑或颈椎损伤、颅骨或颈椎骨折
2.面部口、耳、眼、鼻和颌面骨骼骨折
3.胸部膈肌、肋骨架、胸椎损伤和胸腔内所有脏器损伤
4.腹部和盆腔腹部和盆腔内所有脏器损伤和腰椎损伤
5.四肢和骨盆四肢、骨盆和肩胛带损伤(扭伤、骨折、脱位和断肢均计入内)
6.体表身体任何部位的体表损伤,包括擦伤、撕裂伤、挫伤和烧伤

(三)新损伤严重度记分

新损伤严重度记分(new injury severity score,NISS)是把创伤患者 3 个最高 AIS 平方相加,而不考虑创伤部位。NISS 在对穿通伤及钝器伤的结局预测中表现均优于 ISS,在预测创伤后多器官功能衰竭(MOF)时有较好的前景。

(四)腹部锐器创伤指数

腹部锐器创伤指数(PATI)是专门用于对腹部锐器伤需剖腹探查的病人出现并发症的危险

性进行评分的方法。PATI 将每一腹腔内脏器定为一个危险因素(1~5),再将这个数字乘以严重程度分级(从最轻的损伤为 1 到最重的损伤 5)时,最后将每一脏器的分值相加即得到 PATI 分值。当 PATI >25 时,并发症的发生率大约为 52%。

(五)国际疾病诊断编码基础上的损伤严重程度评分(ICISS)

国际疾病诊断编码基础上的损伤严重程度评分(ICISS)的分值定义为对于给定病人的所有存活风险比值(SRRs)的乘积。ICISS 的优点是易于获得,可从医院的出院病历中直接获取信息,而不需要计算 AIS。它可用来比较缺乏创伤登记的医院的创伤救治结果。

三、生理学和解剖学复合评分

(一)创伤和损伤严重程度评分

创伤和损伤严重程度(TRISS)评分是一种将生理变化和解剖部位损伤相结合的评分方法,它是应用多重回归模型,结合伤员的年龄、RTS 评分、ISS 评分、创伤的机制(钝器伤和锐器伤)来预测伤员的存活概率(Ps)的方法。TRISS 的计算公式如下:

$Ps(TRTSS) = 1/(1+e-b)$

e 为常数,其值为 2.718282

$b = b_0 + b_1(RTS) + b_2(ISS) + b_3(A)$

b0 为常数,b1~b3 为不同伤类时各项参数的权重值,钝器伤和穿透伤所采用的 b1~b3 权重值不同;RTS 为修正的创伤评分参数,其计算方法前面所述方法有所区别,具体为:采集伤后的收缩压(S)、呼吸率(R)和 GCS 分值,将它们的 RTS 计算分值代入下述公式,即可得到 RTS 值:$RTS = 0.9368 GCS + 0.7326S + 0.2908R$ (0.9368,0.7326,0.2908 为各项参数的权重值)。ISS 为 ISS 评分值,其计算方式参照前述 ISS 计算公式。

A 为年龄参数,其选取规律为:年龄≥55 岁时,A =1;年龄<55 岁时,A =0。

(二)ASCOT 评分

ASCOT (a severity characterization of trauma)评分法也是一种将生理变化和解剖部位相结合,通过计算伤员生存概率来评估其伤情程度的方法。它的计算与 TRISS 相似,需要计算 RTS 值,并区分钝器伤和穿透伤两种伤类。不同的是:ASCOT 的年龄分段更为细致,分 5 个年龄段;为克服 ISS 的缺点,ASCOT 方法采用 AP(anatomic profile)分类法区分损伤的部位(将身体区域分成 A、B、C 和 D4 个部分)。计算方法如下:

$PS_{ASCOT} = 1/(1+e^{-K})$

$k = k_1 + k_2G + k_3S + k_4R + k_5A + k_6B + k_7C + k_8Age$

$k_1~k_8$ 为不同伤类的权重系数(钝器伤和穿透伤各不相同)。G、S、R 为 GCS、收缩压和呼吸频率的编码值。A、B、C 为 AP 分类法中每个区域中涉及的各器官 A1S>2 损伤的所有分值的平方和的平方根。

在计算 ASCOT 时需要排除的 4 种情况:

①AIS_6,RTS=0;②最大 AIS<6,RTS=0;③AIS_6,RTS>0;④最大 AIS=1 或 2,RTS>0。

第四节　创伤诊治新技术

一、数字减影血管造影

血管造影是将高浓度的碘造影剂注入血管内,使血管和心脏显影的 X 线检查方法。数字减影血管造影(digital substraction angiography , DSA)是在血管造影时,利用计算机处理数字化的影像信息,以消除骨略和软组织影,使血管显示清晰的一种减影技术。血管造影术可显示血管狭窄、缺损、中断或造影剂溢出等血管损伤的表现。虽可明确血管损伤的诊断、显示损伤部位及类型,但会因搬动导致患者出血等,同时可延迟手术时间,故仅在血流动力学稳定时应用。有条件者可在手术室进行手术前或手术中造影。

(一)适应证

①肢体钝性损伤伴骨折或关节脱位,怀疑血管损伤时。②肢体主干动脉附近穿透伤。③怀疑有胸、腹、颈部及四肢血管损伤时。④骨盆骨折等伴腹膜后血肿时。⑤肢体火器伤等。

(二)禁忌证

血压不稳定者为绝对禁忌,其他包括:①严重心、肝、肾病变,如近期发生心肌梗死、肾功能不全。②碘过敏者。③发热或拟穿刺部位感染。④出血倾向。⑤妊娠。⑥穿刺插管动脉有闭塞性疾病、髂动脉明显迂曲导管无法前进、股动脉本身有病变如动脉瘤等。

(三)造影剂

有机碘剂均可应用。浓度 50%~76%,用量 10~40mL。在腹主动脉造影、腹腔动脉造影、肠系膜上动脉和肠系膜下动脉造影常选用高浓度造影剂,如 76% 复方泛影葡胺。

(四)一般方法

1. 造影前准备　做碘过敏试验。

2. 途径　采用 Seldinger 插管技术，常在右股动脉处切开插入导管或经皮穿刺动脉插入导管,将导管顶端送入腹主动脉,操纵导管将导管端插入拟造影的动脉,注入 5~10mL 造影剂,透视下观察动脉是否显影,如显影说明位置正确,即可用高压注射器注射造影剂,立即连续摄片。

(五)临床应用

1. 选择性脑动脉造影　脑内血肿造影表现主要是血肿附近的血管受压、伸直、移位或相互分离等; 硬膜下血肿造影表现为脑表面血管被脑外血肿压迫,使之离开颅内板,于两者之间形成一厚度均匀的镰状无血管区; 硬膜外血肿表现为大脑中动脉或大脑前动脉的脑表面分支受压内移,形成范围较局限的双凸镜状无血管区。除一般血管造影的并发症外,选择性脑血管造影还可发生暂时性运动和感觉障碍以及脑干损伤、血栓形成、空气栓塞、颅内动脉瘤破裂和癫痫等并发症。

2. 选择性肝动脉造影　对肝损伤的诊断与治疗有重要意义,它能明确肝内血管损伤的部位和程度。肝血管破裂表现为造影剂外溢;血管断裂或闭塞可表现为肝实质呈尖端指向肝门的楔形充盈缺损;肝实质裂伤或有血肿时,在动脉造影实质期可见充盈缺损和裂缝或血管受压移位。根据造影结果必要时可行选择性肝动脉栓塞术。

3. 选择性脾动脉造影　是诊断、治疗脾损伤的有效方法。当脾破裂时可出现脾动脉阻塞,导致脾楔形梗死,可见无血管区及造影剂外溢,脾轮廓显示不清;脾包膜下血肿表现为脾影增大,脾实质受压,脾内血管拉直;脾内有血肿可见脾内动脉小分支闭塞,血肿区无血管分布,偶尔可见造影剂外溢或静脉早期显影。脾动脉栓塞术可以达到止血的目的。

4. 选择性肾动脉造影　当 CT 或静脉肾盂造影显示一侧或双侧肾不显影或疑有肾动脉破裂大出血时,肾动脉造影可帮助明确出血的部位及程度,同时可经导管做选择性肾动脉栓塞止血,尤其适用于病情特别危重,不宜手术者,应注意在保证止血的前提下,尽可能缩小栓塞范围以保留肾脏的功能。

5. 上肢动脉造影　有助于锁骨下动脉及上肢动脉损伤的诊断,逆血流方向穿刺插管可显示锁骨下动脉或肱动脉。顺血流方向穿刺插管可显示前臂或手部病变。

6. 髂动脉及下肢动脉造影　常在伤肢的对侧股动脉穿刺造影。髂总动脉、髂外动脉及髂内动脉造影可观察盆腔损伤是否累及各动脉及其分支,股动脉造影有利于观察其主干及分支的损伤、栓塞和侧支循环情况等。对于严重骨盆骨折外支架固定后血流动力学仍不稳定者,考虑动脉性出血者应首选介入治疗。

(六)并发症

1. 手术操作引起的并发症如穿刺处出血和血肿形成、动脉痉挛、动脉内膜损伤、血栓形成、栓塞、导丝等器械穿破血管、导管在血管内折断、假性动脉瘤及动静脉瘘形成等。

2. 造影剂反应和意外造影剂过量可导致急性肾小管坏死。

3. 异位栓塞根据不同部位的血管造影可有各种异位栓塞,甚至并发肺、心、脑血管栓塞。

二、多层螺旋 CT

X 线计算机断层扫描(computed tomography ,CT)包括普通 CT、螺旋 CT（spiral CT,SCT)和电子束 CT（electron beam CT, EBCT)等,具有简便、迅速、安全、无痛苦,分辨率高,解剖关系清楚,与超声相比对检查者的技术和经验的依赖性不高,故在创伤后诊断中应用广泛,在头颅、脊柱、腹部等部位创伤诊断中 CT 已成为首选的方法。应用重建技术可获得 CT 的三维立体图像,多用于骨骼、支气管、肺、肌肉和血管的成像,可更好地显示复杂的骨折,如颞骨、颌面骨、颈椎、髋臼及骨盆骨折等;CT 血管造影(CT angiography, CTA)是静脉内注入造影剂后行血管造影 CT 扫描的重建技术,可立体地显示血管影像,清楚显示大血管损伤;仿真内镜显示技术是计算机技术与 CT 结合而开发出仿真内镜功能,目前几乎所有管腔器官都可行仿真内镜显示,无痛苦,易为患者所接受,但创伤中应用尚少。多层螺旋扫描 CT,尤其是 64 排 CT,具有突出的物理性能优势:①空间分辨率及纵轴覆盖范围增大,分辨率≤0.4mm,球管旋转一周最短仅需 0.33~0.35毫秒。②亚毫米胸腹盆腔联合扫描 10 秒左右亚毫米全身扫描 15 秒左右,使短时间内完成大范围扫描成为可能。实现了真正意义上的各向同性扫描,其在于所有方向的图像在空间分辨率上完全相同。

上述技术进步带来了临床诊断工作的根本变化:①最大限度地缩短了检查时间,尤其适用于争分夺秒的创伤救治。②轴位、冠状、矢状或任意方位图像质量完全相同,三维重建达到仿真水平,无前后结构重叠,直观显示骨伤、支气管损伤等。③平卧位检查即可满足全身各系统的检查,不需更换检查地点再行超声、平片等检查,安全、高效。④增强检查可以清楚显示血管损伤等。

(一)检查方法和图像分析

1. 检查方法

(1)平扫:指不用造影增强的普通扫描,CT平扫多用横断扫描。特殊扫描包括薄层扫描(扫描层厚在5mm以下)、重叠扫描、两种电压扫描、高精度扫描、动态扫描、靶扫描或目标扫描、多维图像重建和高分辨力CT扫描等。检查时不需要变换患者体位。

(2)增强扫描:指向血管内注入水溶性碘造影剂后再行扫描的检查方法。目的是提高病变组织同邻近结构间的密度差,以显示平扫上未被显示或显示不清的病变;通过病变有无强化和强化形式,以对病变性质做出判断。

(3)造影扫描:是在对某一器官或结构先进行造影再行扫描的方法,它可更好地显示某一器官或结构,从而发现病变。常用的有脑池造影CT和脊髓造影CT等。

2. 图像分析

(1)异常密度区:急性出血及钙化表现为高密度灶;水肿、囊变及软化、坏死改变则表现为低密度灶;某些病变平扫表现为等密度,则必须增强扫描。

(2)占位效应:指正常组织因占位病变推压而移位或变形,有助于发现病变并判断其大小,如移位严重表示病变较大。

(3)灶周水肿:病灶周围低密度水肿区的有无和大小,有助于分析病变。

(4)增强后病灶强化表现:增强后如病灶内有环状、结节状、肿块状或不规则形态的强化表现,有些病变也可以不产生强化,有助于分析病变性质。

(二)临床应用

1. 头颅 CT为颅脑损伤的常规和首选项目,能清晰显示各种颅脑损伤和颅内金属异物等。

(1)脑挫裂伤:可显示其部位、范围、数目、脑水肿、脑受压情况等。挫伤部位的脑组织出现边界不清的低密度水肿区,其范围从数厘米到整个大脑半球不等,其内有多发性散在分布的点片状高密度出血灶,也可相互融合成大片状高低混杂密度影,病变广泛时可出现脑室受压、脑中线结构移位等占位征象。对冲性脑挫裂伤表现为着力部位脑组织正常,而在相对应部位的脑组织内出现高低混杂密度影。

(2)脑内与脑室血肿:能显示血肿大小、毗邻关系及挫伤等情况。表现为位于脑实质内的圆形或不规则形高密度影,边缘多不整齐,呈毛刷状,血肿周围可见低密度水肿带。

(3)硬膜外血肿:平扫在颅骨内板下方可见梭形或半月形高密度区,密度均一,边界清楚;3

0% 左右合并脑挫裂伤者可见血肿周围脑水肿;骨窗可显示颅骨骨折。

（4）硬膜下血肿：平扫在颅骨内板下方可见新月形或半月形高密度区，少数因蛛网膜破裂有脑脊液流入血肿故呈混杂或低密度，血肿内方可见脑水肿低密度区，因５０％合并脑挫伤故占位效应比硬膜外血肿明显。

（5）脑外伤后遗症：可显示外伤后脑萎缩、脑积液、脑软化灶、脑穿通畸形、囊肿及蛛网膜囊肿等。

2. 眼眶、耳、颞骨、鼻-鼻窦

（1）眼眶：能显示骨折、骨折碎片、血肿、气肿、异物、眼球破裂变形和眼球内出血等。CT 在异物定位和显示并发症方面(眼球破裂、视网膜脱离、晶状体断裂、玻璃体出血和视神经局部受压等)都显著优于常规 X 线检查，已成为首选方法。尤其是疑有球内或眶内铁磁性异物时，禁忌、行 MRI。

（2）耳-颞骨：轴位 CT 上可以准确显示颞骨外伤引起的纵行骨折线，而在冠状位上可以清楚显示鼓室盖、面神经管等结构。此外 CT 还能显示乳突气房内的液体或气液面。如有听小骨脱位，则锤骨头和砧骨短突形成的冰淇淋球棒外形发生改变。轴位和冠状面 CT 都能显示颞骨横行骨折线通过内听道、耳蜗、前庭、半规管和面神经管。

（3）鼻-鼻窦：CT 检查一般作为常规 X 线检查的补充。可以显示细微的骨折，冠状面 CT 直接显示下部眶环，眶底，筛骨纸板，硬腭，翼板(突)，筛窦的顶和筛板等部位的骨折。轴位 CT 可显示上颌窦前壁、后外侧壁、颧骨弓、额窦内和外板处的骨折。

3. 胸部

（1）肺内血肿:可显示血肿的大小、形态、数目及部位，表现为单发或多发的高密度影，密度均匀，边界清楚。

（2）胸腔积血：一般呈游离积液的表现，仰卧位表现为位于后胸腔的半月形高密度影，均匀一致，上缘光滑，呈弧形凹面，CT 值一般高于水；如伴有气胸，则可见气液平面；如伴有胸腔积液，则 CT 上有时可见水和血液间的模糊液平面，呈较高密度的血液位于下方；大量积血可见纵隔移位等征象。

（3）肺挫伤及创伤性湿肺：能清楚地显示肺挫伤的范围及程度，特别是当有临床症状而 X 线胸片阴性时，CT 扫描更有价值。典型的创伤性湿肺 CT 表现为大片状边缘模糊的高密度影，形态不规则，密度较淡等。

（4）急性肺水肿：表现为两肺大致对称分布的斑片状高密度影，边缘模糊，以两肺中内带分布较多，密度较高，有时尚有少量胸腔积液表现。

（5）气管支气管损伤：由于空气持续性地进入，软组织和纵隔气肿越来越重，软组织气肿可以进入胸腹及颈部皮下，并可以通过 Bochdalekt 孔和 Morgagni 孔进入后腹膜和腹膜腔。螺旋 CT 多维重建可能有助于发现损伤的气道。

（6）心脏及心包损伤：表现为心包积气、心包积血以及由于心脏房室腔破裂而引起的活动性心包出血。

4. 腹部及盆腔

（1）肝：急性包膜下血肿在横断面 CT 平扫上表现为新月形或双凸透镜状高密度影，边界清楚；肝实质内血肿多表现为不规则形高密度影，比正常肝实质密度高，边界模糊，随时间延长，其密度可逐渐减低；肝实质断离或肝实质梗死分别表现为单一或多发的线样、不规则形或扇形的低密度区，边缘模糊，增强后一般不出现强化表现。

（2）脾：脾内血肿表现为稍高密度和等密度影，呈圆形或不规则形，对于等密度血肿应作增强扫描才能显示，因为正常脾实质增强后出现明显强化，而血肿则无强化呈低密度影，两者存在明显密度差异；脾撕裂则表现为脾边缘裂缝，表现为外形不完整或模糊，脾周血凝块的发现可准确的诊断脾撕裂的存在；脾包膜下血肿呈沿脾边缘呈圆形突出的等密度或稍高于脾密度的阴影，多需增强扫描使正常脾增强才能识别，当初次 CT 扫描阴性时应密切观察，并定期作 CT 复查，以避免遗漏迟发性脾出血的诊断。

（3）胰：胰腺损伤的 CT 表现取决于损伤的程度和检查时间，一般在外伤后 2h 才出现肯定的阳性 CT 表现。胰腺损伤 CT 检查主要表现为胰腺肿大，密度不均，胰腺周围界限模糊不清，若有血肿形成，CT 平扫可见高密度影。如有胰管断裂引起胰液外漏形成假性囊肿，CT 平扫呈低密度囊性区域，增强后无强化表现。

（4）肾：可显示肾损伤的程度、部位及范围，区别血肿或尿外渗及其解剖层次，并可对其做出分期诊断，同时发现伴随脏器损伤。包膜下血肿及肾周血肿，在急性期均为高密度影，可明显高于正常肾实质，其中前者表现为肾外围与肾筋膜脂肪之间有梭形高密度影，局部肾实质受压变扁。

第五章　灾难医学

（李绍平）

第一节　概　述

一、灾难医学的概念

灾难医学（disaster medicine）是一门研究在各种灾难情况下实施紧急医学救治、疾病预防和卫生保障的学科。灾难医学涉及灾难预防，灾难现场急救、救援的组织指挥管理和灾后恢复重建等，上至天文地理，下至理工农医，是一门独立的、在多学科中相互交叉渗透的新兴边缘学科。

二、灾难医学的历史

灾难医学兴起于20世纪80年代，世界性的灾难问题推动了它的发展。1984年7月美国科学家弗兰克·普雷斯（Frank.Press）提出了世界性防灾减灾的战略构想。1987年第42届联合国大会第169号决议，号召国际社会开展"国际减灾十年"活动（1990-2000年），规定每年十月的第二个星期三为"国际减灾日（International Day for Natural Disaster Reduction）"。"国际减灾十年"活动创立了灾难医学学科建设的思想和理论体系，它不仅促进了国际减灾事业的发展，也为各国研究灾难和救援提供了机遇。世界灾难与急救医学学会（World Association for Disaster and Emergency Medicine，WADEM），其前身是1976年10月2日成立的美因兹俱乐部。还有国际人道医学学会（International Association of Humenitarain Medicine IAHM），成立于1984年，是世界卫生组织创始人 Brock Chisholm 先生理想的延续。

我国是一个有着5000年悠久历史的古国，在漫长的社会发展进程中，不断经历着各种各样的灾难，历朝历代都积累了丰富的应急管理经验。新中国建立以来，我国在应急管理工作方面奠定了一定的基础，取得了一定的成绩。但是，作为一个完整巨大的现代社会系统工程，我国应急管理体系建设的时间并不长。1989年，根据第42届联合国大会第169号决议，我国成立了中国国际减灾十年委员会，委员会专门负责组织减灾对策，开展减灾规划管理，促进国际合作。1995年，卫生部颁发了《灾害事故医疗救援工作管理办法》。2003年，在SARS疫情暴发后，我国相继完成了应急管理"一案三制"（即应对突发公共事件所制定的应急预案，管理体制和有关法律制度)建设,2008 年汶川大地震发生后,致力于建设发展中国灾难医学事业的专家学者发起成立我国自己的灾难医学学术组织,经过 3 年的筹备和不懈努力,2011 年 12 月 7 日中华医学会灾难医学分会成立,是我国灾难医学学科发展的里程碑。

三、灾难医学的范畴

灾难医学是对临床医学各专业(内外妇儿、流行病学、创伤手术学、急诊医学、军事医学、传染病学、社区医学、国际医学等)进行研究,将其运用到防灾、减灾、救灾的实践中,及时解决由灾难带来的健康问题。同时,还要与灾难管理有关的其他非医学学科进行合作。灾难医学是研究在各种灾难条件下,实施紧急医学救援、疾病防治和卫生保障的一门综合性学科。灾难医学的发展呈现强烈的学科交叉性,社会协调性和国际合作性。

第二节 灾难医学救援知识、技能的普及

我国地域辽阔,人口众多,地震、洪灾、干旱、台风、泥石流等自然灾害经常发生。随着社会与经济的发展,各类灾难也呈扩大态势。除了上述自然灾害外,日常生产生活中的交通事故、火灾、矿难、群体中毒等人为灾难也常有发生。我国已成为继日本和美国之后,世界上第三个自然灾难损失最严重的国家。各种重大灾难,都会造成大量人员伤亡和巨大经济损失。据统计,近 10 年来,我国每年因自然灾难造成的经济损失都在 2000 亿以上,如 2003 年的 SARS、2008 年雨雪冰冻灾难和汶川地震灾难,直接损失都在 1 万亿以上。除此之外,人为灾难也损失惨重。如 2009 年全国共发生 38 万余起事故,平均每天 1000 余起,事故造成的死亡人数达到 83 196 人,大概每天要死亡 220 人。2010 年,全国共发生道路交通事故 39 万余起,造成 6 万余人死亡,25 万余人受伤,直接经济损失 9.3 亿元。可见,灾难离我们并不遥远。甚至可以说,灾难就在我们每个人身边。因此,人人全力以扑,为防灾、减灾、救灾做出贡献已成为社会发展的必然。

一、普及灾难救援知识的重要性

现代灾难医学救援的"三七分"理论:"三分救援,七分自救;三分急救,七分预防;三分业务,七分管理;三分战时,七分平时;三分提高,七分普及;三分研究,七分教育"。灾难医学救援强调和重视"三分提高,七分普及"的原则。既要以三的力量关注灾难医学专业学术水平的提高,又要以七分的努力向广大群众宣传普及灾难救生知识,要以七分普及为宽广基础,让亿万民众参与灾难救援,这是灾难医学事业发展之必然。

当灾难发生时,尤其大范围受灾情况下,往往没有即刻的、足够的救援人员和装备可以依赖,加之专业救援队伍的到来受到时间、交通、地域、天气等众多因素的影响,难以在救援的早期实施有效救助。即使救援队伍到来再及时,也不如现场民众来得迅速。因此,将灾难现场的民众迅速,充分的组织调动起来,在第一时间展开救助,充分发挥其在时间、地点、人力和熟悉周

围环境的优越性,在最短时间内因人而异、因地制宜地最大限度保护自己,解救他人。才能有效地弥补救援专业人员的不足,最大限度地减少灾难所造成的人员死亡。

二、怎样普及救灾知识

（一）分级普及救灾知识的培训机构和网络

1. 建立急救知识培训基地相关医疗单位在做好医疗急救工作的同时，积极通过急救技术进城乡、进社区、进学校、进厂矿,进部队等形式,逐步深入开展急救知识,技术普及培训,配置专职人员并建立专项工作经费,对全民开展规范的救生培训,并定期复训、检查。

2. 建立灾难医学培训网络基地实施现代化教学,在充分利用现有教育资源的基础上,选择有条件的高等院校或培训中心,逐步建立起以国家级培训中心为龙头、省级培训中心为骨干、临床及社区培训基地为基础的灾难医学培训网络。运用现代教育技术,建立形式多样的培训方法,建立灾难医学教育信息网络系统,满足课堂教育与网络教育需要,进行网上培训演练。

（二）建设高素质的师资队伍

若想加强群众救灾知识普及培训,应培养一支能担任基本生命支持培训和基本创伤生命支持(basic trauma life support, BTPLS)培训任务的师资队伍。随着灾难医学教育的陆续展开,便有了众多可以担当这一培训的教师。然后,再由这些经过培训的老师在各个社区及基层组织从事普及培训的工作。2011年起,国务院应急办已着手编写统一的灾难救援培训师教材,在全国范围内分区域培训省一级灾难救援培训师,再去培训市一级灾难救援培训师,再由培训师来培训社区民众。

（三）宣传普及防灾、抗灾、减灾的知识

针对我国民众过分依赖政府管理灾难风险的传统观念,必须把转化大众传统思想观念作为普及救援知识工作的前提。教育引导广大民众充分认识现代人们的生活中，灾难问题无处不在,无时不在。每一个人必须树立预防意识，自觉掌握防灾、抗灾的基本知识和技能,从而增强自身防范本领。结合我国各地区域实情和灾害特点,通过多种途径和方式,建立区域性的培训中心,增强各类灾害预防及应对知识的普及教育,增强救援知识的区域针对性、实用性。

救援知识的普及离不开舆论宣传引导和媒体传播,即充分利用广播、电台、电视、网络、报刊等平台宣传普及救援知识,同时拓展宣传渠道,创新普及方法,通过宣传展板、横幅标语、散发宣传材料、组建宣讲团等灵活多样的宣传形式,增强宣传效果,营造良好氛围,引导民众不仅要强化防灾、防险意识,更要主动学习救援知识和技能。

三、进行防灾、抗灾的演练

模拟灾害发生现场,如地震、火灾、洪水等,定期在市场、商场、车站等人口相对密集区域组织开展应急避险、自救与互救等群众互动式演练活动。增强其防灾抗灾能力。尤其要重视中小学生的演练和普及教育,大力开展救援知识进校园活动,把救援知识纳入学生素质教育计划,充分利用学校教育资源的优势,普及青少年的救援知识,不要仅仅把防灾、抗灾演练当作一种表演,而应十分认真严肃地对待。要做到十分逼真,让全民参与进来。

四、关注重点人群

普及与灾害有关的救援知识时,应十分关注相关的重点人群。重点人群是指医学以外其他行业经常接触灾难事件并为救援服务的人员,诸如经常可以成为最初目击者的警察、消防队员、教师、宾馆服务员、车站码头服务人员以及各种重大集会的志愿者。对重点人群定期开展灾难预警训练,加强灾难状态下的心理素质锻炼,尤其对交通警察、司机、消防队员等进入人工呼吸、心肺复苏、压迫止血等基本知识培训,以提高其对灾难事件的医疗救援意识,如每年组织大型急救演习,包括车辆调动、救护、心肺复苏表演、急救知识测验、自救等技术,以提高应对灾难的救生能力。只要重视灾难医学知识的普及培训,并且持之以恒,就会得到应有的回报,那就是在灾难降临时将会有无数的生命获救。

第三节 灾难救援组织与管理

一、灾难救援组织与管

我国的应急管理体系大致可分为两个阶段:

第一阶段:防灾减灾。20 世纪 50 年代,我国建立了地震局、水利局、气象局等专业性或兼职性的防灾减灾机构,各部门几乎是独立负责管辖范围内的灾害预防和抢险救灾。这一时期,政府对洪水、地震的预防与应对最为重视,各类法规都是这一时期颁布的理念上开始强调"综合减灾",但并无实质性的制度实践,例如,当时负责推行综合减灾的"中国国际减灾委员会"(2005年更名为"国家减灾委")只是一个议事协调机构,并非政府职能部门,更无相关法律保障。2002年,国家发布《中华人民共和国生产法》,随后成立国家安全生产监督管理总局,生产领域的事故预防与应对开始提到更为重要的位置。

第二阶段:综合性应急管理体系。2003 年发生的"非典"暴露了我国在新型传染病预防与应对上的不足,这令政府开始意识到单一防灾减灾的传统体制难以应对各种新的威胁。在总结抗击"非典"经验与教训的基础上,国家开始考虑如何系统地应对各类灾害,着手建立综合应急管理体系。在这套体系中,各类灾难被统一抽象为"突发公共事件",各类灾难的预防与应对被统一抽象为"应急管理",进而确立了突发事件应急管理的组织体系、一般程序、法律规范与行动方案,综合应急管理体系初步确定。

二、灾难救援组织指挥的基本概念

医学救援(Medical rescus)是指灾难发生后,政府、社会团体等各级各界力量,特别是广大民众、医护人员参与救灾,以减轻人员伤亡和财产为目标的行为。灾难造成大批量的病员,需要现场由他人帮助脱离险境,抢救、治疗和转送。特别是灾难现场的各级医疗机构,在一定时间内,也会有成批的伤病员不断地涌入,经过救治,再成批地转送。而此时由于灾难的破坏,当地的医疗机构有可能难以正常工作,甚至瘫痪,此时,灾难伤病员的脱险、抢救、治疗、转送等工作的涉及面极广,影响因素众多,为使整个救援工作高校有条不系地进行,必须要有经过训练的,具有一定组织能力的人进行指挥调度、协调,这种对灾难伤病员救护工作的管理活动称为灾难伤病员救护组织指挥。

三、突发公共事件的分类及分级

1.突发公共事件分为四类

(1)自热灾害事件　主要包括洪水,泥石流、地震、海啸、暴风雨、干旱、生物灾害和森林草原火灾等。

(2)事故灾害事件　包括工矿商贸等企业的各类生产安全事故、火灾、交通运输事故、核泄漏、化学品泄漏、生态环境污染和破坏等。

(3)社会安全事件　包括恐怖袭击事件、经济安全事件和涉外突发事件等。

(4)公共卫生事件　包括传染病疫情、群体性不明原因疾病,食品安全和职业危害,动物疫情以及其他严重影响公众健康和生命安全的事件。

2.根据突发公共事件性质、危害程度、涉及范围,突发公共事件划分为四级。

(1)特别重大事件(1级)

一次时间出现特别重大人员伤亡,且危害人员多,或者核事故和突发事件、化学品泄漏事故导致大量人员伤亡,事件发生地省级人民政府或有关部门请求国家在医疗卫生救援工作上给予支持的突发公共事件;

跨省(区、市)的有特别严重人员伤亡的突发公共事件;

国务院及其他有关部门确定的其他需要开展医疗卫生救援工作的特别重大的突发公共事件。

(2)重大事件(2级)

一次事件出现重大人员伤亡,其中死亡和危重病例超过5例的突发公共事件;

跨市(地)的有严重人员伤亡的突发公共事件;

省级人民政府及其有关部门确定的其他需要开展医疗卫生救援工作的重大突发情公共事件。

(3)较大事件(3级)

一次时间出现较大人员伤亡,其中死亡和危重病例超过3例的突发公共事件。

市(地)级人民政府及其有关部门确定的其他需要开展医疗卫生救援工作的较大突发公共事件。

(4)一般事件(4级)

一次事件出现一定数量人员伤亡,其中死亡和危害病例超过1例的突发公共事件;

县级人民政府及其有关部门确定的其他需要开展医疗卫生救援工作的一般突发情公共事件。

四、灾难医学救援组织指挥的特点及要求

(一)灾难医学救援组织指挥的特点

大型自然灾难或恶性意外事故一旦发生,来势凶猛,受难面积广,瞬间即可造成巨大财产损失和大批人员伤亡;原有的医疗卫生设备、交通运输、人力资源以及生命给养系统也可在灾难发生的刹那间遭到破坏,甚至瘫痪;惨不忍睹的财产损失与人员伤亡给人以莫大的精神刺激,造成严重心理创伤及各种应激性心身疾病;灾后一旦爆发流行病,更是雪上加霜。所以,灾难事故医疗卫生救援工作,绝不同于通常的门诊急救、住院治疗和卫生防疫。其主要特点有:

1. 突发性与急迫性 灾难发生后,医疗救援的急迫性不言而喻。人为了维持生命,每天必须补充水分和食物,断水 3 天,断食 3 周,即有死亡危险。然而,灾难可能破坏、污染水和食物,可饮用水极度缺乏,甚至断绝;经历灾难浩劫的生活环境势必恶化,灾民心身健康可能严重受损,伤病员人数骤增,导致传染病暴发流行。当务之急就是及时做好饮食卫生、环境卫生、疾病监测和解决营养问题等卫生救援,保证灾后无大疫。

2. 复杂性与不可预测性 灾难所致伤害的性质、种类、程度与灾难的性质、种类、程度以及当时人群所处的环境条件是密切相关、极其复杂、难以预测的,使得灾难医学救援变得复杂而又难以预先做准备。加上救灾防病医学卫生救援队伍来自四面八方,也为协调医学救援增加了难度和复杂性。

3. 综合性与艰巨性 灾难事故医疗救援是一项复杂的系统工程,不仅要有多学科与医疗卫生技术的综合应用,医疗救护、卫生防疫工作的相互配合,还需要整个救灾系统如排险、运输、通讯、给养、后勤、公安、法制等各个部门的默契配合。只有将各部门综合成为一个有机整体,在各级政府统一调度、统一指挥下,才能根据实际情况井然有序地实施高效率的灾难医学卫生救援工作。所以,救灾防病工作实际上是政府行为,必须有政府的参与和领导,才能完成如此紧急、艰巨、复杂的任务。

(二)灾难医学救援组织指挥的要求

1. 指定救灾预案 医学救援的成败取决于当地政府、救灾防病系统和民众平时防灾、减灾、救灾、防病意识以及是否按照国家制定的各类"救灾防病预案"做好灾前各种必要的准备,是否具备灾害事故的应急能力。

2. 灾难评估 及时了解、分析、判断灾情是组织实施医学救援的前提。卫生部门领导在灾害的各个阶段都要想方设法获取与医学救援有关的信息,如灾难发生程度、灾情变化、伤病员数量、开展救治情况、卫生资源耗损等。对所了解的信息及时分析、判断,依据灾情伤情评估做出医学救援决策,根据评估针对所遇到困难提出解决办法。

3. 周密组织计划 在遭遇灾难后,卫生部门领导应立即到达救灾防病第一线,有利指挥救灾防病工作,尽快地将当地与就近地区的医务卫生力量集合起来,充分利用现有的医疗卫生设

备、物资和人力,争分夺秒地进行自救互救。

(1)有效使用卫生资源:救援力量的使用应当以保障主要受灾方向、兼顾次要受灾方向,使伤病员得到及时、良好、安全的医疗护送为原则。除集中使用人力、物力以提高工作效率外,也应保持部分机动力量,以应对突发事变时的需要。也可根据具体情况分散使用部分救援力量。

(2)认真组织协同:灾难发生后,当地政府要采用一切可能的方式向上级、近邻驻军、地方政府、救援组织、社团报告灾情和发出求救信号。上级政府部门,包括卫生部门根据灾难疫情信息网络已经监测得知灾区的"灾情"、"伤情"、"疫情"和"毒情",根据实际需要,会立即组织并派出"救灾防病医疗队"与当地的、外来的(包括国际救援)、地方的、军队的所有医学卫生救援力量协同作战,进行紧急救灾防病工作。严密组织救援协同是提高医学救援的重要措施。

4. 搞好卫生防疫 做好灾民心理、食物、饮水、环境卫生,免疫预防,解决营养以及疾病监测与报告工作,确保灾难之后不发生传染病的暴发与流行。

5. 灾难救援的启动与终止 灾难应急医疗救援涉及多个部门,多个环节的共同协作,因此需要建立一个有效、科学的救援体系和应急预案。根据不同的灾难等级设立不同等级的启动和终止级别,并制定相应的标准和流程,综合建立贯穿全程的灾难应急医疗救援数据库和专家库,将大大提高救援的响应速度,合理优化资源配置,为科学实施灾难应急医疗救援提供统一的决策依据。

五、国家灾难医学救援的组织体系

1995 年卫生部颁发《灾害事故医疗救援工作管理办法》,2006 年国务院发布《国家突发公共事件总体应急预案》后,陆续公布 4 件公共卫生类突发公共事件专项应急预案:"国家突发公共卫生事件应急预案"、"国家突发公共事件医疗卫生救援应急预案"、"国家突发重大动物疫情应急预案"、"国家重大食品安全事故应急预案"。

(一)医学卫生救援组织体系

1. 医疗卫生救援领导小组 国务院卫生行政部门成立突发公共事件医疗卫生救援领导小组,负责领导、组织、协调、部署特别重大突发公共事件的医疗卫生救援工作,国务院卫生行政部门卫生应急办公室负责日常工作。省、市(地)、县级卫生行政部门成立相应的突发公共事件医疗卫生救援领导小组,领导本行政区域内突发公共事件医疗卫生救援工作,承担各类突发公共事件医疗卫生救援组织、协调任务,并指定机构负责日常工作。

2. 医疗卫生救援专家组 各类卫生行政部门应组建专家组,对突发公共事件医疗卫生救援工作提供咨询建议、技术指导和支持。

3. 医疗卫生救援机构 各级各类医疗机构承担突发公共事件的医疗卫生救援任务。各级医疗急救中心(站)、化学中毒和核辐射事故应急医疗救治专业机构承担突发公共事件现场医疗卫生救援和伤员转送;各级疾病预防控制机构和卫生监督机构根据各自职能做好突发公共事件中的疾病预防控制和卫生监督工作。

4. 现场医疗卫生救援指挥部 各级卫生行政部门根据实际工作需要在突发公共事件现场

设立现场医疗卫生救援指挥部,统一指挥、协调现场医疗卫生救援工作。

(二)区域化灾难救援体系

我国地大物博,人口稠密。经济发展还不平衡,各地生活习惯。民俗民风各不相同。各省地理环境、发生灾难的种类,均有各自的特点。所以,因地制宜地建设各省不同的、具有中国特色的灾难救援管理体系显得十分重要。如 2010 年 4 月 14 日发生在青海省玉树县的地震,救援过程中,由于灾区处于高原地区,高海拔,专业救援队以及搜索犬都存在高原反应问题,使搜索效率、效能受到了不同程度的影响。如果有实力雄厚的当地的青海地区灾难医学救援队和救援组织管理系统,在灾难来临的时候,就不用大批调集其他地区的救援队伍,减少了国家的人力财力的负担。长期在当地培训的救援队员对当地的气候条件适应性强,没有高原反应,从而可以提高救援效率。所以说建设区域化灾难救援指挥管理体系和区域医学救援队伍,既是受灾地区对灾难医学的需求,也是国家应对灾难的需要。

第四节 灾难医学救援的伦理问题

伦理学(elhics)是人类对其道德生活进行系统思考和研究的科学。医学伦理学是伦理学在生命科学中的延伸,并向生命伦理学(bioethies)延伸。而生命伦理学则主要探讨应该如何应用生命科学的问题,即探讨在生命科学实践中"该做什么(obligatory)"和"不该做什么(prohibitive)"的问题。它有 4 项重要的基本原则:尊重原则(principle of respecl)、自主性原则(principle of autonomy)、不伤害原则(principle of non-malefficiency)、公正原则(principle of justice)。

一、灾难伦理学

灾难伦理学是医学伦理学的分支,在灾难情况下很少有时间能仔细详尽地考量对各项医学原则的取舍,与日常医学生物伦理实践相比,灾难情形的特征是时间紧迫及其他资源相比匮乏,因此,一般无法进行充分的伦理咨询或长时间考证。但在不同类型的灾难事件之间和其内部,各个原则的相对权重与顺序呈动态变化。灾难的严重程度以及地理环境、资源、人口、文化,甚至专家意见都影响着医学伦理原则在灾难时的应用。除对本国多元文化传统的考虑,还对许多来自国外的救援人员考虑;灾难经常发生在边远地区,那里人口复杂,社会的价值观与沿海或中心城市也截然不同;大批量伤亡事件会使日常、个体化、以患者个体为中心的医疗伦理原则变得无能为力。刚刚还每小时只看 10 个患者的医务救援人员,马上会发现要面对无数伤员,此时应对基本的救援原则除伤情分检、检疫、超负荷的工作任务外,更棘手的是要决定谁因得到最先的抢救和治疗。

(一)灾难时稀缺资源的分配原则

灾难一般会打乱文明社会的正常运行,尤其会影响社会服务和卫生物资供应。此外,大量伤亡事件会冲击日常医学伦理原则,需要在灾难伦理中添加基于群体性的原则。公正此时含义是在均衡(不是平分)分配资源时的相对公正。灾难常常会重绘心理和医学概貌,在群体健康和多方利益相互竞争的压力下,患者个体自主重要性有所下降。公正并不否认无害与仁慈的正当性。然而,当生命在大范围内受到威胁时,均衡比公正更为重要。如在地震发生时,废墟中的分配顺序要按公正的原则。而地震后在现代化的重症监护病房里,首先要考虑是无伤害的原则。

(二)灾难时分拣与资源配给原则

灾难中最大的难题是如何分拣和配给,要使群体利益最大化。灾难伦理学理论应该是具有包容性的,能够考虑到灾难情境下全体人群的需要,要考虑到整体利益的最大化和损害最小化的原则。灾难伤员分拣要以平等为基础,因为每个人的生存机会是同样重要的。然而,这也并非总是唯一的原则,比如为使社会结果最大化,有的人获救对国家更有意义,而采取优先的原则。分拣与配给必须遵循的目标是:在资源极为有限时要能帮助最多的人。因此,对等待垂危患者应予以安慰直至死亡;轻伤员救治应安排在重伤员之后;在资源受限情况下要对能挽救的伤病最重的为最优先者。处于同一优先等级,时间因素也是很重紧的取决因素。在资源不定、需求未知的情形下,以"先后顺序"作为合理的选择。优先顺序其实是随实际需求和社会效益而变化,取决于物质、人力和智力资源而适时改变。

二、灾难医学救援中的品德

品德作为灾难医学救援实践的必备要素,要求参与急救与灾难医疗救援队员要具有崇高的奋斗精神,即救死扶伤,发扬人道主义的理想和信念。灾难医疗救援队员应具有的特性品德、素质主要是:审慎、胆识、公正、管家、警觉、坚韧、忘我和沟通,同样要具备的公德有:仁慈、坦诚、谦逊、尊重、分享等。灾难医学救援队员的特性品德如下:

1. 审慎　审慎(prudence)源自希腊的"智慧践行"(phronesis),是指处事沉着慎重、严谨周密、准确无误。这一品德意味着眼力敏锐、识别正确,富于辨别力,意味着能在"正确的地方、正确的时候,以正确的方式、正确的火候做正确的事情"。审慎即综合判断力,是灾难情况下医疗救援队随机运行的核心。要会权衡付出与收益、确定分拣目录、选择咨询时机、确定该何时停止高级生命支持、何时进行预防接种、该向公众说什么和何时说,都有审慎的特征。审慎的行为反映的是专业能力,因而是救灾队培养领队或队长时所必须具备的。相互信任和尊重也是不可或缺的。

2. 胆识　胆识(courage)是指人在处理极端事件中敢于和善于承担与处理风险的勇气和能力,在灾难或多发性伤亡事件的预防和应急中尤为重要。胆识与所谓的"大男子主义"不同,有时还意味着迁就,如同能够容忍一个愤怒者的威胁,侮辱或吐唾沫等言行;胆识还可表现在缺乏信息时的果断行动;胆识也表现为尽职尽责的救援受灾者。

3. 公正　公正(justice)是灾难环境中有助于救援者和管理者处置资源,推行节俭医疗和完善救援的管理。公正要求的是公平无私,要求救援人员必须将所管理资源按救灾所需,按公平的优先顺序实施。公正要求医者遵从世界卫生组织《日内瓦宣言》的呼吁,医治一切患者而无论其"年龄、疾病或残疾、信仰、种族、性别、国别、派别、种族、性取向或社会地位"。公正与审慎是培养相互信任所必不可少的,这对担任管理角色的队员更为重要。

4. 管家　管家(stewardship)为"管理他人财产、财务和其他事物的人"。管家这种品质和公正一样,有助于救援人员看管资源、节俭施治,并在管理中有自制和节制。为灾难做准备时应按客观需求,坚决拒绝他方的误导,避免资金和资源的分散和浪费。管家之责要求在医疗救援中有效地使用卫生资源。不合理配给会引发救援者的愤怒和受灾者的猜疑,但当大量伤亡事件突然袭来之际,这是在救援管理中不可避免的。虽然很难给出面面俱到的配给方案,以明确救援者在紧迫情况下应该如何配置物资和做出分配决定,但是有伦理意识的、审慎的管家会使所服务的群体的全体成果最大化,而损害最小化。这时的经营管理方式需要仔细考虑群体受益的可能性、程度和持续性以及情况的紧迫性。

5. 警觉　警觉(vigilance)是预防的同义词。警觉对灾难预防和应急救援是必不可少的品德。平常很少医师或其他灾难应急人员会被要求准备好,有意识、有效率地去帮助患者、护理人员和同事,而且是做到迅速、胜任、有热情和全天候。24 小时常备不懈地警惕守候,不因周末、假日或夜晚而懈怠。事实上,灾难救护总是在正常工作之外开展的,需求往往是无法预测和不可控制的,会涉及额外的时间,面对大量的伤病者,而不是个别患者。高度的警觉、毅力和准备是必需的。

6. 坚韧　坚韧(resilience),在灾难环境中,要面对人类苦难、危险和破坏、险恶的环境,作为一名超负荷的救援人员,一定要有坚韧和乐观的精神,才能避免身心疲惫、临阵脱逃、万念俱灰和束手无策。坚韧能使救灾人员反复补充其他情感储备;坚韧非常有助于人从损伤、变化或不幸中恢复勇气。这一自我保护性品德并不是说不要同情、倾听和敏感。一名坚韧的应急救援者敏感又富于同情心,但能在漠然处置与过度关注之间掌握平衡,以免执迷于某一极端。应能显示出可以淡化愤怒的受灾者、家人和同事的批评的本领。坚韧的人坚强、好奇、果断、期待并接受改变,同时相信自身力量可以改变事件的进程。当人们原有的生物节律已紊乱时,还要保持灵活性应付灾难似乎很困难,但救援队员的心理支持更有助于坚忍不拔品德的形成。

7. 忘我　忘我(self-effacing)是舍弃个人利益,节制、谦卑、助人和仁慈,这些都是人类品德的最高水准。忘我包含任劳任怨、自我牺牲和宽容大度的珍贵品质,救援者会切实遵从《日内瓦宣言》:献身自我,服务人类。

8. 沟通　沟通(communication)技巧在群体掌控、媒体互动、情况通报和灾难指挥中心运转之中是必不可少的关键因素。在应急与救灾团队工作中,沟通是最基本的品德。成功的救灾团队沟通可得到的是:几乎每一种障碍都可以通过良好的沟通解决。灾难指挥组织内的"良好的沟通"有思想结构特征:将心比心、共享权利、开诚布公和协商互动。

第五节　突发公共卫生事件

突发公共卫生事件(public health emergency)是指突然发生,造成或可能造成社会公众健康严重损害的重大传染病疫情,群体性不明原因疾病,重大食物和职业中毒以及其他严重影响公众健康的事件。

突发公共卫生事件发生后,根据应急处理的需要,应急处理指挥部有权紧急调集人员、储备物资、交通工具以及相关设施、设备;必要时,对人员进行疏散或隔离,并可以依法对传染病疫区实行封锁。参加突发公共卫生事件应急处理的工作人员,应当按照预案的规定,采取卫生防护措施,并在专业人员的指导下进行工作。

一、突发公共卫生事件的特点

1. 事件多为突然发生,发生紧急,事先没有预兆,不易预测,甚至难以预测,以致难以做出能完全避免此事发生的应对措施。

2. 患者数量多,病情严重或死亡率高。疾病直接影响到相当人数的群体,传播速度快,给社会造成严重危害,影响全体公民,并对整个社会的正常生活构成威胁

二、突发公共事件的预警

预警(warning)可分为狭义和广义两种。狭义的"预警"是指预先发出警报,即在灾害发生之前发出警报。广义的"预警"是指预测和报警,即在发生或进行之前先行推测或测定,并根据推测和测定的结果进行预先警报。

1. 预警特点和分类 突发公共卫生事件预警是以显示为前提,阻止、控制和消除为目的的预警类别。参照经济监测预警法,根据预测结果、对比阈值确定警情:无警用"绿色"、轻警用"蓝色"、中警用"黄色"、重警用"橙色"、特警用"红色"表示。

2. 预警原则 突发公共卫生事件是客观存在的现象,预警应该按疾病预防学体系规范及要求,通过对某一公共卫生事件从"起点"到"终点"的详细观察与分析,来反映事件形成因素与各种内、外因的复杂关联以及发展趋势。

三、突发公共事件的报告

突发公共卫生事件情况紧急,必须及时向上级领导汇报。在 2006 年颁布的《国家突发公共卫生事件应急预案》中明确要求,任何单位和个人都有权向国务院卫生行政部门和地方各级人民政府及其有关部门报告突发公共卫生事件及其隐患,也有权向上级政府部门举报不履行,或者不按照规定履行突发公共卫生事件应急处理职责的部门、单位及个人。

县级以上各级人民政府卫生行政部门指定的突发公共卫生事件监测机构、各级各类医疗卫生机构、卫生行政部门、县级以上地方人民政府和检验检疫机构、食品药品监督管理机构、环境保护监测机构、教育机构等有关单位为突发公共卫生事件的责任报告单位。执行职务的各级各类医疗卫生机构的医疗工作人员、个体开业医生为突发公共卫生事件的责任报告人。突发公共卫生事件责任报告单位要按照有关规定及时、准确地报告突发公共卫生事件及其处置情况。

四、突发公共卫生事件的应急反应

突发卫生公共事件一旦发生,将会造成极其恶劣的影响,需要各部门积极配合,上至各级人民政府快速做出有效应答,下至各个医疗机构组织快速配合响应。医疗机构、疾病预防控制机构、非突发公共卫生事件发生地区都应根据 2006 年国务院颁布的《国家突发公共卫生事件应急预案》的规定做出相应、及时、正确的应急反应。

五、现场处理原则

突发公共卫生事件情况紧急,应立即将受害者脱离现场,送往有条件的专科医院,必要时立即隔离。采取措施最大限度地减少危险因素的扩散,对疑似受害者以及其他有关高危人群,启动相应的医学观察程序,尽快查明事故原因。

第六节　灾后疾病的预防与卫生保障

灾难的发生破坏了人与其生活环境间的生态平衡,同时,公共卫生资源和公共卫生系统也将受到严重的损害,因而形成了传染病易于流行的条件,于是控制传染病便成为抗灾中的一个重要组成部分,灾难发生后,随着旧的生态平衡的建立,由灾难所引起的传染病流行条件的改变还将存在一个时期,这种灾难的"后效应"使灾难条件下的传染病防治也有了不同的特征。当灾难的直接后果被基本消除后,消除"后效应"将成为工作的重点。而且这种工作实际上将成为灾难条件下传染病防治的主要工作。传染病是灾后最主要的疾病,对灾难的易发地区以及灾后灾民中出现的传染病和其他突发公共卫生事件的苗头,应采取妥善的防治措施,以免发生灾难后的"次生灾难"。

一、灾难造成传染病流行的机制

(一)饮用水供应系统破坏

绝大多数的灾难都可能造成饮用水供应系统的破坏,这将是灾难发生后首当其冲的问题,会在灾难早期引起大规模的肠道传染病的爆发和流行。如在水灾发生时,原来安全的饮用水源被淹没、被破坏或淤塞,人们被迫利用地表水作为饮用水源。这些水往往被上游的人畜排泄物、人畜尸体以及被破坏的建筑中的污物所污染,特别是在低洼内涝地区,灾民被洪水较长时间的围困,更易引起水源性疾病的爆发流行。在地震时,建筑物的破坏也会涉及供水系统,使居民的正常供水中断,这对于城市居民的影响较为严重,而且由于管道的破坏,残存的水源极易遭到污染。海啸与风灾也可能造成这种情况。

(二)食物短缺

尽管向灾区输送食物已成为救灾的第一任务,但当规模较大,涉及地域广阔的灾难发生时,局部的食物短缺仍然难以完全避免。加之基本生活条件的破坏,人们被迫食用恶劣条件下储存的食品,很容易造成食品的霉变和腐败,从而造成食物中毒以及食源性肠道传染病流行。食物短缺还会造成人们的身体素质普遍下降,从而使各种疾病易于发生和流行。

（三）燃料短缺

在大规模的自然灾难中,燃料短缺也是常见的现象,在被洪水围困的灾民中更是如此。燃料短缺首先是迫使灾民食用生水,进食生冷食物,从而导致肠道传染病的发生与蔓延。在严重的灾难后,短期内难以恢复燃料供应时,燃料短缺可能造成居民个人卫生水平的下降。特别是进入冬季,人群仍然处于居住拥挤状态,可能导致体表寄生虫的滋生和蔓延,从而导致一些本来已处于控制状态的传染病(如流行性斑疹、伤寒等)重新流行。

（四）水源污染

洪水往往造成水体的污染,造成一些经水传播的传染病大规模流行,如血吸虫病、钩端螺旋体病等。但洪水对于水体污染的作用是两方面的。在大规模的洪水灾难中,特别是在行洪期间,由于洪水的稀释作用,这类疾病的发病并无明显上升的迹象,但是,当洪水开始回落,在内涝区域留下许多小的水体,如果这些小的水体遭到污染,则极易形成这类疾病的暴发流行。

（五）居住环境破坏

水灾、地震、火山喷发和海啸等,都会对居住条件造成大规模的破坏。在开始阶段,人们被迫露宿,然后可能在简陋的棚屋中居住相当长的时间,造成人口集中和居住拥挤。唐山大地震时,在唐山、天津等大城市中,简易棚屋绵延数十里,最长时间的居住到一年以上。即使迁回原居之后,由于大量房屋被破坏,部分居住拥挤状态仍将持续很长时间。

露宿使人们易于受到吸血节肢动物的袭击。在这一阶段,虫媒传染病的发病率可能会增加,如疟疾、乙型脑炎和流行性出血热等;人口居住的拥挤状态,有利于一些通过人与人之间密切接触传播的疾病流行,如肝炎、红眼病等。如果这种状态持续到冬季,则呼吸道传染病将成为严重问题,如流行性感冒、流行性脑脊髓膜炎等。

（六）人口迁徙

灾难往往造成大规模的人口迁徙。人口流动造成了两方面的问题:其一,当灾区的人口外流时,可能将灾区的地方性疾病传播到未受灾的地区。更重要的是,当灾区开始重建,人口陆续还乡时,又会将各地的地方性传染病带回灾区。如果受灾地区具备疾病流行的条件,就有可能造成新的地方病区。其二,是干扰了一些主要依靠免疫来控制疾病的人群的免疫状态,造成局部无免疫人群,从而为这些疾病的流行创造了条件。由于灾难的干扰,使计划免疫工作难以正常进行,人群流动使部分儿童漏接种疫苗,这种情况均有可能使这类疾病的发病率升高。

（七）对媒介的影响

许多传染病并不只是在人群间传播,除了人之外还有其他的生物宿主。一些疾病必须通过生物媒介进行传播。灾难条件破坏了人类、宿主动物、生物媒介以及疾病的病原体之间旧有的生态平衡,并将在新的基础上建立新的生态平衡,因此,灾难对这些疾病的影响将更加久远。如地震过后,房屋倒塌,死亡的人和动物尸体被掩埋在废墟下,还有大量的物品及其他有机物质,在温度较高的气候条件下,这些有机成分会很快腐败,为蝇类等媒介生物提供了滋生的条件,常会在极短的时间内出现数量惊人的成蝇,对灾区居民构成严重威胁。洪水退后,溺死的动物尸体以及各种有机废物将大量地在村庄旧址上沉积下来,如不能及时消除,也会造成大量的蝇类等媒介生物滋生。即使在旱灾情况下,由于水缺乏,也会存在一些不卫生的条件,有利于蝇类的滋生。因此,在灾后重建的最初阶段,消除媒介生物将是传染病防治工作中的重要任务。

二、灾后传染病防治与卫生保障策略

根据灾难时期传染病的发病特征,可将传染病控制工作划分为四个时期。

（一）灾难前期

1. 基本资料的积累 为灾难时期制定科学的防治对策,应注重平时的基本资料的积累,包括人口资料、健康资料、传染病发病资料、主要的地方病分布资料以及主要的动物宿主与媒介的分布资料等。

2. 传染病控制预案的制订 在一些易于受灾的地区,如地震活跃区、大江大河下游的低洼地区等,都应有灾难时期的紧急处置预案,其中也应包括传染控制预案。预案应根据每个易受灾地区的具体情况,确定不同时期的防病重点。可供派入灾区的机动队伍的配置以及急需的防病物资、器材的储备地点与调配方案等,也应在预案中加以考虑。

3. 机动防疫队伍的准备 由于灾难的突然冲击,在区内往往没有足够的卫生防疫和医疗力量以应对已发生的紧急情况。在突发性的灾难面前,已有的防疫队伍也往往陷于暂时的混乱与瘫痪状态。因此,当重大的灾难发生后,必须要派遣机动防疫队伍进入灾区支援疾病控制工作。

4. 人员的培训 针对一些易受灾地区,应定期对相关人员进行训练,使其对进入灾区后可能遇到的问题有所了解。在人员变动时,这些机动队伍的人员也应及时得到补充和调整,使其随时处于能够应付突发事件的状态。

（二）灾难冲击期

在大规模灾难突然冲击的时候,实际上不可能展开有效的疾病防治工作。但在这一时期内,以紧急救护为目的派入灾区的医疗队,应做好以下工作:

1. 环境消毒 对发现和挖掘出尸体的地方进行消毒,对有粪便外溢的地方进行消毒。可用含有有效氯 5000mg/L 的含氯消毒剂溶液喷洒消毒,潮湿地方也可直接洒漂白粉。灾民安置点外环境地面用含有有效氯 1000~2000mg/L 消毒剂溶液喷洒,消毒时间不少于 60min。

2. 饮水消毒 将水煮沸是十分有效的灭菌方法,在有燃料的地方可采用。灾难期间最主要的饮水消毒方法是采用消毒剂灭菌。消毒剂种类很多,可参阅使用说明书进行饮水消毒。加入消毒剂后,放置 30min,检验水中余氯应达到 0.7mg/L。如未达到此值,说明投加量不足,但也不能过量加入,以免产生强烈刺激性气味。

3. 尸体消毒 一经发现动物尸体立即深埋或焚烧,并向死亡动物周围喷洒漂白粉。遇难者遗体可用含有有效氯 5000mg/L 的含氯消毒剂溶液喷洒消毒,以表面润湿为宜,应尽快火化,若土葬,应远离水源 50m 以上,棺木应在距地面 2m 以下深埋,棺底部及尸体两侧铺垫厚达 3~5cm

漂白粉。

（三）灾难后期

当灾区居民脱离险境，在安全的地点暂时居住下来时，就应系统地进行疾病防治工作。

1. 重建公众性疾病监测系统　由于重大灾难的冲击，抗灾工作的繁重以及人员的流动，平时建立起来的疾病监测和报告系统在灾后的初期常常处于瘫痪状态。因而，卫生管理部门及机动防疫队伍所要进行的第一项工作，应是对其进行整顿，并根据灾民聚居的情况重新建立疫情报告系统，以便及时发现疫情并予以正确处理。监测的内容不仅应包括法定报告的传染病，还应包括人口的暂时居住和流动情况，主要疾病的发生情况以及居民临时住地及其附近的啮齿动物和媒介生物的数量。

2. 重建安全饮水系统　由于引水系统的破坏对人群构成威胁最为严重，应采取一切可能的措施，首先恢复并保障安全的饮用水供应。

3. 大力开展卫生运动　改善灾后临时住地的卫生条件，是减少疾病发生的重要环节。因此，当居民基本上脱离险境，到达安全地点后，就应组织居民不断地改善住地的卫生条件，消除垃圾污物，定期喷洒杀虫剂以降低蚊、蝇密度，必要时进行灭鼠工作。在灾难过后开始重建时，也应在迁回原来的住地之前首先改善原住地的卫生条件。

4. 防治吸血昆虫的侵袭　在居民被迫露宿的条件下，不可能将吸血昆虫的密度降至安全水平。因此，预防虫媒传染病的主要手段是防止昆虫叮咬。可使用一切可能的办法，保护人群少受蚊虫等吸血昆虫的叮咬。如利用具有天然驱虫效果的植物熏杀和驱除蚊虫，并尽可能地向灾区调入蚊帐和驱蚊剂等物资。

5. 及时发现和处理传染源　在重大灾难条件下，人口居住拥挤，人畜混杂等现象往往难以在短期内得到改善。因此，发现患者，及时正确的隔离与处理是降低传染病的基本手段。人类是某些疾病的唯一传染源，如肝炎、疟疾等。在灾区居民中应特别注意及时发现这类患者，并将其转送到具有隔离条件的医疗单位进行治疗。另外，还有许多疾病不仅可以发生在人类身上，动物也会成为这些疾病的重要传染源。因此，应注意对灾区的猪、牛、马犬等家养动物进行检查，及时发现钩端螺旋体、血吸虫病及乙型脑炎感染情况，并对成为传染源的动物及时进行处理。

6. 对外流的人群进行检诊　灾难发生后，会有大量的人群以从事劳务活动或探亲访友等形式离开灾区。因此，在灾区周围的地区，特别是大中城市，应特别加强对来自灾区的人口进行检诊，以便及时发现传染病的流行征兆。在一些地方性疾病的地区，还应该对这些外来人口进行免疫预防，以避免某些地方性传染病的爆发流行。

（四）后效应期

当受灾人群迁回原来住地，开史灾后重建工作，灾后的传染病防治工作应包括以下内容：

1. 对返乡人群进行检诊及免疫　在这个阶段，流出灾区的人口开始陆续返回，传染病防治工作的重点转到防止在返回人群中出现第二个发病高峰。外出从事劳务工作的人员，可能进入一些地方病疫区，并在那里发生感染，有可能将疾病或疾病的宿主与媒介带回到自己的家乡。因此，应在返乡人员中加强检诊，了解他们曾经到达过哪些地方病疫区（如鼠疫、布氏菌病、血吸虫病等），病针对这些可能的情况进行检查，如果发现患者应立即医治。在外地出生的婴儿往往对家乡的一些常见的疾病缺乏免疫力，因而应当加强对婴儿和儿童的检诊，以便及时发现和治疗他们的疾病。由于对流动人口难以进行正常的计划免疫工作，在这些人群中往往会出现免疫空白，因此，对回乡人群及时进行追加免疫，是防止疾病发病率升高的重要措施。

2. 重新对传染病进行调查　灾难会造成血吸虫病、钩端螺旋体病、流行性出血热等人与动物共患的传染病污染区域扩大，并导致动物病的分布及流行强度的改变。因此，在灾后重建时期内，应当对这些疾病的分布重新进行调查，并采取相应的预防措施，以防止其在重建过程中爆发流行。

第六章　创伤急救

（潘　剑）

第一节　创伤急救的组织机构

创伤自人类诞生之日起就已经伴随出现,每个人在一生中都可能发生不同程度、不同类型的创伤。随着人类现代文明的高速发展,创伤的发生也在逐年增加。据世界卫生组织统计,各种创伤的致死人数 1990 年为 510 万,预计 2020 年会增至 840 万人。我国每年因创伤致死人数超过 20 万,伤数百万人。2005 年损伤和中毒在我国城市及农村中均为第 5 位死因。因此,必须尽早建立和健全各级急救医疗组织并形成网络,最大限度地发挥出"急"和"救"的功能,才能使创伤患者得到及时有效的救治。这既是一个国家医疗卫生发展水平的体现,也是一个国家综合国力的体现,因而越来越受到各国的重视 。

一、建立急救组织,形成急救网

创伤已成为现代社会的重大公害,无论在平时或战时,均需建立健全救治组织,特别在处理对生命有威胁或成批伤员时,无组织、无计划的治疗常导致灾难性后果。救治组织的建立具有强烈的社会性和群体性,涉及多种因素,如政府的重视、法令的制定、行政领导人员的参与、多种专业技术人员的协同等。

一些发达国家大约从 20 世纪 60 年代即开始建立急救医疗系统。以美国为例,其急救医疗系统是从防治交通损伤开始发展的,1966 年颁布《公路安全法案》,当时有关救治的经费由交通部门提供。1968 年交通安全顾问委员会拨款 1600 万美元作为基金,建立了急救医疗体系,1969年在马里兰州建立起著名的休克创伤中心,1972 年由政府拨款进行急救医疗体系的试点,1973年美国参、众两院通过有关法案,经总统签署颁布,正式在各地建立起急救医疗服务系统(emergency medicalservice system,EMSS)。1977 年将急救医疗服务与休克创伤中心合并为马里兰州急救医疗服务系统研究所,将教育、研究、临床和急救医疗服务系统结合在一起,成为较完整的创伤急救医疗体系。自从这一体系建立后,重伤员的死亡率由 70% 下降至 16.3%。

1980 年我国卫生部颁发《加强城市急诊医疗工作》的文件,1983 年又颁布了《城市医院急诊室(科)建立方案》,急诊医疗有所加强,但均未涉及完整的急救医疗体系的建立,迄今尚无有关中国急救医疗体系的法案。20 世纪 80 年代后期相继建成北京、上海、广州和重庆 4 个急救中心。

二、急救医疗体系的建立

完整的急救医疗体系由院前急救、医院急诊科和重症监护病房三部分组成,这三部分各有特点和重点,相互紧密联系,能够在统一指挥下最有效地救治伤病员。专业急救医疗体系包括灵敏的通讯指挥系统,反应迅速的院前急救系统,能够实施监护抢救的运输工具,高水平的院内救治护理系统,急救网络系统和科研情报机构。目前急救医疗体系在一些国家已经比较完善,一些国家正在建立,并且已经显示它能使危、急、重症患者得到及时、有效的救治,使急救医学水平得到提高。

(一)院前急救

院前急救是指由受伤现场(或发病地点)至到达医院这段时间内的救治常常起着关键性作用。据统计,75%~95%的致死性创伤伤员死于院前,若能及时有效地救治这些伤员,约 1/3 的伤员可免于死亡。创伤的死亡分三个阶段,第一阶段多在伤后 1h 内死亡,约占 50%以上,死因多为颅脑损伤、高位脊髓伤、心脏大血管伤、呼吸道梗阻等。第二阶段多在伤后 2~4h 内死亡,约占 30%以上,死亡原因多为脑、胸、腹部血管或实质脏器破裂、严重骨折等引起的大出血。第三阶段发生在伤后 1~4 周死亡,占 20%左右,死因多为严重感染、中毒性休克、多器官功能障碍综合征、急性呼吸窘迫综合征等。因此要提高创伤救治的成功率,必须在创伤后立即进行有效的急救。院前急救在急救医学中占有重要位置,它代表着社会和医院的应急处理能力,是现代急救医疗体系的一个显著标志,也是急救医疗体系建立和发展的主要目的。院前急救的有效与否对伤病员的生与死和预后起着重要作用。院前急救如何管理、如何设计、如何配置急救人员和急救仪器等问题,目前有多种方案,从实践来看也各有其优缺点,尚在进一步探索和完善中。

1. 院前急救的归属 也就是院前急救由谁来指挥管理,谁来组织实施。其归属世界各国不尽相同,由卫生行政部门负责管理的,如中国、匈牙利、英国等,我国的院前急救部分由独立的急救中心或急救站组织实施,绝大多数由综合医院的急诊科组织实施;由消防部门负责管理的,如日本、美国等;政府直接负责管理的,如澳大利亚、法国等;红十字会负责管理的,如以色列等。每个城市的具体组织形式可以根据当地情况确定,不管具体组织体制如何,其基本任务是不变的,即负责全城急救的通讯、协调、指挥、现场抢救、安全运输。我国地域辽阔,有些地区尚未建立起院前急救组织,与发达国家相比,无论在行政地位、资金投入、仪器装备以及通信联络等方面均有明显差距。我国的院前急救应首先建立和健全各地区的急救网络和院前急救队伍,并逐步形成院前急救医疗体系,对归属问题可做进一步探讨。按"就近"的原则实行分区负责,既可充分利用现有医疗资源,又可最大限度地缩短急救半径,使伤病员得到及时救治。

2. 院前急救人员的组成 院前急救需要一大批专业化的急救人员从事该项工作,他们主要从事基本的生命急救技术如维持气道通畅、人工呼吸、胸外心脏按压、伤口包扎止血、骨折固定、搬运后送等。这些急救人员从哪里来,如何进行培训是一个值得探讨的问题,也是我们目前迫切需要解决的问题。国外比较重视急救人员的培训教学工作,从事急救工作的急救技术人员、急救医生、警察、消防队员和驾驶员等都要经过急救培训,重点训练基本生命急救技术和高级生命急救技术,培训后需经过一定时间的实习,并经国家考试合格后发给资格证书,才能从事急救医疗工作。美国许多医学院校开设有急救医学课程,还有急诊医师学院、急诊外科医师学院等,培养高级急救、急诊人才;建立急救服务系统较早的国家如美、俄、英、法、日等普遍采用的方式是,以经过短期训练的急救员(emergency medical technician ,EMT)或医助(paramedics)为主体,但由医生加以指导,并在特殊情况下出动至现场,亦有少数国家以医生为主体。美国从 20 世纪 70 年代即开始培训并使用急救员,成功地承担起院前急救任务。日本则由消防队员中选人进行短期培训。结合我国情况,从宏观上考虑,全国各地都在建立并加强院前急救,如果全部由医生来承担是不切合实际的。一方面,我国医生短缺,不可能抽出一大批医生从事院前急救工作;另一方面,从院前急救的任务来看,也是不必要的,因为在院前呼叫中约 85%并非急症,10%为一般急症,只有 5%为较重急症,急救员可以承担。综上所述,结合国外经验和国内实际情况来看,应以急救员为主体,由医生指导,并在特殊情况下医生出动至现场。北京急救中心于 1985 年经北京市卫生局批准,公开招考高中毕业生,1986 年 1 月正式开办了第一代急救员培训班,学制 1 年,半年讲课共 836 学时,半年临床实习,相当于美国医助的水平,毕业后充实了院前急救队伍,承担起院前急救任务。其他急救人员如经过专门训练的消防队员、工程抢险人员、警察、驾驶员等也参与必要的院前急救工作。

3. 通信联络系统急救　通信联络系统是急救反应的中枢和灵魂。院前急救必须有畅通的通讯联络系统,负责所有的急救信息的接收、传送指挥、协调等联络工作,使院内、院外急救工作紧密联系,使伤病员得到最快和最佳的救治。目前许多国家建立了全国性或地区性统一的急救呼叫电话号码,如美国为 911,英国为 999,日本为 199,中国为 120。急救医疗体系内各单位设有专用通信线路和无线电通信设备,保证急救讯息畅通无阻;还建立有强大的急救指挥控制中心,装备先进的全球卫星定位系统、电子计算机系统、闭路电视终端、通信设备等,随时接受呼叫,并迅速地派出急救车和急救人员,使急救车与指挥中心之间、急救车与医院之间保持紧密的通讯联系,以做出迅速的反应。有的国家还设立有急救情报中心和中毒控制中心,专门负责收集急救情报和中毒的研究、咨询、会诊等。

4. 运输工具　急救用的运输工具既是运送伤病员的工具,也是现场、运送途中的抢救场所,因此一定要选择专业的急救运输工具。目前,急救运输途径主要有陆地运输和空中运输两种。

(1)陆地运输:主要运输工具为急救车。各国都根据自己的国情制定急救车的类型和装备标准。由于灾难事故和集体伤害增多,目前出现了集装箱式的大型救护车,可容纳 10~12 张病床,并有完善的医疗设备和药品。我国以急救车运输为主,其装备有待进一步规范和完善。

(2)空中运输:建立空中救护系统,利用小型医用直升机和喷气式救护飞机运送伤病员。飞机用于救护急救半径长、交通复杂不便的山区、野外作业、旅游途中发生的急症、创伤以及灾害性成批伤员的急救尤其在争取时间方面发挥了独特的优势。

（二）加强急诊科和 ICU 的建设，培养创伤急救专业人才

急诊科是创伤救治的第二个环节，是非常重要的一个环节，也是目前我国绝大多数医院急需加强的一个环节。创伤急救的黄金时间在急诊科，在急诊科期间的抢救是否及时、有效，在很大程度上决定患者的预后。一些致命性的创伤，如张力性气胸、心脏大血管损伤等和创伤早期致命性并发症如失血性休克、低氧血症、脑疝形成等需要立即进行确定性救治，因此应加强急诊科的建设。

急诊科应有自己固定的医生和护士，才能改变"分诊+会诊"的旧急救模式，将急救医学作为一门专业、急诊科作为一个专科来发展，逐步发展成名副其实的临床专科。我国一些医学院校也已开始培养急救硕士、急救博士等高层次的急救人才，这些举措必将有利于急诊科和急救医学的可持续发展。现代社会创伤病人在急诊抢救病人中所占比例越来越大，大、中型医院应成立创伤抢救组或专门的创伤急救病房，配备经过相关培训的创伤急救医师、手术室等，有利于对创伤患者实施及时有效的救治。传统急诊科由于将自己定位为分诊和转送病人，因此往往只完成一些简单的救治工作如建立静脉通道、吸氧、创伤病人的简单包扎止血等，没有开展创伤的确定性救治工作，在临床救治技术和学科发展上缺乏进一步提高的基础。随着社会的发展，各种创伤和危急重症患者的增多，传统急诊科的工作内容已远远不能适应现代急救任务的需要，迫切需要把急诊科作为一个新的专科、将急救医学作为一门专业来发展，创伤救治是急诊外科的主要内容之一，也是未来的发展方向。

严重创伤后常常发生并发症，如休克、脓毒症、急性呼吸窘迫综合征、多器官功能不全综合征等，也是创伤后死亡的重要原因之一，应加强创伤 ICU 的建立，提高创伤后并发症抢救的成功率。

第二节　创伤的急救技术

创伤的急救是否成功和创伤救治的最终结局除了与创伤的严重程度、救治时间的早晚有关外，也与医师所掌握的创伤急救技术密切相关，创伤的急救技术可分为手术性急救技术和非手术性急救技术，两者在创伤救治中不可分割。非手术性急救如开放气道和通气、液体复苏、心肺复苏等为确定性的手术性急救创造条件；手术性急救是创伤救治的决定性措施。

一、开放气道和通气

创伤患者可因多种原因如舌后坠、颌面部及咽喉部的直接损伤，异物如血液、呕吐误吸等而致气道完全性或部分性阻塞，可致患者缺氧和二氧化碳蓄积，危及重要器官功能，甚至因窒息而出现呼吸心跳停止。开放气道和通气是急救中最为关键性的措施，它处理的有效与否直接关系到伤病员的生与死及生存质量，因此救治创伤伤员必须首先确保呼吸道通畅并能进行有效的通气。开放气道的主要方法有：

1. **手法开放气道** 开放气道的三步手法（头后仰、张口、托下颌）是打开喉以上气道的理想手法，使头后仰的方法主要有举颏法和抬颈法，前者主要是将抢救者的一手放在患者前额，向下用力，使头后仰，同时另一手抬起颏部，使颈前部伸展，并维持轻度张口。后者主要是将一手放在患者颈后并用力向上抬，同时另一手放在前额向下用力，这常可使口轻度张开。托下颌的方法主要是用双手的第 2~5 指从耳垂前将下颌骨的升支用力向上向前托起，使下列牙齿移至上列牙齿的前方并用拇指使下唇回缩。三步手法开放气道应注意：①开放气道后若气道仍有阻力，要考虑有无气道异物，必须用手法或吸引器清除气道异物；②若患者无自主呼吸，开放气道后必须给予口对口或面罩加压人工呼吸；③托下颌时应着力于下颌骨的升支，不要握住下颌骨水平支，以免使口腔关闭；④怀疑有颈椎损伤时，头部不能前屈、旋转或过度后伸，以免加重脊髓损伤。

2. **咽部插管** 鼻咽或口咽导管统称通气道，能将舌根前移，避免唇、齿引起的气道阻塞。咽部插管主要有鼻咽管、口咽管和 S 型管（口咽吹气管），主要适用于昏迷患者。三步手法不能开放气道或难以坚持长时间托下颌时，可采用咽部插管技术维持气道开放。

（1）鼻咽管：为柔软的橡胶或塑料制品，通常用柔软的较细的气管导管代替。使用前在导管表面涂以润滑剂，从鼻腔插入，通过鼻咽腔后面的转角，再向前推进直至气流最通畅处并用胶布固定。注意防止误入食管或引起喉痉挛。

（2）口咽管：有多种规格，如大号成人、成人、儿童、婴儿、新生儿。急救时至少有成人、儿童及婴儿三种，主要由橡胶、塑料或金属制成。插口咽管时先用双指交叉法或齿后插指法或舌-下颌上提法使患者口腔张开，然后置管子舌上，管的凸面朝下插入，插入导管全长的一半时将导管旋转 180°，继续向前插入直至通气良好为止。也可用压舌板压下舌根明视下置入导管。注意避免牙齿损伤和操作不当致气道阻塞更加明显。

（3）S 型管：S 型口咽吹气管是一种口对口通气导管，导管两端有两个相反的开口，其内可设计单向活瓣，按放置口咽管的方法将 S 型导管的一端插入咽腔，畅通气道，急救者向导管的另一端吹气进行人工呼吸。为防止漏气可用两拇指或鱼际凸起部夹住患者鼻孔，拇指尖和食指把 S 型管凸起缘压到患者口上，两手的第 3~5 指放于下颌骨升支托起下颌，或者一手捏住鼻孔，头后仰，另一手捏闭口唇。

3. **喉罩** 通气喉罩是一种新型通气道，是介于面罩和气管内插管之间的通气工具。由通气导管和通气罩两部分组成，用盲探法或喉镜直视下将喉罩置于咽喉部，充气后在喉的周围形成一个密封圈，既可让患者自主呼吸，也可实施正压通气，喉罩通气比面罩通气效果确切，对循环功能影响轻微，管理方便。喉罩可分为 4 种型号，供不同年龄和体形的患者选用。

4. **阻塞食管式通气管** 阻塞食管式通气管主要由面罩、食管填塞装置或胃管组成，它是一根直径与气管导管近似的管子，远端为封闭的圆形盲端，有一个可在食管内充气的气囊以防止胃液反流和减少胃充气，管子的咽部水平有许多孔，空气或氧气可以在正压通气下通过小孔进入喉和气管，面罩主要用于防止漏气。胃管可经其中的一个管腔插入胃内以引流胃液。该通气管可用于昏迷和呼吸停止的患者。但须注意阻塞食管式通气管不能有效地保持气道通畅，它不能代替气管插管。

5. 气管插管　将直径大小适宜的气管导管经声门置入气管内的技术称为气管插管。气管内插管后可确保气道通畅,有利于通气、给氧、吸引和防止误吸。气管内插管的基本器具包括麻醉咽喉镜、气管导管、金属管心、牙垫、插管钳、润滑剂、表面麻醉喷雾器、固定胶布、面罩和呼吸器等。咽喉镜有直型和弯型两种,用于显露声门。

气管导管有塑料和橡胶制品两种,橡胶导管耐用,但对喉、气管刺激性大,易致局部组织损伤;聚氯乙烯导管优于橡胶导管,值得推广应用。气管插管的适应证主要有:①绝大多数昏迷患者;②气道内分泌物不能自行排出者;③疑有反流误吸者;④无咽喉反射;⑤需要做长时间的机械通气;⑥心肺复苏期间应尽早行气管插管。气管插管可以经口腔,也可以经鼻腔进行,对于插管困难者如颈项粗短、下颌后缩、前牙突出、头不能后仰、口腔狭小、舌体过大、会厌长大或宽短等必须由技术熟练者操作或借助纤维支气管镜进行气管插管。对于支气管扩张、肺脓肿、肺咯血等患者可实施双腔导管插管术,它能将左、右肺分别进行通气和吸引以防止病侧肺的痰液、坏死组织和出血反流入健侧肺而致窒息或交叉感染。气管插管 7~10d 以上则应考虑气管切开,尤其是清醒的危重病患者可更早一些施行气管切开, 这样患者会感觉到较为舒适且有讲话的机会,便于口腔护理,减少气管插管的并发症如喉狭窄、肉芽肿形成、喉头水肿、永久性声音嘶哑等。

6. 环甲膜切开术　当气道阻塞气管内插管不能进行而又无必要的急救器材时, 环甲膜穿刺或环甲膜切开和环甲膜穿刺行氧气喷射通气是气管内插管的较好替代手段,临床上也常用喷射呼吸机的喷射针头直接穿刺环甲膜进行喷射通气,主要用于气道完全阻塞而有自主呼吸的患者。先在环状软骨和甲状软骨之间定位,切开皮肤,在明视下穿刺或刺透环甲膜并插入针或导管,导管外径成人为 6mm,儿童为 3mm,导管连接呼吸器进行通气治疗。注意防止出血、假道形成及皮下气肿等并发症。

7. 气管切开术　气管切开适用于长期呼吸支持治疗的患者,是长时间的气道管理方法,气管插管留置时间超过 7~10d 即应行气管切开,对于危重病患者最好在气管插管的情况下进行气管切开术。具体步骤为在 1~4 气管软骨环表面作横行或垂直皮肤的切口,钝性分离气管表面组织,必要时结扎切断甲状腺峡部,暴露 1~4 气管软骨环,沿中线切开 2~3 气管环,快速插入适宜大小的气管,切开专用导管,拔出管心并固定,套囊充气,连接呼吸机或给氧装置。

二、液体复苏

创伤尤其是严重创伤和多发伤后主要的病理生理变化是有效血容量不足,创伤后血液或血浆的丢失、呕吐或不能进食等所致的脱水均可导致容量不足或低血容量性休克,因此创伤后必须维持有效循环血量,保证重要脏器的供血、供氧。

1. 建立静脉通道　创伤患者入院后必须建立有效的静脉通道供输液、输血和给药等,有外周静脉通道和深静脉通道两种,外周静脉包括上肢、下肢和颈外静脉,深静脉主要包括股静脉、颈内静脉和锁骨下静脉。创伤急救时最好建立深静脉通道以保证输液、输血的速度。目前临床上使用的静脉穿刺装置主要有空心针、外置空心塑料套管,内含有一空心穿刺针、内置空心塑料套管,其外是一空心穿刺针或内含引导用的金属导丝。建立的静脉通道不在于多少而在于有效,选择好所穿刺或置管的静脉,选择内径粗的针或导管才能满足创伤救治的需要。

2. 进行必要的监测 严重创伤患者尤其是创伤后循环功能不稳定的患者应行必要的监测,它对分析循环功能不稳定的原因和指导临床救治有重要意义。常规监测的项目有:①中心静脉压,正常值 0.49~1.20kPa,若中心静脉压<0.49kPa,提示右心房充盈欠佳,血容量不足;若中心静脉压>1.5~2.0kPa,提示右心功能不全或血容量超负荷。②肺毛细血管楔压,正常值 1.07~1.6kPa,是反映左心室前负荷的指标,若>2.4kPa,则要注意输液的速度和左心功能。③尿量,是器官灌注是否充分的指标之一,正常值大于 0.5~1mL/(kg·h)。④血气分析,主要监测有无酸中毒或低氧血症。

3. 液体复苏的原则

(1)早期:创伤尤其是严重创伤均存在着不同程度的血容量不足,因此须早期补充血容量。

(2)快速:大出血时应快速恢复血容量,防止循环衰竭。

(3)足量:需多少补多少。但在活动性出血未控制之前,可进行限制性液体复苏。

(4)种类:失什么补什么,血液或血浆供应不足时可暂时输代血浆或平衡盐液、乳酸纳林格液。一般先输晶体液再输胶体液。

三、心肺脑复苏

针对心搏骤停所采取的一切抢救措施称为心肺复苏,由于心肺复苏的最终目的是恢复脑的功能,因此将心肺复苏发展为心肺脑复苏。心肺脑复苏分为三期,即基础生命支持、高级生命支持和长期生命支持。

1. 基础生命支持 基础生命支持是紧急氧合的过程,其具体措施为:A、B、C,A(airway,畅通气道):采用手法开放气道并清除呼吸道异物以保持气道通畅;B(breath,人工呼吸):最简便的方法是口对口人工呼吸,须与心脏按压同时进行;C(circulation,人工循环):人工循环与人工呼吸必须同时进行才能达到有效的复苏,人工循环的方法有下列几种:①胸外心脏按压术:胸外心脏按压是现场急救人工循环的首选方法,患者平卧于硬板床上,急救者将一手掌根部放在胸骨中、下 1/3 交界处,另一手掌交叉重叠在该手背上,有节律地将胸骨向下压 4~5cm,按压频率为 60~80 次/分,按压期间可扪及大动脉搏动、发绀消失、散大的瞳孔开始缩小,说明按压有效。②开胸心脏按压术:开胸心脏按压所产生的心脑血流灌注明显高于胸外心脏按压,也可明显提高心脏自主复跳率。适用于胸廓或脊柱严重损伤、严重的张力性气胸、心包压塞、开胸手术发生心脏停跳、经常规胸外心脏按压无效且具备开胸心脏按压的条件、多次体外除颤失败者。方法是:自胸骨左缘 2cm 处至腋中线切开第 4 或 5 肋间隙开胸显露出心脏,在心包外或左膈神经前切开心包直接用单手或双手按压心脏,单手按压时右手四指并拢平放于心脏后面(左心室),拇指和大鱼际在心脏前面(右心室),有节奏地按压心脏,双手按压时双手分别置于左、右心室,协调地按压心脏。也可将心脏向胸骨方向按压,按压频率为 60~80 次/分。

2. 高级生命支持　是基础生命支持的延续,通过应用药物、电除颤等手段恢复自主循环,稳定呼吸循环系统。

(1)控制气道:采用通气道、喉罩或最有效的气管插管术控制气道。

(2)人工通气:用简易呼吸器、麻醉机或呼吸机进行人工通气。

(3)药物治疗:心肺脑复苏期间用药的目的在于提高心脏按压效果,增强心肌收缩力,利于心脏复跳。提高心脑灌注压,利于电除颤和防止室颤复发,纠正酸血症和电解质失衡。常用药物有肾上腺素能受体激动药,如肾上腺素、去甲肾上腺素、异丙肾上腺素等。心肺复苏时首选肾上腺素。纠正酸中毒,常用碳酸氢钠。抗心律失常药,常用利多卡因、溴苄胺、阿托品等。

(4)电除颤:是治疗室颤最有效的方法,分胸外直流电除颤和胸内直流电除颤,它用适当的电压短时间内以一定的电流冲击心脏,使心肌纤维在瞬间内完全去极化以消除异位兴奋灶,然后由窦房结发放冲动恢复正常心律。

3. 长期生命支持　是高级生命支持的延续,重点目标是脑复苏。在此期间稳定循环功能、维持呼吸功能、保护肾脏功能、防止感染、防止多器官功能不全的发生是脑复苏的基础,它可为受损脑的恢复创造条件。

脑复苏是否成功取决于三个方面:①尽量缩短脑缺血缺氧的时间;②有效的颅外器官系统的支持治疗,为脑复苏创造条件;③降低颅内压、改善脑循环和降低脑代谢,同时阻断脑缺血缺氧的病理生理变化。具体措施主要有:①脱水以降低颅内压,常用药物有甘露醇、人血白蛋白、50%葡萄糖液、甘油果糖等;②低温;③皮质激素;④高压氧治疗;⑤兴奋性氨基酸拮抗剂;⑥自由基清除剂;⑦钙离子通道阻滞剂;⑧对症支持治疗等。

四、止血

创伤患者都存在不同程度的出血,根据出血的部位、出血的性质、出血的程度而采用不同的局部止血方法,除使用止血剂止血外,止血可分手术止血和非手术止血。

1. 非手术止血　主要包括:①手压止血,用手紧压创口出血处;②指压血管,用手指压迫出血部位动脉的近心端;③加压包扎止血;④止血带止血;⑤抗休克裤等。

2. 手术止血　有明显出血的创伤尤其是颅内、胸腔、腹腔、四肢大血管等创伤常常需要手术止血,才能挽救患者的生命,仅仅依靠液体复苏和局部非手术止血可能会耽误病情。这些活动性出血对患者的生命有威胁,必须在进入急诊科的当时就给予最有效的手术止血措施,如开颅探查、开胸探查、开腹探查和血管吻合等,以达到彻底有效止血的目的。

五、固定

骨折后疼痛严重,而且在搬运和救治过程中可能会再次伤及血管和神经因此凡是怀疑有骨折时都应给予妥善固定。骨折的固定方法主要有内固定和外固定,骨折的临时固定以石膏技术较为方便、可靠,在现场急救中常用木板、竹片、小夹板、步枪、自身的肢体作固定材料固定骨折,骨折伤员尤其是四肢长骨骨折进入急诊科后应尽早给予内固定或外固定,以利于伤员尽早恢复。

六、确定性急救手术

创伤尤其是严重创伤患者应尽早实施手术急救,这是抢救创伤患者最有效的措施,早期手术急救的主要目的是止血、减压和修复受损的组织器官,以达到最终抢救患者的生命并恢复其生理功能的目的。创伤患者绝大多数首先到急诊科就诊,因此急诊科应配备相应的创伤救治设备,如创伤急救手术室、各种监护和抢救仪器、创伤重症监护病房、各种手术器械等,同时应配备一支训练有素的创伤急救医护队伍,能对各部位、各种类型的创伤患者实施整体救治,主要的手术种类有:开颅探查止血和血肿清除术或去骨瓣减压术;开胸探查止血和胸腔闭式引流术、心包减压院。前急救是指伤员由受伤现场到达医院这段时间内的救治,包括现场急救和转运途中的急救,院前救治的质量对患者的最终结局有重要影响。院前急救不是单纯的医疗行为,是一个综合性的社会服务过程,是一个国家综合国力在卫生事业方面的反映。它的主要任务是维持呼吸道通畅、心肺复苏、创伤的现场急救、止痛、抗休克等,包括心脏伤口缝合术、开腹探查实质脏器的缝合修补止血或切除术、空腔脏器的吻合或修补术、四肢长骨骨折的外固定或切开复位内固定术、血管吻合术等。严重创伤患者不应因其他的非确定性急救措施,如液体复苏、科室间反复无效果的会诊、反复转运患者等,而耽误抢救的黄金时间。

第三节 创伤的院前急救

创伤院前急救的目的是维持患者的生命体征,稳定病情。目前我国的院前急救主要有4种模式,即北京模式、上海模式、广州模式和重庆模式。创伤急救没有统一的固定的模式,但不管是什么样的模式,都必须达到在最短的时间内最有效地为伤病员解决问题的目的。

一、创伤的现场伤情估计

引起创伤的因素较多,大部分致伤因素伤后可自动解除如车祸伤、坠落伤、冲击伤、火器伤等,部分致伤因素需要急救者方能解除,如挤压伤、冻伤等,因此急救人员到达现场时要及时解除致伤因素,同时对伤情进行初步的评估,以发现威胁、患者生命的重要部位的创伤。创伤的现场伤情估计必须迅速果断、相对全面地进行,不能进行全面的系统的查体工作。

1. 现场伤情估计的程序 主要根据创伤对生命的威胁程度对伤情进行评估,按照 ABCDEF程序检查即:A(airway)气道,主要检查气道是否通畅;B(breathing)呼吸,检查有无呼吸困难、缺氧等及其可能的原因;C(circulation)循环,判断血容量和心泵功能,检查有无大出血;D(disability)神经功能障碍,判断有无脑和脊髓损伤;E(exposure)暴露并检查受伤部位;F(fracture)骨折,判断四肢有无骨折。也可按 Freeland 提出的 CRASHPLAN 程序进行,即 C(cardiac)心脏、R(respiration)呼吸、A(,abdomen)腹部、S(spine)脊柱、H(head)头部、P(pelvis)骨盆、L(limb)肢体、A

(artery)动脉、N(nerve)神经。其实就按从头到脚的顺序更便于记忆,如头部、胸部、腹部、脊柱、四肢、骨盆、血管和神经等。不管按怎样的程序检查,都必须及时发现和检查出对生命威胁最大的创伤,而且首先应检查受伤最重的部位并给予妥善的处理。

2. 院前创伤评分 院前创伤评分主要用于评定伤员伤情的严重程度,院前创伤评分系统必须简单,易于实施,而且所涉及的评估参数必须是直观的定量指标,能反映伤情的严重程度。院前评分主要用呼吸,如呼吸频率、呼吸状态等,循环,如血压、脉率、毛细血管充盈时间等和神志对患者伤情进行评估。几种常见的院前评分方法是创伤记分、CRAMS 评分和院前指数等。

二、创伤的现场急救

创伤的现场急救要依据各部位创伤对生命的威胁程度而采取合理的有效的救治措施,决不能避重就轻,一切以挽救患者的生命为目的。主要的现场急救技术有通气、止血、包扎、固定和后送。

1. 通气 开放气道、清除气道内的异物和分泌物并进行有效的通气是现场急救的首要措施。很多因素都可致气道不通畅,如血液、呕吐物、脱落的义齿、舌后坠、颌骨骨折、气道受压、气管痉挛等。因此应首先解除引起气道不通畅的原因,采用头后仰、托下颌或使用通气道或实施环甲膜穿刺术等方法保持气道通畅,同时予以吸氧或人工呼吸。

2. 止血 出血是创伤后的主要症状之一,出血的量、速度和出血部位对患者的生命有重要影响,出血量达到 1/4 或 1/3 时可产生危及患者生命的并发症。血液流向体表者称为外出血,如体表开放性创伤;血液流入组织间隙或体腔者(如腹腔、胸腔、颅腔等),称为内出血。内出血常常需要手术止血,外出血的止血方法简单易行,便于掌握。外出血常用的止血方法有:

(1)直接压迫止血法:局部用生理盐水冲洗,用消毒纱布直接压迫出血部位。

(2)指压血管止血法:用手指将近心端的动脉压向骨头上,阻断受伤区的血液供应,达到止血的目的。这是一种简单、有效的止血方法,但需熟悉受伤区的血液供应和血管的压迫点,常用的方法有:①头顶、额部和颞部出血:用手指在耳前对着下颌关节压迫颞浅动脉;②面部出血:用手指压迫下颌角前约 3cm 凹陷处的面动脉, 由于双侧面动脉有吻合支,因此需压迫双侧面动脉;③耳后出血:压迫耳后动脉;④枕部出血:压迫枕动脉;⑤上肢出血:压迫腋窝部的腋动脉;⑥前臂出血:压迫上臂的肱动脉;⑦手出血:压迫手腕处的尺动脉和桡动脉;⑧手指或脚趾出血:压迫手指或脚趾两侧的动脉;⑨下肢出血:压迫股动脉;⑩足部出血:压迫胫前动脉和胫后动脉。

(3)加压包扎止血法:将无菌纱布塞入伤口内,再用绷带或三角巾加压包扎达到止血的目的,但不能包扎过紧以免影响远端的血液供应。

(4)屈曲关节止血法:在肘窝、腘窝或腹股沟处加棉垫或纱布垫,将肢体屈曲,用绷带或三角巾环形包扎。适用于加压包扎止血无效或无骨折的四肢出血。

(5)止血带止血法:主要用于四肢较大血管的出血。止血带有气袖带、橡皮管和布条等,以气袖带较好。止血带止血时应注意止血带应尽量靠近伤口,前臂和小腿处不能使用止血带,止血带应绑于上臂 1/2 处和大腿上 2/3 处;上止血带的部位应加衬垫以免局部压伤;松紧度以控制出血、远端摸不到动脉搏动为准,过松起不到止血的目的反而可使出血增加,过紧易损伤神经甚至肢体坏死;止血带上应有明显标记,标明上止血带的时间和部位,同时记住放松止血带的时间;通常每小时放松一次止血带,使用止血带的时间越短越好。

(6)抗休克裤:抗休克裤由3个互不相通的囊组成,3个囊为一个腹囊和两个下肢囊,每个囊上设有充气阀门及气压表,并配有脚踏式充气泵。通过对3个囊的充气加压可人为地增加血管外周的阻力,腹部和下肢的静脉收缩使血液转移至中枢循环,从而升高血压以保证重要脏器,如心、脑的血液供应,起到抗休克的作用。抗休克裤可降低血管内外压力梯度,对出血部位有压迫作用从而达到止血目的。充气后的抗休克裤形成气性硬板,对两下肢骨折和骨盆骨折有临时固定作用。抗休克裤主要适用于腹部或腹部以下的活动性出血需加压止血的患者或骨盆骨折和双下肢骨折需固定者或骨折出血明显而伴有低血压者。但是在使用过程中必须及时纠正休克的原因,补充循环血量,防治酸中毒等。

3. 包扎 现场包扎伤口的目的在于保护伤口避免污染、止血止痛等。包扎伤口要遵守无菌操作原则,选用相对干净的包扎材料,包扎范围应超出创面边缘5~10cm,动作轻柔,松紧度适宜。常用的包扎材料有无菌的急救包、绷带、三角巾、四头带、胸带、腹带等,在急救现场缺乏上述材料时需就地取材,用相对干净的毛巾、手帕、衣裤等进行包扎。下面仅介绍几种特殊部位、特殊伤的包扎方法:

(1)颅脑伤伴脑组织膨出:颅脑伤伴脑组织膨出时,应用凹形物如碗、勺扣住伤口,凹形物不能接触外露的脑组织,然后再包扎固定,不要人为地还纳脑组织。

(2)额面部:先将移位组织复位再加压包扎,口鼻必须外露,特别注意保持气道通畅。

(3)颈部大血管出血:不宜直接加压包扎,需应用对侧上肢做支架行横行加压包扎,特别注意避免气道受压。

(4)开放性气胸:开放性气胸应立即封闭伤口,阻止空气继续进入胸腔,用厚的敷料盖住伤口,然后再包扎,也可就地取材如用塑料布、衣服、胶布等材料盖住伤口再包扎。

(5)腹部内脏脱出:对已脱出的内脏用干净的敷料盖上,四周用胶布固定,也可用干净的碗扣在其上,然后进行包扎。不能把脱出的内脏回纳腹腔。

(6)异物插入体内的包扎法:如刀子插入大腿、胸腔、腹腔时,不能将刀子拔出,以免引起大出血。而应该先用大块敷料支撑异物,再用绷带固定敷料,然后送医院处理。

4. 固定

骨折后若不及时给予妥善的固定,则骨折断端可能会刺伤周围血管、神经和肌肉,因此骨折后应予以固定以防止骨折端移位、减轻伤员疼痛、避免血管、神经的再次损伤。骨折的固定方法有内固定和外固定,现场急救时以简单的外固定为主,常用的固定材料有木制或金属夹板、可塑性或充气性塑料夹板、石膏、颈托等,也可就地取材如木棍、木板、树枝等进行骨折的临时固定。

(1)骨折现场固定的注意事项:①密切注意伤员的全身情况,如有无休克、活动性出血等,应优先处理。②闭合性骨折有严重畸形时应先行牵引,大致复位后再固定。开放性骨折断端外露时不应将其送回伤口内,也不必复位。③固定范围必须超过骨折的上、下两个关节。④固定牢靠,松紧度适宜,固定物与皮肤之间,尤其是骨突出处应垫适量的衣服、毛巾或棉垫,以防局部受压引起坏死。⑤四肢固定时应将指或趾端外露,以便观察血液循环,若伤员述伤肢剧痛、麻木,肢端苍白或青紫,应及时解开固定物,查找原因后再行固定。⑥伤口有感染或肢体存在挤压伤时不宜固定过紧,必要时应注意引流和减压。

(2)骨折的现场固定方法:①颈椎骨折的固定:只要怀疑有颈椎骨折,就需进行颈部固定。现场急救中用颈托较好,颈托由高分子塑料制成,有不同规格,适用于不同年龄的伤员。若无颈托,可将伤员平卧于木板或担架上,头颈两侧垫枕头或沙袋并用绷带将头固定于木板上。②胸腰椎骨折的固定:仰卧或俯卧于木板或担架上,并用绷带将伤员固定于木板上,仰卧位时腰部垫以软枕。③骨盆骨折的固定:平卧于木板或担架上,用布带或三角巾围绕骨盆或用骨盆兜、抗休克裤固定骨盆。④锁骨骨折的固定:"8"字绷带固定或用两条带状三角巾分别环绕两个肩关节,于背后打结固定。⑤上肢骨折的固定:用2~4块木板夹住上臂或前臂,绷带或布带缠绕固定,前臂屈肘悬吊于胸前或贴胸固定。⑥下肢骨折的固定:用两块木制或塑料夹板,长短不同,长夹板置于外侧,由腰到踝,短夹板置于内侧,绷带或布带分段缠绕腰、腿和踝部。也可用自体固定法,将伤肢与健肢捆扎在一起即可固定。

三、伤员的搬运和后送

伤员经现场急救后均需后送至有关的医院继续救治,搬运和后送伤员应注意伤情的轻重和受伤的部位,伤情重者优先搬运和后送,怀疑有脊柱伤者应按脊柱损伤的原则搬运,高位截瘫的伤员必须保持呼吸道通畅,有呼吸困难者应先行气管切开,有尿潴留者应留置导尿管。

1. 常用的搬运方法

(1)徒手搬运:如搀扶、单人背法、单人抱法、两人或多人平抬或平抱法等,此法不需任何器材,可使伤员迅速脱离致伤环境,也适用于搬运工具无法通过的地方,但此法比较劳累,不能持久。

(2)器材搬运:常用的搬运工具有担架类,如帆布担架、浮力担架、救护车担架等,硬板类如长板担架、短背挡板以及急救毯、折叠椅等。

2. 特殊伤员的搬运

(1)脊柱、脊髓伤:顺伤员躯干轴线保持头与躯干成直线,采用平托法即一人扶头、一人托胸背、一人托臀部、一人托两下肢在统一口令下托起并将伤员搬上硬担架或木板上。

(2)颅脑外伤:在担架上去枕平卧,头偏向一侧或侧俯卧位,防止呕吐物误吸。

(3)开放性气胸:密闭伤口并包扎,以座椅式搬运。

3. 伤员的后送 伤员经现场急救后伤情稳定,生命体征平稳,估计无生命危险者应及时后送到有关的医疗机构,应根据伤情的轻重缓急确定后送的先后次序。目前伤员后送的方式主要有车辆、飞机、汽艇等后送,后送途中应严密观察病情变化并备好抢救设备,以便在运送途中随时抢救伤员。

第四节　伤员在急诊科的急救

伤病员经过现场急救、途中急救并后送至医院的急诊科,开始了伤病员的院内急救。急诊科是急危重症病员和创伤患者集中的地方,是急救技术包括手术性和非手术性急救技术充分应用的场所,是救治伤病员的中心环节。创伤伤员常常首先进入急诊科,因此急诊科医师对创伤救治是否及时、是否有效直接关系到伤员的生命和最终的预后。

一、急诊外科与创伤外科

急诊科的日常工作主要是急诊内科和急诊外科,创伤是急诊外科的主要病种,它需要立即的救治,创伤的救治需要手术性和非手术性急救技术,对急诊科医师有更高的要求,再者创伤救治是医院内急诊科的薄弱环节,常常会因得不到及时的确定性救治而耽误创伤救治的黄金时间,给伤员造成不良的后果,因此应把创伤外科作为急诊外科的重点来发展。我国传统的急诊医学模式即以各科轮转医师为主体的急诊医师管理体制,达不到对伤病员进行及时有效救治的目的,现已逐步建成独立布局和正规病房、独立临床专业及独立临床医师的现代急诊医学模式。创伤伤员在现代急救模式下能得到及时、有效的整体救治。

二、创伤病人的检查和诊断

1.一般检查　了解受伤时间、受伤原因、受伤时伤员的体位、姿势或动作,如立位、坐位、蹲位等。检查受伤部位的伤情和伤者的一般状况如面色、神志、呼吸等,了解外力的性质与方向如挤压、塌方、坠落、交通事故、枪弹、刀刺等。

2.重点检查　目的是迅速检查出对生命威胁、最大的创伤并给予及时有效的救治,如颅脑创伤伴脑疝形成,心脏、大血管损伤,开放性或张力性气胸,急性心包压塞,腹腔内活动性出血,呼吸道阻塞等。应立即检查生命体征,如呼吸、脉搏、血压、心率、神志等的变化,根据受伤的部位和机制,判断可能受损的器官或系统。

3.系统检查

(1)头部:检查神志状态,肢体的感觉、运动及反射功能,瞳孔的变化,耳、鼻、口是否流血或脑脊液,头部有无伤口及伤口的性质,眼部及其周围有无出血或眼球突出,听力和视力有无障碍。判断有无颅脑损伤及损伤的严重程度,同时注意有无颈椎骨折或脱位。

(2)颈部:检查有无血肿、皮下气肿、气管移位、颈部气管伤,注意合并臂丛伤、脊髓伤等。

(3)胸部:检查呼吸频率和呼吸动度,有无呼吸困难、咳嗽、咯血、反常呼吸,胸部有无畸形或肋骨骨折,特别注意有无张力性气胸、血胸和反常呼吸。

(4)腹部:检查腹壁软组织有无损伤和有无腹腔内脏膨出,检查腹腔内损伤以出血为主还是以腹膜刺激征为主,判断是空腔脏器损伤还是实质脏器或腹腔内血管损伤。但需注意腹壁挫伤、多发性肋骨骨折、胸腰椎骨折、骨盆骨折腹膜后血肿时可出现腹膜刺激征,老年或严重休克伤病员板状腹可不明显。

(5)脊柱:检查脊柱有无骨折和是否伴有脊髓损伤,注意检查四肢、躯干及会阴区的感觉、运动和反射,应注意脊柱、脊髓损伤者的搬运,以免使脊髓损伤加重。

(6)骨盆:检查骨盆损伤时应特别注意盆腔脏器的损伤,行导尿和肛门指征以发现有无尿道、直肠损伤,内出血明显甚至休克者要想到腹膜后血肿的可能,对不稳定性骨盆骨折的患者应尽量减少搬动。

(7)四肢:检查四肢有无畸形、异常活动、功能丧失,检查局部有无血肿、疼痛及局部的张力情况,及时发现有无骨折、血管、神经损伤等。

(8)伤口:检查检查伤口的大小、形状、深度、污染情况、出血性状、外露组织、异物存留等。

(9)辅助检查:①X线检查:对诊断有无骨折、异物存留、胸部伤、腹部伤等有价值。②超声波检查:主要对体腔积液和腹内实质脏器损伤的诊断有价值。③CT和MRI检查:对诊断颅脑伤、腹腔内实质脏器损伤、体腔积液、脊柱脊髓伤和四肢关节伤有诊断价值。④内镜检查:如纤维支气管镜、胃镜、肠镜、膀胱镜及腹腔镜等,能直接检查气管、食管、直肠、膀胱、腹腔内脏等的损伤情况。⑤血管造影:对血管损伤、外伤性动脉瘤及动脉和静脉瘘有诊断价值。

(10)手术探查:对辅助检查不能明确诊断而临床表现不能除外脏器损伤和内出血者,宜早期行手术探查,以尽早明确诊断并给予及时的手术救治。

三、急诊科开展创伤的手术急救

急诊医学已经成为一门独立的临床专业,急诊或急救专科医师主要从事急诊内科和急诊外科工作,创伤患者基本上都来急诊科就诊,也是急诊外科的主要病种之一,创伤的急救能充分体现急救医学"急"和"救"两个主要的特色,创伤需要手术性急救措施和非手术性急救措施,手术是创伤救治的决定性措施,也是控制出血的最有效的手段,手术救治的主要目的是控制出血、修复或切除受损的组织和器官及血肿清除和减压,如开颅探查血肿清除及去骨瓣减压等,以达到挽救生命和最佳功能恢复的目的;非手术急救措施主要是稳定生命体征,为手术急救做必要的准备,因此急诊科不仅要开展创伤的非手术性急救,而且要全面开展创伤的手术性急救,使急救医学和创伤医学得到全面发展。

第五节 创伤 ICU

20世纪80年代我国医学最具有意义的事件之一是引进现代危重病医学的理论,并建立了其主要的实践基地——ICU(intensive care unit)。现代医疗技术的飞速发展使过去许多早期不能存活病人的生命得以延长,同时也使危重病人的数量大量增加。虽然这些病人的原发病并不相同,但发展到一定阶段均会导致心、肺、肝、肾、脑、胃肠道等重要器官损害以及免疫、代谢、内分泌等全身系统的功能紊乱,从而构成对病人生命的严重威胁。在这种情况下,不同种类的病人的病理、生理变化有许多共同点,其治疗原则和亟待解决的问题往往是一致的;当今临床各专科都在向纵深发展,并高度趋向专业化,在有力地促进本专业进步的同时,也不可避免地限制了向专科以外发展的能力。因此,如果病人病情恶化,出现上述危及病人生命的问题时,非危重病医学的任何一个专科领域的专家就难免感到力不从心;当今医学的高度发展也使传统的检查和治疗手段不再能满足临床的需要,医学正充分吸收其他科技领域的发展成果,使一大批集微机、电子机械和传感等技术为一体的先进仪器进入临床,这些仪器需要专人使用、管理,造价昂贵,在短期内还不可能普及使用,且其中一些可能仅对危重病人有益。诸多因素使得把危重病人作为一个特殊群体给予专门研究和独立管理的必要性日趋明显,危重病医学和ICU就是在这样的背景下诞生的。

危重病医学以机体在遭受严重的伤、病打击下引发的全身病理改变,特别是威胁生命的情况为研究对象。ICU的任务则是运用危重病医学理论,采纳一切当今最先进的手段,中断疾病的预势发展,维护全身器官的正常功能和内环境的稳定,赢得治疗基础伤、病的时机,从而争取尽可能高的存活率和生存质量。重症患者的生命支持技术水平,直接反映医院的综合救治能力,体现医院整体医疗实力,是现代化医院的重要标志。

第七章 创伤后水、电解质和酸碱失衡

（李绍平）

第一节 体液的正常分布

人体含水量随着年龄的增长和脂肪的增多而逐渐减少。正常成年男性平均含水量约占体重的 55%~60%，女性为 45%~50%，新生儿 80%。成年男性，细胞内液约为 40%，细胞外液为 20%，其中血浆 5%，组织间液 15%。组织间液包括：①与淋巴迅速交换的组织间液；②与血液缓慢交换的组织间液；③骨质结合水；④细胞分泌液：细胞分泌液不是单纯渗出液，而是由细胞主动运转形成，它包括内分泌腺、消化道腺体、皮肤、呼吸道和消化道黏液以及肾脏分泌施，还有所谓第三间隙液，包括眼球内水、脑脊液、关节液以及胸水、腹水等。血浆和组织间液的组成成分基本相似，阳离子主要是钠离子（Na^+），阴离子主要是氯离子（Cl^-）和碳酸氢根离子（HCO^-）及蛋白质。蛋白质在血浆中浓度明显高于组织间液中的浓度。在细胞内液，钾离子（K^+）是主要阳离子，其次还有镁离子（Mg^{2+}）等，阴离子则主要是无机磷酸根（HPO_4^-）和蛋白质。

一、水的平衡

水的交换包括人体对水的摄入和排出以及水在各部分体液间的流动。

1. 水的摄入和排出 人体水的排泄途径包括：①尿：为其主要途径，每日约 1000~1500mL；②粪便：约 100mL；③呼吸：每日约 400mL；④蒸发或出汗：每日约 500mL，但随体温或室温的改变有明显变化。正常成人每日从上述四种途径排出水分最少需 1500mL，为减轻肾脏负担，每日最少的摄入量应为 2000~2500mL。人体水的来源：①体内物质代谢生成的代谢水，约每日 200~400mL；②从体外摄入。

2. 水在各部分之间的流动 细胞膜为细胞内及细胞外腔隙间的屏障。因为细胞膜对水和小分子溶质通透性相对较高，所以细胞内外水的流动方向由渗透梯度所决定。血管及间质之间的水交换发生在毛细血管水平，由静水压及血浆肢体渗透压共同控制，如 Starting 公式所述：

$$Jv=Kf(\triangle p-\triangle \pi)$$

Jv 表示血管及间质之间液体流动率；Kf 是毛细胞血管床内的通透力；$\triangle p$ 表示毛细血管及间质之间的静水压差；$\triangle \pi$ 为毛细血管及间质之间的胶体渗透压差。

二、电解质的平衡

1. 钠是细胞外液中的主要阳离子,是保持细胞外液容量和渗透压的主要成分。正常成人总钠量约为 60mmol/kg,其中 50% 分布于细胞外液,10% 在细胞内,其余主要分布于骨骼中。血浆 Na^+ 为 135~145mmol/L,约占体内钠总量 11%,组织间液和淋巴液中 Na^+ 为 140mmol/L,约占体内钠总量 29%。一般每日摄入氯化钠 6~10g,在胃肠道几乎全部被吸收。钠主要经尿排出,其特点为多入多排,少入少排,不入不排;仅少部分由汗排出。饮食中禁盐,开始 2d 肾脏照样排钠,4d 后尿中排出的钠极少,至第 4 周,尿钠几乎绝迹。测定尿 Na^+ 可反映机体是否缺钠。

2. 钾是细胞内主要的阳离子,体内钾 98% 分布在细胞内,主要分布于肌肉(约占 70%),其次为肝脏、骨髓以及红细胞等。细胞内 Ka^+ 浓度为 150mmol/L,而血清为:3.5~5.5mmol/L。钾主要经尿排出,其特点为多入多排,不入亦排,故易引起缺钾。

3. 钙体内钙的 99% 以骨盐形式存在于骨骼之中,细胞外液仅占 0.1%。正常血清钙为 2.25~2.75mmol/L,它以三种形式存在:离子钙、有机阴离子结合钙和蛋白结合钙,分别为 50%、10% 和 40%。正常钙来源于食物。尿中钙的排出量每日约为 200~300mg,当血钙<2.4mmol/L 时,尿钙排出减少或停止。快速滴注盐水以及呋塞米、依他尼酸和皮质激素等药物可明显增加尿钙的排出。

4. 镁成人总镁量为 400mmol/kg 体重,其中 57% 分布于骨骼中,40% 分布于软组织中,体内可交换的镁约占镁总量的 10%。正常血清镁约为 1.5mmol/L,它以游离镁、结合镁和蛋白结合镁三种形式存在,分别占 55%、15% 和 35%。其中以游离镁具有生物活性,最为重要。正常镁来源于食物。主要由肾脏排泄,但当汗量较多时,经汗液排泄的镁量可占总排镁量的 10%~15% 以上。

5. 磷成人体内约 85% 的磷存在于骨中,软组织中约占 14%。正常血清无机磷为 0.7~1.4mmol/L。通常 20%~40% 的磷由粪便排出,60%~80% 的磷由肾脏排出。

三、渗透压的平衡

体液中蛋白质造成的渗透压称为胶体渗透压,由离子晶体造成的渗透压称为晶体渗透压。体液中的渗透压 90%~95% 源于单价的钠/氯离子和碳酸氢根离子,5%~10% 由其他离子、葡萄糖、氨基酸、尿素及蛋白质所构成。正常血浆渗透压为 280~320mmol/L。在此范围内称为等渗,低于 280mmol/L 为低渗,高于 320mmol/L 为高渗。在跨毛细血管壁的体液交流中,胶体渗透压发挥了重要的作用。

第二节　创伤后水、电解质失衡

一、水、钠代谢失衡

水和钠的正常代谢是维持内环境稳定的一个重要方面。由于体液中水、钠总是同时存在,水钠代谢失衡往往合并存在。任何以失水或水过多为主的情况必然导致钠浓度的改变。同样,失钠或钠过多,常常反映了细胞外液量,特别是血容量的改变。因此,在正常和某些病理状况下,体内水与钠的变化是比较一致的。

(一)高渗性脱水

主要指伴有细胞外液减少的高钠血症,其特征为失水多于失钠,血清钠>150mmol/L,血浆渗透压>320mmol/L。

1. 病因　①水分摄入不足:各种原因引起的水摄入不足,如在战争条件下,在沙漠中或发生意外事故时。根据 Marriott 的观察,24h 未摄入水分,体液丢失为体重的 2%,超过 15% 时可致死亡,这种情况常发生在断水 7~10d。②水分丢失过多:大面积创面大量渗液、创伤后高热(汗水中含氯化钠 0.25%)、大量消化液丢失、烧伤暴露疗法以及创伤后过度使用渗透性利尿剂。

2. 临床表现　早期出现口渴,尿少,后期出现幻觉、狂躁、谵妄。按临床症状轻重。可分为三度:轻度脱水,一般只有口渴、尿少;缺水量约占体重的 2%~4%。中度脱水,严重口渴、口干、尿少、尿密度高、乏力、皮肤弹性下降,缺水量约占体重的 4%~6%。重度脱水,除上述症状外,神志改变、体温升高(脱水热)、血压下降或休克,缺水量大于体重的 6%。

3. 诊断　根据病史和临床表现一般可做出高渗性缺水的诊断。实验室检查发现:尿量少,密度高,血液轻度浓缩,血红蛋白、红细胞计数、血细胞比容增高,血清钠>150mmol/L、血浆渗透压>320mmol/L。鉴别诊断:应与低渗性、等渗性失水鉴别,见表 7-1。

表 7-1　高渗性、低渗性、等渗性失水的鉴别

	高渗性失水	低渗性失水	等渗性失水
血浆渗透压	>320mmol/L	<280mmol/L	280~320mmol/L
失水、钠情况	以失水为主	以失钠为主	失水失钠大致成比例
病因	高热、大汗、烧伤等	呕吐、腹泻等	消化液、腹水丢失等
皮肤弹性降低	不明显	很明显	明显
眼球下陷	明显	很明显	可有
口渴	明显	无	可有
肌痉挛	无	常见	可有
精神、神经症状	烦躁、惊厥、谵妄	淡漠	有轻度精神、神经症状
尿量	显著减少	减少或正常	减少
尿钠	正常	显著降低	降低
血钠	>145mmol/L	<130mmol/L	130~145mmol/L
血压	正常或下降	明显下降	下降
治疗	以补水为主	以补钠为主	水钠按比例补

4. 治疗　高渗性脱水治疗原则,早期应补足水分,以纠正高渗状态,然后再酌量补充电解质,治疗过程中,不能补液过速,以免高渗状态降低过快,引起等张性脑水肿以及神经损害等。尽早去除病因,减少失液量,为机体发挥自身调节功能创造条件。补充水分:口服或灌肠均能迅速吸收,必要时静脉内输入。先补 5% 葡萄糖溶液,待脱水基本纠正后给予 0.45% 低渗盐水(等渗盐水:5% 葡萄糖溶液=1:2),以防转为低渗性脱水。补液量:通常轻度失水补 1000~1500mL(20~

30mL/kg），中度失水补 1500~2000mL（40~60mL/kg），重度失水补 4000~8000mL（70~140mL/kg）。或按公式：补水量（mL）=血清纳上升值（mmol/L）×体重（kg）×k（k 为常数，男性为 4，女性为 3，婴儿为 5）。

补液速度：轻度脱水第一个 24h 内，先补充计算量的 1/2。中度脱水应在开始的 4~8h 内补充计算液量的 1/3~1/2，剩余液量可以在 24~48h 内继续补充。快速补液仅适用于伴有惊厥、昏迷或周围循环衰竭的重症病人。

（二）低渗性脱水

主要指伴有细胞外液减少的低钠血症，其特征为失钠多于失水，血清钠<135mmol/L，血浆渗透压<280mmol/L。一般来说，血浆钠浓度并不能说明钠在体内的总量和钠在体内的分布情况。低钠可见于缺钠、多水或水与钠潴留等不同情况，形成较为复杂的水与电解质紊乱。

1. 病因　低渗性脱水常与治疗措施不当有关，如：创伤所致肠瘘、胆瘘等引起大量消化液丧失以及大汗后只补水未补盐；大创面慢性渗液、高渗或低渗失水时有效血容量减少而激发抗利尿激素分泌过多，尿液过于浓缩。

2. 临床表现　血浆钠浓度是血浆渗透压的主要决定因素。血浆渗透压降低，导致水分向细胞内转移，使细胞内水量过多，这是低钠血症产生症状和威胁病人生命的主要原因。因细胞外呈低渗，故无口渴症状。根据临床症状可分为三度：轻度缺钠，临床表现为疲乏感、头晕、手足麻木，口渴不明显，尿钠减少，血清 Na^+<135mmol/L，每千克体重缺氯化钠 0.5g。中度缺钠，除上述症状外，尚有恶心、呕吐，皮肤弹性差，静脉萎陷，血压不稳定或下降，尿少、密度低，血清 Na^+<130mmol/L，每千克体重缺氯化钠 0.5~0.75g。重度缺钠，除上述症状外，表情淡漠，肌肉痉挛抽搐，严重时出现昏迷、休克，血清 Na^+<120mmol/L，每千克体重缺氯化钠 0.75~1.25g。

3. 诊断　根据病人有失钠病史和体征（如血容量不足或水肿），可以做出低渗性脱水的初步诊断。确诊有下列检查：①尿 Na^+ 明显降低，尿密度低，尿密度常低于 1.010。②血清 Na^+ 降低，根据测定结果可判断缺钠程度。③血中非蛋白氮、尿素氮增高，红细胞计数、血细胞比容也增高。

4. 治疗　除治疗原发疾病外，主要目的为提高血钠浓度，提高的速率应根据病情发展的速度，症状严重程度等因素综合考虑。过快纠正低钠血症可能导致中心性脑桥髓鞘破坏，出现截瘫、四肢瘫痪、失语等严重并发症。纠正休克和补钠治疗：轻度可口服补充；对中、重度的可按下列公式计算补钠量。

补钠量（mmol）=（140-测得血钠浓度）×0.6×体重（kg）

一般按公式补钠，按体重60%的体液计算，包括细胞内、外液来补钠，在第一个 24h 内，可先用计算量的 1/3~1/2 补给较安全。然后再根据效果、神志、血和尿钠浓度判断再补给剩余量或继续补液量。注意有无脑水肿，如有神经系统症状时应尽快使用脱水剂。

（三）等渗性脱水

钠与水成比例地丢失，血清钠和血浆渗透压均在正常范围。因此，这种缺水又称急性缺水或混合性缺水，它造成细胞外液迅速减少（包括循环血量减少）。由于丧失体液为等渗，最初细胞内液并不向细胞外间隙转移，细胞内液量未发生变化。但这种液体丧失持续时间较久后，细胞内液也可向细胞外液转移，随同细胞外液一起丧失，以致引起细胞缺水。

1. 病因：①消化道液大量丢失：严重呕吐、腹泻、胃、肠、胰腺、胆道造瘘以及肠梗阻、肠麻痹。②弥散性腹膜炎，腹腔内或腹膜后感染以及大量胸水、腹水形成。③大面积创伤、烧伤时经皮肤创面渗液丢失。

2. 临床表现：病人不口渴或稍感口渴，以少尿、纳差、乏力等为主要症状，如体液急性丧失量大于体重的5%时可出现心率加快、血压下降，严重者可导致休克。

3. 诊断：除临床症状外，实验室检查可见：①血液浓缩：血红蛋白、红细胞计数、血细胞比容都明显增高。②血清钠、氯通常降低不明显。③尿密度增加。

4. 治疗：积极治疗原发病，输注等渗或渗透压偏低的平衡液或氯化钠溶液（渗透压以等渗溶液的1/2~1/3为佳）。可按下式估计补液量：

$$补等渗盐水量(L)=\frac{血细胞比容上升值}{血细胞比容正常值}×体重(kg)×0.2$$

出现严重低血压或休克者，应迅速补充胶体溶液。脱水病人常伴有钾的丢失，当尿量>40mL/h时应注意补钾。

（四）水过多或水中毒

水过多是指创伤后各种原因引起机体入水总量超过排水总量，体内水分潴留过多，细胞外液量增加，稀释性低血压。若过多的水从细胞外进入细胞内，使细胞肿胀，造成细胞内的低渗状态，即为水中毒。

1. 病因　①水摄入过多：创伤、休克等原因刺激口渴中枢致过量摄水。②抗利尿激素分泌过多：颅脑外伤、创伤、大手术、感染、休克、疼痛等刺激抗利尿激素分泌过多而引起水潴留。③肾排水功能不良：肾损伤、急性肾功能衰竭、肾上腺皮质损伤等均可引起水潴留。

2. 临床表现　①急性水过多与水中毒：发病急，突出表现为低渗状态所致精神神经症状，轻者出现头痛、视力模糊、意识障碍、凝视、失语、精神错乱、定向力失常、嗜睡、躁动、谵语、惊厥；重者出现脑疝而致呼吸心搏骤停。②慢性水过多与水中毒：起病缓慢，多被原发病的症状所掩盖。病人仅感软弱无力、恶心、呕吐、嗜睡等，体重明显增加，皮肤苍白而湿润，甚至出现严重的水肿、昏迷，有时还伴有唾液、泪液分泌过多。

3. 诊断　根据水过多与水中毒的临床表现，实验室检查发现：血浆渗透压与血钠明显降低；尿钠正常或偏低；血清钠、氯及血浆白蛋白、红细胞计数、血红蛋白、血细胞比容等均降低；红细胞平均体积增大。

4. 治疗　积极治疗原发病，对创伤、感染、休克、疼痛和大手术等应注意水量的输注与控制，防止水中毒的发生。

（1）轻中度：立即停止补水，即可自行恢复，如有心、肝、肾等慢性疾病者，应适当限制补钠，并给予利尿剂。

（2）重度：可采用下列措施：①5%高渗盐水静脉滴入，使细胞内水分外移，恢复细胞正常功能。按每千克体重补5%高渗盐水6mL计算，一般先用1/3~1/2，以后再根据病情决定是否再给。

一般补至脑水肿和球结膜水肿消失即可，不要求血钠快速达到正常。若尿量增加可停止输入，当血容量过多出现心肺功能不全时，需并用呋塞米、依他尼酸钠以减少过多的血容量。②抗利尿激素不适当分泌过多者需用20%甘露醇250mL，快速静滴；并用呋塞米20~40mg或依他尼酸25~50mg静注，以迅速排水。③有脑水肿时加用地塞米松5~10mg静滴或肌注。④透析疗法：如上述措施疗效欠佳，可采用腹膜透析或血液透析。⑤对症处理：如纠正低钾、酸中毒。

二、钾代谢失衡

钾离子对于细胞容量的调节、酸碱平衡、生长发育以及许多代谢有密切关系。细胞外液中钾离子含量仅占总体钾量的2%，其中约1/4在血浆中。正常人血清钾浓度为3.0~5.0mmol/L。

（一）低钾血症

血清K^+<3.5mmol/L称为低钾血症，低钾血症时总体K^+过少，或者总体K^+正常，但K^+在细胞内重新分布，使血K^+过低而致的综合征。

1. 病因　①钾摄入不足，如术后禁食或厌食、偏食。②钾丢失过多，胃肠道失钾，如频繁呕吐、腹泻，长期胃肠道减压、肠胆胰瘘；长期服用排钾利尿剂、急性肾衰多尿期等；肾上腺皮质激素过多；大面积皮肤创伤、烧伤渗液及大量放腹水；炎热天气或剧烈运动时大量出汗也可经皮肤失钾。③钾分布异常，如使用大量胰岛素与葡萄糖；呼吸性或代谢性碱中毒，使钾向细胞内转移。

2. 临床表现　临床表现和细胞内外钾缺乏的严重程度相关，更主要的是取决于低血钾发生的速度、期限以及病因。

①神经肌肉系统：低血钾使应激性减退。血清K^+<3mmol/L即出现软弱无力；K^+<2.5mmol/L则有软瘫、肌腱反射迟钝或消失，累及呼吸肌时可引起呼吸困难。中枢神经系统症状有精神抑郁、嗜睡、软弱及表情淡漠、谵妄和昏迷。肌无力的发生机制是通过细胞内、外钾的比例改变，使细胞超极化。由于静电位与阈电位远离，而致兴奋性降低，对乙酰胆碱的兴奋性反应减低。②消化系统：缺钾时胃肠蠕动减弱，出现腹胀、恶心、呕吐；严重时可致肠麻痹。③心血管系统：轻度低血钾多表现为窦性心动过速、房性或室性早搏；重度时可致室上性心动过速、室颤等严重心律失常。由于心肌受累而致心脏扩大，严重时可发生心力衰竭及血压下降。心电图早期就有改变，一般最早改变为S-T段下降是钾缺乏的心电图特殊表现。T波幅度降低，并出现U波，QT时间明显延长。K^+进一步降低，出现P波幅度增高，QRS增宽。④泌尿系统：长期低钾可引起尿浓缩功能减退，表现为多尿、夜尿增多。其病理变化主要为肾小管上皮细胞空泡变性，间质淋巴细胞浸润，严重时有纤维样变性。

3. 诊断　根据病史、临床表现、血K测定以及心电图发现可做出低钾血症的诊断。尿K测定对于判断病因常有帮助。肾外失钾引起者，一般尿K^+<15mmol/L，而尿K^+>20mmol/L多表示经肾丢失引起。

4. 治疗　积极治疗原发病，如纠正酸中毒，休克等。有感染或组织创伤反应性时，及时应用抗生素并彻底清创。补钾治疗：轻度缺钾以口服为方便、安全，可用10%氯化钾10~20mL每日3次，如有胃肠道刺激可改用枸橼酸钾。静脉补钾可在500mL等渗盐水或5%葡萄糖溶液中加入氯化钾 1.0~1.5g,补液速度<1g/h,每日 3~6g,严重者可补给 6~8g/d。补钾效果可根据临床情况、血清钾、心电图进行判断,并进行适当调整。补钾时注意:①氧化钾不可静脉推注,以免血清钾突然增高引起心搏骤停。②见尿补钾,尿量>40mL/h 时才考虑补钾。③钾进入细胞内较为缓慢,一般需补钾 4~6d,重者需 10~20d。④对难治性低钾血症应注意有无合并碱中毒及低镁血症。⑤低血钾与低血钙并存时,后者症状可被掩盖,补钾后如出现手足搐搐,应予补钙。

(二)高钾血症

当血清 K^+>5.5mmol/L 时称高钾血症。除因细胞内外转移而致者外,高钾血症常反映总体 K^+ 过多。

1. 病因 ①肾脏排钾减少:创伤后急性肾功能衰竭少尿与无尿期,应当用保钾利尿剂,如:螺内酯、氨苯蝶啶或肾脏损伤后致盐皮质激素分泌减少。②摄入过多:创伤性休克后大量输入库存血或治疗严重感染输注大剂量青霉素钾盐。摄入过多含钾食物一般不会导致高 K^+,但伴有肾功能不全者则可能发生。③钾离子从细胞内外移:挤压综合征,大面积皮肤、肌肉挫伤、烧伤、溶血、上消化道出血等。④休克及脱水:休克时 K^+ 可从细胞内释出,而钠离子移入细胞内,这种情况再加上细胞外液减少,即会引起血钾增高。休克时往往伴有代谢性酸中毒,更加重了血钾的增高。

2. 临床表现 ①神经肌肉传导障碍:细胞外 K^+ 上升,使静息电位下降,出现肌肉无力,甚至瘫痪形成。通常下肢出现者较多,以后沿躯干向上肢延伸。呼吸肌在极个别情况下才会累及。②心血管系统变化:常见心率缓慢和心律失常或传导阻滞,心脏可扩大,但心衰较少见。高钾血症中,特别是血钾在 7mmol/L 时,几乎都有心电图改变的出现。典型心电图改变为早期 T 波高而尖,QT 时间延长,随后出现 QRS 增宽,PR 间期延长。③消化道症状:高钾血症可促使乙酰胆碱释放增加,引起恶心、呕吐、腹泻。

3. 诊断 凡遇到有引起高钾血症病因的病人,出现一些不能用原发病来解释的临床表现时,即应考虑有高钾血症的可能。此时应进行心电图检查,如出现心电图的高钾血症改变,即可确诊。血清钾测定常显示血钾增高。

4. 治疗 根据其作用机制,高钾血症的治疗可能归纳为三大类:注射钙离子以对抗钾离子的心脏毒性、将细胞外钾离子暂时转移至细胞内、将钾离子清除至体外并积极治疗病因。促进钾向细胞内转移:①治疗酸中毒:静注 11.2%乳酸钠溶液 40~60mL 或 5%碳酸氢钠 60~100mL,必要时于 15~30min 后重复应用一次。本疗法优点为碱化细胞外液,促进钾向细胞内转移;钠离子有拮抗钾离子对心肌的毒性作用;HCO_3^- 易在肾小管内重吸收,故能增加钾排泄。②注射葡萄糖胰岛素溶液:25%~50%葡萄糖溶液 60~100mL,或者 10%葡萄糖 500mL,按 3~4g 糖加入 1μ 胰岛素进行静脉滴注。必要时 3~4h 重复使用。③肾功能不全时:可采用 10%葡萄糖酸钙溶液 100mL、11.2%乳酸钠溶液 50mL、25%葡萄糖溶液 400mL,加入胰岛素约 30μ,作 24h 持续静脉滴注,每分钟 6 滴,可预防血清钾回升。加速钾的排泄:①排钾利尿剂的应用:呋塞米或依他尼酸 20~60mg 加入 50%葡萄糖 40mL 静注,适用于高血钾伴心力衰竭、水肿,而无肾功能衰竭的病人。②透析:血液透析或腹膜透析。③肠道排泄:口服阳离子交换树脂 10~20g,每日 3 次,同时服 25%山梨醇

10~20mL;也可将树脂40g置于25%山梨醇200mL中保留灌肠,主要用于后期防治措施。注射钙剂:目的在于对抗高血 K⁺ 的心肌毒性作用。常用 10%葡萄糖酸钙 10~20mL 以 25%~50%葡萄糖液等量稀释,缓慢静注,如已有严重心律失常者可在心电监护下 5min 内注入。钙离子能使高钾引起的细胞膜兴奋性恢复正常,直接对抗钾对心肌的毒性作用。

三、钙代谢失衡

体内钙大部分以磷酸钙和碳酸钙的形式贮存在骨髓中。钙起着维持神经肌肉稳定性的作用。外科病人一般很少发生钙代谢紊乱。血清钙浓度的正常值为 2.25~2.75mmol/L。

(一)低钙血症

血清 Ca^{2+} <2.25mmol/L 时称低钙血症。

1. 病因　①创伤后低蛋白血症:低蛋白血症导致蛋白结合钙减少,血清总钙水平下降,但离子钙正常,一般无症状。②甲状旁腺损害。③创伤后碱中毒:无论是代谢性碱中毒或呼吸性碱中毒均可使血清钙向细胞内转移,使血清钙下降。④急性胰腺炎:坏死脂肪与钙结合,影响钙吸收;也有人认为是由于胰高血糖素过多分泌,刺激降钙素释放而引起低血钙。⑤其他:如大量快速输入含枸橼酸钠的血液。

2. 临床表现　慢性中等程度的低血钙可不伴有症状,但血清钙迅速而又严重的下降可致明显症状。一般表现为疲乏、无力、易激动、情绪不稳、记忆力减退、幻觉等症状,可能与脑基底核功能障碍有关。但主要症状为手足抽搐、肌痉挛、喉鸣与惊厥,严重者可发生精神症状及癫痫发作。长期低血钙可致皮肤干燥、指甲脆裂、湿疹、毛发脱落,甚至发生白内障。低血钙心电图表现为 Q-T 间期延长、ST 段延长及 T 波平坦或倒置。

3. 诊断　低钙血症诊断不难,血清钙测定低于 2.25mmol/L 即可明确诊断。

4. 治疗　①积极治疗病因。②补充钙剂:对于慢性低钙血症及低钙血症症状不明显者可适当口服钙盐。口服葡萄糖酸钙或乳酸钙 2~3g,每日 3 次。出现抽搐时,10%葡萄糖酸钙 10~20mL 或 10%氯化钙 5~10mL,稀释于 25%~50%葡萄糖溶液 20~40mL 中,缓慢静脉注射(<2mL/min)。严重抽搐者可辅以苯巴比妥钠、地西泮等镇静剂。③维生素 D 及镁剂的应用:应用钙剂后对抽搐治疗不明显时应测血镁,了解是否还同时存在低镁血症。对用钙剂未能纠正者每天可给维生素 D1500~5000IU。④其他:大量输血后,每输入 1500mL 血后静注 10%葡萄糖酸钙 10mL;纠正酸中毒后应及时补钙,以防低血钙发生。

(二)离钙血症

成人血清 Ca^{2+} >2.75mmol/L 时称为高钙血症,如血清 Ca^{2+} >3.75mmol/L,可发生高血钙危象。

1. 病因　①乳—碱综合征:创伤后大量进食牛奶和为治疗应激性溃疡,大量使用碱剂治疗时,可促进肠钙吸收,引起高血钙、代谢性碱中毒。②限制活动:创伤后,特别是骨折者,因长期卧床,缺乏骨骼肌对骨骼的牵拉作用和体重对脊柱及下肢压力,而使骨吸收钙增加。③肾上腺损伤或切除后,肾上腺皮质激素分泌减少,导致拮抗维生素 D 的作用减弱。

2. 临床表现　轻度时表现为乏力、倦怠、软弱、淡漠。中度时(血钙 3.0~4.0mmol/L)可出现头痛、肌无力、行走不稳、语言视觉及听力障碍、定向力减弱等神经精神症状,同时还可有腹痛、便秘、麻痹性肠梗阻、消化性溃疡、胰腺炎、肾结石、转移性钙化引起的眼角膜病和皮肤钙化等。高血钙危象:表现为严重呕吐、脱水、高热、嗜睡、意识不清、酸中毒,并迅速出现肾功能衰竭、心律紊乱甚至心搏骤停,常见诱因为严重脱水、感染、应激状态、手术、创伤等。

3. 诊断 血清 Ca^{2+}>2.75mmol/L,QRS 波群和 T 波间期缩短。

4. 治疗 高钙血症是多种疾病的严重并发症,如果有心律失常和肾功能损害应首先处理。最重要的是及时有效地治疗原发疾病。严重高钙血症病人全身麻醉危险性较大,不宜作紧急手术,术前应先采用内科治疗降低血钙。支持治疗:主要是大量输液,以纠正脱水和增加纳、钙的排泄。每日补给等渗盐水 4000~6000mL 以上。大量输液应注意心肺功能,避免诱发心力衰竭和肺水肿。高血钙的治疗:

(1)输液和利尿:大量输液,呋塞米 40~80g 静注,每 2~6h1 次。忌用噻嗪类利尿剂。

(2)钙结合剂:50mg/kg 体重的依地酸二钠(EDTA-Na^+)(总量<3g),加入 5% 葡萄糖液 500mL 中 4~6h 滴完,尿少及肾功能不全者慎用。

(3)补磷:0.1mol/L 磷酸盐缓冲液 500mL 在 6~8h 内静滴,若血钙不降,24h 后可重复一次。适应于伴有血磷下降的病人。

(4)糖皮质激素:氢化可的松 3~4mg/(kg·d)静滴或泼尼松每日 30~40mg 口服。主要适用于维生素 D 中毒者。

(5)抑制骨吸收:普卡霉素每日 25μg/kg 加入液体静滴。

(6)透析治疗:经以上治疗无效的重症急性高钙血症,尤其是并发严重肾功能不全者。

四、镁代谢失衡

镁在体内的阳离子中仅次于钙、钠、钾而居第四位,细胞内的阳离子中镁的含量仅次于钾。镁广泛存在于体内各组织中,参与许多生物学过程。镁有维持肌肉的收缩性和神经的应激性作用,并能激活体内许多种酶,促进能量的储存、转运和利用。在许多疾病中,常可出现镁代谢的异常。

(一)低镁血症

血清 Mg^{2+}<0.6mmol/L 时称为低镁血症。

1. 病因 ①消化系统疾病:食物中有丰富的镁,只要饮食正常,机体就不至于发生缺镁。长期肠瘘、胆瘘或慢性腹泻(消化液含镁量约 0.5mmol/L),大量丢失消化液可引起缺镁;长期禁食、厌食,静脉高价营养或长期输液而未补充镁。肠吸收能力下降,如大部小肠切除术后、急性出血坏死性肠炎等。②肾脏排镁过多:各种原因多尿、长期使用利尿剂、肾小管酸中毒、肾重吸收功能减退,可引起肾性丢失镁而发生低镁血症。③内分泌系统疾病:醛固酮和皮质醇增多,糖尿病酮症酸中毒期间,尿镁显著增加。

2. 临床表现 低镁血症的症状和体征不易识别,部分病人可以无症状。另外,缺镁病人往往还伴有缺钾和缺钙,故很难确定哪些症状是由缺镁所致。缺镁主要表现为神经肌肉系统和心肌

应激性增强所致的综合征:

（1）神经肌肉系统:以肌肉震颤、手足搐搦、反射亢进最常见,上肢尤为明显。对视听觉有过敏反应,严重时出现谵妄、精神失常、定向力丧失。

（2）心血管系统:近年来,对缺镁引起心律失常受到重视,镁是激活 Na^+-K^+-ATP 酶必需的物质,缺镁可引起心肌细胞缺钾。另外,镁也是钙的抑制剂。心血管系统变化以心动过速及心律不齐最为常见,心电图改变类似低钾血症的变化,且对抗心律失常药物治疗不敏感。

3. 诊断　血清 $Mg^{2+}<0.6mmol/L$ 可诊断为缺镁症。但缺镁的诊断有时比较困难,血镁虽是评价镁代谢的重要指标,因受酸碱度、蛋白质和其他因素变化的影响,不一定能反映体内镁贮备状态,也不能作为估计体内镁缺乏程度的可靠指标。如同时测定 24h 尿镁排泄量,其小于 1.5mmol/L,则可诊断为缺镁。另外,低钾、低钙病人经补充钾及钙剂后症状仍无改善者,应考虑有无镁的缺乏。必要时,可作镁负荷实验,方法是一般在 12h 内滴注含有 30mmol/L 硫酸镁的葡萄糖溶液 500mL,然后收集 24h 尿液测定尿镁排泄量,正常人负荷量的 80% 以上 24h 以内由尿排出,48h 完全排出。若排泄量<50%则为缺镁。本实验在有肾功能不全、心脏传导障碍或呼吸功能不全时忌用。

4. 治疗　镁缺乏应补充镁盐,由于缺镁量难以判断,故一般是根据经验估计替代治疗。一般每千克体重丢失 0.5~1.0mmol 时应予治疗。肾脏保镁功能较差,补充的镁盐约 50% 从尿中排泄,因此,补充量应为推测丢失量的 2 倍。轻度低镁时给予氧化镁或氢氧化镁口服,否则静脉给予,可用硫酸镁 1g,加入 5%葡萄糖液或等渗盐水 500mL 中静滴;严重缺镁并手足抽搐者,可用硫酸镁 20~30mL 加入 5%葡萄糖溶液 500mL 中,2h 滴完。静脉补充镁时速度应缓慢,过快或过量时可引起血压下降、肌肉麻痹、呼吸抑制或心脏骤停。镁剂过量时应立即静注 10%氯化钙 5~10mL。

（二）高镁血症

高镁血症系一种少见的生化异常,肾功能损害是发生高血镁的主要原因,但大多数引起症状的高镁血症均与使用含镁药物有关。血清 $Mg^{2+}>1.2mmol/L$ 时称为高镁血症。

1. 病因　①肾排镁减少:急、慢性肾功能衰竭、严重脱水或少尿,由于镁的排泄量与肌酐廓清率相关,大多数肾功能不全病人的尿镁排泄减少。②创伤性休克血容量不足和酸中毒,可引起血清镁增高。③服镁制剂过多,如应用硫酸镁治疗癫痫时。

2. 临床表现　镁具有箭毒样作用,过多时可使神经肌肉连接点释放乙酰胆碱减少,而阻断神经肌肉传递。临床表现为疲乏、乏力、反射减弱乃至软瘫,晚期可出现呼吸抑制、嗜睡和昏迷,甚至心脏停搏。

3. 诊断　血清 $Mg^{2+}>1.2mmol/L$。由于镁离子能抑制房室和室内传导,降低心肌应激性,因而可出现心律失常,心电图示 PR 间期延长、T 波高耸、QRS 波增宽等,但无高钾血症。

4. 治疗　治疗应先静脉内注射 10%葡萄糖酸钙 10~20mL 或 10%氯化钙 5~10mL,以拮抗镁对心肌和肌肉的抑制作用。同时纠正酸中毒和缺水,停止给镁。如血镁浓度仍无下降或症状仍无减轻,应及早采用腹膜透析或血液透析疗法。

五、磷代谢失衡

（一）低磷血症

血磷浓度低于 0.8mmol/L 称为低磷血症。但磷缺乏者，血磷不一定低，偶可正常。

1. 病因　①摄入不足：长期静脉或胃肠补充不含磷食物、脂肪泻、慢性腹泻及维生素 D 缺乏等。②排泄增多：维生素 D 缺乏、肾小管性酸中毒、醛固酮分秘增多及利尿剂等均可使肾排泄磷增加。③向细胞内转移：糖尿病应用胰岛素治疗时，大量磷伴随葡萄糖进入细胞内。呼吸性碱中毒时，使磷向细胞内转移，引起血磷降低。④严重烧伤：严重烧伤（三度）后可引起低血磷，主要原因除胃肠道功能紊乱而摄入或吸收减少；输注大量不含磷的液体；胰岛素促使磷向细胞内转移等。⑤酒精中毒：急慢性酒精中毒病人，低血磷原因为饮食中缺乏磷及磷吸收减少，酒精中毒可引起呼吸性碱中毒，这也是促进因素。

2. 临床表现　急性低血磷症状一般不明显。慢性低血磷常出现厌食、乏力、眩晕、肌无力、四股麻木、抽搐、木僵，甚至昏迷。

3. 诊断　除积极消除病因外，血磷浓度仍低于 0.8mmol/L，如血磷浓度低于 0.5mmol/L 则称为重度低磷血症。

4. 治疗　积极消除病因。口服磷酸盐：每日 2~5g 磷酸盐，分次服入。静脉补磷时首次剂量 0.08~0.16mmol/kg。症状明显者，首剂可增加 25%~50%。静脉补磷的副作用和危险性有低血钙、低血压和低血钾，因此，一般只用于较严重的病人。

（二）高磷血症

成人血磷浓度高于 1.9mmol/L，儿童高于 1.61mmol/L 称为高磷血症。

1. 病因　摄入过多，如应用含磷药物灌肠或维生素 D 过量。排泄减少，如甲状旁腺功能减退、急慢性肾功能衰竭等。酸中毒、肿瘤病人化疗时，从细胞内释出增多。

2. 临床表现　与低血钙临床表现相同。

3. 诊断　结合低钙血症、骨外的钙化病灶等病史。血清磷高于正常。

4. 治疗　针对病因治疗，由于高磷血症常由肾排泄磷减少引起，而这类疾病常难以纠正。治疗应降低肠磷的吸收，口服氢氧化铝凝胶等药物与肠道磷结合。肾功能衰竭引起者可做透析治疗。有低血钙者应及时治疗低血钙。

第三节　创伤后酸碱失衡

人体为了进行正常的生理活动，血液氢离子浓度必须维持在一定的范围内，而氢离子浓度的正常，又必须依靠人体的调节功能，使体内酸碱达到动态平衡。如果体内酸和（或）碱发生过多或不足，引起血液氢离子浓度改变，使正常酸碱平衡发生紊乱，这就叫酸碱平衡紊乱，简称酸碱失衡。正常人血液 pH 为 7.40±0.05。pH 恒定维持主要有两方面机制：一是依靠体内缓冲系统，通过肺的调节,使体液 H^+ 浓度相当恒定。二是依靠肾脏,肾脏通过碳酸氢的重吸收,使缓冲碱的总量得以保持;还能通过对酸或碱的排泄,达到酸碱平衡的维持。当上述调节系统功能发生障碍时,则可出现各种酸碱平衡紊乱,而出现各种临床症状。

一、代谢性酸中毒

代谢性酸中毒是最常见的一种酸碱失衡。指体内非挥发酸性物质积聚过多致 H^+ 浓度增高或碱性物质耗损过多致 HCO_3^- 浓度减少,从而导致血 pH 降低。

(一)病因

1. 固定酸生成过多 创伤后高热、感染、休克、抽搐、缺氧等因素导致体内酸性物质产生过多。创伤后急、慢性肾功能衰竭时酸性物质排泄障碍。

2. 碱性物质丧失过多 多见于创伤后肠瘘、胆瘘或胰瘘或严重腹泻等消化液丢失而丧失过多 HCO_3^-。肾功能不全时可发生 HCO_3^- 的过量排出。

3. 创伤后治疗不当 如输入含氯物质过多、静脉长期输入高价营养液、高钾血症或摄入高钾饮食。

4. 烧伤 严重烧伤早期的少尿、无尿;严重烧伤休克期组织灌流不足,早期复苏时输注等渗氯化钠过多。

(二)临床表现

临床症状随病因不同而不同,轻者常被原发病症状所掩盖,重度时表现为疲乏、眩晕、嗜睡,有时有感觉迟钝或烦躁不安。最突出症状是呼吸深而快,严重者则出现呼吸节律异常或呼吸衰竭。酮症酸中毒时呼气中带有酮味。代谢性酸中毒尚可降低心肌收缩力和周围血管对儿茶酚胺的敏感性,病人容易发生心律不齐,急性肾功能不全和休克。

(三)诊断

根据病史,又有深而快的呼吸,即应考虑存在代谢性酸中毒。血气分析可以明确诊断,并可了解代偿情况和酸中毒的严重程度。代偿期,血浆 pH、HCO_3^-、$PaCO_2$ 均有一定程度降低,剩余碱负值增大。失代偿时,血浆 pH 和 HCO_3^- 明显下降。如无条件进行血气分析,CO_2 结合力测定可确定诊断,CO_2 结合力测定低于 1:3.5mmol/L。

(四)治疗

消除引起代谢性酸中毒的原因为主要措施。轻度酸中毒可自行纠正。对血浆 HCO_3^- 低于 10mmol/L 病人,应尽早应用液体和碱剂进行治疗。碳酸氢钠液具有作用迅速、疗效确切的优点。1.25% 碳酸氢钠适用于伴有明显脱水的酸中毒,急用时可采用 5% 碳酸氢钠,按 $2\sim4mL/kg$ 体重计算,30min 左右滴入,亦可按以下公式计算出所需碳酸氢钠的量:

碳酸氢钠量(mmol/L)= HCO_3^- 正常值 $-HCO_3^-$ 测得值×体重×0.4

计算所得量的 1/2 在 $2\sim4h$ 内滴入,再复查血气及视病情决定剩余部分是否输入。避免速度过快和剂量过大,纠正过快使肺部代偿机制受到抑制;$PaCO_2$ 上升,CO_2 易通过血脑屏障,加剧中枢神经系统症状:血红蛋白对氧亲和力增加,血红蛋白解离曲线左移,组织实际供氧情况恶化。

二、代谢性碱中毒

各种原因引起的体液 H^+ 丢失或 HCO_3^- 增多所致的综合征,称为代谢性碱中毒。

（一）病因

1. 氢离子丢失过多 创伤后幽门梗阻伴持续呕吐或长期胃肠减压,使大量 H^+ 和 Cl^- 丢失。

2. 碱性物质输入过多见 于创伤后应激性溃疡的大量碱性药物治疗后,或者为纠正酸中毒治疗而大量输入碱剂。大量输注库存血时枸橼酸可代谢成 HCO_3^-。

3. 低氯性碱中毒 见于呕吐所致的胃液丢失, 长期应用呋塞米、依他尼酸抑制肾小管对 Na^+、Cl^- 的回吸收等。

4. 低钾血症 低钾血症时每 3 个 K^+ 从细胞内释出, 就有 2 个 Na^+ 和 1 个 H^+ 进入细胞内,引起细胞内酸中毒和细胞外碱中毒。同时肾小管排 H^+ 增加,HCO_3^- 重吸收增强,细胞外液碱中毒。

（二）临床表现

病人常无明显症状,但有时出现呼吸变浅变慢。有时可出现烦躁不安、谵妄、精神错乱,严重者可因脑和其他器官代谢障碍而发生昏迷。HCO_3^- 本身透入血脑屏障较慢,因此中枢神经系统症状出现相对较晚、较轻。

（三）诊断

根据病史和症状可以做出初步诊断,血气分析可确定诊断及其严重程度。代偿时,血液 pH、HCO_3^- 和 $PaCO_2$ 均有一定程度增高。失代偿时,血液 pH 和 HCO_3^- 明显升高,$PaCO_2$ 正常,血 Cl^- 减少,CO_2 结合力升高,尿显碱性。

（四）治疗

应着重于原发疾病的积极治疗,补充血容量。轻症只需补充生理盐水便可纠正。碱中毒时几乎都伴低血钾症,应考虑同时补给 KCl,才能加速碱中毒的纠正。严重的碱中毒（血浆 HCO_3^- 45~50mmol/L、pH>7.65）应尽快排除过多 HCO_3^-。可用盐酸稀释液或盐酸精氨酸溶液来迅速排除过多的 HCO_3^-。由于输入酸只有一半可用于中和 HCO_3^-,其余一半要被非碳酸氢盐缓冲系统中和,计算补酸量可采用下列公式:

需要补给酸量(mmol/L)=测得的 HCO_3^-(mmol/L)×希望达到的 HCO_3^-(mmol/L)×体重(kg)×0.4

稀盐酸注射时必须选用大静脉,否则可导致严重的静脉周围炎。纠正碱中毒不宜过于迅速,一般也不要求完全纠正。

三、呼吸性酸中毒

呼吸性酸中毒系指肺泡通气功能减弱,不能充分排出体内生成的 CO_2,以致血液的 $PaCO_2$ 增高而引起高碳酸血症。

（一）病因

1. 呼吸中枢抑制 如颅脑损伤,脑血管意外,造成呼吸功能减弱,不能充分排出 CO_2。

2. 胸廓及肺部疾病 喉部损伤、阻塞、肺不张、肺水肿、肋骨骨折、血气胸、呼吸肌麻痹,均可使肺泡通气功能减弱,不能充分排出 CO_2。

3. 呼吸道吸入性损伤　由于通气不良,气体交换量降低以致 CO_2 不能充分排出。

4. 其他原因　呼吸机使用不当、严重创伤与休克、ARDS、全麻过深等。

（二）临床表现

早期主要是呼吸困难,换气不足和全身乏力,有时有气促、发绀、头痛、胸闷,严重时可致心律失常、血压下降、谵妄或昏迷。

（三）诊断

1. 病史和症状　有呼吸障碍病史,又出现一些呼吸性酸中毒症状,都应考虑有呼吸性酸中毒。

2. 血气分析　急性呼吸性酸中毒,血 pH 明显下降,$PaCO_2$ 升高,实际碱（AB）>标准碳酸氢盐（SB）,HCO_3^- 正常。慢性呼吸性酸中毒时,血 pH 值下降不明显,$PaCO_2$ 增高,HCO_3^- 增加。

（四）治疗

1. 应尽快治疗病因,纠正缺氧,排出过多 CO_2,必要时应用呼吸机支持。如因呼吸机使用不当而发生酸中毒,应调整呼吸机频率、压力和容量。单纯给高浓度氧,对改善呼吸性酸中毒帮助不大,反而使呼吸中枢感受器对缺氧刺激反射消失,呼吸更受抑制。

2. 对呼吸抑制病人,必要时可给呼吸中枢兴奋剂,如尼可刹米,每小时 0.25~0.5g,或者多沙普仑,1~2mg/kg 体重静滴。

3. 碱剂的应用,严重呼吸性酸中毒经治疗无明显效果,血 pH<7.2 或伴有代谢性酸中毒、高钾血症时,可酌量补碱,不宜过多或长期应用。

四、呼吸性碱中毒

呼吸性碱中毒系指通气过度所引起 CO_2 排出过多,以致血中 $PaCO_2$ 降低而引起的低碳酸血症。

（一）病因

1. 休克、高热、革兰阴性菌感染、脑部损伤或炎症、创伤后刺激呼吸中枢等因素引起的过度通气。

2. 应用人工呼吸机和（或）全麻期间呼吸管理不当而致换气过度。

（二）临床囊现

呼吸浅快短促,可出现叹息样呼吸;头晕、胸闷;因血浆游离钙降低,可出现四肢及口唇部麻木,肌肉震颤,手足抽搐。严重者可出现眩晕、意识障碍,肌肉强直及四肢抽搐。

（三）诊断

依据病史和临床表现可做出诊断。血气分析:血 pH 增高,$PaCO_2$ 和 HCO_3^- 下降。

（四）治疗

1. 积极治疗原发疾病　如系呼吸机使用不当,造成通气过度时,调整呼吸机频率、压力和容量后,碱中毒即可解除。

2. 提高血液 $PaCO_2$　用纸袋罩住病人口鼻,增加呼吸道死腔,减少 CO_2 的呼出和丧失。也可给病人吸入含 $5\% CO_2$ 的氧气。

3. 适当应用镇静剂 对抽搐者可使用钙剂,如静注 10%葡萄糖酸钙。

五、混合型酸碱失衡

临床上同时存在两种或两种以上原发性酸碱平衡紊乱者,称为混合性酸碱平衡失衡。因病理生理变化较复杂,临床表现也不典型,常给诊断带来较大困难。但若详细询问病史,分析血气分析结果,仍有一定规律可循。临床如果遇到酸碱失衡病人,血 $PaCO_2$ 和 HCO_3^- 测定结果不符合两者变化比例时,应考虑混合性酸碱失衡的可能(表 7-2)。此外,测定阴离子间隙的数值对确定有否混合型酸碱失衡也颇有帮助。

表 7-2 酸碱失衡时的主要实验室指标变化

	血 pH	BE	CO₂ 结合力	PaCO₂	HCO₃⁻
代谢性酸中毒	↓	↓	↓	~"或↓	↓↓
代谢性碱中毒	↑	↑	↑	~"或↑	↑↑
呼吸性酸中毒	↓	~"或↑	~"或↑	↑	~"或↑
呼吸性碱中毒	↑	~或↓	~或↓	↓	
代谢性酸中毒+呼吸性酸中毒	↓	↓	↓或~	↑	↓
代谢性碱中毒+呼吸性酸中毒	不定	↑	↑	↑	↑
代谢性酸中毒+呼吸性碱中毒	不定	↓	↓	↓	↓
代谢性碱中毒+呼吸性碱中毒	↑	↑	↑或~	↓	↑

(一)互相加重型混合性酸碱失衡

1. 代谢性酸中毒并发呼吸性酸中毒常见于心跳呼吸停止或严重肺水肿病人,既因组织灌流不足而发生乳酸中毒,又因通气不足而引起高碳酸血症。其特点是反映代谢成分的剩余碱负值增大,反映呼吸成分的 $PaCO_2$ 升高,以致血浆 H^+ 浓度升高甚至超过 100mmol/L,pH<7.0。治疗上除需加强对原发病救治外,可行气管插管并应用呼吸机,静脉注射碳酸氢钠。预后随原发病程度及性质而异。

2. 呼吸性碱中毒并发代谢性碱中毒常见于剧烈呕吐并发热时,非挥发性酸大量丧失引起代谢性碱中毒,发热所致过度换气又引起呼吸性碱中毒。其特点是反映代谢成分的剩余碱正值增大,反映呼吸成分的 $PaCO_2$ 降低,以致 HCO_3^- 升高,pH 明显升高。治疗时除应消除病因外,一般可静脉输入等渗盐水,如碱中毒明显可按碱中毒处理原则治疗。

(二)互相抵消型混合性酸碱失衡

1. 代谢性碱中毒并呼吸性酸中毒临床上比较多见,多发生于严重肺部疾病或慢性肺源性心脏病的病人,原体内 CO_2 潴留,存在慢性呼吸性酸中毒,如病人多次接受碱化利尿剂或发生反复性呕吐,使体内 HCO_3^- 逐渐升高而发生代谢性碱中毒。其特点是反映呼吸成分的 $PaCO_2$ 升高,反映代谢成分的剩余碱正值增大,pH 正常。本病治疗困难,可望通过治疗原发病和增加通气功能后减轻。

2. 代谢性酸中毒合并呼吸性碱中毒本病发生于糖尿病酮症酸中毒或肾功能不全的病人,原有代谢性酸中毒,合并革兰阴性杆菌脓毒症而换气过度引起呼吸性碱中毒。革兰阴性杆菌脓毒症过程中也可发生此型酸碱失衡,由于革兰阴性杆菌脓毒症能造成通气过度,又可影响组织灌流,造成组织缺氧,产生乳酸积聚和(或)肾功衰竭。其特点是血 pH 正常,$PaCO_2$ 降低,剩余碱负值增大。

3. 代谢性酸中毒合并代谢性碱中毒可发生于肾功能衰竭或糖尿病病人严重呕吐或补碱过多后。其临床特点是反映酸碱平衡的 pH、$PaCO_2$、剩余碱等因互相抵消或部分抵消变化不大。诊断主要靠病史和其他辅助检查。如果此型酸中毒与阴离子间隙增大有关,可通过监测血浆内阴离子间隙而确诊,此时阴离子间隙的增大远远超出根据血浆内变化而推断的数值。

第八章　创伤感染防治

（李绍平）

尽管清创术、组织修复术和抗生素的应用均取得长足的进展，但感染仍然是创伤病人的常见并发症，而且是引起多器官功能不全综合征（MODS）和死亡的主要原因。

第一节　创伤感染的病原学

一、主要病原体的演变

数十年来，创伤感染的主要病原体经历了明显的变化。20世纪30年代创伤感染的病原体以链球菌为主；40年代则主要是对青霉素敏感的葡萄球菌；50年代出现大量对青霉素耐药的葡萄球菌；大约从60、70年代开始，以大肠杆菌、铜绿假单胞（绿脓杆）菌为代表的革兰阴性（G⁻）杆菌逐渐取代以链球菌、金黄色葡萄球菌为代表的革兰阳性（G⁺）球菌，成为创伤感染的主要病原体。据国外统计，1945-1956年，创伤感染的致病菌有2/3为G⁺球菌，到1957-1974年期间，G⁻杆菌引起的创面感染率增加14倍。70-80年代创伤感染中无芽孢厌氧菌（如脆弱类杆菌）明显增多，一些新的致病菌和过去认为的"非致病菌"不断出现，如各种真菌、黏质沙雷菌、克雷伯菌、产气杆菌、阴沟杆菌和不动杆菌等；并已注意到有厌氧菌参与的混合感染和真菌（如白色念珠菌、曲菌、毛霉菌等）感染日渐增多，这个总的趋势一直保持至今。但近年来，耐药菌菌株有越来越多的趋势。在这个总的趋势下，下列情况值得注意：在某些地区，各种G⁻杆菌特别是耐药菌株，轮番出现，如硝酸盐阴性杆菌、黄杆菌属（于1988年命名，原属铜绿假单胞菌）等，其酶可使抗菌剂降解而耐药。G⁺球菌感染似有重新抬头之势，如沉寂多年的耐甲氧西林金黄色葡萄球菌（MRSA）感染，已构成临床威胁，令人瞩目。表皮葡萄球菌感染的发生率也在增加。此外，创伤后主要由巨细胞病毒和单纯疱疹病毒引起的病毒感染也时有发生。创伤感染病原体的演变过程至少与下列因素有关：

1. 抗菌药物的广泛应用，是导致病原体演变的重要原因。随着新的抗生素的不断研制和应用，虽可有效杀灭对抗生素敏感的细菌，但同时引起了耐药菌株的繁殖。另外，抗生素的滥用，可引起人体的正常生理菌群失调，易导致内源性感染的发生。

2. 微生物检验技术的进步，使一些临床医生不太熟悉的新的病原体得以发现，如黏质沙雷菌,在 20 世纪 60 曾被公认为无害的细菌,但后来证实,它不但可以致病,而且可以致死。随着厌氧菌培养技术的改进和应用,已发现厌氧菌在创伤感染中的比例日渐增大。这同时也说明,以往创伤厌氧菌感染可能仅仅因为培养和检测手段的限制而常被漏诊。

3. 外科处理手段的改进,也导致病原体的演变。如第一次世界大战早期,梭状芽孢杆菌的感染相当普遍,但随着清创技术的改进,这类感染已明显减少。

4. 医疗新设备、新技术的应用,如呼吸装置、弹性敷料、各种动静脉导管、传感器、人工材料的移植等,常可致医源性感染,如真菌感染等。

由此可见,创伤感染的主要病原体将处在不断地变化之中。在不同的地区,其演变过程可能不尽一致,对此我们应有清醒的认识 c

二、创伤感染病原体的来源及入侵途径

创伤时由致伤器械、投射物等带入以及随之经衣物、泥土和其他污物带入,是致病菌的主要入侵途径,此类感染称为外源性感染。另一来源是人体本身的常驻菌,主要分布在皮肤的汗腺、毛囊、口咽部、呼吸道、胃肠道和泌尿生殖道。在生理条件下,这些正常菌群并不致病,而是与人体构成一种共生互利的生态平衡。当皮肤和这些腔道受伤而破损时,细菌可随之入侵,如结构上未破损,但其防御屏障功能降低时,细菌也可穿过皮肤、黏膜进入深部组织造成感染,此类感染称为自家感染或内源性感染。细菌或其他微生物由外源或内源入侵后,多侵入淋巴管和血管或沿自然孔道造成特定部位乃至全身性感染。轻微损伤、不太严重的单纯外伤或烧伤,多只发生外源性感染,而在严重创伤、烧伤等情况下,既可发生外源性感染,又可发生内源性感染,特别是肠源性感染。

三、菌量计数的临床意义

创伤感染研究中的一大进展是认识到伤口或创面细菌生长水平比细菌的存在更为重要。一般而言,污染伤口或创面的细菌数量越多,形成感染的机会就越大。目前公认的细菌感染的临界数量为每克组织或每毫升液体中有 $10^5 \sim 10^6$ 个细菌。这一"临界值"适合于任何细菌,一些非致病菌如沙雷菌、表皮葡萄球菌、枯草杆菌,在组织或体液内的数量超过上述临界线,也可招致感染。值得一提的是,这一"临界值"并不是绝对的。一方面,当微生物毒力特别强,如 A 组 β 溶血性链球菌,在少于 10^5 个/g 组织的情况下,也可引起感染;另一方面,当病人全身抵抗力下降,局部又有利于细菌滋生而不利于杀灭细菌的条件时,即使少于这个"临界值"的细菌,如菌量为 10^5 个/g 组织也会造成感染。相反,在某些特殊的情况下,这一"临界值"也可能增高,如有研究人员报告,高原地区细菌感染的临界数为 10^8 个/g 组织。

创伤组织细菌的定量检查,不仅可作为判定创伤污染与感染、指导合理应用抗生素的依据之一,而且是指导清创缝合和预测创伤治疗成败的一个客观指标。凡菌量在 10^5 个/g 组织以下,清创后即缝合,不致发生伤口感染,且愈合率很高。但如果菌量超过 10^5 个/g 组织,即使经过彻底清创,早期缝合后的伤口感染率仍很高,有时可超过半数。

第二节　创伤后厌氧菌感染

20世纪70年代以前,人们对厌氧菌的认识仅限于可导致破伤风、气性坏疽和肉毒中毒等症状的梭状芽孢厌氧杆菌,但这只占厌氧菌很小的一部分。随着厌氧菌培养技术与器材的改进,人们惊奇地发现,在人、畜的皮肤和体内黏膜(如口腔、肠道、生殖道等)的表面,竟然寄生着品种繁多、数以亿万计的厌氧菌,且占正常菌群的99%~99.9%,以口腔和结肠为例,其厌氧菌与需氧菌之比均为1000:1。它们绝大多数并不带芽孢,称为无芽孢厌氧菌。由于厌氧菌广泛分布在全身的皮肤和黏膜上,因此创伤后极易发生厌氧菌感染。

一、病因

严重创伤可致全身抵抗力下降,特别是伴有严重休克的病人更是如此。创伤后皮肤、黏膜屏障结构的破坏以及创伤局部组织的水肿、凝血块、坏死组织、异物等为需氧菌和厌氧菌提供了繁殖场所,使混合感染易于发生。在开放性损伤中,常涉及局部皮肤、口腔、胃肠道和泌尿生殖系统等厌氧菌寄生最多的四大菌库部位,这样就提供了菌源。在这些部位如有任何损伤,几乎都会发生厌氧菌感染。在胃肠道穿透性损伤、子宫破裂、口腔等部位严重创伤中,厌氧菌感染极为常见。有人曾从76例因外伤、病变穿孔或肝、胰、脾脓肿等深部感染灶取材,同时进行需氧与厌氧培养,结果有64例存在厌氧菌(占84%),其中30例为纯厌氧菌(占39%);共检出298个菌株,厌氧菌占198株,需氧菌占100株,厌氧菌与需氧菌的比例是2:1;血培养获30个菌株,厌氧菌占20株,需氧菌占10株,其比例也为2:1。现已公认,无芽孢厌氧菌在创伤外科感染中,占有极其重要的地位。

创伤感染最常见的厌氧菌是G⁻杆菌,如脆弱类杆菌;其次为G⁺球菌,以消化链球菌为多见。据报道,188例次外科感染标本的细菌培养中,厌氧菌的检出率为63.8%,其中最多见者是脆弱类杆菌,约占70%。此类细菌致病力较弱,但在一定条件下,可单独或与需氧菌共同引起感染。

二、临床表现

创伤后厌氧菌感染具有以下临床特点:

1. 产气性　感染的局部产生气体是厌氧菌感染的重要特征。大多数厌氧菌都能在感染局部产生气体,其中以产气夹膜杆菌产生气体最多。并造成局部组织严重肿胀和坏死,称为气性坏疽。胸、腹腔可有大量积气,皮下有捻发音等。但无气体并不排除厌氧菌感染,因为厌氧菌中也有不产气者。

2. 粪臭味　感染组织的分泌物恶臭。过去认为,脓液发臭是大肠杆菌或葡萄球菌引起。现在发现,大肠杆菌和葡萄球菌的脓液不臭。铜绿假单胞菌的脓液有姜味,变形杆菌的脓液有霉味,而厌氧菌的脓液有腐败性臭味,故分泌物恶臭很可能是厌氧菌感染。

3. 内源性 厌氧菌中除极少数带芽孢的梭菌能以芽孢的形式存在于自然界,因而成为外源性感染的病原体外,绝大多数的厌氧菌感染属内源性感染。因这些厌氧菌属人体的正常菌群,一般情况下并不致病。只有当人体免疫功能下降,局部皮肤、黏膜因创伤造成其完整性破坏且有利于厌氧菌生长时,才可致厌氧菌感染。

4. 混合性 厌氧菌感染大多数是多菌性的混合感染,这种混合性感染的发生与细菌的致病协同性有关。如脆弱类杆菌对青霉素敏感菌具有保护作用;类白喉杆菌产生维生素 K 协助产黑素类杆菌进行代谢而致病等。当需氧菌与厌氧菌混合感染时,需氧菌可耗竭环境中的氧气,使组织的氧化还原电位(Eh)值降低至 150mV 以下,从而有利于厌氧菌进入组织中生长繁殖而导致感染。

5. 缓发性 机体本身无论组织内或组织外都是有氧环境,有利于需氧菌生长,所以混合感染的早期总是需氧菌占优势。待需氧菌将环境中的氧气逐渐耗尽,造成无氧环境,则有利于厌氧菌生长,故厌氧菌感染总是以缓发性方式出现。

三、诊断

创伤后厌氧菌感染的诊断依据为细菌培养。培养的整个过程都要保持它的厌氧性,任何一个环节的失误都可能导致整个实验诊断的失败。因此在厌氧菌标本的采集、运送、分离、培养及鉴定过程中均应遵守厌氧菌实验诊断的操作规程。在培养出结果之前,下列情况应考虑厌氧菌感染的可能:

1. 感染灶有腐败恶臭的分泌物或培养物产气。

2. 常规需氧菌培养为阴性,但涂片染色见大量形态一致的细菌。

3. 感染后应用广谱的氨基苷类抗生素治疗无效者。

由于厌氧菌的培养需用 3~7d,而且对取样及培养基的要求很严格,阳性率低,不能及时为临床治疗提供细菌学诊断依据,因此对创伤后厌氧菌感染进行快速鉴定及快速诊断很有必要。应用直接或间接免疫荧光法、免疫酶标组化法均可在数小时内对感染的厌氧菌做出快速诊断;应用全自动微生物诊检系统(AMS)可快速鉴定厌氧菌;气相色谱法(gaschromatography,GC)为当前国内外大医院开展的一项新技术,是一种有效可靠的分析方法,具有简便、灵敏、高效、快速等优点,该方法从收取标本 1h 内就可做出初步诊断,且与厌氧菌培养符合率达 90%。

四、防治

(一)抗厌氧菌药物的选用

1. 硝基咪唑类化合物 以甲硝唑(国内商品名为灭滴灵)为代表。因其对厌氧菌具有选择性杀菌效果、效力强、抗菌谱广、耐药菌少、安全,且能穿透血脑屏障,故目前被公认为抗厌氧菌感染的最有效药物,已被世界卫生组织(WHO)选为治疗厌氧菌感染的基本药甚至是首选药。它既有口服、静脉注射剂型,又有肛塞栓剂,在组织中均易达到有效浓度。口服量 250mg,每日 2 次;静滴量 1g/d;肛塞量 1~2g/d。作为预防用药应在感染后 3h 内使用,静脉用药尤好。有资料显示,亚胺硫霉素(泰能)对厌氧菌的作用比甲硝唑还要强。使用剂量为静脉注射 1.5~2g/d,分 2~3 次;肾功能损害时,剂量调整方案如下:轻度 0.5g,每 6~8h1 次;中度 0.5g,每 8~12h1 次;重度 0.25~0.5g,每 12h1 次。

2. 青霉素 G　对消化球菌、产气夹膜杆菌和破伤风杆菌等作用强,常用于口咽部、皮肤等处的厌氧菌感染。静滴量 240 万 u/次,每日 2 次。但对常见的脆弱类杆菌无效,因该菌能产生 β-内酰胺酶使青霉素灭活。青霉素中,哌拉西林对脆弱类杆菌有效,静滴量为 16~20g/d。

3. 头孢菌素　能抑制大多数厌氧菌,但对脆弱类杆菌的作用较差。第二代头孢菌素如头孢西丁对大多数厌氧菌包括脆弱类杆菌有较高的抗菌活性,主要用于治疗庆氧菌感染。静滴量为 4~8g/d,分 4 次,肾功能损害时,需调整剂量。第三代头孢菌素如头孢噻肟对大多数厌氧菌有一定抗菌活性,但对脆弱类杆菌的作用不如头孢西丁,静滴量为 4~6g/d,分 3~4 次,严重感染时,剂量可增加至 12g/d;肾功能严重损害时,维持量为 0.5g,每 12h1 次。

4. 林可霉素与克林霉素　林可霉素对许多厌氧菌有抑菌活性,但对脆弱类杆菌和某些梭菌抑菌活性差,而且能致严重的伪膜性肠炎,国外已淘汰,但国内仍在使用。克林霉素是林可霉素的衍生物,抗脆弱类杆菌的活性比林可霉素强,故可取而代之。但穿透血脑屏障的能力较差,不能用于中枢神经系统的厌氧菌感染。常用于呼吸系统、口腔、骨与关节处厌氧菌感染,静滴量为 600~900mg/次,每日 2 次。

5. 氯霉素　抗菌谱广,对需氧菌和厌氧菌均有良好效果,且对组织和血脑屏障有良好的通透性,用药量为静脉注射 1g/d。但可引起骨髓抑制,临床上慎用。在混合感染中,甲硝哒唑与庆大霉素联合应用是合理的,80%呈相加及联合效应。根据厌氧菌能产生 β-内酰胺酶这一特点,在应用 β-内酰胺类药物的同时,应加用酶抑制剂(如他唑巴坦、克拉维酸、舒巴坦等),以提高抗菌效果。舒普深(Sulperazon)系头孢哌酮与舒巴坦按 1:1 联合的新型抗生素。头孢哌酮为第三代头孢菌素,不耐 β-内酰胺酶,而舒巴坦则能保护其 β-内酰胺环不被 β-内酰胺酶破坏,使之对能产生 β-内酰胺酶的细菌如脆弱类杆菌呈现抗菌活性。舒普深常用量为静脉注射 2g/d,分 2 次;严重感染时,剂量可增加至 8g/d。

(二)高压氧疗法或外用过氧化氢

在高压氧下,厌氧菌生长与繁殖受到抑制,毒素产生减少,因此,高压氧可用于治疗厌氧菌引起的疾病,如气性坏疽、放线菌病、厌氧性链球菌感染等。

过氧化氢是治疗厌氧菌感染伤口的一种外洗药,由于它能释放新生氧,杀死厌氧菌,所以对创伤后感染及污染伤口均可使用。

(三)创造不利于厌氧菌生长的环境

厌氧菌只有在厌氧环境中才能生长繁殖,为防止创伤后厌氧菌感染,应彻底清除坏死组织,引流脓液及排出气体,消除管道的梗阻,改善局部的血液循环,提高组织内的氧张力,如为气性坏疽或坏死性筋膜炎,则更应严格清创和及时清除坏死组织,必要时作截肢,以控制感染的扩散,同时应纠正出血与溶血,保持水、电解质平衡和加强支持疗法。对胸腔与腹腔的严重感染,除联合应用足量抗厌氧菌和需氧菌药物外,还应置管引流。

（四）防治生态失衡

厌氧菌感染除少数由 G⁺芽孢杆菌引起外,主要来自体内正常菌群,是生态失衡的表现,故应加强生态失衡的防治:①治疗基础疾患,消除生态失衡宿主因素;②增强宿主免疫力;③调整菌群,如对乳酸杆菌的支持;④抗生素应用时,注意两个方面:一是注意减少对正常菌群的扰乱;二是利用抗生素纠正菌群失调。

第九章 休 克

（李世平）

第一节 休克概述

休克（shock）是人体对有效循环血量锐减的反应，是组织血液灌流不足所引起的代谢障碍和细胞受损的病理过程，在很多情况下发生。引起休克的原因很多，有一个共同点，有效循环血量的急剧减少。所谓有效循环血量，是指单位时间内通过心血管系统进行循环的血量。但是，不包括贮存于肝、脾和淋巴血窦中或停滞于毛细血管中的血量。有效循环血量依赖充足的血容量、有效的心排出量和良好的周围血管张力，其中任何一个因素的改变超出了人体的代偿限度时，即可导致有效循环血量的急剧下降，造成全身组织、器官氧合血液灌流不足，细胞缺氧和一系列的代谢障碍，而发生休克。休克的发生和发展中，上述三个因素常都累及，相互影响。

一、休克的分类

现在较多的是将休克分为低血容量性休克、感染性休克、心源性休克、神经源性休克和过敏性休克五类。低血容量性休克和感染性休克是外科中常见的两种休克，失血性休克和创伤性休克均属低血容量性休克，因血容量锐减所致。

（一）低血容量性休克

低血容量性休克是体内或血管内大量丢失血液、血浆或体液，引起有效血容量急剧减少所致的血压降低和微循环障碍，如严重腹泻、剧烈呕吐、大量排尿或广泛烧伤时大量丢失水、盐或血浆；食管静脉曲张破裂、胃肠道溃疡引起大量内出血；肌肉挫伤、骨折、肝脾破裂引起的创伤性休克及大面积烧伤所致的血浆外渗均属低血容量性休克。治疗主要是迅速补充血容量，迅速查明病因并制止继续出血或失液，根据病情决定是否使用升压药。低血容量性休克中以大量失血引起的失血性休克（hemorrhagicshock）最为常见，常见于外伤引起的出血，消化性溃疡出血、食管曲张静脉破裂、妇产科疾病所引起的出血等，失血后是否发生休克不仅取决于失血的量，还取决于失血的速度。休克往往是在快速，大量（超过总血量的 30%~35%）失血而又得不到及时补充的情况下发生的。

（二）感染性休克

感染性休克，亦称脓毒性休克，是指由微生物及其毒素等产物所引起的脓毒病综合征伴休克，感染灶中的微生物及其毒素、胞壁产物等侵入血循环，激活宿主的各种细胞和体液系统；产生细胞因子和内源性介质，作用于机体各种器官、系统，影响其灌注，导致组织细胞缺血缺氧、代谢紊乱、功能障碍，甚至多器官功能衰竭。这一危重综合征即为感染性休克。因此感染性休克是微生物因子和机体防御机制相互作用的结果，微生物的毒力数量以及机体的内环境与应答是决定感染性休克的发展的重要因素。

（三）心源性休克

心源性休克是指由于心脏功能极度减退，导致心输出量显著减少并引起严重的急性周围循环衰竭的一组综合征。心源性休克是心泵衰竭的极期表现，由于心脏排血功能衰竭，不能维持其最低限度的心输出量而导致血压下降，重要脏器和组织供血严重不足，引起全身微循环功能障碍，从而出现一系列以缺血、缺氧、代谢障碍及重要脏器损害为特征的病理生理过程。本病死亡率极高，国内报道为70%~100%，及时、有效的综合抢救可增加患者生存率。①心肌收缩力极度降低。包括大面积心肌梗死、急性暴发性心肌炎（病毒性、白喉性以及少数风湿性心肌炎等）、原发性及继发性心肌病（前者包括扩张型、限制型及肥厚型心肌病晚期；后者包括各种感染、甲状腺毒症、甲状腺功能减退引起的心肌病）、家族性贮积疾病及浸润（血色病、糖原贮积病、黏多糖体病、淀粉样变、结缔组织病）、家族遗传性疾病（肌营养不良、遗传性共济失调）、药物性和毒性过敏性反应（放射治疗及阿霉素、酒精、奎尼丁、锑剂、依米丁等所致心肌损害）、心肌抑制因素（严重缺氧、酸中毒、药物、感染毒素）、药物（钙通道阻滞药β受体阻滞药等）、心瓣膜病晚期、严重心律失常（心室扑动或颤动）以及各种心脏病的终末期表现。②心室射血障碍。包括大块或多发性大面积肺梗死（其栓子来源于体静脉或右心腔的血栓、羊水栓、脂肪栓、气栓、癌栓和右心心内膜炎赘生物或肿瘤脱落等）、乳头肌或腱索断裂、瓣膜穿孔所致严重的心瓣膜关闭不全、严重的主动脉口或肺动脉口狭窄（包括瓣上瓣膜部或瓣下狭窄）。③心室充盈障碍。包括急性心包压塞（急性暴发性渗出性心包炎、心包积血、主动脉窦瘤或主动脉夹层血肿破入心包腔等），严重二、三尖瓣狭窄，心房肿瘤（常见的如黏液瘤）或球形血栓嵌顿在房室口，心室内占位性病变，限制型心肌病等。④混合型。即同一患者可同时存在两种或两种以上原因，如急性心肌梗死并发室间隔穿孔或乳头肌断裂，其心源性休克的原因既有心肌收缩力下降因素，又有心室间隔穿孔或乳头肌断裂所致的血流动力学异常。再如风湿性严重二尖瓣狭窄并主动脉瓣关闭不全患者风湿活动时引起的休克，既有风湿性心肌炎所致心肌收缩力下降因素，又有心室射血障碍和充盈障碍所致血流动力学紊乱因素。⑤心脏直视手术后低排综合征。多数患者是由于手术后心脏不能适应前负荷增加所致，主要原因包括心功能差、手术对心肌的损伤、心内膜下出血或术前已有心肌变性坏死、心脏手术纠正不完善、心律失常手术造成的某些解剖学改变，如人造球形主动脉瓣置换术后引起左室流出道梗阻以及低血容量等导致心排血量锐减而休克。

（四）神经源性休克

神经源性休克是动脉阻力调节功能严重障碍，血管张力丧失，引起血管扩张，导致周围血管阻力降低,有效血容量减少的休克。多见于严重创伤、剧烈疼痛(胸腔、腹腔或心包穿刺等)刺激,高位脊髓麻醉或损伤,起病急,及时诊断、治疗预后良好。疗效欠佳或病死者多数是未及时接受治疗者、病情危重或伴有并发症(如气胸、心包填塞等)。

（五）过敏性休克

病因病过敏性休克是外界某些抗原性物质进入已致敏的机体后,通过免疫机制在短时间内触发的一种严重的全身性过敏性反应,多突然发生且严重程度剧烈,若不及时处理,常可危及生命。昆虫刺伤及服用某些药品(特别是含青霉素的药品)是最常引发过敏性休克的原因,某些食物(如花生、贝类、蛋和牛奶)也会引起严重过敏性反应。绝大多数的过敏性休克属Ⅰ型变态反应。外界的抗原性物质(某些药物是不全抗原,进入人体后与蛋白质结合成为全抗原)进入体内能刺激免疫系统产生相应的 IgE 抗体,其中 IgE 的产量因体质不同而有较大差异。这些特异性 IgE 有较强的亲细胞特质,能与皮肤、支气管、血管壁等的"靶细胞"结合。此后当同一抗原物质再次与已致敏的机体接触时,就能激发广泛的Ⅰ型变态反应,其中各种炎性细胞释放的组胺、血小板激活因子等是造成组织器官水肿、渗出的主要生物活性物质。过敏性休克的表现与严重程度因机体反应性、抗原进入量及途径等不同而有很大差别。本病大都突然发生,约半数以上患者在接受病因抗原(如青霉素 G 注射等)5min 内发生症状,仅 10%患者症状起于半小时以后,极少数患者在连续用药的过程中出现。过敏性休克有两大特点:其一是休克表现,出汗、面色苍白、脉速弱、四肢湿冷、发绀,烦躁不安、意识不清或完全丧失、血压迅速下降乃至测不出、脉搏消失,最终导致心跳停止;其二是在休克出现之前或同时,伴有一些过敏相关的症状:①皮肤黏膜表现往往是过敏性休克最早且最常出现的症征之一,包括皮肤潮红、瘙痒,继而广泛的荨麻疹和(或)血管神经性水肿;还可出现喷嚏、水样鼻涕、声音嘶哑等。②呼吸道阻塞症状包括喉头水肿和(或)支气管痉挛(哮喘)是本病多见的表现,也是最主要的死因之一。患者出现咽喉堵塞感、胸闷、气急、喘鸣、憋气、发绀以致因窒息而死亡。③其他症状较常见的有刺激性咳嗽、连续打嚏、恶心、呕吐、腹痛、腹泻,严重者可出现大小便失禁。

二、微循环简介及休克时微循环、体液及重要脏器的变化

1. 微循环的简介

了解休克就必须首先要了解微循环,因为微循环的变化在休克的发生发展中起着至关重要的作用。微循环,是指微动脉和微静脉之间的血液循环,是血液与组织细胞进行物质交换的场所。微循环的基本功能是进行血液和组织液之间的物质交换。正常情况下,微循环的血流量与组织器官的代谢水平相适应,保证各组织器官的血液灌流量并调节回心血量。如果微循环发生障碍,将会直接影响各器官的生理功能。

2. 微循环的调节

微循环的调节主要通过神经和体液调节血管平滑肌的舒缩活动来影响微循环的血流量。

（1）神经调节:交感神经支配微动脉、后微动脉和微静脉的平滑肌,并以微动脉为主。当交感神经兴奋,平滑肌收缩,血管口径变小。由于交感神经对微动脉的收缩作用大于微静脉,使微循

环中的血流量减少,血压下降。反之,为循环中血流量增多,血压上升。

（2）体液调节:有缩血管物质,如儿茶酚胺等;舒血管药物,如乳酸、CO_2 和缺 O_2 等。在微循环的血管中,微动脉和微静脉既受交感神经支配,又受体液因素的影响;而后微动脉和毛细血管前括约肌则主要受体液因素的影响。

3. 微循环的循环通路

微循环的循环通路包括以下几个部分:迂回通路、直捷通路和动—静脉短路。

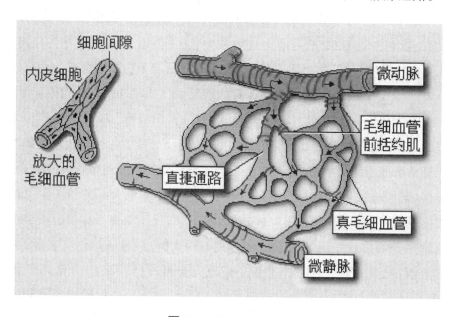

图 9-1 微循环模式图

迂回通路(营养通路):①组成:血液从微动脉→后微动脉→毛细血管前括约肌→真毛细血管→微静脉的通路;②作用:是血液与组织细胞进行物质交换的主要场所。

血流从微动脉经后微动脉、前毛细血管括约肌、真毛细血管网,最后汇流至微静脉。由于真毛细血管交织成网,迂回曲折,穿行于细胞之间,血流缓慢,加之真毛细血管管壁薄,通透性又高。因此,此条通路是血液与组织进行物质交换的主要场所,故又称为营养通路。真毛细血管是交替开放的。安静时,骨骼肌中真毛细血管网大约只有 20% 处于开放状态,运动时,真毛细血管开放数量增加,提高血液和组织之间的物质交换,为组织提供更多的营养物质。

直捷通路:①组成:血液从微动脉→后微动脉→通血毛细血管→微静脉的通路;②作用:促进血液迅速回流。此通路骨骼肌中多见。血流从微动脉经后微动脉、通血毛细血管至微静脉。这条通路较直,流速较快,加之通血毛细血管管壁较厚,又承受较大的血流压力,故经常处于开放状态。因此这条通路的作用不是在于物质交换,而是使一部分血液通过微循环快速返回心脏。

动—静脉短路:①组成:血液从微动脉→动—静脉吻合支→微静脉的通路;②作用:调节体温。此途径皮肤分布较多。血流经被动脉通过动—静脉吻合支直接回到微静脉。动静脉吻合支的管壁厚,有完整的平滑肌层。多分布在皮肤、手掌、足底和耳廓,其口径变化与体温调节有关。当环境温度升高时,吻合支开放,上述组织的血流量增加,有利于散发热量;环境温度降低,吻合支关闭,有利于保存体内的热量。

4. 微循环的组成

微循环的组成因随器官而异。典型的微循环一般由微动脉、后微动脉、毛细血管前括约肌、真毛细血管、通血毛细血管、动—静脉吻合支和微静脉等七个部分组成,微循环的血液可通过三条途径由微动脉流向微静脉。

(1)微动脉的功能

微动脉是毛细血管前阻力血管,在微循环中,起"总闸门"的作用,其口径决定了微循环的血流量。微动脉平滑肌主要受交感缩血管神经和体内缩血管活性物质(如儿茶酚胺、血管紧张素、加压素)等的影响。当交感神经兴奋以及缩血管活性物质在血中浓度增加时,微动脉收缩,毛细血管前阻力增大,一方面可以提高动脉血压,另一方面却减少微循环的血流量。

(2)后微动脉和毛细血管前括约肌

后微动脉和毛细血管前括约肌也属毛细血管前阻力血管。在微循环中,它们起着"分闸门"的作用,它的开闭直接影响到真毛细血管的血流量。而该处的血流量对物质交换最为重要。后微动脉和毛细血管前括约肌很少或不受交感缩血管神经的支配,主要受体液因素的调节,它们的舒缩活动取决于儿茶酚胺等缩血管物质与舒血管物质的综合作用。当局部组织代谢增强或血液供给不足时,PO_2 降低、局部代谢产物堆积 CO_2、H+、腺苷等)和组胺增多时,使后微动脉和毛细血管前括约肌舒张,真毛细血管开放,血流量增加,代谢产物被运定,O_2 的供应改善,PO_2 恢复。此时后微动脉和毛细血管前括约肌处在体液中缩血管物质的影响下,产生收缩,真毛细血管血流量减少,又造成上述的局部代谢产物的堆积,使后微动脉和毛细血管前括约肌舒张,血流量又增加,如此反复,在缩血管物质和局部舒血管物质的交替作用下,使真毛细血管网交替开放,这就是微循环对血流量及血流分配所做的自身调节。当某一器官的活动增强,代谢旺盛,代谢产物增多,该器官的血流量增加,其原因就是局部代谢产物发挥的舒血管效应。

(3)微静脉的功能

微静脉属毛细血管后阻力血管。在微循环中,起"后闸门"的作用。其口径的变化在一定程度上控制着静脉回心血量。微静脉收缩,毛细血管后阻力增大,一方面造成微循环血液淤积;另一方面使静脉回心血量减少。微静脉平滑肌也受交感缩血管神经和体液中血管活性物质的影响。交感缩血管神经兴奋,微静脉收缩但不如微动脉明显;微静脉对儿茶酚胺的敏感性也较微动脉低,但对缺 O_2 与酸性代谢产物的耐受性比微动脉大。安静状态时,真毛细血管仅有 20%开放,即可容纳全身血量的 5%~10%。可见微循环有很大的潜在容量。如果某些原因引起全身微循环真毛细血管大量开放,循环血量将大量的滞留在微循环内,导致静脉回心血量和心输出量减少,动脉血压即可下降。因此,微循环血流量直接与整体的循环血量密切相关。它除了要保证局部器官组织的血流量,实现物质交换,而且要顾及全身的循环血量,使局部血流量与循环血量相统一。

微循环主要功能就是物质交换作用。毛细血管内外物质交换是通过扩散、吞饮及滤过—重吸收三种方式,其交换的速率取决于毛细血管壁的通透性。

5. 微循环回流机制及组织液生成与回流的机制

根据滤过—重吸收学说,在毛细血管内存在着毛细血管血压及血浆胶体渗透压;而在组织间隙中有组织液静水压及组织液胶体渗透压,毛细血管内外这四种因素构成了两对力量,一对是毛细血管血压和组织液的胶体渗透压,它们是组织液的滤过力;一对是血浆胶体渗透压和组织液的静水压,它们是组织液的重吸收力。这两对力量之差称为有效滤过压。若有效滤过压为正值,则造成组织液的生成;若有效滤过压为负值,则组织液回流入血。有效滤过压可用下式来表示:

有效滤过压=(毛细血管血压+组织液胶体渗透压)-(血浆胶体渗透压+组织液静水压)。

人体的血浆胶体渗透压约为:25mmHg,动脉端毛细血管血压约为 30mmHg;静脉端毛细血管血压约为 12mmHg,组织液胶体渗透压约为 15mmHg,组织液静水压约为 10mmHg,故毛细血管动脉端有效滤过压为(30+15)mmHg-(25+10)mmHg 约等于 10mmHg。毛细血管静脉端有效滤过压为(12+15)mmHg-(25+10)mmHg 约等于-8mmHg。

由此看来,在毛细血管动脉端为净滤过,静脉端为净回收。血液在毛细血管中流过,血压是逐渐下降的,有效滤过压也逐渐降低至零,再往下行,血压更低,有效滤过压转为负值,其结果,毛细血管动脉端滤过的液体,约 90%可在毛细血管静脉端重吸收入血。约 10%的组织液则进入毛细淋巴管,生成淋巴液,淋巴液经淋巴系统又回到循环系统中去。因此,造成了组织液生成与回流的动态平衡。

6. 影响微循环血流量的因素

微动脉、后微动脉、毛细血管前括约肌和微静脉的管壁主要含有平滑肌,它们的舒缩活动直接影响到微循环的血流量。

微循环是指微动脉和微静脉之间的血液循环。微循环的基本功能是进行血液和组织液之间的物质交换。正常情况下,微循环的血流量与组织器官的代谢水平相适应,保证各组织器官的血液灌流量并调节回心血量。如果微循环发生障碍,将会直接影响各器官的生理功能。

影响微循环血流量的因素主要分述如下:

毛细血管血压。毛细血管前阻力血管扩张时,毛细血管血压升高,有效滤过压增大组血管收缩或静脉压升高时,也可使组织液生成增加,如右心衰,因中心静脉压升高,静脉回流受阻,毛细血管后阻力增大,毛细血管血压升高,结果组织液生成增加,造成组织水肿。

血浆胶体渗透压。当血浆蛋白减少,如长期饥饿,肝病而使血浆蛋白减少或肾病引起蛋白尿(血浆蛋白丢失过多),都可使血浆胶体渗透压降低,有效滤过压增大,组织液生成过多、回流减少而造成组织水肿。

毛细血管通透性。若毛细血管壁通透性异常增加,致使部分血浆蛋白漏出血管,使得血浆胶体渗透压降低,组织液胶体渗透压升高,其结果,有效滤过压增大,组织液生成增多,回流减少,引起局部水肿。

微循环组织液生成与回流的因素。正常情况下,组织液的生成与回流维持着动态平衡,是保证血浆与组织液含量相对稳定的重要因素,一旦因某种原因使动态平衡失调,将产生组织液减少(脱水)或组织液过多(水肿)的不良后果。根据组织液生成与回流机制,凡影响有效滤过压和毛细血管壁通透性的各种因素,都可以影响组织液的生成与回流。

7. 休克时微循环的变化

目前对低血容量性休克的病理生理变化已有较全面和深入的认识,通常以其作为代表来阐明休克的病理生理变化的一般规律。概括起来,休克时的病理生理变化主要为微循环的变化,体液代谢改变和内脏器官的继发性损害等。

休克时循环血量锐减,使血管内压力降低,刺激主动脉弓和颈动脉窦压力感受器,通过反射,使延髓心跳中枢、血管舒缩中枢和交感神经兴奋,作用于心脏、小血管和肾上腺等,使心跳加快,提高心排出量,肾上腺髓质和交感神经节后纤维释放出大量儿茶酚胺。儿茶酚胺使周围(如皮肤、骨骼肌)和内脏(如肝、脾等)的小血管和微血管的平滑肌包括毛细血管前括约肌强烈收缩,动静脉短路和直接通道开放,其结果是微动脉的阻力增高,流经毛细血管的血液减少,静脉回心血量尚可保持,因而仍能维持血压不变。脑和心的微血管。受体较少,脑动脉和冠状动脉收缩不明显。故脑、心等重要生命器官的血液灌流仍可得到保证。毛细血管的血流减少,使管内压力降低,血管外液体进入管内,血量得到部分补偿。此期称微循环收缩期,是休克代偿期的微循环变化。

循环血量继续减少时,微循环的变化将进一步发展。长时间、广泛微动脉收缩和动静脉短路及直接通道开放,使进入毛细血管的血量继续减少。组织灌流不足,氧和营养不能带进组织,组织代谢紊乱,乏氧代谢所产生的酸性物质如乳酸、丙酮酸等增多,不能及时移除,直接损害调节血液通过毛细血管的前括约肌,使其失去对儿茶酚胺的反应能力。微动脉及毛细血管前括约肌舒张。毛细血管后的小静脉对酸中毒的耐受性较大,仍处在收缩状态,引起大量血液滞留在毛细血管网内,使循环血量进一步减少。毛细血管网内的静水压增高,水分和小分子血浆蛋白渗至血管外,血液浓缩,血的黏稠度增加。同时,组织缺氧后,毛细血管周围的肥大细胞受缺氧的刺激而分泌出多量组织胺,促进处于关闭状态的毛细血管网扩大开放范围,甚至全部毛细血管同时开放。这样毛细血管容积大增,血液停滞在内,使回心血量大减,心排出量进一步降低,血压下降。此即微循环扩张期,表示进入休克抑制期。

滞留在微循环内的血液,由于血液黏稠度增加和酸性血液的高凝特性,使红细胞和血小板容易发生凝集,在毛细血管内形成微细血栓,出现弥散性血管内凝血,使血液灌流停止,细胞缺氧更为加重,以致细胞内的溶酶体膜破裂,释出多种酸性水解酶,除直接消化组织蛋白外,还可催化蛋白质形成各种激肽,造成细胞自溶,并且损害其他细胞,引起各器官的功能性和器质性损害。如毛细血管的阻塞超过 1h,受害细胞的代谢即停止,细胞本身也将死亡。休克发展到出现弥散性血管内凝血,表示进入微循环衰竭期,病情严重。弥散性血管内凝血消耗了各种凝血因子,且激活了纤维蛋白溶解系统,结果出现严重的出血倾向。以上是休克失偿期的微循环变化。

8. 休克时体液代谢改变

休克时,血容量和肾血流量减少的刺激,引起肾上腺分泌醛固酮的增加,使机体减少钠的排出,以保存液体和补偿部分血量。而低血压、血浆渗透压的改变和左心房压力的降低,可使脑垂体后叶增加抗利尿激素的分泌,以保留水分,增加血浆量。

休克时儿茶酚胺的释出和对心血管系统的影响已如前述。但儿茶酚胺尚能促进胰高糖素的生成;抑制胰岛素的产生和其外周作用;加速肌肉和肝内糖原分解以及刺激垂体分泌促肾上腺皮质激素,故休克时血糖升高。此外,细胞受到血液灌流不良的影响,葡萄糖在细胞内的代谢转向乏氧代谢,只能产生少量的高能三磷酸腺苷,而丙酮酸和乳酸的产生增多。肝灌流不足时,乳酸不能很好地在肝内代谢,体内将发生乳酸聚积,引起酸中毒。蛋白质分解代谢增加,以致血尿素、肌酐和尿酸增加。

细胞和其周围的组织间液体之间存在一定的离子电位差,以保持细胞内外钾、钠有一定的浓度差,维持电位差需消耗能量。休克时,由于细胞缺氧,三磷酸腺苷减少,能量不足,细胞膜的钠泵功能失常,以致细胞内钾进入细胞外的量和细胞外钠进入细胞内的量增多。细胞外液体也随钠进入细胞内,使细胞外液体减少,而细胞发生肿胀,甚至死亡。

三磷酸腺苷的减少和代谢性酸中毒也可影响细胞膜、线粒体膜和溶酶体膜。溶酶体膜破裂后释出的酸性水解酶中最主要的是组织蛋白酶,可使组织蛋白分解,生成多种具有活性的多肽如激肽、心肌抑制因子和前列腺素等。前列腺素有多种,休克时,前列腺素对机体有益还是有害,至今还难肯定。一般认为有血管扩张作用和保护细胞功能的前列腺素(PGI2、PGE2、PGD2)起有益作用,而有血管收缩作用的 PGF2,TXA2 则属有害。线粒体的破裂造成依赖二磷酸腺苷的细胞呼吸的被抑制,三磷酸腺苷酶活力降低和依赖能量的钙转运减少。有些研究观察到休克时,机体的内啡肽生成增多。内啡肽和心排出量降低、血压降低等有关。

9. 内脏器官的继发性损害

由于微循环障碍的持续存在和发展,内脏器官的部分组织可因严重的缺血、缺氧而发生组织细胞的变性、坏死和出血而引起内脏器官功能衰竭。几种脏器同时或相继受损的情况,即为多器官衰竭,可在休克已经好转后出现,并成为病人死亡的主要原因。内脏器官继发性损害的发生与休克的原因和休克持续时间的长短有密切关系。低血容量性休克一般较少引起内脏器官的继发性损害。休克持续时间超过 10h,容易继发内脏器官的损害,累及的器官为肾、肝和胃肠道、肺、脑、心、肾上腺和胰腺等。心、肺、肾的功能衰竭则是造成休克死亡的三大原因。

肺弥散性血管内凝血造成肺部微循环血栓栓塞,缺氧使毛细血管内皮细胞和肺泡上皮细胞受损。血管壁通透性增加,血浆内高分子蛋白成分自血管内大量渗出,造成肺间质性水肿,以后造成肺泡内水肿。随后红细胞也能进入肺间质和肺泡内。肺泡上皮细胞受损后,肺泡表面活性物质生成减少,使肺泡内液—气界面的表面张力升高,促使肺泡萎陷,造成肺不张。肺泡内有透明膜形成。肺部毛细血管内血液须有通气正常的肺泡,才能进行有效的气体交换,肺泡通气量与肺毛细血管血液灌流量的正常比例(通气/灌流)为 0.8。休克时,萎陷的肺泡不能通气,而一部分通气尚好的肺泡又可能缺少良好的血液灌流,以致通气与灌流比例失调,死腔通气和静脉混合血增加,肺内右、左分流可增至 10%~20%,使低氧血症更为严重,临床上出现进行性呼吸困难的一系列症状。这种急性呼吸衰竭,统称为呼吸困难综合征,往往在严重休克经抢救,循环逐渐稳定和情况好转后,出现逐渐加重的呼吸困难,并在以后的 48~72h 内,达到最严重的程度。因休克而死亡的病人中,约有 1/3 死于此征。

肾休克时的低血压和体内儿茶酚胺增加,使肾小球前微动脉痉挛,肾血流量减少,肾小球滤过率降低,尿量减少。肾内血流发生重分布,近髓循环的短路大量开放,使肾皮质外层血流大减,其结果是肾皮质内肾小管上皮变性坏死,引起急性肾功能衰竭。

心冠状动脉灌流量的80%发生于舒张期。冠状动脉的平滑肌以β—受体占优势。在休克代偿期,虽然体内有大量儿茶酚胺分泌,但冠状动脉收缩不明显,故心脏的血液供应并无明显减少。进入休克抑制期,心排出量和主动脉压力降低,舒张期血压也下降,可使冠状动脉灌流量减少,心肌缺氧受损。此外,低氧血症、代谢性酸中毒、高钾血症和心肌抑制因子等也可损害心肌;心肌微循环内血栓可引起心肌局灶性坏死。

肝及胃肠休克时内脏血管很早发生痉挛,肝血流减少,引起肝缺血、缺氧、血液淤滞,肝血管窦和中央静脉内微血栓形成,引起肝小叶中心坏死,肝代谢和解毒功能不全,导致肝功能衰竭。胃肠道缺血、缺氧,引起黏膜糜烂出血。

脑儿茶酚胺的增加对脑血管的作用甚小。休克时脑血流量降低是动脉压过低所致。脑内小动脉的平滑肌,随血的二氧化碳分压和酸碱度的变化而舒缩。二氧化碳分压,升高或酸碱度值降低时,脑血流量增加。然而,这种调节机能要有一定的心排出量和平均动脉压才能起作用。故持续性低血压能引起脑的血液灌流不足,使毛细血管周围胶质细胞肿胀,同时由于毛细血管通透性升高,血浆外渗至脑细胞间隙,引起脑水肿,甚至发生脑疝。

对感染性休克的发病机理了解较少。一般认为感染性休克的病理生理变化和低血容量性休克基本相同,但由于感染和细菌毒素等的作用,机体的细胞常很早发生损害,不能利用氧,以致动—静脉氧差缩小。此外,感染性休克的微循环变化的不同阶段常同时存在,并且很快即进入弥散性血管内凝血阶段,不像低血容量性休克的微循环变化那样,具有收缩期、扩张期、弥散性血管内凝血和内脏器官功能衰竭的典型经过。动—静脉氧差缩小的另一原因是毛细血管前的动静脉短路大量开放,故感染性休克的微循环变化和内脏继发性损害比较严重。

从血流动力学的改变来看,感染性休克可表现为低排高阻型(或称低动力型)和高排低阻型(或称高动力型)两种类型。低排高阻型往往发生在已有液体丧失,血容量较欠缺,又继发感染的病人中,细菌内毒素直接作用于交感神经末梢,释放大量儿茶酚胺;内毒素又可破坏血小板和白细胞等,释放5—羟色胺、组织胺、缓激肽等使肺等脏器小静脉收缩,返回左心的血量减少和动脉压下降;感染灶的毛细血管通透性增加,血浆渗入组织间隙,也可使血容量进一步减少,引起休克。这种高阻力型休克的特征是周围血管阻力增加而心排出量降低。与此相反,高排低阻型休克是因感染灶释放出某些扩血管物质,而使微循环扩张,外周阻力降低,血容量相对不足,机体代偿性地增加心排出量,以维持组织的血液灌流。其特征是周围血管阻力降低,心排出量增加。革兰氏阴性细菌感染可引起低排高阻型或高排低阻型休克,但以前者较多。而革兰氏阳性细菌引起高排低阻型休克居多。

三、休克的临床表现

根据休克的病程演变,休克可分为两个阶段,即休克代偿期和休克抑制期或称休克前期或休克期。

（1）休克代偿期

在低血容量性休克中，当丧失血容量尚未超过 20% 时，由于机体的代偿作用，病人的中枢神经系统兴奋性提高，交感神经活动增加。表现为精神紧张或烦躁、面色苍白、手足湿冷、心率加速、过度换气等。血压正常或稍高，反映小动脉收缩情况的舒张压升高，故脉压缩小，尿量正常或减少。这时，如果处理得当，休克可以很快得到纠正，如处理不当，则病情发展，进入抑制期。

（2）休克抑制期

病人神志淡漠、反应迟钝，甚至可出现神志不清或昏迷、口唇肢端发绀、出冷汗、脉搏细速、血压下降、脉压差更缩小。严重时，全身皮肤黏膜明显发绀，四肢冰冷，脉搏扪不清，血压测不出，无尿。还可有代谢性酸中毒出现。皮肤、黏膜出现瘀斑或消化道出血，则表示病情已发展至弥散性血管内凝血阶段。出现进行性呼吸困难、脉速、烦躁、发绀或咯出粉红色痰，动脉血氧分压降至 8kPa（60mmHg）以下，虽给大量氧也不能改善症状和提高氧分压时，常提示呼吸困难综合征的存在。

休克的临床表现一般都随休克的病程演变而改变。

在感染性休克中，休克代偿期时，病人可出现兴奋或精神萎靡、思睡。体温突然上升达 39℃~40℃以上或突然下降到 36℃以下或有畏寒、寒战等，接着出现面色苍白、脉搏细速，则往往表示已经进入休克抑制期。

由于病理生理变化的特点，感染性休克可以出现两类不同的临床表现（见表 8-1）。但以低排高阻型为多见。在高阻力型中，血管反应以收缩为主，出现皮肤苍白、湿冷，甚至有发绀、尿少或无尿等，故又称此种类型为冷休克。在低阻力型中，血管反应以扩张为主，故皮肤温暖、干燥、色红，尿量不减，此种类型称为暖休克。不论哪种类型的感染性休克，很早即可出现过度换气。

表 9-1 感染性休克的两种临床表现

临床表现	冷休克（高阻力型）	暖休克（低阻力型）
神志	躁动、淡漠或嗜睡	清醒
皮肤色泽	苍白、发绀或花斑样	发绀淡红或潮红
皮肤温度	湿冷或冷汗	温暖、干燥
毛细血管充盈时间延长		1~2 秒
脉搏	细速	慢、有力
脉压（kPa）	<4	>4
尿量（每小时）	<25ml	>30ml

四、休克的监测

通过对休克病人的监测,既可以进一步肯定诊断,又可以较好地判断病情和指导治疗。

1. 一般监测

常可判断休克是否存在及其演变情况。

(1)精神状态:能够反映脑组织灌流的情况。病人神志清楚,反应良好,表示循环血量已够。神志淡漠或烦躁、头晕、眼花或从卧位改为坐位时出现晕厥,常表示循环血量不足,休克依然存在。

(2)肢体温度、色泽:反映体表灌流的情况。四肢温暖,皮肤干燥,轻压指甲或口唇时,局部暂时缺血呈苍白,松压后迅速转红润,表明休克好转。休克时,四肢皮肤常苍白、湿冷;轻压指甲或口唇时颜色变苍白,在松压后恢复红润缓慢。

(3)血压:休克代偿期时,剧烈的血管收缩,可使血压保持或接近正常。故应定期测量血压和进行比较。血压逐渐下降,收缩压低于 12kPa(90mmHg),脉压小于 2.67kPa(20mmHg)是休克存在的证据。血压回升,脉压增大,表明休克有好转。

(4)脉率:脉搏细速常出现在血压下降之前。有时血压虽然仍低,但脉搏清楚,手足温暖,往往表示休克趋于好转。休克指数〔脉率/收缩期血压(以 mmHg 计算)〕可以帮助判定有无休克及其程度。指数为 0.5,一般表示无休克;超过 1.0~1.5,表示存在休克;在 2.0 以上,表示休克严重。

(5)尿量:是反映肾血液灌流情况的指标,借此也可反映生命器官血液灌流的情况。安放留置导尿管,观察每小时尿量。尿量每小时少于 25mL,比重增加,表明肾血管收缩仍存在或血容量仍不足;血压正常,但尿量仍少,比重降低,则可能已发生急性肾功能衰竭。尿量稳定在每小时 30mL 以上时,表示休克纠正。

(6)失血量:失血量的估计除直接观察其丢失外(呕吐血液、便血、外伤出血)还可根据休克指数的计算来估计失血量。休克指数=脉率/收缩压,指数=0.5 示血容量基本正常;指数=1 示血容量丧失 20%~30%;指数>1 示血容量丧失 30%~50%;另一简单的估计方法是:失血量在 800~1600mL 以下血压变化不大。失血量在 800~1600mL 收缩压可降至 90~70mmHg。失血量在 1600mL 以上,收缩压可降至 70mmHg 以下。

2. 特殊监测

休克的病理生理变化很复杂。在严重的或持续时间很久的低血容量性休克和感染性休克中,血流动力学等的变化常不能从上述的监测项目中得到充分反映,尚需进一步作某些特殊监测项目,以便更好地判断病情和采取正确的治疗措施。

(1)中心静脉压:脉系统容纳全身血量的 55%~60%。中心静脉压的变化一般比动脉压的变化为早。它受许多因素影响,主要有:①血容量;②静脉血管张力;③右心室排血能力;④胸腔或心包内压力;⑤静脉回心血量。中心静脉压的正常值为 0.49~0.98kPa(5~10cmH₂O)。在低血压情况下,中心静脉压低于 0.49kPa(5cmH₂O)时,表示血容量不足;高于 1.47kPa(15cmH₂O)时,则提示心功能不全、静脉血管床过度收缩或肺循环阻力增加;高于 1.96kPa(20cmH₂O)时,则表示有充血性心力衰竭。连续测定中心静脉压和观察其变化,要比单凭一次测定所得的结果可靠。

（2）肺动脉楔压:中心静脉压不能直接反映肺静脉、左心房和左心室的压力。因此,在中心静脉压升高前,左心压力可能已有升高,但不能被中心静脉压的测定所发现。用 Swan—Gans 肺动脉漂浮导管,从周围静脉插入上腔静脉后,将气囊充气,使其随血流经有心房、右心室而进入肺动脉,测定肺动脉压和肺动脉楔压,可了解肺静脉、左心房和左心室舒张末期的压力,借此反映肺循环阻力的情况。肺动脉压的正常值为 1.3~2.9kPa。肺动脉楔压的正常值为 0.8~2.0kPa,增高表示肺循环阻力增加。肺水肿时,肺动脉楔压超过 4.0kPa。当肺动脉楔压已增高,中心静脉压虽无增高时,即应避免输液过多,以防引起肺水肿,并应考虑降低肺循环阻力。通过肺动脉插管可以采血进行混合静脉血气分析,了解肺内动静脉分流情况,也即是肺的通气/灌流之比的改变程度。导管的应用有一定的并发症。故仅在抢救严重的休克病人而又必需时才采用。导管留置在肺动脉内的时间不宜超过 72h。

（3）心排出量和心脏指数:休克时,心排出量一般都有降低。但在感染性休克时,心排出量可较正常值高,故必要时,需行测定,以指导治疗。通过肺动脉插管和温度稀释法,测出心排出量和算出心脏指数。心脏指数的正常值为 $3.20\pm0.20L/(min \cdot m^2)$。还可按下列公式算出总外周血管阻力:总外周血管阻力=平均动脉压-右心房压力(以中心静脉压代表)×80/心排出量。正常值为 $100~130kPa \cdot s/L（1000~1300dyne \cdot s \cdot cm^2）$

（4）动脉血气分析:动脉血氧分压(PaO_2)正常值为 10~13.3kPa(75~100mmHg),动脉血二氧化碳分压($PaCO_2$)正常值为 5.33kPa(40mmHg),动脉血 pH 值正常为 7.35~7.45。休克时,如病人原无肺部疾病,由于常有过度换气,$PaCO_2$ 一般都较低或在正常范围内,如超过 5.9~6.6kPa 而通气良好时,往往是严重的肺功能不全的征兆。PaO_2 低于 8.0kPa(60mmHg),吸入纯氧后仍无明显升高,常为呼吸窘迫综合征的信号。通过血气分析,还可了解休克时代谢性酸中毒的演变。

（5）动脉血乳酸盐测定:正常值为 1~2mmol/L。一般说来,休克持续时间愈长,血液灌流障碍愈严重,动脉血乳酸盐浓度也愈高。乳酸盐浓度持续升高,表示病情严重,预后不佳。乳酸盐浓度超过 8mmol/L 者,死亡率几达 100%。

（6）弥散性血管内凝血的实验室检查:对疑有弥散性血管内凝血的病人,应进行有关血小板和凝血因子消耗程度的检查以及反映纤维蛋白溶解性的检查。血小板计数低于 $80\times10^9/L$,纤维蛋白原少 1.5g/L,凝血酶原时间较正常延长 3 秒以上以及副凝固试验阳性,即可确诊为弥散性血管内凝血。

五、休克的治疗与预防

引起各种休克的原因虽有不同,但都存在有效循环血量不足、微循环障碍和不同程度的体液代谢改变。因此,对休克的治疗原则是尽早去除引起休克的原因,尽快恢复有效循环血量,纠正微循环障碍,增进心脏功能和恢复人体的正常代谢。一般可根据病情,进行相应的治疗。

（一）一般紧急措施

尽快控制活动性大出血。有时可使用休克服(裤),不但可止住下肢出血,还可以压迫下半身,起到自体输血的作用。据估计,约可增加 600~2000mL 的血液,使生命器官的血液灌流得到改善。保持呼吸道通畅,必要时可作气管插管或气管切开;保持病人安静;避免过多的搬动。病人的体位一般应采取头和躯干部抬高约 20°~30°,下肢抬高 15°~20°的体位,以增加回心静脉血量和减轻呼吸的负担。保暖,但不加温,以免皮肤血管扩张而影响生命器官的血流量和增加氧的消耗。吸氧可增加动脉血含氧量,有利于减轻组织缺氧状态。一般可间歇给氧,给氧量为每分钟 6~8L 适当应用镇痛剂。针刺人中、涌泉、足三里、内关、太冲等穴,能提高血压。

(二)补充血容量是抗休克的根本措施

要尽快恢复循环血量。通过及时的血容量补充,发生时间不长的休克,特别是低血容量性休克,一般均可较快得到纠正,不需再用其他药物。不仅要补充已丧失的血容量(全血、血浆和水电解质丧失量),还要补充扩大的毛细血管床。故补充的血液和液体量有时会很大,超过根据临床表现所估计的液体损失量很多。休克时间愈长,症状愈严重,需要补充血容量的液体也愈多。一般可根据监测指标来估计血容量和微循环情况,以调节补液的量和速度。必要时,应测定中心静脉压,根据其变化来调节补液量。以下对休克时的补液方法及补液原则做一简要的介绍:

1.限制性液体复苏

对于低血容量性休克早期处理以迅速查明病因并控制继续失血或失液,迅速恢复有效血容量为主,根据病情决定是否使用升压药,以保证脏器和组织的灌注,阻止休克的进一步发展。失血性休克的患者面临许多危险,包括电解质紊乱、凝血功能异常、多器官功能衰竭、甚至死亡。在有效控制失血、失液前,快速大量的输液可能会加重代谢紊乱和酸中毒,增加并发症和病死率。限制性液体复苏治疗中,因为麻醉所导致的血管扩张和相对血容量不足、术中非显性失水以及第三间隙液体丢失量不予补充,而手术前累计液体缺失量需要谨慎的分次补充。研究显示对于大多数择期大手术采用这种治疗方法能明显减少肺感染和肺水肿风险,加速胃肠道功能恢复,缩短住院时间。血容量减少和失血导致微循环灌注不足,导致氧气不足以供应线粒体氧化磷酸化。在细胞层面上,白细胞和红细胞、内皮细胞和平滑肌细胞功能紧密相连,以确保足够的微循环血流运输氧气到组织。这些细胞的功能受血容量的减少而减弱。失血还会引起系统性炎症,补体系统等信号通路受损。面对上述问题,液体管理可以通过各种机制来调节微循环功能以纠正血容量的减少。输注液体可以促进微循环灌注,也可以减低血液黏滞度促进血液流动。然而,过多的血液稀释可以导致微循环的分流和部分区域组织氧化损害。研究表示:在活动性出血尚未得到控制时:①在血压平稳后,小血管内已经形成的凝血块被液体冲走,没有凝血块的作用,原始出血的部位会再次出血;②血压上升的过程中会导致血管扩张;③液体进入身体后,血液稀释,血液黏滞度下降,出血增加。所以在容量复苏策略选择上,限制性液体复苏不仅可保持重要脏器血供,而且可充分激发人体的代偿机制,达到降低患者病死率。

2.量复苏时液体的选择

在低血容量性休克的抢救过程中,关于液体的使用也一直都是争论的热点。晶体液主要可以及时补充细胞外液和其中的电解质。胶体液的优点是维持血管内容量效率高、持续时间长、外周水肿轻。在文献中没有证据支持在创伤患者中应用哪种液体更有优越性。实验证明患者创伤、烧伤,或者手术后胶体的复苏与晶体相比并未降低其死亡率,此外,羟乙基淀粉的使用可能会增加死亡率,无法证明胶体液在临床试验中的使用是合理的。将晶体和胶体结合起来使用可能是更有利的。迄今为止,并没有大量的临床研究比较晶体和胶体在抢救低血容量性休克病人时的作用并且指导液体的选择。

3.低血容量性休克病人容量复苏目标。低血容量性休兑患者面临的最致命威胁即"死亡三角"(酸中毒、凝血功能障碍相关疾病和低温)。近年来,目标导向液体治疗策略成为临床研究中的重点,是基于要实现某些既定目标的补液策略。目标导向治疗在动物实验上得到了验证。在临床试验中发现严重创伤后,目标导向治疗可以降低死亡率,并减少重症监护室和总住院时间。其中,最大每搏量(SV)和心排出量是最常用的指标。目标导向液体治疗通常需要专用设备测定每搏量和心排出量,液体输注常采用滴定的方式,即补液试验。有研究表明,心脏指数和平均动脉压可以比心率变异性更可靠的反映出血性休克严重程度。但是关于容量复苏和心排量之间的关系尚无定论,所以还需要进一步探索心排量的变化与低血容量性休克的严重程度之间的关系,为其应用于临床提供确凿的证据。低血压患者的补液策略的目标是平均动脉压维持在 50~65mmHg。对于低血容量性休克的患者,目标导向治疗是一个安全策略,可以显著减少血液产品和液体的输注并且降低术后凝血障碍。对于出血性休克已被控制的患者,其复苏目标为80mmHg。容量复苏的终点目标是改善组织灌注,保证组织氧和,减轻细胞和组织的损伤。

4.血乳酸测定值

1960 年以来,血乳酸就用来判断休克的严重程度,预测死亡率和评估对液体复苏的反应的指标。因其能直接反应无氧代谢,也可作为机体低灌注的指标,乳酸水平增高提示组织缺氧,无氧酵解增加,而缺氧的机制包括氧供不足和/或组织氧利用障碍。正常人体的组织代谢是有氧代谢,糖、蛋白质、脂肪均通过三羧酸循环的有氧代谢生成能量、水和二氧化碳。当组织缺氧时,三大物质通过无氧酵解来代偿生成能量物质,同时生成酮体和乳酸,当乳酸水平超过机体代偿能力,即为乳酸酸血症。所以,乳酸水平反映着组织灌注状态和氧供氧耗状态。乳酸的测定有 3 个目的:①建立严重脓毒症的诊断(感染+乳酸升高);②如果血乳酸≥4mmol/L 更可能引发早期目标导向治疗;③如果乳酸升高,就可能把乳酸清除率作为复苏治疗的指标。动脉血乳酸正常值为1mmol/L,在危重患者允许达到 2mmol/L。乳酸升高,不仅要考虑厌氧产物的生成,还要考虑需氧机制和乳酸清除率的变化。新的复苏目标是在 24h 内使乳酸、酸碱度等反映组织灌注的指标恢复到正常。然而许多因素都可以影响血乳酸的水平,最终都会导致乳酸堆积,出现高乳酸血症,所以把乳酸作为评价组织缺血缺氧的指标可能会缺乏特异性。动态监测乳酸浓度,计算乳酸清除率和单一的乳酸浓度相比,具有更好的临床作用。当发生低血容量休克时,糖酵解增加并且丙酮酸和乳酸的积累增多,同时,会影响循环中间体,尤其是苹果酸、延胡索酸酯和琥珀酸等。最近有研究表明,乳酸/丙酮酸比率(LPR)可能是管理创伤失血性休克疗法的一个有用的标记。LPR 对于临床输血也是一个重要的指标,它可以预测缺血的发生并有效提示组织低组织灌注。所以血乳酸的测定还有很多值得应用的方面,如果可以加以有郊利用,就可以更好地指导容量复苏。

（三）积极处理原发病

在治疗休克中,消除引起休克的病变和恢复有效循环血量一样重要。由外科疾病所引起的休克,不少存在着需要手术处理的原发病变,如内脏大出血的牵制,坏死肠袢的切除,消化道穿孔的修补和脓液的引流等。应在尽快恢复有效循环血量后,及时施行手术去除原发病变,才能有效地治好休克。但在不去除原发病变,而又估计不能纠正休克的情况下,则应在积极进行抗休克的同时,及早进行手术,才不致延误抢救的时机。

（四）纠正酸碱平衡失调

虽然在休克中,都因存在组织缺氧而常有不同程度的酸中毒,但在休克早期,常因过度换气,引起低碳酸血症,反有发生呼吸性碱中毒的情况。故一般不宜在早期即用缓冲剂,以免加重碱中毒。碱中毒时,血红蛋白氧离曲线左移,氧不易从血红蛋白释出,使组织更易缺氧。一般说来,机体获得充足的血容量后,微循环障碍即能解除,组织的血液灌流得到改善,酸中毒即可消失。如补充血容量时,已应用平衡盐溶液,则有一定量的碱性药物进入体内,便无再输注碱性药物的必要。酸中毒的最后纠正,有赖于休克的根本好转,缓冲剂的治疗作用是暂时的。但是,在休克比较严重时,特别是抗休克措施开始较晚或复苏效果较差的病人中,因组织缺氧而常有酸中毒存在。经生化检验确有酸中毒时,可考虑输注碱性药物,以减轻酸中毒和减少酸中毒对机体的损害。常用的碱性药物为4%或5%碳酸氢钠溶液,一般可根据病人的二氧化碳结合力计算用量。

（五）心血管药物的应用

休克时,小动脉等一般都处于收缩状态,组织、器官的血液灌流减少,组织缺氧,并不单是血压下降的问题。使用血管收缩剂,虽可暂时使血压升高,但更使组织缺氧加重,带来不良后果。因此,在现代抗休克疗法中,已极少应用血管收缩剂。血管扩张剂的应用具有一定价值,它能解除小动脉和小静脉的痉挛,关闭动脉短路,疏通微循环,增加组织灌流量和回心血量。故一般可用于治疗一些有脸色苍白、皮肤湿冷以及瘀斑、青紫等周围循环不良表现的病人或输液量已足够,中心静脉压高于正常,但血压、脉搏仍无改善,而无其他心力衰竭表现的休克病人。在使用血管扩张剂的过程中,血管容积相对增加,可引起不同程度的血压下降。故在应用前,须先补足血容量,以免血压骤降,造成死亡。

现简要介绍一些常用的心血管药物于下:

（1）去甲肾上腺素:是一种以 α—受体兴奋为主,兼有轻度兴奋 β—受体的血管收缩剂。有兴奋心肌,收缩血管,提高周围循环阻力和升高血压以及增加冠状动脉血流量的作用。作用维持时间甚短。一般用量为 5~10mg,加入 5%葡萄糖溶液 500mL 内,静脉滴注。主要的不良反应如下:药液外漏可引起局部组织坏死。本品强烈的血管收缩可以使重要脏器器官血流减少,肾血流锐减后尿量减少,组织供血不足导致缺氧和酸中毒;持久或大量使用时,可使回心血流量减少,外周血管阻力升高,心排血量减少,后果严重。应重视的反应包括静脉输注时沿静脉径路皮肤发白,注射局部皮肤破溃,皮肤发绀,发红,严重眩晕,上述反应虽属少见,但后果严重。个别病人因过敏而有皮疹、面部水肿。在缺氧、电解质平衡失调、器质性心脏病病人中或逾量时,可出现心律失常;血压升高后可出现反射性心率减慢。以下反应如持续出现应注意:焦虑不安、眩晕、头痛、皮肤苍白、心悸、失眠等。逾量时可出现严重头痛及高血压、心率缓慢、呕吐、抽搐。

(2)间羟胺(阿拉明):可以间接兴奋 α、β—受体,对心脏和血管的作用和去甲肾上腺素相似。但作用较弱,维持时间较长,约 30min。肌肉注射一次量为 2~10mg。静脉注射一次量为 2~5mg。静脉滴注:10~20mg 加入 5%葡萄糖溶液 100mL。适用于各种休克及手术时低血压。在一般用量下,不致引起心律失常,因此也可用于心肌梗死性休克。主要的不良反应有:①心律失常,发生率随用量及病人的敏感性而异。②升压反应过快过猛可致急性肺水肿、心律失常、心跳停顿。③过量的表现为抽搐、严重高血压、严重心律失常.此时应立即停药观察,血压过高者可用 5~10mg 酚妥拉明静脉注射,必要时可重复。④静脉滴注时药液外溢,可引起局部血管严重收缩,导致组织坏死糜烂或红肿硬结形成脓肿。⑤长期使用骤然停药时可能发生低血压。

(3)多巴胺(3—羟酪胺):具有多种作用,能直接兴奋 β—受体,故能加强心肌收缩力和增加心排血量。但又具有扩张肾动脉和肠系膜动脉的作用(通过兴奋多巴胺能受体),而对一般动脉则起收缩作用(直接兴奋 α—受体),常在治疗严重休克中应用。用法:20~40mg 加入 5%葡萄糖溶液 250~500mL 内,静脉滴注。长期应用大剂量或小剂量用于外周血管病患者,出现的反应有手足疼痛或手足发凉;外周血管长时期收缩,可能导致局部坏死或坏疽;过量时可出现血压升高,此时应停药,必要时给予 α 受体阻滞剂。

(4)异丙肾上腺素:是 β—受体兴奋剂,能扩张血管,增加心脏收缩力、心排血量和心率。容易诱发心动过速。病人的心率超过 120 次/分时,不宜应用。常用量为 1mg 加入等渗盐水或 5%葡萄糖溶液 250mL 内,静脉滴注。

(5)苄胺唑琳:作用和苯苄胺相同,但作用发生快,维持时间短。用法:5~10mg 加入 5%葡萄糖溶液 100~250mL 内,静脉滴注。

(6)苯肾上腺素(新福林):是一种纯 α—受体兴奋剂,对心脏基本无作用,仅有收缩血管和升高血压的作用。作用维持时间较短,约为 10min。肌肉注射一次量为 3~10mg。静脉注射一次量为 0.5~2.0mg 或 10mg 加入 5%葡萄糖溶液 100mL,静脉滴注。

(7)苯苄胺:是一种 α—受体阻滞剂,兼有间接反射性兴奋 β—受体的作用。能轻度增加心脏收缩力、心排出量和心率,扩张血管,增加冠状动脉血流量以及降低周围循环阻力和血压。作用可维持 3~4d。用量为 0.5~1.0mg/kg,加入 5%葡萄糖溶液或全血 200~400mL 内,1~2h 可滴完。

(8)西地兰:可增强心肌收缩力,减慢心率。在中心静脉压监测下,输液量已足够,但动脉压仍低,而中心静脉压已超过 1.47kPa(15cmH_2O)时,可注射西地兰进行快速洋地黄化,西地兰的第一次用量为 0.4mg,缓慢静脉注射。有效时可再给维持量。

(9)肾上腺素:用于心脏骤停的抢救和过敏性休克的抢救,也可用于其他过敏性疾病(如支气管哮喘、荨麻疹)的治疗。与局麻药合用有利局部止血和延长药效。

(六)改善微循环

通过扩充血容量和应用血管扩张剂,微循环障碍一般可以得到改善。出现弥散性血管内凝血的征象时,应即用肝素治疗。必要时,尚可应用抗纤维蛋白溶解药物,阻止纤维蛋白溶酶的形成。

（七）皮质类固醇和其他药物的应用

皮质类固醇一般用于感染性休克和严重休克。其作用主要有：①阻断α—受体兴奋作用，使血管扩张，降低外周血管阻力，改善微循环；②保护细胞内溶酶体，防止溶酶体破裂；③增强心肌收缩力，增加心排出量；④增进线粒体功能和防止白细胞凝集；⑤促进糖原异生，使乳酸转化为葡萄糖，有利于酸中毒的减轻。一般主张应用大剂量，如甲基强的松龙 30mg/kg 或地塞米松 1~3mg/kg，加入 5% 葡萄糖溶液内，静脉滴注，一次滴完。为了防止多用皮质类固醇后可能产生的副作用，一般只用 1~2 次。有人提出三磷酸腺苷—氯化镁疗法，有增加细胞内能量，恢复细胞膜的钠—钾泵作用。

（八）中药治疗

1.辨证分型治疗

（1）厥证

治法：益气温阳、化瘀通络。

方药：当归四逆汤加味。药用人参、当归、桂枝、白芍、甘草、大枣，丹参、赤芍、麦冬。方中人参大补元气；麦冬滋养心阴；当归苦辛甘温，补血和血，与芍药合而补血虚；桂枝辛甘而温，温经散寒；甘草、大枣之甘，益气健脾，既助归、芍归血，又助桂枝通阳；丹参、赤芍活血通脉。诸药相合，以达益气养阴生血、温阳化瘀通络之功，临证应用时，应注意与不同病因相结合施治。汗出不止者，加龙骨、牡蛎涩而敛汗，四肢厥冷者，加附子回阳救逆。

（2）脱证

①阳脱治法：回阳救逆。

方药：人参四逆汤加味。用人参、附子、干姜、甘草、肉桂。

方中经参温阳益气固脱；附子、肉桂补益先天命门真火，通行十二经；干姜助附、桂升发阳气；炙甘草既可解附子之毒，又能缓姜、桂辛烈之性。诸药合用，共达回阳救逆之功。浮阳上越，面红者，加用生龙骨、牡蛎以收敛浮阳；目陷色黑者，加山萸肉、五味子以益肾纳气；冷汗不止者，加麦冬、五味子、龙骨、牡蛎益气敛阴止汗。

②阴脱治法：益气养阴固脱。方药：固阴煎加减。用人参、生地、山萸肉、黄芪、麦冬、五味子、肉桂、甘草。方中人参甘平，大补元气；黄芪助人参益气固脱；生地、麦冬、山萸肉养阴生津，五味子敛阴；少佐肉桂温阳，以期阴得阳助则源泉不竭之意。诸药合用，共奏益气养阴固脱之功。若阴阳俱脱者，宜阴阳双补以固脱，则以人参四逆汤合固阴煎加减；若见唇色、指端青紫者，加入丹参、赤芍、红花、川芎等活血之品。

2.中医其他治疗

（1）生脉针：以生脉散配制而成，每次 40~60mL，以等量的 50% 葡萄糖稀释后静注或加入 10% 葡萄糖中滴注，治疗心源性休克、感染性休克有效。

（2）参麦针：用人参、麦冬等量配制成 10% 的浓度，每次 20~30mL 加入 50% 的葡萄糖 40mL 静脉注射，每 10~30min1 次，直到血压回升改为静滴，对心源性休克、感染性休克、失血性休克均有效。

（3）参附针：每次 10~20mL，加入 50% 葡萄糖 30~40mL 静注，1~2 次后，用 40~80mL 加 10% 葡萄糖 250~500mL 静滴，一日二次。对阳脱有效。

（4）强心灵：每次 0.125~0.25mL，加 50% 葡萄糖 20mL 静脉缓慢推注，一日 1 次，对心源性休克有效。

（5）枳实针：每次 0.3~0.5g/kg 体重，加入 5% 葡萄糖 10mL 缓慢静注，每 15min1 次，待血压回升后，改为 0.15~0.35g/kg，加入 10% 葡萄糖 100mL 中静滴。休克纠正后停药，对低血容量性休克、阴脱之重症有效。与生脉针合用，对过敏性休克、中毒性休克均有效。

六、休克的护理

1.积极防治感染。

2.做好外伤的现场处理，如及时止血，镇痛，保温等。

3.对失血或失液过多（如呕吐，腹泻，咯血，消化道出血，大量出汗等）的患者，应及时酌情补液或输血。

七、休克患者的饮食保健

患者应注意休息；溶血发作期不宜吃酸性食物，如猪肉、牛肉、鸡肉、蛋黄、鲤鱼、鳗鱼、牡蛎、干鱿鱼、虾、白米、花生、啤酒等，宜吃碱性食物，如豆腐、海带、奶类及各种蔬菜、水果等；进行免疫抑制剂治疗期间，应注意皮肤、黏膜的清洁护理，保持口腔清洁，预防肛周感染；恢复期患者可适当活动，但不可过度疲劳。

八、休克的并发症

休克易并发 DIC（弥散性血管内凝血），严重者可造成死亡，因此对休克患者需及时进行抢救。

弥散性血管内凝血（disseminated intravascular coagulation,DIC）是一个综合征，不是一个独立的疾病，是在各种致病因素的作用下，在毛细血管，小动脉，小静脉内广泛纤维蛋白沉积和血小板聚集，形成广泛的微血栓，导致循环功能和其他内脏功能障碍，消耗性凝血病，继发性纤维蛋白溶解，产生休克，出血，栓塞，溶血等临床表现，过去曾称为低纤维蛋白原血症（defibrination），消耗性凝血病（comsumptive coagulopathy），最近有人认为以消耗性血栓出血性疾病（comsumptive throm-bohemorrhagic disordors）为妥，但最常用的仍为弥散性血管内凝血，急性型 DIC，起病急骤，发展迅速，常见的临床症状有以下几点：

1.出血　轻者可仅有少数皮肤出血点，重症者可见广泛的皮肤，黏膜瘀斑或血肿，典型的为皮肤大片瘀斑，内脏出血，创伤部位渗血不止。

2.血栓有关表现

（1）皮肤血栓栓塞：最多见指端、趾端、鼻尖、耳郭皮肤发绀，皮肤斑块状出血性坏死，干性坏死等。

（2）肾血栓形成：少尿、无尿、氮质血症等急性肾功能衰竭表现最常见。

（3）肺血栓形成：呼吸困难、发绀、咯血，严重者可发生急性肺功能衰竭。

（4）胃肠道血栓形成：胃肠道出血、恶心、呕吐与腹痛。

（5）脑血栓形成：烦躁、嗜睡、意识障碍、昏迷、惊厥、颅神经麻痹及肢体瘫痪。

3.休克 肢端发冷、青紫、少尿和血压下降，以血管内皮损伤引起的 DIC 较为多见。

4.溶血 因微血管病变，红细胞通过时遭受机械性损伤，变形破裂而发生溶血，临床上可有黄疸、贫血、血红蛋白。

5.原发病症状。

九、休克的预后

休克的预后与休克发生的原因及其他一些因素有关。比如，创伤性休克患者的预后取决于两点：其一是遭受创伤的器官种类及创伤的严重性，其二是患者是否及时得到正确的救治。如未遭到致命性伤害，如能及时地解除休克原因，补足失去的血容量，纠正心血管系统及其他重要脏器功能紊乱，纠正酸中毒，患者血压仍可恢复，循环衰竭亦可得纠正。如低血压时间过长（超过 2h），组织细胞因缺氧时间过久而坏死，产生了许多血管扩张性物质，使静脉和毛细血管床更加扩张，大量血液淤滞在器官内，血流迟缓，各器官的微循环内微血栓广泛形成，静脉回流减少（有效循环进一步减少）。组织细胞因缺氧时间过长，使毛细血管的通透性增高，血浆和血细胞大量渗出到血管外，又进一步降低有效循环血量，产生恶性循环，使休克越来越重。延髓生命中枢长时间缺氧，患者随时都有呼吸和心跳停止的危险。肾脏亦因长期缺血而出现肾功能衰竭。其他心、肺都因缺血、缺氧造成严重损伤。抢救困难，预后亦差。

第二节 感染性休克

感染性休克（septicshock），又称脓毒性休克，是指严重感染或严重脓毒症病人在给予足够液体复苏后仍无法纠正持续性低血压，常伴有低灌流状态（包括乳酸中毒、少尿或急性意识状态改变）或器官功能障碍。感染性休克诊断应符合如下标准：①临床上有明确感染灶；②有 SIRS 的存在；③收缩压低于 12kPa（90mmHg）或较原基础值下降的幅度超过 5.33kPa（40mmHg）至少 1h 或血压需依赖输液或药物维持；④有组织灌注不良表现，如少尿（＜30mL/h）超过 1h 或有急性神态障碍；⑤发现血培养有致病微生物生长。在此过程中应注意某些休克病人由于应用了影响心肌变力的药物或血管收缩剂，即使是在低灌流状态和器官功能障碍时，仍没有低血压表现。

一、感染性休克相关的体液因子、介质和毒素

1.肿瘤坏死因子（tumornecrosisfactor,TNF）

TNF 也称恶液因子(cachectin),是由于感染毒素和抗原,补体 C3a、血小板激活因子(platel-er-activatingfactor,PAF)和白细胞介素-1(interleukin-1,IL-1)等激活单核巨噬细胞、淋巴细胞、Kupffer 细胞和血管平滑肌而分泌,并在感染性休克中产生一系列的不良作用,如血管通透性增高、组织水肿等。TNF 能引起前列腺素、白三烯(leukotrienes,LT)PAF 增多从而引起一系列的病理生理改变,TNF 可引起发热反应、中性粒细胞黏附和脱颗粒、分解代谢亢进、并作用于血管内皮细胞表面而促进血栓形成、严重者导致弥漫性血管凝血(DIC)。

2.血小板激活因子(platelet-activatingfactor,PAF)

PAF 是一种具有生物活性的甘油磷脂,生物作用效价极高,极微量即可引起明显的生理病理改变。氧自由基、感染毒素和抗原、组织胺。缓激肽。TNF 和 IL-1 等均可以激活中性粒细胞、单核-巨噬细胞、血小板及肥大细胞而产生 PAF。PAF 可引起血管通透性增高,组织水肿,血压和心搏出量降低,中性粒细胞黏附脱颗粒和血小板聚集形成微栓。

3.白介素 1(interleukin-1,IL-1)

IL-1 是白介素家族中最早被发现的。它由感染毒素和抗原。细胞损伤产物、PAF、TNF 和补体 C5a 等激发巨噬细胞、淋巴细胞而产生,并引起 PAF 的释放,导致血管内凝血而引起微循环功能障碍。IL-1 可以引起发热反应,中性粒细胞黏附脱颗粒以及分解代谢亢进,尽管 IL-1 与 TNF 没有同源的氨基酸序列,但 IL-1 诱导的血流动力学和血液的变化与 TNF 相似。有资料表明,极微量的格兰菌内毒素或链球菌外毒素均可引起 IL-1 生成明显增加。在感染性休克中,由于 IL-1 的释放增加而导致了许多系统发生变化。如 IL-1 可通过诱导前列环素(PGI2)合成引起血管的舒张和抑制血小板聚集,IL-1 又可以通过诱导血栓素 A2(TXA2)合成增加而引起血管的剧烈收缩和促进血小板聚集。如果 PGI2 和 TXA2 生成水平失调,就会引起血液流变学的病理生理改变。

4.花生四烯酸的代谢产物(AAM)

花生四烯酸是 N-6 未饱和脂肪酸,是细胞膜磷脂的组成成分。AAM(血栓素、前列腺素和 LT)是一组作用性很强的血管活性调理介质,在感染性休克起这种重要的作用。

TXA2 是 AAM 环氧化酶催化代谢过程中的一种中间产物,主要由血小板合成,具有强烈的收缩血管和促使血小板聚集的功能,半衰期极短,大约 30s,会迅速被水解成稳定的无生物活性的 TXB2。要了解 TXA2 的水平,一般是通过测定 TXB2 来反映 TXA2 水平。

前列环素(prostacyclin,PGI2)PGI2 是 AA 氧化酶催化代谢过程中另一种中间产物,主要由血管内皮细胞产生,与 TXA2 作用相反,能剧烈扩张血管和抑制血小板聚集,半衰期约 2min,能水解为稳定的无活性的代谢产物 6-keto-PGF1a,一般是通过测定 6-keto-PGF1a 来了解 PGI2 水平。另外花生四烯酸代谢过程中还产生了另外几种前列腺素(prostaglandins)、一般认为 PGD2、PGE2、PGI2 的功能几乎一致,属于血管扩张性前列腺素。而 PGF2 则与 TXA2 相似,具有血管收缩功能。

LTLT 是 AA 经脂氧化酶作用而产生的产物。它们有 LTC4、LTD4、LTE4 和 LTB4 等,具有许多炎症激活作用。通过改变血流动力学参与休克的病理生理过程。LTC4、LTD4、LTE4 能增加血管通透性、降低心肌收缩力、诱发肾、肺和冠状动脉收缩。并引起一过性血压升高以后,发生持续性低血压。在感染时,内毒素可以通过阻碍肝脏对 LT 的清除,是 LT 的作用加强。

5.内毒素(endotoxin)

内毒素是细菌壁的一种脂多糖成分,它本身并无活性,与机体内某些特殊成分结合后发生作用。如能引起释放出溶酶体酶、激肽、组胺、5-羟色胺、前列腺素、内啡肽、TNF、PAF、IL-1、LTS等。或内毒素本身作为异种抗原,激活补体系统,从而引起一系列的病理生理改变。内毒素可以直接损伤线粒体而引起细胞的氧代谢异常。

6.一氧化氮(NO)

NO 是在 L-精氨酸通过一氧化氮合成酶的作用下转化而成。它能通过激活可溶性尿苷酸环化酶而增加内皮细胞和平滑肌细胞内的环鸟苷酸(cGMP)水平,引起血管扩张。正常情况下,主要在内皮细胞、脑组织和肾上腺内合成,适量的 NO 起着调节血管张力的作用。在感染严重,或者感染性休克时,由于内毒素、TNF、IL-1、r-干扰素等炎性介质的刺激作用,巨噬细胞、中性粒细胞、Kupffer 氏细胞和肝细胞等产生大量的 NO 合成酶,合成了大量的 NO,使血管明显扩张,循环阻力骤降。此外 NO 还可以抑制血小板聚集作用。在感染性休克时难以纠正的低血压与过量合成的 NO 密切相关。除了上述毒素和介质外,尚有其他多种物质参与了感染性休克的病理生理过程。如因子Ⅷ相关抗原、抗凝血酶Ⅲ、组织纤溶酶原激活物及其抑制物、组织胺、肺病灶生成因子、心肌抑制因子、激肽等。

二、感染性休克的病理生理改变

感染性休克是一种特殊类型的循环衰竭,在血流动力学的改变上与其他类型休克有明显的不同。主要特点是循环阻力下降,心输出量正常或增多,肺循环阻力增加,组织血流灌注减少。

1.体循环阻力下降

感染性休克时,由于内毒素等因素的作用,短时间内释放出大量各种类型的体液因子或炎症介质,发生作用后导致了血流动力学出现剧烈的改变。微循环的改变可以不按从微循环收缩期、微循环扩张期到微循环衰竭期这一顺序演变,而是一开始就发生了动脉系统的病理性扩张。阻力血管的扩张导致了体循环阻力下降以及难以纠正的低血压。也就是说,在感染性休克时,常出现扩张血管的物质明显增多,缩血管物质产生相对不足,血管通透性明显增加,血容量明显不足而出现临床上难以纠正的低血压。

2.心肌收缩力受抑制

人们一般认为,感染性休克时心肌受到抑制,心输出量降低是低血压的主要原因。但是随着临床研究的进一步深入,研究者们发现在感染性休克时,心输出量并没有减少,反而增加,流经冠状动脉的血量也没有减少,甚至还是增加。而在另一方面,在感染性休克时,产生的心肌抑制因子(MDF)、TNF、NO、IL-1、IL-2 和 IL-6 均可影响心肌细胞代谢状态和血管的反应性,使得流经心肌的动静脉血氧含量差明显减少,心肌摄氧能力下降,直接或间接地抑制了心肌的收缩力。

3.肺循环阻力增加

感染性休克时,肺动脉压一般轻度或中度增高,有时肺循环阻力可显著升高。这些变化除了影响体循环功能外,又由于肺动脉压增高,肺的血液灌注受到阻碍,表现为通气/血流比例失调,氧合能力下降,使循环中的血氧浓度降低。感染性休克时,体循环阻力降低而肺循环阻力增高可能是体循环和肺循环血管对某些体液因子或炎性介质反应性不同而引起的。例如。在感染性休克时,体循环对去甲肾上腺素反应性受到抑制,出现体循环血管扩张,而与此同时,肺循环对去甲肾上腺素反应性受到抑制较小,肺血管阻力无降低,加上此时心肌收缩功能受到抑制,肺的血管阻力就相对增高。感染性休克时,炎性介质(如肺病灶生成因子)或毒素等均可直接损伤肺部或是缺氧可引起肺血管痉挛。LT可使肺毛细血管通透性增高。所有这些,均可导致肺血管阻力增高。

4.组织血流灌注减少与细胞缺氧

感染性休克时,虽然心输出量正常或高于正常,循环血量处于高流量状态,但并不等于组织灌流量正常或增多。相反,组织灌流量是减少的。在这方面和其他各类型休克相似,即组织严重缺氧,出现血乳酸水平增高,酸中毒等病理生理改变。其机理可能与血流分布异常和动静脉短路开放增加有关系。

5.组织细胞氧利用功能障碍

在感染性休克时,由于细菌毒素和炎性介质对组织细胞的损害,尤其在损害了细胞内的线粒体功能后使细胞的氧代谢功能障碍。正常情况下,组织细胞能够从循环中得到足够的氧,这是细胞所消耗的氧量不是取决于循环系统提供的氧量,而是取决于组织细胞本身需要消耗多少氧量。在生理情况下如循环系统送来氧量逐渐减少,细胞能通过调节,提高自身的氧摄取能力,通过摄取足够的氧,保证氧耗量的恒定。而当循环供氧逐渐减少,低于某一临界值,超出了细胞自身代偿性提高摄氧能力时,氧耗量开始下降,细胞处于缺氧状态。感染性休克时,即使输送到组织细胞的氧量是正常甚至是增加的情况下,由于细胞摄氧率及氧的利用率降低,组织细胞还是处于缺氧状态。

6.凝血与纤溶功能障碍

感染性休克时,凝血功能与纤溶功能亢经常同时存在,凝血与纤溶平衡失调,一般先出现凝血系统激活,随之伴有纤溶活化,然后两种过程同时存在,交错发展,往往是在某一阶段内以某一过程占优势。当凝血过程占绝对优势,而纤溶过程受到强烈抑制时,血管中大量血栓形成,造成一系列的病理性损伤,病情迅速恶化。

三、感染性休克的临床表现

休克的发展时期不同,临床症状不同,从休克发生的早期、进展期、晚期三个不同时期分别阐述其临床症状。

1.休克早期的临床表现

温暖型休克:温暖型休克病人初期四肢温暖,皮肤干燥,肢端色泽稍红,手背静脉充盈,心率快,心音有力。但是由于血液大量从开放的动静脉短路及其直接通道通过,导致了微循环灌注不良,加上组织细胞利用氧、摄取氧的能力降低,组织处于缺氧状态,有一定程度的酸中毒存在。由于扩血管物质过度释放引起难以纠正的低血压,肾的血流量减少。各种炎性介质的释放、肾血流分布发生异常,可出现肾小球率过滤降低,尿量减少。

寒冷型休克:寒冷型休克病人初期意识尚清,神志淡漠或稍有烦躁不安、精神紧张等交感神经兴奋症状。病人体内儿茶酚胺产生增加,还可表现为微小动脉收缩引起的一系列症状体征,即脸色与皮肤苍白,口唇轻度发绀、湿冷、脉搏细速,血压正常或偏低,脉压<4.0kPa(30mmHg),血压音变弱,呼吸深而快,尿量减少,眼底检查可见动脉痉挛。

2.休克进展期的临床表现

随着组织缺氧的进一步加重,出现毛细血管扩张、微循环瘀滞、心肌受到抑制、肺循环阻力增加、回心血量和心搏出量降低,无氧代谢增加。临床上主要表现为低血压(收缩压降至10.7kPa(80mmHg)以下,甚至测不到)、脉压小、酸中毒加重。病人烦躁不安或嗜睡,意识不清,甚至处于昏迷状态,尿少或尿闭。心音低钝,心率增快、脉细弱或不能触及,脸色发绀,四肢厥冷、皮肤湿冷、体温不升或过高热。

3.休克晚期的临床表现

休克晚期:病人的临床表现为血压测不出来,发生DIC并出现主要系统或脏器功能不全。

DIC病人:主要表现为顽固性低血压和广泛性皮肤黏膜或内脏出血,常以消化道出血为多见,表现为呕血,便血或黑便。

急性心功能不全:由于心肌抑制因子对心脏的作用、酸中毒对心肌的损害、冠状动脉灌流减少、心脏血管的微血栓形成、心肌对氧的利用能力降低等造成心脏的功能出现障碍。表现为心音低钝、心率快速、出现奔马律、心律失常、中心静脉压升高。心电图示心肌受累及缺血改变。此时即使血容量已经补足,血压仍低或测不出。

急性肺功能障碍或称成人呼吸窘迫综合征(Adult respiratory distress syndrome,ARDS):表现为进行性呼吸困难和发绀,吸氧也不能使之缓解,肺底可闻及细小湿罗音或呼吸音减低。由于代谢性酸中毒、低氧血症进行性加重,血pH值急骤下降,血中CO_2和乳酸大量积累。血气分析氧分压<9.3kPa(70mmHg)。X线摄片显示网状阴影及斑点状阴影或出现毛玻璃样病变。

急性肾功能障碍:由于血容量减少,肾脏微循环功能障碍、肾血流分布异常、毒性物质对肾的损害等因素,肾功能出现障碍。表现为尿量明显减少或无尿、尿液中有蛋白、红细胞和管型、尿相对密度固定、尿酸化功能出现障碍。反映肾小管损害程度的指标尿视黄醇结合蛋白(RBP)和尿N-乙酰-β-氨基葡萄糖苷酶(NAG)明显较前升高,血尿素氮(BUN)和血钾增高。

中枢神经系统的功能障碍:由于脑的微循环功能障碍,可出现抽搐、四肢肌张力增高或肢体瘫痪、昏迷及瞳孔改变、呼吸不规则等脑水肿的临床表现。

肝功能衰竭:由于感染中毒、缺氧和微循环功能障碍、肝细胞的结构及功能受损,表现为黄疸、转氨酶增高、低蛋白血症。腹水。严重者可出现肝昏迷。

4.感染性休克的监测

(1)感染性休克的一般监测

精神与意识状态:能够反映脑组织的灌流情况及脑细胞有无缺氧存在。病人神志清楚、反应良好,常表示血容量已经足够。如果神志淡漠或烦躁、头晕、眼花或从卧位改为坐位时出现晕厥、神志昏迷,常表示循环血量不足,休克依然存在,表明神经细胞已受抑制,病情危重。

皮肤色泽和温度:皮肤色泽及温度主演是反映体表灌流情况。如果四肢温暖,皮肤干燥,轻压指甲或口唇时,局部暂时缺血显得苍白,松压后迅速转为红润(在 1~2s 内就恢复),表明是温暖型休克或休克已经好转。当休克逐步进展,外微循环出现障碍时,皮肤苍白或发绀、肢端皮肤湿冷、与躯干间的温差增大、轻压指甲或口唇时颜色苍白、松压后有苍白恢复至正常色泽时间延长,表明毛细血管充盈时间延长,如果超过 5s,说明休克仍在发展中。如果皮肤出现瘀点或瘀斑,提示已有血管内凝血发生。在感染性休克时,由于具有高排低阻的特点,上述症状可能在休克发展到终末期才出现,应该予以注意。

血压:是观察休克发生发展过程中的一个比较重要指标。感染性休克早期,虽然体循环血管可出现扩张,血管阻力下降。但是由于代偿作用,血压可保持或接近于正常。但若感染性休克逐渐加重,大量扩血管物质产生作用后血压可持续降低,即使是补足了血容量,也不能是血压恢复正常。在临床上应定时动态测量血压并进行比较,最好能使用心电血压监护仪监测。对怀疑有可能发生感染性休克病人的监护过程中,如收缩压<12kPa(90mmHg),脉压<2.67kPa(20mmHg)是休克存在的证据。当血压回升,脉压增大,表明休克好转。

脉搏:感染性休克时,在血压下降之前脉搏常出现细速。有时血压偏低,但脉搏慢而有力,手足温暖,可能是温暖型休克的一种表现或是休克趋于好转,但是综合各种情况来给予区别。休克指数〔脉率/收缩压(以 mmHg 计算)〕可作为一种次参考指标来判断有无休克及其严重程度。指数为 0.5,一般表示无休克;超过 1.0~1.5 表示存在休克;超过 2.0 表示休克严重。但在判定感染性休克时,由于病理生理的特殊性,要特殊谨慎。

呼吸:在休克早期,由于有效循环血量减少或细菌毒素对呼吸中枢的刺激,呼吸可以加快,但如已出现了代谢性酸中毒,呼吸可变的深长,休克进展到晚期,呼吸浅速,出现点头或叹气样呼吸。

颈静脉和外周静脉:充盈情况静脉萎缩提示血容量不足,充盈过度则反映输液过多或心功能不全。

尿量:尿量能简单、方便、相对准确地反映肾血流灌流情况,从而也可以反映生命器官血流灌流的情况。每个可能发生或已经发生感染性休克的病人,均需留置导尿管观察每小时尿量。尿量<25mL/h,比重增加,表示可能有肾血管痉挛或血容量不足,如血压正常,但尿量仍少,比重降低,则可能已发生急性肾功能障碍,尿量稳定在 30mL/h 以上时,表示休克已纠正或正在好转中。

(2)感染性休克的特殊检测指标

中心静脉压:静脉系统容纳全身血量的 55%~60%,中心静脉压能反映右心房或胸腔段腔静脉压力,中心静脉压的变化一般早于动脉压的变化。多种因素可影响中心静脉压,主要因素有血容量、静脉血管张力、右心室排血能力、胸腔或心包内压力、静脉回心血量。中心静脉压的正常值为 0.49~0.98kPa（5~10cmH$_2$O），如：①血压偏低，中心静脉压低于 0.49kPa（5cmH$_2$O）时表明血容量不足；②中心静脉压高于 1.47kPa（15cmH$_2$O）时，提示心功能不全，静脉血管床过度收缩或肺循环阻力增加；③中心静脉压超过 1.96kPa（20cmH$_2$O）时，提示有充血性心力衰竭存在。一般要动态测定中心静脉压，单次测定结果，较难反映真实情况。

肺动脉楔压（PAWP）：中心静脉压不能直接反映肺静脉、左心房和左心室的压力，因此可能存在着下述情况，即在中心静脉压升高前，右心压力可能已有升高。用 Swan-Ganz 肺动脉漂浮导管，从周围静脉插入上腔静脉后，将气囊充足，使其随血流经右心房、右心室而进入肺动脉。测定肺动脉压和肺动脉楔压，可了解肺静脉、左心房和左心室舒张末期的压力，借此反映肺循环阻力情况。肺动脉压正常值为 1.3~1.9kPa；肺动脉楔压正常值为 0.8~2.0kPa。增高表明肺循环阻力增高。肺水肿时，肺动脉楔压超过 4.0kPa。在临床上若肺动脉压已增高，中心静脉压还未增高，即应注意避免输液过多，以防引起肺水肿，并要设法降低肺循环阻力。另外，通过插入肺动脉的 Swan-Ganz 导管，还能取得真正混合静脉血标本进行血气分析，了解肺内动静脉分流情况，即肺的通气/灌流之比的改变程度。导管留置在肺动脉内的时间不宜超过 72h。由于导管的使用会造成一定的并发症，故只有抢救严重休克病人才使用。2016 年有资料表明，使用 Swan-Ganz 管测定肺动脉楔压有可能增高危重病人死亡率，所以对肺动脉楔压的测定意义尚需进一步评价。

心排出量：心排出量为心率和每次心搏出量的乘积。根据心排出量可了解休克病人是属于高排还是低排性休克，以利于治疗。正常人值为 5~6L/min。休克时心排出量一般都降低，但在感染性休克时，往往有高排底阻的情况存在，即心排出量可较正常增高，同时外周血管阻力降低。所以，必要时要进行测定，一直到舒缩血管药物的使用。

心脏指数（CI）：指每平方米体表面积的心排出量，正常值为 3.2±0.2L（m^2·min）。休克时如 CI 偏低，则按心衰处理，若 CI 偏高，则按血流分布紊乱处理，感染性休克时，CI 往往是偏高。

总外周血管阻力：正常总外周血管阻力为 100~130kPa· S/L。感染性休克病人，可能由于大量输血管物质作用，总外周血管阻力往往是降低的。依据总外周血管阻力来选用血管活性药物，可比较和估计药物的作用效果。

动脉血气分析：在临床上，观察与治疗感染性休克病人时，动脉血气分析是一种方便、快速和准确的监测方法。能使医生及时了解病人的动脉血氧分压，二氧化碳分压和血液酸碱度等情况，以便及时做出相对应的处理。动脉氧分压（PaO$_2$）正常值为 10~13.3kPa（75~100cmH$_2$O），动脉血 pH 值正常值为 7.35~7.45。休克时，如病人无原发性肺部疾病，常由于有过度换气，PaO$_2$ 一般都较低或在正常范围内。如超过 5.9~6.6kPa（45~50cmH$_2$O）而通气良好时，往往是严重的肺功能不全的征兆。PaO$_2$ 低于 8.0kPa（60cmH$_2$O），吸入纯氧后仍无明显升高，常表示已发生急性肺功能衰竭。通过测定血气分析，还可以了解休克时代谢性酸中毒的演变。

胃黏膜的 pH 值（pHi）的测定：指通过对病人胃黏膜表层二氧化碳的测定，再根据 Henderson-Hasselbach 公式推算出黏膜细胞的 pH 值（pHi），已被认为是临床上了解局部组织缺氧情况行之有效的方法。由于休克发生后，胃肠黏膜氧利用首先受到影响，而在休克被纠正后胃肠黏膜的氧利用最后才得到恢复。因而检测 pHi 的变化，能了解胃肠黏膜组织内酸中毒的程度及胃肠黏膜的氧利用情况,也在一定程度上反映了整个机体组织氧代谢状态。通过提高氧输送量还可以探查到 pHi 的变化来了解胃肠黏膜局部氧的利用情况,间接地了解其他部位氧利用情况及变化趋向如感染性休克病人在提高氧输送量的情况下,pHi 仍呈明显的下降趋势,病人预后极差。如经提高氧输送量及各种抗休克治疗后,pHi 逐渐回升,说明局部组织利用氧的情况逐步得到改善,抗休克治疗有效。

动脉血乳酸盐测定:正常值为 1~2mmol/L。一般来说,感染性休克持续时间越长,血液灌流障碍越严重,组织缺氧或氧利用障碍会越明显,动脉血乳酸盐浓度也越高。乳酸盐浓度持续升高的时间越久,表示病情越严重,预后越差。如病人乳酸盐浓度超过 8mmol/L,几乎难以存活。

DIC 实验室检查:对怀疑有 DIC 的病人,应进行有关血小板和凝血因子消耗程度及反应纤维蛋白溶解性的检查。血小板计数若低于 $80×10^9/L$、纤维蛋白原少于 1.5g/L、凝血酶原时间较正常延长 3s 以上、副凝固试验阳性,即可确诊为 DIC。

尿常规和肾功能检查:感染性休克病人发生肾功能衰竭时,尿比重往往由初期的偏高转为低下、尿渗透压降低、尿与血渗透压之比<1.5、尿排出量>40mmol/L、血尿素氮和血肌酐值升高、尿与血浆肌酐浓度之比<15。如出现肾小管坏死或受到损害时,RBP 和 NAG 会明显增高,尿酸化功能也会收到障碍。

各种血清酶类和电解质测定:如有血清转氨酶、磷酸肌酸激酶和乳酸脱氢酶明显升高,表明已有心、肝等重要器官受到损害,组织细胞已出现坏死。感染性休克时,组织细胞已出现坏死,多有电解质紊乱,要积极监测,以便及时纠正。

一些特殊体液物质的测定:测定 TXB2 可了解能强烈收缩血管和促进血小板聚集作用的 TXA2 水平。测定 6-keto-PGF1a 可了解能强烈舒张血管,引起外周血管阻力降低,抑制血小板聚集的 PGI2 水平。

5.感染性休克的治疗

吸氧:感染性休克病人由于组织灌流不足,组织多有缺氧存在。吸氧可以增加动脉血含氧量,有利于减轻组织的缺氧状态。一般是间歇给氧,给氧量为 6~8L/min。

镇静与止痛:感染性休克病人常有精神紧张或焦虑,再加上局部炎症引起的疼痛,不利于抗休克治疗。因此要尽量在心理上消除病人对休克反应所产生的恐惧感,可以适当使用镇静剂,或者镇痛剂。

补充血容量:补充血容量是抗休克治疗的关键措施。由于感染性休克病人常有广泛的全身血管扩张或炎症过程引起了各种液体丧失,病人的循环血量往往明显不足,要尽快恢复循环血量。后者不仅需要补充已丧失的血容量,还要补充瘀滞于扩大的毛细血管床中的血容量(感染性休克时,这部分的血容量较多)。补充的液体量往往是超过根据临床表现多估计的液体损失量。一般来说,休克时间越长,症状越严重,血压下降越明显,所需补充的液体量也就越多。在大量快速的血容量补充过程中,要根据监测指标来估计血容量及微循环情况,以调节补液的量和速度。最好是在监测中心静脉压的情况下进行补液。如连续几次测得的中心静脉压均低于 0.49kPa(5cmH₂O),说明液体量明显不足,要快速补足血容量。若中心静脉压已达到或超过了

1.47kPa(15cmH₂O),表明液体量已足够或已出现了心功能不全,要控制液体量的输入。

积极处理原发病:外科感染性休克病人多有较明确的严重病灶存在,除了要积极抗休克、尽快恢复有效循环血量、选用有效的抗生素外,还要及时对原发病如急性梗阻性化脓性胆管炎、绞窄性肠梗阻、急性弥漫性腹膜炎等病人做出相应的处理。在病人临床症状体征稍有好转或稳定后应进行手术已去除原发病灶。对估计不去除原发病灶,不能纠正休克时,应在积极抗休克治疗的同时,马上手术处理原发病灶,这样才不至于延误抢救时机。手术方式的选择应以简单、快速有效为主,彻底的手术治疗一般要等待休克改善后才进行二期手术。对坏死的肠管,为了缩短手术时间,减轻手术创伤,只行肠外置术,等待病情好转后再行肠切除。急性梗阻性化脓性胆管炎病人引起严重休克的情况下,只行胆囊或胆管造口引流术。而不是冒险进行胆囊切除或胆总管空肠 Roux-Y 型吻合术。

纠正酸碱平衡失调:感染性休克时,由于组织缺氧及氧利用障碍,常有不同程度酸中毒存在。但在休克早期,往往又由于代偿性的过度换气,引起低碳酸血症,有呼吸性碱中毒的情况存在。故一般不易在早期即使用缓冲剂,以免加重碱中毒。因为碱中毒能使血红蛋白氧离曲线左移,氧不易从血红蛋白释出,使组织对氧的利用能力降低,加重组织缺氧。一般而言,机体获得充足的血容量后,微循环障碍即能解除,组织血液灌流得到改善,酸中毒即可减轻或消失。但如果是严重的感染性休克病人或发病时间较长的病人多有酸中毒存在, 要适量补充碱性药物,以减轻酸中毒及其对组织细胞的损伤。一般是直接补给适量 5%碳酸氢溶液。

6.心血管活性药物的使用

鉴于前负荷不足是感染性休克常见问题,应用血管活性药物的前提是血容量恢复正常或前负荷基本恢复。应用指征:①充分液体复苏,中心静脉压达到 8~12mmHg(1mmHg=0.133kPa)或肺动脉嵌顿压达到 15mmHg,但平均动脉压仍<65mmHg。②尽管积极液体复苏,血容量难以迅速恢复,平均动脉压<65mmHg。③虽然血压正常,但仍存在内脏器官缺氧。我们在药物选择和剂量上首选去甲肾上腺素(1~100ug/min)内脏灌注明显不足或心排出量降低者,联合应用去甲肾上腺素与多巴酚丁胺(5~20ug/min);血压正常,但内脏灌注不足的患者,可用多巴酚丁胺。慎重选用多巴胺和肾上腺素。应用血管活性药物的初级目标是使循环稳定,动脉收缩压>120mmHg,心率<90次/min,尿量>60mL/h。应用血管活性药物的中级目标是纠正全身氧代谢紊乱,使动脉血 pH>7.35,乳酸正常;高级目标是改善内脏缺氧,使胃黏膜 pH>7.35。当然,应用血管活性药物最终目标是防止 MODS,降低感染性休克病死率。

7.皮质激素的应用

在抗感染休克治疗过程中应积极选用皮质激素。有资料表明,大剂量使用皮质激素可明显降低感染性休克病人的死亡率。其作用主要由改善微循环,稳定细胞内溶酶体膜、防止溶酶体破裂、增强心肌收缩力、增加心排出量、增进线粒体功能和防止白细胞聚集,促进糖原异生,使乳糖转化为葡萄糖, 有利于酸中毒的纠正。一般采用大剂量短疗程法。地塞米松剂量可达 1~3mg/kg 或甲基强的松龙 30mg/kg,加入 5%葡萄糖内静脉滴注,一次滴完,一般使用 1~2 次。

8.利尿药和脱水剂的使用

感染性休克病人在补足血容量后尿少或无尿时，用速尿 20~40mg 加入葡萄糖中静脉注射。如怀疑脑水肿或已有脑水肿存在时,可静脉滴注 20%甘露醇,每次 1~2g/kg,20~30min 内滴完。

9.胃肠黏膜保护药的应用

感染性休克病人,胃肠黏膜常出现急性黏膜病变或应激性溃疡,应预防性选用胃肠黏膜保护药物,如抗酸药物中和胃酸或 H_2-受体阻滞药(如甲氰咪呱或洛赛克等)抑制胃酸分泌。

10.DIC 的治疗

DIC 征象时可选用肝素治疗。每次剂量为 0.5~1mg/kg(1mg=125U),溶于 40~100mL10%葡萄糖内,每 4~6h 静脉推注一次,若凝血时间超过正常值一倍以上,则延长肝素给药的间歇时间或减量。疗程为 3~7d。如应用肝素是凝血时间超过 30min 者,应停用。肝素和潘生丁合用可取得协同作用,潘生丁剂量成人为 50~150mg,6h 静脉缓注。若有继发性纤溶严重出血时,在使用肝素后可静脉滴入 6-氨基乙酸 4~6mg,6~8h 缓注,或者用对羟基苄胺每次 100~200mg 静脉推注。

11.中医中药治疗

感染性休克病人可用针刺人中、足三里、内关和太冲穴来提高血压,并可依据病情需要选用补气、凉血、清热、温中、活血等方法治疗。

第三节　创伤性休克

一、创伤性休克的简介

创伤性休克(traumatic shock)是由于机体遭受暴力作用后,发生了重要脏器损伤、严重出血等情况,使患者有效循环血量锐减,微循环灌注不足;以及创伤后的剧烈疼痛、恐惧等多种因素综合形成的机体代偿失调的综合征。因此创伤性休克较之单纯的失血性休克的病因、病理要更加复杂。创伤性休克在平时及战时均常见,发生率与致伤物性质、损伤部位、致伤能量、作用时间、失血程度、患者平时生理状况和伤后早期处理均有关。随着高速公路的发展及暴力犯罪的增加,严重创伤及多发伤的发生率日益增多,创伤性休克的发生率也随之增高,多发伤中休克的发生率可高达 50%以上。平时外伤中。战伤中常规武器的战伤休克率可占 10%~20%现代战伤等救护中,严重的多发性创伤、头胸部伤、大血管伤等休克发生率可高达 40%左右,其中弹片伤较子弹的发生率高。各部位伤中,以腹部、骨盆和胸部穿透伤的发生率较高。核战争休克发生率可达 25%~30%。因此,不论平时或战时,创伤性休克都是创伤救治中早期死亡的重要原因。

二、创伤性休克的病理生理变化

休克的原因很多,类型也不相同,但各种休克的病理生理过程却基本相同。

1.休克时的血流动力学变化　正常机体血压的维持有赖于 2 个基本因素,即心输出量和外周血管阻力的稳定其和血压的关系为:血压=心输出量×外周阻力。休克是一个复杂又相互连续

的病理过程,但为了叙述的方便,通常将其分为3个阶段:

(1)休克代偿期:当机体受到致休克因素侵袭后(如大出血),心输出量随着血容量的减少而下降,机体要维持血压的稳定唯有增加外周血管阻力,亦即使周围血管收缩。机体这种代偿反应是通过中枢和交感神经系统的兴奋和体液因素等综合作用形成的。儿茶酚胺类等血管收缩物质的大量分泌,可以引起周围血管强烈收缩,使血液重新分配,以保证心、脑等重要脏器的血流灌注此时心输出量虽然下降,但通过代偿血压仍可保持稳定,这一阶段称为休克代偿期(微循环收缩期)。若能及时补充液体,纠正血容量不足,休克可能好转,因此该期又称可逆性休克。

(2)休克期:如休克代偿期不能及时有效地纠正,皮肤和周围脏器血管长期持续痉挛,发生血液灌流不足,引起周围组织缺血、缺氧,组织代谢由有氧氧化变为无氧酵解丙酮酸、乳酸等代谢产物积聚,使组织处于酸性环境,同时被破坏的组织释放大量血管活性物质如组胺、缓激肽等,都将作用于微循环,使毛细血管前括约肌麻痹血管短路打开毛细血管网可全部开放但由于微静脉平滑肌和毛细血管后括约肌对缺氧和酸中毒的耐受性强,仍处于关闭状态,因而毛细血管床的容量扩大大量血液淤积在毛细血管床内血管内静水压增高,液体外渗,有效循环血量进一步减少。进入休克中期亦即微循环扩张期。

(3)失代偿期:随着休克中期血流在微循环中淤滞缺氧严重,组织细胞损害,毛细血管通透性增加水和小分子的血浆蛋白因而渗至血管外第三间隙血液浓缩,黏性增大,凝血机制发生紊乱,甚至形成微血栓,进而导致弥散性血管内凝血(DIC),进入休克晚期即微循环衰竭期。如果DIC不能制止,可以发生血管阻塞,形成细胞和组织坏死,导致多脏器功能衰竭因此晚期休克属于失代偿期,休克难以逆转。

创伤性休克时,血流动力学改变亦可能有体液因子参与。体液因子中除儿茶酚胺外,还有一些物质和系统对休克微循环病理变化起重要作用,其中肾素-血管紧张素系统中的血管紧张素可引起内脏血管收缩,并可引起冠状动脉收缩和缺血,增加血管通透性因而发生心肌缺血和病损,使心肌收缩力下降,加重循环障碍;并可与儿茶酚胺、血栓素等共同作用造成肠系膜血液减少使肠壁屏障功能丧失,肠腔内毒素进入血液此外,血管紧张素还可使胰腺灌流减少,促使心肌抑制因子形成和高血糖分泌,抑制或损害心肌等,使休克加重。前列腺素类物质中除前列腺素体系(PGs)外,血栓素(TXA2)和前列腺环素(PGI2)也有重要作用 TXA2 是极强烈的血管收缩物质,并可引起血小板进一步聚集导致血栓形成 PGI2 的作用与 TXA2 相反,可以扩张血管和抑制血小板凝聚休克时 TXA2 增加,PGI2 减少,故可加重血栓形成。休克时,由于细胞缺氧和酸中毒,溶酶体膜稳定性降低,并可破裂,释放出酸性蛋白水解酶,分解蛋白质,产生心肌抑制因子(MDF)。后者除可使心肌收缩力减弱外,还可引起内脏血管收缩,循环阻力增高。休克刺激可使腺垂体大量释放 β-内啡呔,从而引起血压下降和心率减慢另外,自由基增多(如氧自由基和羟自由基等)可引起脂质过氧化,使血管内皮受损伤,血管通透性增加。

2.休克时组织代谢变化

(1)细胞代谢障碍:近年来对休克的研究已深入到细胞和亚细胞水平。现已知道休克时体内实质细胞和血细胞代谢发生变化,可产生一系列血管活性物质并使血液流变学发生改变从而造成微循环紊乱,使休克病情加重。细胞产能减少,是休克时细胞代谢的基本改变。现已提出休克细胞的概念。由于缺氧葡萄糖酵解增加代谢产物通过无氧酵解,转变为乳酸,细胞内 ATP 大量减少,细胞膜和亚细胞膜(细胞内线粒体和溶酶体膜等)不能维持正常功能和细胞膜电位下降,使细胞膜钠-钾泵作用失效,细胞膜功能障碍,形成休克细胞。细胞外液中的 Na+ 和水进入细胞内,造成细胞肿胀。细胞内 K+ 外移,使血 K+ 升高,引起心肌损害,又可成为反馈因素,使休克加重。细胞膜损害,还可使细胞外液中的 Ca2+ 进入细胞内,细胞内 Ca2+ 升高,可抑制线粒体膜,使 ATP 的利用更加受阻,形成恶性循环。细胞损害继续加重最终导致细胞死亡。细胞功能障碍的同时,亚细胞膜也同样受到损害,线粒体膜肿胀变形,线粒体能量产生率下降高尔基体和内胞浆网状结构膜也受到损害,影响蛋白质的合成。溶酶体膜破裂后,可释放出大量溶酶体酶,从而激活多种激肽,导致更多细胞死亡,形成恶性循环。

(2)酸碱平衡紊乱:由于缺氧,休克时糖酵解增加,可造成乳酸、丙酮酸和其他有机酸性产物的堆积,从而发生代谢性酸中毒。酸中毒首先发生于细胞内继而至细胞外液中,动脉血中出现代谢性酸中毒时,说明休克已进入晚期。休克末期由于肺微循环的严重损害,气体交换障碍,O_2 不能进入体内,CO_2 不能排出,血中 CO_2 分压($PaCO_2$)升高,发生代谢性酸中毒,同时使 HCO_3- 下降血 pH 下降,形成合并呼吸性酸中毒的复合性酸中毒,治疗效果极差。

3.休克时机体免疫功能的变化 在休克初期机体免疫系统具有防止休克恶化的作用,但当休克发展到一定阶段,由于血供减少和多种有害物质的作用,导致暂时性免疫抑制表现为免疫球蛋白和补体量减少,巨噬细胞和细胞内氧化过程不同程度的抑制。中性粒细胞趋化性降低,淋巴细胞及各种抗原反应低下。当 G-细胞死亡或破裂时释放出具有抗原性的内毒素,并形成免疫复合物沉淀于肾、肝、肺、心等脏器内皮细胞上,使细胞膜破裂和细胞超微结构改变,影响细胞内氧化,使 ATP 形成减少;也可使溶酶体破裂,释放多种溶酶,使细胞崩解死亡,免疫功能更加低下。

4.休克时各种脏器的改变 休克时可以造成心血管肾肺、肝、脑、胃肠道等多种脏器代谢和免疫防御功能衰竭。它们可以同时或先后发生给休克救治带来很大困难。其发生机制主要是低灌流造成的诸脏器微循环衰竭、缺氧和内毒素,死亡率很高。

(1)肾脏:休克时最易受影响的主要器官之一休克早期即可由于循环血量不足,加之抗利尿激素和醛固酮分泌增多,出现肾前性少尿。如休克持续时间长,肾皮质血流锐减而造成损伤肾小管坏死出现急性肾衰竭。此外肌红蛋白、血红蛋白沉淀于肾小管可以形成机械性阻塞。毒素物质损害肾小管上皮细胞,也可促成急性肾衰竭。

(2)肺脏:肺微循环功能障碍,肺内动、静脉短路的大量开放,造成大量动静脉血掺杂缺氧,可使肺泡上皮细胞损伤,肺泡表面活性物质减少,血管通透性增加造成肺水肿和出血肺泡萎缩和肺不张,使通气和血液灌注比例失调。低氧血症持续性加重及呼吸困难并可进而发生急性呼吸窘迫综合征(ARDS)休克时的肺部表现亦称休克肺。

(3)心脏:休克晚期,心脏可由于低血压、心肌内微循环灌流量不足心肌缺氧而受损害,可发生心力衰竭。

（4）肝脏：休克时，肝脏血流量明显减少，肝脏低灌注可导致肝细胞坏死，空泡变性，线粒体肿胀，Kupffer细胞损害，解毒能力降低导致防疫功能削弱临床上可出现高胆红素血症和转氨酶升高严重时出现肝功能衰竭和肝性脑病，肝脏的消化、合成、解毒、转化功能可完全丧失。

（5）胰腺：休克时胰腺细胞内溶酶体破溃，释出水解酶、胰蛋白酶，可直接激活数种凝血因子，易引起肺血栓形成。心肌抑制因子可直接造成心肌损害，组织蛋白脂酶、磷脂酶更与不可逆休克的产生有密切关系。

（6）胃肠道：休克时的消化道低灌注可引起胃肠道黏膜缺血，发生糜烂和应激性溃疡等。

（7）脑：对缺氧最敏感，临床上休克早期脑缺氧表现为过度兴奋，烦躁不安，缺氧加重可发生脑水肿及其他继发性改变患者可由兴奋转为抑制，最后导致昏迷。

三、临床表现

创伤性休克与损伤部位、损伤程度和出血量密切相关，急诊时必须根据伤情迅速得出初步判断，对重危伤员初诊时切不可只注意开放伤而忽略极有价值的创伤体征。注意观察伤员的面色、神志、呼吸情况、外出血、伤肢的姿态以及衣服撕裂和被血迹污染的程度等。

1.休克早期，脑组织缺氧尚轻，伤员兴奋、烦躁、焦虑或激动随着病情发展，脑组织缺氧加重，伤员表情淡漠、意识模糊，至晚期则昏迷。

2.当周围小血管收缩、微血管血流量减少时皮肤色泽苍白，后期因缺氧、瘀血，色泽青紫。

3.当循环血容量不足时，颈及四肢表浅静脉萎缩。

4.休克代偿期，周围血管收缩，心率增快。收缩压下降前可以摸到脉搏增快，这是早期诊断的重要依据。

5.周围血管收缩，皮肤血流减少肢端温度降低四肢冰冷。

6.用手按压患者甲床，正常者可在1秒内迅速充盈，微循环灌注不足时，则说明毛细血管充盈时间延长，提示有效循环血量不足。

7.临床上常将血压的高低作为诊断有无休克的依据。但在休克代偿期由于周围血管阻力增高，收缩压可以正常，可有舒张压升高，脉压可<4.0kPa（30mmHg），并有脉率增快，容易误诊因此应将脉率与血压结合观察。休克指数=脉率/收缩压（mmHg）：一般正常为0.5左右。如指数=1，表示血容量丧失20%~30%；如果指数>1~2时，表示血容量丧失30%~50%。通过临床观察总结出血压脉率差法正常值为30~50，数值由大变小，提示有休克的趋势。计算法为：

收缩压（mmHg）-脉率数（次/分钟）=正数或>1为正常；若等于0，则为休克的临界点；若为负数或<1，即为休克。负数越小，休克越深。由负数转为0或转为正数，表示休克好转。

总之，对血压的观察应注意脉率增快脉压变小等早期征象，如待休克加重、血压下降、症状明显时很可能失去救治时机。

8.正常人尿量约50mL/h。休克时，肾脏血灌流不良，尿的过滤量下降，尿量减少是观察休克的重要指标。可采用留置导尿管持续监测尿量，电解质、蛋白比重和pH值。

四、监测

当机体受到严重创伤后,机体迅速出现以有效循环血量不足、组织器官微循环急剧恶化为基础的一系列病变,造成循环衰竭。治疗过程始末有效监测患者相关指标并及时予以正确处理,对减少并发症及降低病患死亡率有重要意义。

1.监测内容

（1）精神状态

精神状态是脑组织血液灌流和全身循环状况的反映。精神状态好,对外界刺激能正常反应,表示循环血量基本充足,若患者淡漠、谵妄、嗜睡或昏迷则反映脑因血液循环不良而发生障碍。

（2）肢体温度、色泽

肢体温度、色泽反映体表灌流情况。由于失血、大量液体复苏,体腔暴露使热量丢失增加,加之产热功能损害,患者中心温度明显降低。低体温会导致外周血管阻力增加、血红蛋白氧离曲线左移、氧释放减少。当体温<35℃可影响血小板的功能,降低凝血因子的活性,影响纤维蛋白的形成,增加严重出血的危险性,是出血和病死率增加的独立危险因素。全身低温既是重度失血休克病情进展的结果,又是其发展加重和死亡的关键因素之一,当体温<32℃,死亡率高达100%。

（3）血压

血压不是反映休克程度的最敏感指标,在判断病情时还应结合其他参数进行综合分析。在休克患者中血压应定时测量、比较,通常认为收缩压<90mmHg,脉压<20mmHg或血压较基础血压下降30%,表示存在休克的可能;未使用血管活性药物并且无明显活动性出血时出现血压回升,脉压增大,表明休克好转。

（4）脉率

脉率变化多出现在血压变化之前。当血压还比较低,但脉率已恢复且肢体温暖者,常表示休克趋向好转,目前临床常通过计算休克指数协助判断病情轻重。休克指数（shock index,SI）[脉率/收缩压（以 mmHg 计算）],是反映血流动力学的临床指标之一,可用于粗略估计失血量及休克程度分级。通常认为,该指数正常值为 0.5~0.7。SI<1 失血在循环血量的 1/4 以下;SI≈1 失血达循环血量的 1/4~1/3;SI>1 失血>1/3 循环血量。SI>1 时表明机体存在休克,SI>2 时,表示休克严重。SI 越大,病死率越高,病情越重。

（5）尿量

尿量监测是危重患者多种监测指标中的一项重要内容,反映肾脏血流灌注水平的最直接最敏感的生理指标。尿量<0.5mL/（kg·h）,尿比重增加,表明肾血管收缩存在或血容量不足;血压正常,但尿量仍少,比重降低,则可能发生急性肾功能衰竭;尿量稳定在 1mL/（kg·h）以上时,表示休克纠正。

2.动脉血气分析

（1）碱缺失

不但可反映全身组织的酸中毒情况,还能准确反映休克的严重程度和复苏程度。与创伤后24h内晶体和血液补充量相关,碱缺失加重与进行性出血大多有关。碱缺失增加而病情似乎平稳的患者需细心检查有否进行性出血。碱缺失可分为3度:轻度(-2~-5mmol/L),中度(-6~-14mmol/L),重度(≤-15mmol/L)。碱缺失与患者的预后密切相关,碱缺失的值越低,多器官功能障碍综合征(MODS)发生率、死亡率和凝血障碍的概率越高,住院时间越长。碱缺失≤-15mmol/L,则有生命危险。

(2)血乳酸盐测定

正常人体内含有一定量乳酸盐(正常值1~1.5mmol/L),为葡萄糖代谢中间产物。当机体缺氧时葡萄糖进行无氧代谢,乳酸不能进一步分解为二氧化碳和水,导致乳酸在体内大量堆积。创伤性休克时,患者血液灌流障碍严重,导致血乳酸盐浓度升高。休克时血乳酸水平被认为是判断缺氧严重程度及预后的重要指标,是危重患者病情监测的有用指标,可用于判断疾病的严重程度及客观地评价预后。乳酸水平越高,且长时间不能恢复正常者,预后越差。预后不佳。血乳酸<1.4mmol/L,病死率为0;<4.4mmol/L,病死率为22%;4.4~8.7mmol/L,病死率为78%;>10mol/L,病死率为90%;若>13mmol/L,则病死率为100%。

3 混合静脉血血气分析

混合静脉血氧分压(PvO$_2$)反映了组织耗氧的状态,故PvO$_2$可作为组织缺氧程度的一个指标。临床上监测动静脉氧分压及其差值(PaO$_2$-PvO$_2$)则可了解组织对氧的利用情况。混合静脉血即肺动脉血,它所引流的组织包括了来自上腔、下腔和冠状静脉窦的血液回流至肺动脉而混合血,其真正反映了全身静脉的氧分压,即混合静脉血氧分压(PvO$_2$)正常均值为39mmHg。在维持PvO2>75%时,通过输注晶体和胶体液可以改善组织灌注,维持氧供需平衡,使各项生理指标逐渐恢复正常,此时没必要输血。根据PvO$_2$≤75%进行输血可能比血红蛋白值更敏感和精确。

4.凝血机制异常

各类创伤患者极易引起纤溶亢进及伴发弥散性血管内凝血(DIC)。外伤患者体内血凝系统平衡失调,受损组织释放大量组织因子入血,组织及内皮下成分暴露,激活血小板凝血和纤溶系统,造成凝血因子消耗,纤溶亢进,激活凝血瀑布,当合并感染时白细胞释放的白细胞介素-1(IL-1)和白细胞介素-6(IL-6)可影响血浆纤溶酶原激活物抑制物分泌,促进凝血过程。因此,此时使用促凝剂并不适宜,考虑到同时存在创伤性出血,也不宜使用抗凝剂。显然,抗休克治疗时,积极祛除休克病因,尽早纠正创伤导致的凝血-纤溶病理状态才是治疗的关键。

5.有创血流动力学监测

对于复苏过程中生命体征的监测并指导复苏有着重要的意义。通过放置中心静脉导管、漂浮导管、动脉导管等测量平均动脉压(MAP)、中心静脉压(CVP)、肺动脉嵌压(PAWP)、心排血量(CO)等。Swan-Ganz导管通过热稀释原理测定心排量(CO)是最经典的心功能监测方法,同时还可以测定CVP、PAWP和PAP(肺动脉压),并通过上述血流动力学参数计算出血管阻力,对整体循环功能的判断具有重要的临床意义。

(1)中心静脉压

中心静脉压正常值为 6~12cmH$_2$O。在创伤性休克患者抢救治疗过程中,中心静脉压可对患者血容量及新功能估测起一定作用,对临床补液量具有一定指导意义。创伤性休克患者中心静脉压<6cmH$_2$O 时,表示血容量不足,如无明显活动性出血,可适当增加补液量以补充循环血量;对有活动性出血患者则应适当补液,维持重要脏器灌注,尽快手术止血;>10cmH$_2$O 时,则提示有心功能不全可能,静脉血管床过度收缩或肺循环阻增加;>20cmH$_2$O 时,则表示有充血性心力衰竭,应限制补液量,如患者血压许可,一般情况好,充分评估患者病情后可予适当强心、利尿治疗。

(2)肺动脉楔压

肺动脉楔压(PCWP)正常值 6~15mmHg,对创伤性休克患者,通过测定 PCWP 可了解肺静脉、左心房和左心室舒张末期的压力,是反映左心功能及其前负荷的可靠指标,借此反映肺循环阻力的情况,为临床一项重要的监测指标。失血性休克的患者,如果 PCWP 降低,则提示应补充血容量。其值<8mmHg 时,伴心输出量的降低,周围循环障碍,说明血容量不足;当其值>20mmHg 时,说明左心功能轻度减退,但应限液治疗;>25~30mmHg 时,提示左心功能严重不全,有肺水肿发生的可能,限制液体入量时还应给予适当强心治疗。

6.其他新指标

(1)胃黏膜 pH 值

胃黏膜 pH 值的降低不仅与胃肠黏膜的氧合障碍有关,同时还与全身组织氧合不足有关。研究结果表明,胃黏膜 pH 值的变化是反映肠道及全身组织氧合情况的重要指标,可以根据 pH 值的变化,采用适当的液体复苏和应用血管活性药物,以便及时发现并纠正隐性休克。

(2)舌下黏膜二氧化碳分压(PslCO$_2$)

Povoas 等研究指出,PslCO$_2$ 改变与组织氧合状态具有良好的相关性,随着休克加重,PslCO$_2$升高,休克纠正,PslCO$_2$降至正常;并发现 PslCO$_2$ 与动脉血乳酸变化呈高度一致性。因此提出,连续性监测 PslCO$_2$ 对休克复苏具有指导意义。

(3)肠黏膜毛细血管氧合血红蛋白饱和度(SgO$_2$)

用光纤导管置于胃内,用反射分光镜测定肠黏膜毛细血管氧合血红蛋白饱和度(SgO$_2$)。已知 SgO$_2$ 和混合静脉血氧饱和度(SvO$_2$)与 pHi 的相关性很好。临床中应该应用什么指标来监测患者,必须结合不同医院科室的现有设备及技术条件。必须强调的是,不管是传统的血压、脉搏无创指标还是新的介入有创指标,都需要进行动态的监测,不可能仅仅靠单次所谓高精尖的监测结果就能做出最终的判定。简单的指标应用得当,一样可以起到有效合理的临床指导作用。

五、治疗

针对创伤性休克的应激反应、缺血、缺氧和炎症反应失控病例特点。治疗上应实施坚持"一个中心"、突出"两个重点"、抓好"三个环节"的治疗策略。即坚持对引起休克的原发伤及时有效处理为中心,突出以迅速补液扩容改善微循环及充足合理的氧供为重点,抓好心血管药物的应用、酸碱平衡的纠正和感染防治这三个环节。

1.紧紧围绕以解除危及生命的原发伤为中心

这在抗休克中具有举足轻重的地位,是治本之举,治源之策。严重创伤性休克的一切表现和症状都是因此而来的。如果创伤原发灶得不到有效的处理或诊断处理重大失误,就不能从源头上消除病因、遏制休克的发展,其他的措施都是徒劳的、无济于事的或仅取短暂表面效果,不能从根本上解决问题。如严重颅脑伤的及时手术减压、血肿清除;腹腔脏器和大血管破裂的及时修补和摘除;气胸和血胸的充分引流;粉碎性长骨干骨折的整复固定等,必要时可边补液边手术。只要病灶已构成严重威胁,手术指征明确,就应果断手术。有条件立即进行,没条件应创造条件尽快进行。有时只有手术,才能扭转休克的恶性循环,从根本解决问题。特别是当有颅、胸和腹腔三腔脏器为原发病灶时,必须优先处理,因为它容纳了几乎所有的重要脏器,调节着全身各项重大功能,可以不夸张地说,"三腔"脏器损伤的严重程度和处理结果,基本上决定着伤员的预后。

2.迅速补液扩容改善微循环是抗休克的根本性措施

在输液之前我们要明确三点:输什么?输多少?怎么输?这也就是输液所要注意的"质"、"量"和"速度"。在这里推荐一种应用休克指数来估计失液量的方法:休克指数 $S=$ 脉搏(次/min)/收缩压(mmHg)。休克指数适用于低血容量性休克和创伤性休克。在有大量伤员的情况下,可将休克指数 1 作为优先救治伤员的指数。例如:成年男性休克指数 S 正常值为 0.54±0.021;若 S<1,丢失液体量<血容量的 1/4,即<1000mL;若 S=1,丢失液体量占血容量的 1/4~1/3,即 1000~1500mL;若 S=2,丢失液体量>血容量的 1/3,即>2000mL;若 S>2 或血压测不到,丢失液体量>血容量的 1/2,即 2500~3000mL。

液体一般首选平衡液,再辅以适当的红细胞悬液和血浆、代血浆等胶体。在急诊条件下,以现有条件和病情来决定输入病人身边能够得到的液体。平衡液有两种配方:一种是 1/3 量的 1/6mmol/L 乳酸钠与 2/3 量的林格液的混合液;另一种是 1/3 量的 1.4%碳酸氢钠与 2/3 量的林格液的混合液。这些平衡液都具有共同的特点:①成分接近细胞外液,大量输入不易导致电解质紊乱;②大约入量的 1/3 停留于血管内,扩容效果好;③细胞外液是毛细血管和细胞间进行氧气和营养物质交换的媒介,休克时功能性细胞外液的减少是造成不可逆性休克的因素之一,平衡液近似细胞外液的组成,约输入量的 2/3 进入细胞外液,能有效地补充细胞外液,从而可提高生存率,降低死亡率;④含乳酸钠或碳酸氢钠,有缓解酸中毒的作用;⑤黏滞度低,能冲缓毛细血管内的血球凝集,疏通微循环;⑥含钠离子,对休克时的肾小管功能有一定的保护作用,减少肾功能衰竭的发生;⑦不会发生输血、溶血、血清性肝炎、过敏、输血反应;⑧配置简单、来源容易、经济、便于运输和大量供应。平衡液也具有一些自身的缺点:不能携氧;不能增加胶体渗透压;不能取代血液和胶体;大量输入后应警惕血液过度稀释,组织间隙的水肿。在有高乳酸血症时,不宜使用含乳酸钠制剂;在有高碳酸血症时,不宜使用碳酸氢钠制剂。若 Hb<6%~8%或 HCT<20%或有肺、脑水肿的存在,应减少平衡液的用量,适当加用血浆、白蛋白、右旋糖酐和代血浆的比例。

输注 7.5%氯化钠溶液(4mL/kg)能有效地改善微循环状态。这是因为此溶液的高渗性,能把组织间隙和肿胀细胞内的水分"吸出",起到自体扩容的作用。近年来临床推荐采用7.5%高渗盐(HS)250mL(相当于2000mL等渗液的复苏效果)的6%右旋糖酐溶液,在治疗中起到明显作用。高渗盐溶液把细胞内液吸入细胞外液中,高渗右旋糖酐又把细胞外液吸收到毛细血管内,能扩容稳定血压,增加回心血量,改善血流动力学,降低血液黏稠度,减轻组织水肿、增加尿量,降低颅内压,改善脑、肺、肾功能,又无须交叉配合试验,也无凝血过敏之忌,使输液量大大减少,故更适应那些大量补液有矛盾的病人。HS浓度过高,用量过大时,可引起高氯性酸中毒及低钾血症。目前提倡小剂量疗法,每次输入2mL/kg,间隔15~20min可重复一次,总量<12mL/kg。选择高渗的晶体、胶体液的适当组合可减少输液总量,是休克及急危重病人选择复苏液的一个动向。但是,Bunn通过17项询证医学研究(共869例),没有证据支持在创伤、烧伤、大手术后病人应用高渗晶体液比等渗晶体液治疗可以降低死亡率。关于高渗盐溶液在液体复苏中的作用仍需要足够大的样本比较才能得出结论。适量使用胶体液比单纯使用晶体液复苏具有更多的优点。胶体液一般包括:全血、血浆、血浆白蛋白和其他人工合成的血浆代用品,如羟乙基淀粉(706代血浆)、右旋糖酐70。胶体液可使组织间液回收血管内,使循环量增加1~2倍。它可以减少用液总量,对维持胶体渗透压、纺织组织过度水肿而影响氧弥散、对有效的稳定循环更有意义。但是,用量过大可使组织液过度丢失,且可发生出血倾向。故胶体液用量一般不超过1500~2000mL。补液的速度和总量取决于休克的程度、失液量、血流动力学的改变,心、肺、肾功能、微循环灌注的现状以及病人对液体复苏的反应。在休克初期,强调快速足量补液,它与拖延慢速补液疗效大不相同。中度休克,即在15~30min内注入1000~2000mL平衡液,即输入总量为估计丢失总量的3倍,其中包括输全血600~800mL。因为输入液体中2/3没有参加到有效循环中而是进入第三间隙;容量血管扩大,动静脉短路开放,有效循环血量锐减;血液在微循环大量淤积,损伤区有大量血液和体液的丢失(有时临床不易发现),毛细血管和细胞膜通透性增加,体液外渗和重新分布等病理变化。根据"丢多少补多少"的原则常常达不到纠正休克的效果。因此,若要维持微循环的灌流和大循环的稳定,所需纠正休克的补液量必须远远超过估算的失液量,大约为失液量的2~4倍。所以补液量原则应该是"需多少补多少"。若HCT<0.25或Hb<60g/L时,应输全血。一般HCT为0.3时,尚能完成红细胞的携氧任务。若无把握可先将估计需要补液量减半快速输入,再根据病人的整体反应调节。应在减慢输液后,以血压、脉率、脉压差、末梢循环状态、皮肤色泽、尿量、中心静脉压等大部分指标恢复正常平稳为度。这种方法确实争取了手术时机,挽救了不少为重伤员的生命。

限制性液体复苏是近年来研究的一个热点,就是在应用手术控制出血前,谨慎的实施低血压措施,减少内出血,目的就是寻求一个复苏的平衡点,即可通过液体复苏适当地恢复组织器官的血流灌注,又不至于过多的扰乱机体的代偿机制和内环境。在彻底止血前,按超常补液会造成血压升高,加重出血;血液过度稀释,不易形成新的凝血块或使已形成的凝血块脱落,降低机体的凝血及能,引发在出血;会造成肺水肿、肺间质水肿,不利于氧的弥散;血液过度稀释,血色素降低,不利于氧的携带和运送等。出于同样的理念,新修订的美国创伤高级生命支持(TAIS)教程把在事发现场"就地复苏,在转运"的传统救治程序改变为"不复苏,立即转运,直到具备手术条件"的新程序。

实施限制性液体复苏时应注意三个问题:①应是有侧重点和慎用点的。彻底止血前,限制性液体复苏适用于有活动性出血的休克病人,尤其是胸部和心脏外伤病人。但对于严重脑外伤来说,就要慎用。合并颅脑伤的严重多发伤病人,多有休克和低血压情况,当务之急是立即手术清创,彻底止血。MAP不可降得太低,会影响脑的灌注;MAP也不可太高,大量补液扩容会加重脑水肿和出血。②注意个体化差异,重视伤情的特殊性,特别是伤前状况,切勿一概而论。以MAP50~60mmHg为标准指导补液量和速度,不一定是用于所有的人。因为有部分患者伤前长期高血压,MAP至少>107mmHg(140/90mmHg),且早已适应了这种高血压的状态。现在把伤员的MAP一下子调整到50~60mmHg,就极有可能造成这部分病人脑供血不足,影响到脑和心肾的灌注不良。正常健康人,脑的灌注量=平均动脉压–颅内压(CPP=MAP–ICP),CPP为70~90mmHg,MAP多为75~105mmHg,ICP为5~15mmHg。在合并颅脑伤的严重创伤性休克病人中因低血压休克脑缺氧脑水肿之故,ICP只会增高,不会降低,若同时合并有脑实质的损伤或颅内血肿,则ICP会更高,(远远大于50mmHg),必然会使脑的灌注压(CPP)进一步降低,甚至趋向于0,直接影响脑复苏的效果。同时,长时间低血压低灌注,易引发脑栓塞。虽好能维持有高血压伤员的MAP为伤前的2/3为宜,即90mmHg左右。③掌握好限制性液体复苏的时限。应该说,创伤后出现失血性休克的状态,是一种病理性的、对机体有伤害的特殊情况,采取限制性液体复苏是个把损害降低到最低程度的不得已而为之的权宜之计,并不表明这种状态合理性,也不表明限制性液体复苏的时间越长越好。所以应该积极进行彻底的手术止血,减轻和缩短休克的程度和时间,使机体尽快恢复到伤前的生理状态。在彻底的止血之后,如果因容量不足,休克不能纠正,人可以快速补液。

掌握好输液速度是落实抗休克措施的基本保证。由于伤情不同,伤员个体间的巨大差异,脏器损害严重度不同,很难有一个补液公式能涵盖所有这一切。补液过快过量,易发生泵功能衰竭、肺水肿、脑水肿;补液过慢不足,组织灌注和内环境难以及时改善,直接影响到疗效。故提几个有意义的指标:

体重(W):体重意味着机体对液体的容纳能力。在休克、创伤、感染、组织缺氧、脏器衰竭时,血管通透性改变,液体外渗到第三间隙。体重越重,应激状态下丢失液体也越多,补液不论总量或速度上都有相应的体现。体重每增减5kg,补液量应当相应的增减10%。

休克指数(S):即脉搏(次/min)/收缩压(mmHg)的比值,它是对休克状态严重程度的评估,比较客观地反映了机体体液的盈亏现状。值得注意的是,S是个非常灵敏的指标,像创伤性失血性休克病人,如果止血及时、彻底,液体迅速补上去,在几个小时内S可以从2下降到正常值0.5。所以,必须动态的观察S的变化,补液速度随时做出相应的调整,切不可以自始至终一成不变。当有创伤性失血性休克时,若S≥2或血压为0,则应该利用各种管道通路扩容补液,1h内快速补液1500~2000mL,等到血压稳定,或者有尿之后,再按照150mL/h的速度补液,等到休克完全纠正之后,在进行强心利尿的治疗。

中心静脉压(CVP):这是表明右心前负荷的常用指标。当超过指标正常值时,提示右心前负荷过高或心功能不全,必须限量限速;如果指标滴于正常值,则提示容量不足,需要加快速度、足量补液。

心功能(C):心功能表明机体对补液的纳入和排出的运送能力。当严重创伤阶段,长累积到心血管系统。心功能越差,心脏的排血能力越低,此时补液过多过快,势必会引起肺水肿、肺瘀血,影响氧的弥散和输送。特别是心功能不全的病人,补液速度要控制到几滴/分钟(20~30mL/h)。

年龄(A):年龄越高龄,或者越小,机体对外界的生理调节能力越不健全。特别是70岁以上的老人和15岁以下的儿童,调节补液的速度必须把年龄因素考虑进去。

酸碱失衡:当出现代酸时,可适度的加大加速补液,改善微循环,提高组织的血流灌注,减少因为缺氧而产生的乳酸的量。

病种因素:病种不同,补液的量和速度也有区别。四肢的创伤性失血性休克病人,补液就可以适当多些快些。而有颅高压表现的颅脑外伤,输液不仅不能多、不能快,而且总入量要≤出量。

疾病阶段:同为创伤性休克病人,休克早期,补液量可适当大些,速度可快些,甚至可以在8h内输入全天总量的一半以上,但在休克完全纠正后,就不宜再快速大量了。此时,机体的应激状态得到显著改善,组织间的水分要回到血管里,增加心脏的负担,补液速度不仅应该慢下来,而且总入量要≤出量。

至于具体某个病人以怎样的速度补液,要根据病人的年龄、体重、心肺脑肾等的功能、脱水程度、CVP、休克指数、疾病种类、病程阶段、应激状态,综合考虑、统筹兼顾、因人而异、因病而异。具体问题需要根据当时的情况具体分析。

在补液扩容抗休克中容易出现以下三个问题:①补液思路和成分欠妥。休克早期,即在受伤8h内,病例特点是以急性失血和失液为主,补液以平衡盐水和浓缩红细胞为主,比例为2.5:1。因此在此期间交感神经强烈兴奋,血糖水平不低,故不宜输入葡萄糖;在受伤后1~2d,全身毛细血管通透性增强,大量血管内液进入组织间隙。治疗上,在心肺功能耐受的情况下积极补液,维持有效的循环血量;在受伤3d,或者休克完全纠正后,机体功能逐渐恢复,是以大量组织间液回流入血管为特点,其治疗原则是减慢补液速度,减少输液量,在心肺功能监护下使用利尿剂。②补碱不宜过量,易略酸勿碱。因为过量的 $NaHCO_3$ 与代酸中的乳酸中和产生大量的 CO_2,CO_2 进入脑血管,扩张血管,是颅内压增高,从而脑灌注压降低,这个过程不利于脑复苏。另外,$NaHCO_3$ 释放的 Na^+ 向脑细胞内弥散,这使得脑组织渗透压增高,从而加重脑水肿。最后,过量的应用 $NaHCO_3$ 使得 pH 值增高,氧离曲线左移,氧合血红蛋白分离减少,不利于氧的释放。③切记不扩容补液改善微循环,不要一味地使用升压药,这样会产生严重的负效应,如急性肾功能衰竭(一方面是低灌注,另一方面是不合理应用升压药,加重肾血管的收缩痉挛)。

3.在创伤性休克的治疗过程中,我们要抓好三个环节:

(1)心血管活性药物的合理应用

临床上将血管活性药物分为血管收缩和血管扩张药物两大类。常用的血管收缩药物有:间羟胺(阿拉明)、去甲肾上腺素、肾上腺素、新福林等;常用血管扩张药物有:山莨菪碱(人工合成654-2)、阿托品、硝普钠、酚妥拉明、硝酸甘油等。缩和血管扩张的双重作用,依剂量不同,效应亦不同:$3 \sim 5\mu g/kg.min$,可使冠状血管、肠系膜血管、肾血管扩张;$6 \sim 15\mu g/kg.min$,可使心肌收缩力增强;超过 $15 \sim 20\mu g/kg.min$,则会起到全身血管收缩的作用。在实际应用中,血管活性药物应从小剂量开始,根据实际效应调整,可逐渐增大(当停药时,也应当逐渐减小)。治疗过程中主张联合用药,相互取长补短,利用血管收缩药物升血压,利用血管扩张药物增加组织灌流,从而获得良好的治疗效果。需要指出的是,应用血管活性药物血压仍不会升的话,可酌情增加剂量,但是必须考虑有无容量不足、心功能不全和酸中毒的可能。血管活性药物的应用仅仅是对症应急的临时性措施,最基本、最根本的是不容扩容和酸碱失衡的处理。在具体操作中,如何协调好快速补液和应用血管活性药物的关系很有技巧性,如果呈现中度休克,应立即应用高浓度的血管收缩药物,把血压提上来,以保证心脑肝肾等重要脏器不缺血不缺氧,与此同时,一定快速补液,补充血容量,改善微循环,纠正酸中毒。在血容量得到有效的补充、休克纠正后,逐步地将高浓度血管收缩药物降下来,确保不发生药源性的肾功能损害,最后完全不用升压药物,仅靠少量的输液就可以维持正常的血压。如果补液量已足够,切勿出血倾向,血压仍然偏低,说明心脏收缩力差,应给予多巴胺、多巴胺芬丁胺等正性肌力药,并主张联合给予血管扩张药,以减轻心脏后负荷。如果是老年人,或者危重病人,可用少量的低浓度血管活性药物,以改善肠系膜血管、冠状血管和肾血管的血供和氧供,补液的总量和速度要慎重。

(2)酸碱失衡的纠正

组织灌注不良所造成的乏氧代谢和少尿均可引起体内酸性代谢产物蓄积而导致酸血症。酸性内环境对心肌和血管平滑肌、肾功能有抑制作用,尤其当 pH<7.10 时,会严重影响细胞代谢,使其处于停滞状态难以维持生命。因此,纠正酸中毒是休克复苏的主要措施之一。纠正酸中毒应采取综合措施,特别应注意呼吸的管理和肾功能的保护。对于严重的代谢酸中毒,补充5%碳酸氢钠 3mL/kg 补给。但是补碱时必须保持呼吸道的通畅,否则会导致 CO_2 的滞留。目前主张"略酸勿碱",因为略酸的环境有益于氧与血红蛋白的解离从而增加向组织释放氧,对复苏十分有利。研究表明,pH 值降至 7.25 时,对心血管系统和血管活性药物的发挥无不利影响,因此,对于 pH 值>7.20 时可不必补碱纠正。

(3)防治感染

创伤造成的组织变性坏死、液化、血肿等易成为体内感染灶,伤后抵抗力减弱、全身免疫功能的低下,创伤性休克后的缺血缺氧造成肠黏膜屏障损伤、导致的肠道细菌移位和肠源性内毒素血症,各种管道(气管插管、引流管、导尿管等)的置入,病菌乘虚而入,是不可忽视的感染源,使预防感染成为必须认真对待的问题。值得注意的是应积极利用现代检查手段(B 超、CT、X 光片等)及时寻找病灶,实行病灶清除和充分引流。在抗生素的应用中,注意细菌学的追踪,选用针对性强的抗生素,切忌长期盲目滥用光谱抗生素。

通过治疗,达到以下标准即可认为休克纠正:微循环状态明显改善(这是检验抗休克效果的最重要标志),安静不烦渴,对大切题,血压基本稳定,收缩压>100mmHg,脉压差在 30~50mmHg,

CVP:6~12cmH₂O,心跳有力,70~90 次/min,恢复到或接近伤前,呼吸平稳,12~18 次/min,无缺氧症状,Hb≥35%,四肢末梢温暖,皮肤华润光洁有弹性,不潮湿粗糙,尿量充裕,保持 30mL/h,尿色清淡,尿比重正常。

第四节 失血性休克

失血性休克(hemorrhagicshock)是因为大量失血引起的休克,这是因为血液大量丢失后所造成的血容量骤降、静脉回流不足和心每搏输出量减少,超过了机体的代偿能力而导致的有效循环血量不足、组织缺氧和低灌注状态的一种综合征。常见于外伤引起的出血、消化性溃疡出血、食管曲张静脉破裂、妇产科疾病所引起的出血等。失血后是否发生休克不仅取决于失血的量,还取决于失血的速度。休克往往是在快速、大量失血而又得不到及时补充的情况下发生的。

一、病因

引起失血性休克的原因有很多,可分为以下几类:

严重的外伤、自杀行为等导致浅表血管破裂致大量失血,特别是由于患者缺乏急救知识,没能及时处理好伤口,或者没能及时就近就医,使病情有所耽误。大量血液积聚在血管外导致循环血量不足。如骨盆骨折血液积聚在后腹膜,股骨骨折血液外聚于骨折区,胸部外伤后血液停留在胸腔内造成大量胸腔积液、积血,手术或损伤性检查时因为伤及血管而引起出血,宫外孕破裂出血,腹腔内实质性脏器如肝、脾破裂出血,胸腹腔内大动脉破裂出血等。由于各个组织腔隙内可以积聚血液的数量不同,后腹膜内积聚 2000mL,腹腔内 3000~4000mL,肱骨骨折区约1000mL,手术区则无限量,而出血要到一定的量后,才会有病理表现,所以就诊时间也就长短不一。

经胃肠道大量失血如门静脉高压时胃底食管曲张静脉破裂出血,消化性、应激性溃疡导致大量失血,胃肠道肿瘤溃破导致的大量失血,胃肠道黏膜下的小血管或血管瘤因为炎症、寄生虫、甚至粗糙食物破坏所引起的活动性出血,痔疮破裂出血等。

大量咯血、鼻出血,血液病性凝血功能障碍所导致的广泛性渗血。

也可以把体液大量丢失引起的类似的有效循环血量不足的情况也包括在失血性休克当中,其常见原因包括大量腹泻、呕吐或胃肠减压;烧伤后体表丢失大量液体;过度利尿,胸腔、腹腔内短期内积聚大量液体等。

引起休克的严重程度与丢失液体的多少密切有关。而由于病人的机体状况、代偿能力不同,相同的失血量会引起不同的表现;同时,治疗措施的不同也会引起不同的转归。动物实验和临床实践经验均已证明,相同失血量所引起的休克,治疗越及时,恢复的越快;而随着治疗时间的延误,会使细胞发生严重的损害,引起各种各样的并发症,增加死亡率。

二、失血性休克的生理病理变化

1.生理情况

（1）动静脉吻合支是关闭的；

（2）只有 20%毛细血管轮流开放，有血液灌流；

（3）毛细血管开放与关闭受毛细血管前括约肌的舒张与收缩的调节。

2.失血性休克的病理变化

（1）微循环缺血期（缺血性缺氧期）

特点是：①微动脉、后微动脉和毛细血管前括约肌收缩，微循环灌流量急剧减少，压力降低；②微静脉和小静脉对儿茶酚胺敏感性较低，收缩较轻；③动静脉吻合支可能有不同程度的开放，血液从微动脉经动静脉吻合支直接流入小静脉。

引起微循环缺血的关键性变化是交感神经——肾上腺髓质系统强烈兴奋。不同类型的休克可以通过不同机制引起交感——肾上腺髓质性休克和心源性休克时，心输出量减少和动脉血压降低可通过窦弓反射使交感——肾上腺髓质系统兴奋；在大多数内毒素性休克时，内毒素可直接刺激交感——肾上腺髓质系统使之发生强烈兴奋。交感神经兴奋、儿茶酚胺释放增加对心血管系统的总的效应是使外周总阻力增高和心输出量增加。但是不同器官血管的反应却有很大的差别。皮肤、腹腔内脏和肾的血管，由于具有丰富的交感缩血管纤维支配，。而且 α 受体又占有优势，因而在交感神经兴奋、儿茶酚胺增多时，这些部位的小动脉、小静脉、微动脉和毛细血管前括红肌都发生收缩，其中由于微动脉的交感缩血管纤维分布最密，毛细血管前括约肌对儿茶酚胺的反应性最强，因此它们收缩最为强烈。结果是毛细血管前阻力明显升高，微循环灌流量急剧减少，毛细血管的平均血压明显降低，只有少量血液经直捷通路和少数真毛细血管流入微静脉、小静脉，组织因而发生严重的缺血性缺氧。脑血管的交感缩血管纤维分布最少，α 受体密度也低，口径可无明显变化。冠状动脉虽然也有交感神经支配，也有 α 和 β 受体，但交感神经兴奋和儿茶酚胺增多却可通过心脏活动加强，代谢水平提高以致扩血管代谢产物特别是腺苷的增多而使冠状动脉扩张。

交感兴奋和血容量的减少还可激活肾素-血管紧张素-醛固酮系统，而血管紧张素 Ⅱ 有较强的缩血管作用，包括对冠状动脉的收缩作用。此外，增多的儿茶酚胺还能刺激血小板产生更多的血栓素 A2（thromboxaneA2,TXA2），而 TXA2 也有强烈的缩血管作用。

还有，溶酶体水解酶-心肌抑制因子系统在休克Ⅰ期微循环缺血的发生中也起一定的作用。休克时，主要由于胰腺血液灌流量减少所引起的缺血、缺氧和酸中毒可使胰腺外分泌细胞的溶酶体破裂而释出组织蛋白酶，后者即可分解组织蛋白而生成心肌抑制因子（myocardial depressantfactor,MDF）。小分子肽 MDF 进入血流后，除了引起心肌收缩力减弱、抑制单核吞噬细胞系统的吞噬功能以外，还能使腹腔内脏的小血管收缩，从而进一步加重这些部位微循环的缺血。

主要临床表现：皮肤苍白，四肢厥冷，出冷汗，尿量减少；因为外周阻力增加，收缩压可以没有明显降低,而舒张压有所升高,脉压减小,脉搏细速;神志清楚,烦躁不安等。此期微循环变化具有一定的代偿意义。皮肤和腹腔器官等小动脉收缩,既可增加外周阻力,以维持血压,又可减少这些组织器官的血流量,以保证心脑等重要器官的血液供给;毛细血管前阻力增加,毛细血管流体静压降低,促使组织液进入血管,以增加血浆容量;另外,动静脉吻合支开放,静脉收缩使静脉容量缩小(正常约有70%血液在静脉内),可以加快和增加回心血量,也有利于血压的维持和心脑的血液供给。但是由于大部分组织器官因微循环动脉血灌流不足而发生缺氧,将导致休克进一步发展。如能及早发现,积极抢救,及时补充血量,降低过剧的应激反应,可以很快改善微循环和恢复血压,阻止休克进一步恶化,而转危为安。

(2)微循环瘀血期(瘀血性缺氧期)

在休克的循环缺血期,如未能及早进行抢救,改善微循环,则因组织持续而严重的缺氧,而使局部舒血管物质(如组织胺、激肽、乳酸、腺苷等)增多,后微动脉和毛细血管前括约肌舒张,微循环容量扩大,瘀血,发展为休克微循环瘀血期。此期微循环变化的特点是:

后微动脉和毛细血管前括约肌舒张(因局部酸中毒,对儿茶酚胺反应性降低),毛细血管大量开放,有的呈不规则囊形扩张(微血池形成),而使微循环容积扩大;

微静脉和小静脉对局部酸中毒耐受性较大,儿茶酚胺仍能使其收缩(组织胺还能使肝、肺等微静脉和小静脉收缩),毛细血管后阻力增加,而使微循环血流缓慢;

微血管壁通透性升高,血浆渗出,血流淤滞;

由于血液浓缩,血细胞压积增大,红细胞聚集,白细胞嵌塞,血小板黏附和聚集等血液流变学的改变,可使微循环血流变慢甚至停止;

由于微循环瘀血,压力升高,进入微循环的动脉血更少(此时小动脉和微动脉因交感神经作用仍处于收缩状态),由于大量血液淤积在微循环内,回心血量减少,使心输出量进一步降低,加重休克的发展。

由于上述微循环变化,虽然微循环内积有大量血液,但动脉血灌流量将更加减少,病人皮肤颜色由苍白而逐渐发绀,特别是口辰和指端。因为静脉回流量和心输出量更加减少,病人静脉萎陷,充盈缓慢;动脉压明显降低,脉压小,脉细速;心脑因血液供给不足,ATP生成减少,而表现为心收缩力减弱(心音低),表情淡漠或神志不清。严重的可发生心、肾、肺功能衰竭。这是休克的危急状态,应立即抢救,补液,解除小血管痉挛,给氧,纠正酸中毒,以疏通微循环和防止播散性血管内凝血。

(3)微循环凝血期(播散性血管内凝血)

从微循环的瘀血期发展为微循环凝血期是休克恶化的表现。其特点是:在微循环瘀血的基础上,于微循环内(特别是毛细血管静脉端、微静脉、小静脉)有纤维蛋白性血栓形成,并常有局灶性或弥漫性出血;组织细胞因严重缺氧而发生变性坏死。

播散性血管内凝血与休克的联系极为密切。关于播散性血管内凝血引起的病理变化以及它如何引起休克或加重休克的发展,这里概要地归纳一下休克如何引起播散性血管内凝血。

应激反应使血液凝固性升高。致休克的动因(如创伤、烧伤、出血等)和休克本身都是一种强烈的刺激,可引起应激反应,交感神经兴奋和垂体-肾上腺皮质活动加强,使血液内血小板和凝血因子增加,血小板黏附和聚集能力加强,为凝血提供必要的物质基础。

凝血因子的释放和激活。有的致休克动因(如创伤、烧伤等)本身就能使凝血因子释放和激活。例如,受损伤的组织可释放出大量的组织凝血活素,起动外源性凝血过程;大面积烧伤使大量红细胞破坏,红细胞膜内的磷脂和红细胞破坏释出的 ADP,促进凝血过程。

微循环障碍,组织缺氧,局部组织胺、激肽、乳酸等增多。这些物质一方面引起毛细血管扩张瘀血,通透性升高,血流缓慢,血液浓缩红细胞黏滞性增加,有利于血栓形成;另一方面损害毛细血管内皮细胞,暴露胶原,激活凝血因子Ⅻ和使血小板黏附与聚集。

缺氧使单核吞噬细胞系统功能降低,不能及时清除凝血酶原酶、凝血酶和纤维蛋白。结果在上述因素作用下,而发生播散性血管内凝血。

播散性血管内凝血一旦发生,将使微循环障碍更加严重,休克病情进一步恶化,这是因为:①广泛的微血管阻塞进一步加重微循环障碍,使回心血量进一步减少;②凝血物质消耗、继发纤溶的激活等因素引起出血,从而使血容量减少;③可溶性纤维蛋白多聚体和其裂解产物等都能封闭单核吞噬细胞系统,因而使来自肠道的内毒素不能被充分清除。

由于播散性血管内凝血的发生和微循环瘀血的不断加重,由于血压降低所致的全身微循环灌流量的严重不足,全身性的缺氧和酸中毒也将愈益严重;严重的酸中毒又可使细胞内的溶酶体膜破裂,释出的溶酶体酶(如蛋白水解酶等)和某些休克动因(如内毒素等)都可使细胞发生严重的乃至不可逆的损害,从而使包括心、脑在内的各重要器官的机能代谢障碍也更加严重,这样就给治疗造成极大的困难,故本期又称休克难治期。

三.临床表现

失血性休克时,除了要对失血量有所判断外,我们还必须对休克的程度进行判断,了解休克的临床症状以及休克的严重程度,决定休克的治疗方案,主要由下列几个方面:

(1)一般情况及外貌

主要表现出自主神经紊乱的征象,尤其是交感神经兴奋,如患者嘴唇及全身皮肤呈苍白或灰白色,遍体湿凉,出冷汗,面容痛苦而憔悴,眼球下陷,瞳孔扩大,有时诉口渴、畏寒及头晕。精神状态:经过初期的躁动后变为抑郁而淡漠,反应迟钝,对周围环境不感兴趣,但也不是真无知觉,当因刺激而产生疼痛时,仍有呻吟及防御动作,也有些休克病人神志依然清楚,如不仔细检查血压、脉搏等变化,可能忽略休克的诊断。

(2)皮肤

这常是诊断休克的主要依据,应该仔细观察和检查。在前额耳缘皮肤或胸骨柄部的皮肤上,用一手指轻压 2~3s,移去后观察皮肤由苍白逐渐恢复的时间。正常人于 5s 内苍白即消失而成红润。休克时若转白反应不很明显,是皮层下小血管收缩的表现;如苍白恢复时间显著延长,是休克在进行的表示;若静脉充血、苍白特别明显,苍白区以外并有发绀存在,时间可历几分钟而不消退,则是休克继续恶化的表现。此外,甲床毛细血管的充盈情况,也可以作为参考。

（3）脉搏

脉率以及脉搏的强度和节律可反映心脏的供血情况。一般来说，休克时脉搏软弱而成丝状，频率增加到每分钟 120~140 次或更多。脉率增快是休克早期即可表现出的体征。以心脏听诊和心电图较为准确。如果脉搏超过 150 次/分。特别是当它持续存在时，心每搏输出量减少而心肌耗氧增多，会加重休克。

（4）血压

血压逐渐下降，初期仅表现为舒张压略增高，收缩压稍微降低，因而脉压减低，以后收缩压可降至 70~90mmHg 或更低。血压的变化在诊断休克中很重要，但是，离开了微循环的功能，鼓励地分析和观察血压也不能正确反映组织灌流的功能状态，只有把血压的数值密切联系组织灌注功能才有价值。例如，休克初期，血压可以正常甚至升高，这是由于动、静脉都发生应激性收缩所致。此时，毛细血管内动静脉压差缩小，毛细血管萎陷缺血，组织缺氧，临床上表现为缺血性缺氧。但一般失血量在 20% 左右，仍可能没有明显的血压变化，这主要是由于大量儿茶酚胺释放，引起血流的再分配，周围阻力血管收缩，脉率增加等所造成。休克进一步加重，动脉开始松弛，血压下降，但静脉仍处于收缩状态，血液瘀滞于毛细血管，大量血管内液进入组织间隙，血液浓缩，临床表现为瘀血性缺氧期，此时患者有明显发绀。因此，对早期休克的病人要多次测量脉搏的次数和强度，一般每 10~30min 测量一次以及时观察病员的变化。

在血压的变化上，要充分考虑到机体交感反应所产生的作用，当机体受到强烈的刺激时，应激性释放出大量交感胺类血管活性物质，对机体来说，是心每搏输出量和血压均能维持在正常范围。交感的自主反射，主要是通过交感胺的作用，使全身血液重新分配。及大部分血液此时供应生命攸关的心和脑，只要血压不低于 70mmHg，心、脑的供血量是能够维持在正常水平的，可是血管收缩的那部分组织，由于血液被挤压出去而引起严重缺氧，此成为休克恶化的主要因素，这些脏器的功能衰竭，最后使心、脑供血液不能维持。因此，对休克的交感反应要一分为二的评价。在暂时没有医疗的条件下，这种反应使机体战胜疾病，为恢复准备基础，另一方面，因为这种反应是建立在牺牲周围脏器血液灌注的基础上换来的，所以，在这种情况下不但不能用血管收缩剂，而且要在适量补容后应用血管扩张剂，如东莨菪碱、阿托品等，这样即可保证心、脑的血液灌注，又可在补容的同时保证周围脏器的血液灌注。

（5）尿量

尿量是观察毛细血管灌注的简单而有用的指标，特别能说明肾脏血液的灌注情况。因此，对休克病人必须插入留置导尿管，记录每小时尿量，并观察尿比重、pH 值以及有无蛋白和管型等。如每小时尿量在 30mL 以上，说明有足够的肾血液灌注，肾的排尿即能恢复。严重的休克，在足够的补充血容量后，可考虑用血管扩张剂利尿，能收到良好的效果。

（6）乳酸水平

一般跟随休克病情的缓解，乳酸水平亦可迅速下降，有些严重休克，血中乳酸水平可仅有轻度增高。

（7）血清酶谱

休克后或较长期的休克病人,观察酶的水平有一定诊断价值。常用的酶检查有乳酸脱氢酶（正常值为 200~680U/L）、谷丙转氨酶（正常值为<40U/L）。如血压、尿量、乳酸水平等已恢复正常,而乳酸脱氢酶和谷丙转氨酶仍继续升高,说明细胞坏死程度较重,是预后不佳的表现。但是由于坏死组织没有灌注,损伤细胞产生的酶不能进入血液,休克病变虽重,酶的水平仍可以不高。另外,灌注达到这些组织时,酶被洗出,休克虽缓解而酶的水平却反有增高,这些都属于假想。

（8）血液凝固障碍

应观察皮肤、黏膜的出血情况以及内脏出血等,并可检查血小板、凝血酶原时间、纤维蛋白原等。休克病人发现出血症状、凝血因子缺乏等,如无其他原因解释,可能有弥散性血管内凝血（DIC）存在,说明预后严重。如灌注情况通过治疗后恢复,凝固障碍自动消失,则是弥散性血管内凝血不再发生,病情改善的征象。

（9）并发症/失血性休克

与创伤性休克相同,失血性休克易并发 DIC（弥散性血管内凝血）,严重者可造成死亡,因此对休克患者需及时进行抢救。弥散性血管内凝血（disseminated intravascular coagulation,DIC）是一个综合征,不是一个独立的疾病,是在各种致病因素的作用下,在毛细血管,小动脉,小静脉内广泛纤维蛋白沉积和血小板聚集,形成广泛的微血栓,导致循环功能和其他内脏功能障碍,消耗性凝血病,继发性纤维蛋白溶解,产生休克,出血,栓塞,溶血等临床表现,过去曾称为低纤维蛋白原血症（defibrination）,消耗性凝血病（comsumptive coagulopathy）,最近有人认为以消耗性血栓出血性疾病（comsumptive thrombohemorrhagic disordors）为妥,但最常用的仍为弥散性血管内凝血,急性型 DIC,起病急骤,发展迅速,常见的临床症状有以下几点:

①出血:轻者可仅有少数皮肤出血点,重症者可见广泛的皮肤,黏膜瘀斑或血肿,典型的为皮肤大片瘀斑,内脏出血,创伤部位渗血不止。

②血栓有关表现:

皮肤血栓栓塞:最多见,指端,趾端,鼻尖,耳郭皮肤发绀,皮肤斑块状出血性坏死,干性坏死等;

肾血栓形成:少尿,无尿,氮质血症等急性肾功能衰竭表现最常见;

肺血栓形成:呼吸困难,发绀,咯血,严重者可发生急性肺功能衰竭;

胃肠道血栓形成:胃肠道出血,恶心,呕吐与腹痛;

脑血栓形成:烦躁,嗜睡,意识障碍,昏迷,惊厥,颅神经麻痹及肢体瘫痪。

③休克:病人感觉肢端发冷、青紫、少尿和血压下降等,以血管内皮损伤引起的 DIC 较为多见。

④溶血:因微血管病变,红细胞通过时遭受机械性损伤,变形破裂而发生溶血,临床上可有黄疸,贫血,血红蛋白。

⑤原发病症状。

四、监测

在了解失血的程度和休克的分度的同时我们要对休克进行治疗,不论是治疗前期、治疗中还是治疗后期,我们都必须对患者进行监测,监测的目的在于了解病情是否得到缓解,治疗是否得当。通常用于监测的指标与前述的指标接近,现分述如下:

1. 一般监测

(1)精神状态

精神状态能够反映脑组织灌流的情况。病人神志清楚,反应良好,表示患者,或者尚处于休克的前期和早期,或者经过补充治疗后循环血量已够。神志淡漠或烦躁、头晕、眼花或从卧位改为坐位时出现晕厥,常表示循环血量不足,休克依然存在。

(2)肢体的温度、色泽

肢体的温度、色泽反映体表灌注的情况。四肢温暖,皮肤干燥,轻压指尖或口唇时,局部暂时缺血苍白,松压后迅速转红润,表明休克好转。除了能否恢复,恢复的时间长短也对了解休克的程度和预后有影响。严重休克时,四肢皮肤常苍白、湿冷,轻压指尖或口唇时颜色变苍白,在松压后恢复红润缓慢甚至不能恢复。

(3)血压

休克代偿期时,剧烈的血管收缩,可使血压保持或接近正常。故应定期测量血压并进行比较。血压逐渐下降,收缩压低于 90mmHg,脉压差 <20mmHg 时是休克存在的证据。血压回升、脉压差增大,表明休克有好转。如果经过一段时间的治疗后,血压仍持续降低,说明治疗措施不当,或者是病人的出血没有明显得到控制,必须继续寻找出血的原因和改善治疗手段。在治疗过程中,大剂量使用升压药,可能造成血压升高的假象,必须与出血得到控制后的病情好转相鉴别。不能单纯为了升高血压而使用升压药,由此很可能对患者的其他脏器造成损害,不利于休克的治疗和恢复。

(4)脉率

脉搏细速常出现在血压下降之前。有时血压虽然仍低,但脉搏清楚,手足温暖,往往表示休克趋于好转。休克指数(脉率(次/分)/收缩期血压(mmHg))可以帮助判定有无休克及其程度,指数为 0.5,一般表示无休克;指数超过 1.0~1.5,表示存在休克;指数在 2.0 以上,则表示休克严重。

(5)尿量

尿量是反映肾血液灌流情况的指标,借此也可以反映生命器官血液灌注的情况。安放留置导尿管,观察每小时尿量。尿量每小时小于 25mL,比重增加,表明肾血管收缩仍存在或血容量仍不足;血压正常,但尿量仍少,比重降低,则可能已经发生急性肾功能衰竭。尿量稳定在每小时 30mL 以上时,表示休克已经纠正。

2. 特殊监测

休克的病理生理变化很复杂。在严重的或持续时间很久的低血容量性休克中,血流动力学等的变化常不能从上述的监测项目中得到充分反映,尚需进一步做某些特殊监测项目,以便更好地判断病情和采取正确的治疗措施。

（1）中心静脉压

静脉系统容纳全身血量的 55%~60%。中心静脉压(CVP)的变化一般比动脉压的变化早。但它受许多因素影响,主要有:①血容量;②静脉血管张力;③右心室排血能力;④胸腔或心包内压力;⑤静脉回心血量。中心静脉压的正常值为 0.49~0.98kPa(5~10cmH$_2$O)。在低血压情况下,中心静脉压低于 0.49kPa(5cmH$_2$O)时,表示血容量不足;高于 1.47kPa(15cmH$_2$O)时,则提示心功能不全、静脉血管床过度收缩或肺循环阻力增加;高于 1.96kPa(20cmH$_2$O)时,则表示有充血性心力衰竭。连续测定中心静脉压和观察其变化,要比单凭一次测定所得的结果可靠。

（2）肺动脉楔压

中心静脉压不能直接反映肺静脉、左心房和左心室的压力。因此,在中心静脉压升高前,左心压力可能已有升高,但不能被中心静脉压的测定所发现。用 Swan-Gans 肺动脉漂浮导管,从周围静脉插入上腔静脉后,将气囊充气,使其随血流经右心房、右心室而进入肺动脉,测定肺动脉压和肺动脉楔压,可了解肺静脉、左心房和左心室舒张期末的压力,借此反映肺循环阻力的情况。肺动脉压的正常值为 1.3~2.9kPa。肺动脉楔压的正常值为 0.8~2.0kPa,增高表示肺动脉阻力增加。肺水肿时,肺动脉楔压超过 4.0kPa。当肺动脉楔压已增高时,虽无中心静脉压增高,也应避免输液过多,以防引起肺水肿,并应考虑降低肺循环阻力。通过肺动脉插管可以采血进行混合静脉血气分析,了解肺的通气血流比值的改变程度。导管的应用有一定的并发症。故尽在抢救严重的休克病人而又必需时才采用。导管留置在肺动脉内的时间不宜超过 72h。

（3）心输出量和心指数

休克时,心输出量一般都有降低,需要进行测定,以指导治疗。通过肺动脉插管和温度稀释法,测出心输出量和算出心指数。心指数的正常值为 3.20±0.2)L/min·m^2。

（4）动脉血气分析

动脉血氧分压(PaO$_2$)正常值为 10~13.3kPa(75~100mmHg),动脉血二氧化碳分压(PaCO$_2$)正常值为 5.33kPa(40mmHg),动脉血 pH 值正常为 7.35~7.45。休克时,如病人原本没有肺部疾病,由于经常有过度换气,PaCO$_2$ 一般都较低或在正常范围内。如果 PaCO$_2$ 超过 5.9~6.6kPa（45~50mmHg)而通气良好,往往是严重的肺功能不全的征兆。PaO$_2$ 低于 8.0kPa(60mmHg),吸入纯氧后仍无明显升高,常常为呼吸窘迫综合征的信号。通过血气分析,还可以了解休克时代谢性酸中毒的演变。

（5）动脉血乳酸盐测定

动脉血乳酸盐浓度正常值为 1~2mmol/L。一般来说,休克持续时间越长,血液灌注障碍越严重,动脉血乳酸盐浓度也越高。乳酸盐浓度持续升高,表示病情严重而预后不佳。乳酸盐浓度超过 8mmol/L 者,病死率几乎达 100%。

（6）弥散性血管内凝血的实验室检查

对已有弥散性血管内凝血的病人,应进行有关血小板和凝血因子消耗程度的检查以及反映纤维蛋白溶解性的检查。血小板计数低于 $80 \times 10^9/L$，纤维蛋白原少于 105g/L，凝血酶原时间较正常延长 3s 以上以及副凝固试验阳性，即可确诊为弥散性血管内凝血。

五、治疗

尽早去除病因，迅速恢复有效循环血量，纠正微循环障碍，恢复组织灌注，增强心肌功能，恢复正常代谢和防止多器官功能障碍综合征。失血性休克的处理原则是补充血容量和积极处理原发病、制止出血。感染性休克应首先进行病因治疗，原则是在抗休克的同时抗感染。

（一）急救

1.处理原发伤、病，对大出血的病人，立即采取措施控制大出血，如加压包扎、扎止血带、上血管钳等，必要时可使用抗休克裤。

2.保持呼吸道通畅：为病人松解领口等，解除气道压迫；使头部仰伸，清除呼吸道异物或分泌物，保持气道通畅。早期以鼻导管或面罩给氧，增加动脉血氧含量，改善组织缺氧状态。严重呼吸困难者，可作气管插管或气管切开，予以呼吸机人工辅助呼吸。

3.取休克体位：头和躯干抬高 20°~30°，下肢抬高 15°~20°，以增加回心血量及减轻呼吸困难。

4、注意保暖，尽量减少搬动，骨折处临时固定，必要时应用止痛剂。

（二）补充血容量

是治疗休克最基本和首要的措施，也是纠正休克引起的组织低灌注和缺氧状态的关键。原则是及时、快速、足量。在连续监测 BP、CVP 和尿量的基础上，判断补液量。输液种类主要有两种：晶体液和胶体液。一般先输入扩容作用迅速的晶体液，再输入扩容作用持久的胶体液，必要时进行成分输血或输入新鲜全血。近年来现 3%~7.5% 的高渗盐溶液在抗休克中也有良好的扩容和减轻组织细胞肿胀的作用，可用于休克复苏治疗。

（三）积极处理原发病

由外科疾病引起的休克，多存在需手术处理的原发病变，如内脏大出血、消化道穿孔出血、肠绞窄、急性梗阻性化脓性胆管炎和腹腔脓肿等。对此类病人，应在尽快恢复有效循环血量后及时手术处理原发病变，才能有效纠正休克。有时甚至需要在积极抗休克的同时施行手术，以赢得抢救时机。故应在抗休克的同时积极做好术前准备。

（四）纠正酸碱平衡失调

处理酸中毒的根本措施是快速补充血容量，改善组织灌注，适时和适量地给予碱性药物。轻度酸中毒的病人，随扩容治疗时输入平衡盐溶液所带入的一定量的碱性物质和组织灌流的改善，无须应用碱性药物即可得到缓解。但对酸中毒明显、经扩容治疗不能纠正者，人需应用碱性药物，如 5% 碳酸氢钠溶液纠正。

（五）应用血管活性药物

辅助扩容治疗。一般来说理想的血管活性药物既能迅速提升血压，又能改善心脏、脑血管、肾和肠道等内脏器官的组织灌注。血管活性药物主要包括血管收缩剂、扩张剂及强心药物这三类。

血管收缩剂使小动脉普遍处于收缩状态,虽可暂时升高血压,但可加重组织缺氧,应慎重选用。临床常用的血管收缩剂有多巴胺、去甲肾上腺素和间羟胺等。

血管扩张剂可解除小动脉痉挛,关闭动-静脉短路,改善微循环,但可使血管容量扩大、血容量相对不足而致血压下降,故只能在血容量已基本补足而病人发绀、四肢厥冷、毛细血管充盈不良等循环障碍未见好转时才考虑使用。常用的血管扩张剂有酚妥拉明、酚苄明、阿托品、三莨菪碱等。

对于有心功能不全的病人,可给予强心药物以增强心肌收缩力、减慢心率、增加心输出量。常用药物有多巴胺、多巴酚丁胺和毛花苷 C(西地兰)等。为兼顾重要脏器的灌注水平,临床常将血管收缩剂和扩张剂联合使用。

(六)改善微循环

休克发展到 DIC 阶段,需应用肝素抗凝治疗,用量为 1.0mg/kg6h1 次。DIC 晚期,纤维蛋白溶解系统机能亢进,可使用抗纤溶药,如氨甲苯酸、氨基己酸、抗血小板黏附和聚集的阿司匹林、双嘧达莫(潘生丁)和低分子右旋糖酐等。

(七)控制感染

包括处理原发感染灶和应用抗菌药。原发感染灶的存在是引起休克的主要原因,应尽早处理才能彻底纠正休克和巩固疗效。对病原菌未确定这,可根据临床判断应用抗菌药;对已知致病菌者,则应针对性选用敏感的抗菌药,以提高抗菌效果和减少耐药性。

(八)应用皮质类固醇

对于严重休克及感染性休克的病人可使用皮质类固醇治疗。其主要作用是:

1. 阻断 α-受体兴奋作用,扩张血管,降低外周血管阻力,改善微循环。

2. 保护细胞内溶酶体,防止细胞溶酶体破裂。

3. 增强心肌收缩力,增加心排血量。

4. 增进线粒体功能,防止白细胞凝聚。

5. 促进糖异生,是乳酸转化为葡萄糖,减轻酸中毒。一般主张大剂量静脉滴注,如地塞米松 1~3mg/kg,一般只用 1~2 次,以防过多应用引起不良反应;但对严重休克者,可考虑适当延长应用时间。

六、预防

1. 积极防治感染。

2. 做好外伤的现场处理,如及时止血、镇痛、保温等。

3. 对失血或失液过多(如呕吐、腹泻、咯血、消化道出血、大量出汗等)的患者,应及时酌情补液或输血。

参考文献

1. 方善德,夏志平.临床外科感染(第一版).沈阳出版社,2000:183~193.

2. 张延龄.外科严重感染中的抗生素和新颖治疗剂.国外医学外科学分册,1997,24(2):65.

3. 李生伟,沈庆明,等.感染性休克病人凝血及纤溶功能的变化.中国危重病急救医学,1997,9(10):616.

4. 姚亚宾,秦宇红.创伤性休克监测指标及意义[J].创伤外科杂志,2015,2(17)191~193.

5. 祝墇珠,黄培志.休克的基础与临床.科学出版社,2005,6.

第十章 危重病监测

（李世平）

在急诊的临床实践中，使急诊科医生最感困难的是如何在众多急诊病人中识别潜在的危及生命的因素，以减少漏诊和误诊，避免医疗纠纷的发生。医院管理者也一直在探讨用什么方法或客观指标制定规范或标准，那些病人是需要急救的，那些病人不是急救病人而住入急诊抢救室，这样就可以解决将有限的医疗急救资源用于最需要的危重病人身上。基于以上理由，国际和国内的医院管理者、急诊医学专家一直探讨如何具有一双"火眼金睛"，将急诊病人一进入急诊科就能立即识别出"威胁生命"或"无生命命危险"的标准。因此，产生了很多评分标准、预测标准以供临床选用。例如，APACHE-Ⅱ评分界定进入急诊抢救室的病人。但是，令人遗憾的是，这些指标不是太烦琐不实用，就是覆盖不全面。因此，一直是急诊医学临床研究的热点和难点问题。下面试图从遵循认识事物规律的方法论谈一些自己的看法，以供同行商榷。

有文献报道，在众多急诊科就诊的患者中真正需要紧急救助，需要提供急诊医疗服务者仅占急诊就诊人群的 10%~20%，而大多数就诊者总认为自己是最急、最重的，需要紧急救助，这就需要急诊科在分诊时要明确那些是最危险的病人，那些次之，那些是普通病人，这就是急诊分诊分层救治的原则。需要紧急救助的危重病人要分秒必争，而普通病人完全可以候诊。实现急诊分诊分层的依据就是凭主诉、发病时间、生命体征以及简要的辅助检查结果。因此，美国急诊医学会于 1994 年对美国急诊医师的职责规定为：①对危急的伤病人提供立即的评估和治疗；②对认为需要快速处理的病人提供初步的评估和治疗；③对无主、无钱的病人提供医疗服务。同时，对不能明确诊断的病人，首要的是要区分病人症状的严重程度和危险因素，而不是明确诊断。因为一旦有威胁生命的因素存在，不管原因如何，就要进入优先原则，即所谓的"绿色通道"。如何识别、判定病人潜在的威胁生命的因素，如何界定、笔者认为可根据以下途径进行识别或判定。

对危重病人进行检测的目的是能够迅速诊断疾病和了解病情变化，以便及时进行处理，并对治疗的效果进行评价。合理的应用检测技术可以减少诊断上的错误和治疗的盲目性。一般针对病人的呼吸功能、循环系统、肾功能、神经系统、消化系统以及血液系统进行监测。

一、根据主诉判断

主诉，即病人对最痛苦的症状和发生时间的主要诉说。可根据患者昏迷、呼吸困难、胸痛、头痛、晕厥等严重的急诊症状识别、判定潜在的威胁生命的因素，这也是急诊临床路径之一。例如，胸痛即可根据血流动力学稳定与否判断胸痛是否致命性的气胸、急性心肌梗死（AMI）、肺动脉栓塞、急性心脏压塞、主动脉夹层、食管破裂等;根据头痛是否伴有发热,颈部强直即可能区别脑膜炎、蛛网膜下腔出血,如果伴有头痛、发热、颈抵抗可能是脑膜炎,无发热则可能是蛛网膜下腔出血。

二、根据生命体征临界值判断

生命体征(体温、呼吸、脉搏、血压、意识)之所以重要,是因为这些指标在正常范围时表示没有生命危险,而其上升或下降到某一临界值即可能发生威胁生命的情况。但是参照出现的症状、病人的年龄、实施的干预措施等具体情况而定。

1. 体温体温过高,如 38.5℃以上,对年轻人可能不会有什么影响,但如果是 80 岁的老年人或癌症患者接受化疗时则是危险征象,可能存在严重感染(如重症肺炎)。

2. 呼吸呼吸过快、过慢均可能是病情严重(气道受阻、呼吸肌疲劳等)的现象。如一位哮喘发作患者来急诊呼吸 14/min,同时伴有意识不清,此时虽然其"呼吸次数正常",但可能是很危险的,很可能是呼吸肌疲劳伴 $PaCO_2$ 潴留需要气管插管了。

3. 脉搏脉搏过快、过慢超过临界值时均提示可能存在着严重疾病。如一位患者来急诊时脉搏每分钟 30 多次,应高度提示是否存在三度房室传导阻滞或室性逸搏心律。但是对于老年人、训练有素的运动员,或者甲状腺功能减退,垂体前叶功能减退者,即使伴有很严重的疾病,如严重感染或失血过多,心率也不会很敏感地反映出来,很可能在"正常"范围内。

4. 血压对刚送急诊的外伤病人,血压在正常范围内,此时可能是由于受伤之后交感神经兴奋,血管升压素分泌增加,机体代偿的结果,如被其"血压正常"的假象所蒙蔽,不加以重视或及时复查,病人很可能因休克而死亡。

5. 意识患者昏迷,则可能是急性脑血管意外、严重内科疾病引起的脑病(肝性脑病、肺性脑病、胰性脑病)或药物中毒等。但对于一位年轻女性,如与人吵架之后突然昏迷送来医院,检查双眼可见眼球上翻及躲避肯定为癔症;如果是一人独处一屋昏迷伴双瞳孔小、呼吸慢,即应考虑吸毒或服用抑制性药物。

6. 动脉血氧分压动脉血氧分压(SaO_2)被认为是第六大生命体征。其他指标正常 SaO_2 降低,除外指甲油等干扰因素等,一定要认真查找原因。例如有位农民工因上腹痛 1d 为主诉来急诊,血压在坐位时低,卧位时正常,体格检查其他均正常,仅 SaO_2 低,而腹部 B 超、腹部 X 线片均正常,最后胸部 X 线片发现是右下肺炎。

三、根据强迫体位判断

强迫体位(compulsiveposition)是指患者为了减轻痛苦,被迫采用的某种体位。在急诊,可根据一些强迫体位来初步判定可能存在的某些严重疾病。

1. 强迫坐位也称为端坐呼吸,常见于左心功能不全。

2. 强迫蹲位即患者在活动中,由于感到心悸或呼吸困难,而采取蹲踞位或膝胸位来缓解症状,提示可能患有发绀型先天性心脏病。

3. 强迫停立位即步行时突然站立不动,并手捂心前区,大多数是因为心绞痛发作引起的,严重者可昏倒或猝死。

4. 强迫仰卧位常伴有双腿屈曲,以减轻腹部肌紧张,见于急性腹膜炎。

5. 强迫俯卧位可减轻腰背痛,常见于脊柱或腰部疾病。

6. 强迫侧卧位见于患一侧胸膜炎或一侧大量胸腔积液的病人。

7. 辗转体位即腹痛剧烈、坐卧不安,不停地交换体位,辗转发侧,多见于胆结石、肠绞痛、肾绞痛和胆道蛔虫等疾病。

8. 角弓反张位由于颈部及脊背肌强直,以致头向后仰,胸腹部向前凸,背过度伸张,躯干呈击弓一样的形状,最多见于破伤风和小二脑膜炎。

但是应该进一步有针对性地检查以明确诊断,减少误诊。例如,一位 38 岁男性患者因夜间卧位时经常咳嗽,但坐起来后好转来急诊,初步诊断为"感冒",最后经检查却为扩张型心肌病;有位农民工咯血性泡沫痰,喜欢坐位,但也能平卧,急诊医师认为是肺水肿要用吗啡,但胸部 X 线摄片发现却是大叶性肺炎。

四、根据不同系统监测

(一)呼吸功能监测

1. 监测项目

(1)呼吸幅度:呼吸浅而快见于重症肺炎,间质性肺水肿;呼吸深而大见于代谢性酸中毒及休克早期的过度换气。

(2)胸廓运动的对称性:一侧塌陷多见于大片肺不张或肺实质病变。一侧饱满多见于单侧液/气胸。

(3)呼吸频率:呼吸频率过快多见于通气或换气功能障碍的早中期;过慢多见于呼吸衰竭的晚期。

(4)患者面部表情有无发绀。

(5)异常呼吸形式监测

哮喘性呼吸:见于哮喘、肺气肿等。

紧促性呼吸:呼吸浅速带弹性。见于胸膜炎、肋骨骨折等。

浮浅不规则呼吸:呼吸浅速带弹性。见于胸膜炎、肋骨骨折等。

叹息性呼吸:见于过度疲劳、癔症等。

蝉鸣性呼吸:发生于会厌部位阻塞,为上呼吸道梗阻,并有吸气性呼吸困难和凹陷现象。

鼾音性呼吸:因上呼吸道有大量分泌物潴留所导致,见于昏迷或咳嗽反射无力者。

点头式呼吸:多见于垂死者。

潮式呼吸:见于脑炎、颅内压增高、肾衰竭等垂危者。

深快式呼吸:见于缺氧、代谢性酸中毒者。

2. 监测方法

（1）观察胸廓起伏（特别是夜间）有无及动度。

（2）双肺呼吸音监测：听诊双肺呼吸音，如果发现异常呼吸音及时处理。一般常见异常呼吸音有：左侧呼吸音低，见于气管插管进入右侧支气管、左侧气（血）胸、手术刀口、巨大心脏；双侧呼吸音低，见于气管插管过浅、胸廓活动受限、胸腔积液或气胸；管状呼吸音，见于压迫性肺不张；湿罗音，见于肺瘀血、肺炎、急性肺水肿。

（3）经皮血氧饱和度（SPO_2）监测：SPO_2 是动脉血中与氧气结合的血红蛋白占全部血红蛋白的百分比。健康成年人 SPO_2 正常范围是 94%~100%。一般通过脉搏血氧定量法测定，这是依据光被动脉血红蛋白吸收量的变化得到动脉波算出 SPO_2 及脉率。经常在手指、脚趾、耳垂进行监测。进行监测选择合适的传感器是至关重要的，最理想的状态是受检部位要有良好的血液灌注，在检测过程中不会轻易产生运动干扰，同时病人要感觉舒适并且容易测量。穿管器的指套过大、过小或过紧都会影响测量结果。影响 SPO_2 测量的因素主要有贫血、休克、药物影响光干扰、运动干扰、传感器的应用、血流不充分、指甲颜色等。

（4）血气分析：是指通过血气分析监测患者的氧合状态及酸碱平衡情况，为危重病人的诊断与治疗提供可靠依据。在进行血气分析是要注意在病人安静状态下采血；调试通气参数及给予小苏打后半小时复查血气；注射器必须首先用肝素稀释液润湿；血标本要与空气严密隔绝；及时送检。混合静脉血氧饱和度（SvO_2）是反映机体氧输送和组织对氧需求情况的综合指标，正常值为 0.68~0.77，<0.68，提示组织氧耗量增加；<0.5，提示病人出现无氧代谢和酸中毒；<0.3，提示病人濒临死亡。

3. 护理措施

（1）保持气管插管的正确位置，进行固定，使用镇静剂。

（2）保持呼吸道畅通，掌握正确的吸痰方法，将气道湿化，并且保持管道连接的紧密性。

4. 并发症

（1）气管插管常见并发症有脱出、阻塞、移位、漏气、气道黏膜损伤喉头、水肿、肺部感染。

（2）吸痰常见并发症有缺氧、黏膜损伤、气道痉挛、肺不张、感染。

（二）循环系统监测

一般情况下，病人的循环生理的基本条件是有充足的血容量；适当的交感神经张力和外周血管阻力（后负荷）；正常功能的血泵；合适的心律和心率；血液充分的氧合；通畅的微循环。监测项目如下：

（1）心电监测：心电监测的意义在于持续显示心电活动；持续监测心率；及时诊断心律失常；持续观察 S-T 段 T 波。判断有无心肌损害与缺血及电解质紊乱；监测药物的治疗效果；判断起搏器功能。进行心电监测时要注意电极片避开心前区部位；选择 P 波清楚，QRS 波幅大的导联进行监测。心电监护是为了监测心律变化而不能用于诊断。

（2）动脉血压监测：动脉压反映的是心排量以及外周血管的阻力。影响动脉血压监测的因素主要由血容量、血管壁弹性、血液黏滞度、组织器官灌注、心脏氧供氧耗和微循环。动脉压检测方法分为无创监测和有创监测两种，无创监测简单易掌握，容易重复，适用范围广，自动充气自动报警,但是其袖带使用不当、听诊间歇、肥胖以及校对不及时都可以造成误差。所以当进行无创动脉测压时要注意观察袖带是否正确缠绕,测压时袖带与右心房是否保持同一水平,注意听诊间歇,测压过程中更换测压部位,选择合适的袖带,注意病人异常情况,平时要及时校对。有创监测能够反映整个心动周期的血压变化,测量结果更可靠,但是却具有并发症较多的弊端。有创测压可以通过桡动脉、肱动脉、股动脉、足背动脉和尺动脉进行测压,其中首选桡动脉。有创测压的并发症主要由感染、血栓、栓塞、与肝素相关的血小板减少症以及机械性和技术性并发症。在进行有创测压时要注意直接测压与间接测压的差异,防止凝血现象发生,不同部位存在有动脉压差,正确及时的校正零点。

动脉测压管的管理在检测过程中也是非常重要的。测压所用换能器环氧乙烷灭菌消毒,为一次性使用。使用前重新调试零点,动脉测压管定期用肝素稀释液(250mL+肝素 10mg,0.2mL)冲洗。严防进气,避免脱开。定期更换穿刺处的敷料,预防感染。要严密观察远端皮肤血运。动脉测压管可持续留置 7d,拔出后压迫局部 5min。

(3)中心静脉压(CVP)监测:是指腔静脉与右房交界处的压力。中心静脉压是反映右心前负荷的指标,正常值为 5~12cmH$_2$O。测压过程一般是通过右颈内静脉、锁骨下静脉、颈外静脉和股静脉进行的。CVP 升高只要是因为右心衰竭;循环阻力升高,例如肺动脉高压,肺水肿的时候发生;心包填塞;胸腔内压力升高,如使用 PEEP,血气胸;使用收缩血管药物;病人处于不安静状态。CVP 下降主要是因为血容量不足,例如血压低,口渴或舌干;应用血管扩张药物;应用镇静药物。

中心静脉压监测应用于休克、脱水、失血、血容量不足等危重病人;较大、较复杂的手术;手术中需要大量输血或血液稀释的病人;麻醉手术中需要施行控制性降压、低温的病人;心血管代偿机能不全或手术本身可引起血流动力学显著变化的病人,如心脏手术的病人。监测 CVP 的注意事项主要有:判断导管插入上下腔静脉或右心房;将测压管零点置于第四肋间腋中线、平右心房水平;导管和测压管内无凝血、空气,也无导管扭曲;测压时确保静脉内导管畅通无阻;严格无菌操作,防止污染。对病人进行中心静脉置管后,要对病人进行心理护理,防止感染,保持管腔通畅,每天跟换输液管道,并且准确记录 24h 出入液量,拔管时病人平卧位,保持负压,边抽边拔。中心静脉置管的并发症一般有感染、心律失常、血管损伤、空气栓塞、血栓形成。

(4)漂浮导管的临床应用:漂浮导管是用以判断危重病人心血管功能状况的信息来源,主要是通过应用气囊漂浮导管行血流动力学的监测而实现的。临床适应于心肌梗死、心力衰竭、心血管手术;肺栓塞、呼吸功能衰竭;严重创伤,灼伤,各种类型休克;嗜铬细胞瘤及其他内外科危重病人。置管术经肘静脉、股静脉、颈内静脉、锁骨下静脉穿刺置管,导管经上或下腔静脉进入右心房、右心室到肺动脉。插入漂浮导管的并发症有心律失常,导管气囊破裂,感染及血栓性静脉炎,肺栓塞,导管堵塞或肺动脉血栓形成,肺动脉破裂,导管在心腔内扭曲、打结。

(三)肾功能监测

肾功能的监测可对病人排尿情况(尿量、尿液颜色)观察,对尿液的性状、尿比重进行测试。实验室检查包括血清尿素氮、肌酐浓度、尿/血渗透压比值。

(四)神经系统监测

监测项目:监测意识、瞳孔、脑外术后的颅内压;躯体及四肢反射、病理反射、感觉、运动、肌力(格拉斯哥评分——运动能力、语言能力、睁眼反应);颅脑 CT 以及颅内压、脑室压的监测。

护理措施:对于颅脑外科的病人,眼睛的保护是一项很基础的护理。眼睑闭合不全失去对眼球的生理保护作用,如果采取护理措施不当,很容易造成角膜干燥坏死,并发角膜炎和角膜溃疡。需用无菌生理盐水清洗双眼,早晚各一次。不主张使用无菌凡士林油纱覆盖眼部,用无菌生理盐水纱布遮盖双眼,保持纱布湿润,污染时及时更换,操作时严格遵守无菌原则。另外,有引流管的病人,保持引流管的通畅,并根据引流管性质保持合适的高度。使用冰帽保护脑组织。短时间内(8h 内)纯氧吸入。

(五)消化系统监测

消化系统的监测项目包括腹部体征,胃液观察,胃液 pH 值,腹内压监测,大便的观察和营养的平衡(肠外营养/肠内营养)。消化系统受累常表现为胃潴留、消化道溃疡、肠麻痹以及黄疸、腹水、低蛋白血症、凝血功能减退。上述病变常是其他系统脏器病变到一定程度的结果,应密切注意上述情况的发生。

(六)血液系统监测

血液系统的监测一般是观察病人的皮肤颜色、皮肤黏膜有无出血点、观察病人全身出血的部位及程度。凝血系统出现障碍常表示病情已经进展到了相当的程度,除针对原发病进行处理如纠正休克、改善缺氧、维护肝功能、控制感染外,适当补充凝血因子、血小板、新鲜血等,有利于病情的控制。

五、根据化验结果判断

临床化验结果有 3 个阈值。

1. 生物参考区间上、下界限值 是考虑检验结果正常还是异常的参考值,习惯上称为"正常参考范围"。

2. 医学决定水平 是指临床应采取相应措施的检验数值,这些检验结果只要超过生物参考区间上下界限一定范围才具有诊断价值或必须采取治疗措施。

3. 危急值(criticalvalues) 通常是指检验结果高度异常,当出现这种检验结果时,患者可能已处于生命危险的边缘,临床医师如不及时处理,有可能危及患者的生命安全,故危急值也成为紧急值或警告值。

临床常用危急值见下表。

表 10-1 临床常用危急值

项目名称	单位	低值	高值	备注
WBC	$\times 10^9/L$	2.5	30	末梢血
PLT	$\times 10^9/L$	50		末梢血
Hb	g/L	50	200	末梢血

续表 10-1:

项目名称	单位	低值	高值	备注
PT	s		30	抗凝治疗时
APTT	s		70	静脉血
纤维蛋白原	g/L	1	8	血浆
血糖	mmol/L	2.2	22.2	血清
血钾	mmol/L	2.8	6.2	血清
血钠	mmol/L	120	160	血清
血钙	mmol/L	1.75	3.5	血清
胆红素	mmol/L		307.8	血清(新生儿)
肌酐	mmol/L		530	血清
尿素	mmol/L		35.7	血清
血氨	mmol/L		176	血清
血乳酸	mmol/L		5	血清
淀粉酶	U/L		正常值上限 3 倍以上	血清
渗透压	mOsm/kg		330	血清
pH		7.25	7.55	动脉血
PCO_2	%	20	70	动脉血
PO_2	mmHg	45		动脉血
HCO_3-	mmHg	10	40	动脉血
SaO_2	%	75		动脉血

一类传染病的病原体、血液、脑脊液、胸腔积液、腹水等标本中发现病原微生物,血中心肌标志物(cTNT、cTNI、CK-MB)浓度升高,毒物检测阳性,HIV 等均应视为危急值。

除了危急值,英国人提出早期预警评分(earlywarningscore,EWS)以便更好地潜在危急重病人。该指标也是建立在对患者心率、收缩压、呼吸频率、体温和意识等生命体征基础上,根据其值的高低对危重的预期值进行定量评分,便于临床应用,简单易行。目前在临床上最常使用的为 EWS 和改良的早期预警评分(modifiedearly warningscore,MEWS),见表 10-2、表 10-3。

表 10-2 EWS

				评分			
项目	3	2	1	0	1	2	3
心率(次/min)		<40	41~50	50~100	101~110	111~130	>130
收缩压(mmHg)	<70	71~80	81~100	101~199		≥200	
呼吸(次/min)		<9		9~14	15~20	21~29	≥30
体温(℃)	<35.0	35.1~36.5	36.5~37.4	37.5			
意识				清楚	对声音有反应	对疼痛有反应	无反应

表 10-3 改良的早期预警评分(MEWS)

| | | | | 评分 | | | |
项目	3	2	1	0	1	2	3
心率(次/min)		<40	41~50	50~100	101~110	111~130	>130
收缩压(mmHg)	<70	71~80	81~100	101~199		≥200	
呼吸(次/min)		<9		9~14	15~20	21~29	≥30
体温(℃)	<35.0	<35.0	35.0~38.4	≥38.5			
意识				清楚	对声音有反应	对疼痛有反应	无反应

从上面这些判定标准可以看出,由生命体征临界值与检验危急值这些易于获得的指标或指征可以派生出各种各样的评分标准,如快速急性生理学评分(RAPS),APACHE Ⅱ 和Ⅲ评分,SIRS或脓毒症、严重脓毒症标准、MODS 的评分标准及挪威加强评分、死亡概率模式、简化的急性生理状态评分(SAPS)以及治疗干预评分系统、脓毒症休克评分(SSS)、Support 生理积分等。研究其本质,万变不离其宗,主要是依据临界生理指标和危急值不同的排列组合,再加上干预措施、年龄、既往慢性病以及环境等因素来探求其对疾病严重程度的评估,给临床工作着和管理者提供较为客观的、可遵循的标准,并为制定临床制度规范提供依据。

第二篇 各 论

第十一章 头颅损伤

(马宏武)

颅脑损伤在外伤中较常见,占各种损伤的 10%~20%,仅次于四肢伤,位居第二位。颅脑损伤的病情和造成的后果,都非常严重。其中,闭合性颅脑损伤中,严重脑挫裂伤、急性硬脑膜下血肿、急性硬膜外血肿和脑内血肿病人的伤死率仍高达 20% 以上;火器性颅脑损伤的死亡率占全部阵亡人数的 40%~50%。颅脑穿透伤病人的病死率可高达 30% 以上,居各部位损伤的首位。

第一节 脑损伤受伤机制和伤情分类

一、损伤方式

外伤性暴力作用于头部的方式分为两种:一种是暴力方式直接作用于头部而造成的,为直接损伤;另一种是暴力作用于身体的其他部位,经传导到头部而造成损伤的,为间接损伤。

1.直接暴力分为以下三种情况:

(1)加速性损伤:头部处于相对静止状态,被运动着的物体冲撞击引起颅骨骨折和脑组织在颅室内的运动,产生脑组织损伤。损伤处多在受冲击部位,又称冲击伤。

(2)减速性损伤:头部在运动状态中突然撞击于坚硬的相对静止的物体上。损伤部位除头部着力处可发生引起颅骨变形和脑组织在颅腔内移动所造成的脑组织和血管性损伤冲击性伤外,在着力点的对冲部位的脑组织常可发生挫裂伤、血管撕裂和血肿形成,这种损伤又称对冲性损伤。

(3)挤压伤:头部两侧同时受到外力的挤压作用,以致造成严重的颅骨变形,脑膜撕裂、血管和脑组织损伤。

2.间接暴力作用通常有三种情况:

(1)传递性损伤:多见于人从高处坠落时,足跟或臀部着力,力由脊柱传导至颅底,颅腔内脑组织发生移动引起挫裂伤和桥静脉撕裂。上颈椎也可向前后滑动,突入颅底引起环枕部骨折、脱位、颈髓、延髓和脑桥均可发生损伤。这种颅内和颈椎部的损伤又称颅脊联合伤。

(2)挥鞭样损伤:当躯干突然遭到向前、向后冲击时,由于惯性作用使头部落于躯干运动之后,环枕关节和颈椎发生过伸、过屈运动和旋转运动,犹如用鞭样运动。除环枕区可发生骨折、脱位外,颈髓、下脑干和脑组织都可因在颅腔内发生移动而遭到损伤。

(3)胸部挤压伤时的脑损伤:由于胸腔内压力突然急剧上升,使得上腔静脉、颈静脉压力也随之骤然增高,颜面和颅内的小静脉可能发生破裂、出血和水肿。颜面部、眼结膜均有小点状出血,颇似窒息样颜色,故又称为创伤性窒息,脑内同样可产生如颜面部类似的小点状出血和水肿。

二、损伤机制

闭合性颅脑损伤的机制较复杂,但主要是由于颅骨变形和脑组织在颅腔内产生运动时所造成。当外力作用于头颅时,颅骨可在瞬间发生着力部位向内凹陷,同时又因弹力缘故又向外膨出,在凹陷时由于球形物内容积的压缩,颅内压在 10~50 毫秒内可产生 133kPa(1000mmHg)以上的压力;当颅骨回复时,由于颅内压突然下降又可产生一种负压力,这两种力量均能使着力处脑膜分离、血管撕裂和产生脑组织挫裂伤。头部遭到外力冲击后,脑组织在颅腔内发生大块移动,常见的移动形式和方向有两种:直线运动和旋转运动。外力打击方向与颅腔的轴线相一致时,即发生直线加减速运动。加速运动多为冲击伤,减速运动时可产生对冲伤。头颅为类球形体,当外力作用头部不在轴线时,则头颅产生旋转运动。脑压颅腔内发生旋转运动,除脑表面与颅骨摩擦致伤外,脑组织深层与浅层间,相对活动与相对固定交界处,产生扭转剪应力损伤。此种损伤的部位主要在脑的中轴,包括大脑半球白质、胼胝体、脑干和小脑脚等处发生广泛的挫伤、出血、水肿和轴索损伤,称为弥漫性轴索损伤(diffuseaxonalinjury,DAI),是脑损伤中最严重的一型。

三、伤情分类

目前国际上较通用的伤型分类法,以 Teasdale 和 Jenneti 于 1974 年提出的格拉斯哥(Glasgow)昏迷分级(表 11-1)为较普通,将检查睁眼、言语和运动反应三方面的结果,取其每一项的得分合计。总分最高为 15 分,最低 3 分。总分越低,表明意识障碍越重,伤情越重。总分在 8 分以下表明已达昏迷阶段,一般与我国伤情分型对比大致划分如下:①轻型:13~15 分,意识清醒,意识障碍时间在 30min 内。②中型:9~12 分,意识呈模糊至浅昏迷状态,意识障碍时间在 12h 以内。③重型:6~8 分,意识呈昏迷状态,意识障碍时间超过 12h。④特重型:3~5 分,伤后持续深昏迷。

表 11-1 格拉斯哥（Glasgow）昏迷分级评分

分值	睁眼	语言	肢体动作
1	不能睁眼	自动睁眼	刺激无活动
2	疼痛刺激睁眼	只能发音	去大脑强直
3	呼唤睁眼	能说出单字或词	去皮层强直
4	自动睁眼	回答问题错误	疼痛刺激躲避
5		正确回答问题	疼痛刺激定位
6			遵嘱动作

第二节　原发性和继发性颅脑损伤

一、头皮损伤

外力直接作用头部时,首先使头皮不同程度损伤。一般讲,头皮损伤部位即外力作用点,可由此推测颅内损伤的部位。头皮损伤程度,并不与颅内损伤的严重性相一致。头皮伤分为挫伤（scalpcontusion）、裂伤（scalplaceration）、头皮血肿（scalphematoma）、头皮撕脱伤（scalpavulsion）。治疗上,头皮挫伤和头皮血肿,范围均较局限,通常无须特殊处用。头皮裂伤应争取在 72h 内进行清创缝合。头皮撕脱,蒂部保留供应动脉者,彻底清创后,将皮瓣复位缝合。头皮再植,或者将头皮制成中厚皮片后再植。头皮完全撕脱,污染重,时间过久,无法利用时,如创面清洁,可取大腿中厚皮片移植。

二、颅骨骨折

颅骨骨折包括颅盖骨折与颅底骨折,颅骨骨折的严重性,并不在其本身,而在于引起的颅内原发或继发损伤,如脑、颅内血管、脑神经等的损伤以及脑脊液漏、感染并发症等。

（一）颅盖骨折

按照骨折的形态,颅盖骨折（fractureofskullcalvarium）包括线形骨折、凹陷骨折（图 11-1）、粉碎骨折、洞形骨折类型。视其是否与外界相通,又分开放性及闭合性两种。

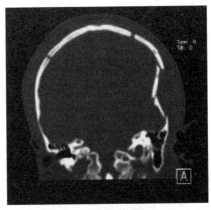

图 11-1 凹陷性骨折

治疗原则:闭合性线形骨折,不需特殊处理;开放性线形骨折,则应将骨折线内异物除净,否则,发生感染后,有向颅内蔓延可能。颅骨凹陷性骨折,原则上均应手术复位,尤其是骨折片陷入深度在 1cm 以上;位于功能区;骨折片刺入颅内;开放性凹陷骨折;或上矢状窦部位的凹陷性骨折引起急性颅内压增高时,均须及早手术复位。如有下述情况,手术可以暂缓或观察:①位于上矢状窦中后 1/3 的单纯性凹陷骨折临床上无颅内压增高及进展性肢体瘫痪者。②婴儿期凹陷性骨折,因自行复位机会大,亦可进行观察。

(二)颅底骨折

单纯颅底骨折比较少见,常出颅盖骨折延续而来。颅底骨折按其部位,分为颅前、中、后窝骨折。颅底部硬脑膜比较薄,且与颅底粘连较紧,易于随骨折破裂许多血管和神经通过颅底进入颅腔,加上颅底又与鼻窦相连接。故骨折时,常伴发颅神经损伤及脑脊液漏。

1.临床表现　颅前窝骨折,可出现鼻出血或脑脊液鼻漏,嗅觉丧失;眶周皮下球结膜下瘀血,颅内积气。视神经管受累时,可引起视力丧失。颅中窝骨折表现为脑脊液耳漏及耳出血或鼓膜张力高,呈紫蓝色;大量耳流血,常提示颈内动脉或静脉窦损伤;颞下部肿胀及皮下瘀血;面神经周围性麻痹及听力损害;损伤第Ⅲ、Ⅳ、Ⅴ及Ⅵ脑神经时,出现眼球固定,瞳孔散大,光反应消失及前额部感觉丧失。颅后窝骨折出现耳后乳突部皮下瘀血(Battle 斑)、枕下皮下瘀血或咽后壁黏膜下瘀血,少数病例舌咽、迷走神经损伤,有吞咽呛咳及发音异常。鞍区骨折损伤颈内动脉或海绵窦时,血液经蝶窦流人鼻咽腔,出现口鼻剧烈出血,甚至可因血液流入气管发生窒息。

2.治疗原则　伴发脑脊液漏的颅底骨折,实际上为开放伤,应注意预防颅内感染。鼻漏或耳漏任其外流,禁用棉花等堵塞,耳漏时,用乙醇消毒耳部,外耳道口放消毒干棉球,浸湿后更换;禁止冲洗鼻腔或外耳道,禁用力擤鼻和咳嗽、以防逆行感染;出现早期脑膜炎表现时,应尽早给予抗生素治疗;大多数脑脊液漏,能在两周左右自行停止,如脑脊液漏持续一个月以上或伴颅内积气经久不消失时,即需要手术修补硬膜缺口。口鼻大出血者应及时行气管切开,置入带气囊的气管。如系颈内动脉颅底段损伤出血,可采用紧急颈动脉结扎术或导管技术球囊闭塞术,如视神经管骨折压迫视神经时,应争取在 12h 内开颅行视神经管减压;严重面神经损伤,可将眼睑暂时性缝合,以防暴露成角膜炎及溃疡;吞咽呛咳者,可留置鼻饲管。

三、脑损伤

根据脑损伤后的病理表现,可分为原发性和继发性两类。原发性脑损伤可分为局灶性脑损伤和弥漫性脑损伤。前者包括脑挫裂伤及特殊部位的脑损伤,如脑干损伤、丘脑下部损伤。后者主要指弥漫性轴索损伤(diffuseaxonalinjury,DAI)。有人认为脑震荡属于弥漫性脑损伤中最轻的一类。继发性脑损伤包括脑水肿和颅内血肿。

(一)原发性脑损伤

1.脑震荡(brainconcussion)　头部损伤后,脑功能发生的短暂时性障碍,称为脑震荡。目前认为脑震荡时出现的意识障碍,主要是头部受到强烈打击的瞬间,颅内压急剧增高,脑干扭曲或拉长,导致脑干内网状结构功能损害有关。主要临床表现有:①意识障碍:一般不超过 30min,呈神志恍惚或意识完全丧失。②逆行性健忘:病人由昏迷清醒后,即对受伤的具体经过,伤前的过程失去记忆。③自觉症状有头痛、头晕、疲劳感、怕噪音等,儿童病员常有恶心、呕吐及食欲减退等。④生命体征无明显改变。⑤神经系统检查无阳性体征,腰穿脑脊液基本正常。⑥CT检查脑部无异常。现因检查无客观阳性证据,司法诊断需进一步取证,才能明确定性。

2. 脑挫裂伤(braincontusion) 脑组织有明显病理改变,肉眼即可见到软脑膜下出血点,瘀斑及大片出血、脑组织挫裂等。

临床表现:临床症状和体征与脑挫裂伤部位和程度有关。①昏迷一般在数小时,严重病例昏迷可长达数天、数周,甚至长期昏迷。少数对冲性严重脑挫裂伤,意识障碍呈进行性恶化,并可出现颞叶钩回疝症状,临床上往往难以与颅内血肿相鉴别。②生命体征:轻中型挫裂伤的病人无生命体征改变或轻度改变。伴有头皮创伤或其他部位创伤时,由于疼痛可引起呼吸及心率加快。蛛网膜下腔出血吸收期,常有低度体温升高。③精神症状:多见于额颞叶广泛挫裂伤病例,多表现为无目的喊叫、躁动、易怒、拒食,甚至打人毁物等,有的则表现为痴呆或欣快感。④癫痫发作:儿童病例最常见,多为全身性抽搐,如为局限性抽搐则有定位意义。皮质挫伤、水肿、出血或凹陷性骨折压迫,均可引起癫痫。⑤脑膜刺激征:因蛛网膜下腔出血所致者,伤后即出现头痛、畏光、颈项强直、克匿格征阳性等。腰穿脑脊液呈血性。⑥病灶症状:视脑组织损伤部位而定。挫伤位于非功能区者,可见上述一般症状。位于功能区时,则出现瘫痪、感觉障碍、失语等定位症状。⑦CT检查能明确诊断(图11-2)。

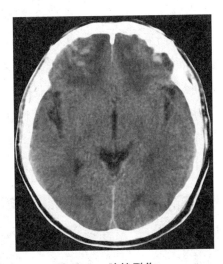

图 11-2 脑挫裂伤

3. 脑干损伤(brainsteminjury) 临床上指的脑干损伤,主要是中脑、脑桥和延髓的原发性损伤。昏迷较深,多数持续数天、数周或数月。伤后立即出现双侧锥体束征或交叉性麻痹,但无明显颅内压增高。脑干的不同部位损害时,除上述共同症状外,还有其特有症状:①中脑损害:表现瞳孔大小不等,对光反应消失,四肢肌张力增高,去大脑强直等。②脑桥损害:双侧瞳孔常极度缩小,光反应消失,眼球同向偏斜等。③延髓损害:突出表现为呼吸功能障碍,如呼吸不规律、潮式呼吸或呼吸迅速停止。继呼吸紊乱后,血压下降,脉搏频数,直到心搏停止。CT和MR扫描可以辅助诊断,但大多数病人脑干无法显示损伤灶(图11-3)。

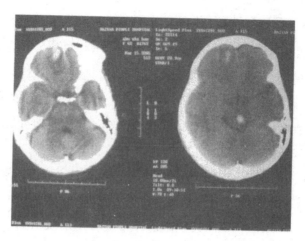

图 11-3　脑干损伤

4. 下丘脑损伤(hypothalamusInjury)　常与脑挫裂伤和脑干损伤同时存在。其临床表现为:①意识障碍:轻症者,表现为睡眠节律紊乱或嗜睡,重症常陷入深度昏迷。②体温调节障碍:丘脑下部前部损害,伤后出现中枢性高温,常持续在40℃左右;丘脑下部后部损害,出现体温过低。③尿崩症:昼夜尿量高达数升至十数升,尿比重固定在1.010以下,意识清醒者,烦渴多饮,每日饮水量常多于尿量。④急性应激性溃疡:胃及十二指肠出现急性溃疡,并发出血或穿孔。

5. 弥漫性轴索损伤(DAI)　多见于带有旋转外力作用的脑外伤。损伤主要在胼胝体、脑室旁、基底节、上脑干背侧及小脑脚处,有脑组织局灶性挫裂伤或点片状出血,白质的轴索有广泛性损伤,可伴有脑室出血和弥漫性脑肿胀。临床表现:①伤后持续昏迷或烦躁不安,持续时间长,常在6~24h以上,恢复慢。少数伤员伤后意识变化可以有中间清醒期或好转期。②轻伤员临床无明显神经系统阳性体征。③重型可出现原发性脑干损伤症状或丘脑下部损伤症状。④CT扫描特征性改变,常可见弥漫性脑肿胀,双侧大脑半球白质肿胀明显,脑室和脑池压缩变小或狭窄,甚至消失,但缺乏局灶性占位效应,中线结构移位不明显。胼胝体部、脑室壁、基底区或上脑干有灶性出血灶。脑室内、蛛网膜下隙可有出血。部分病例同时可合并有脑实质的挫裂伤、出血甚至血肿。⑤CT和MR扫描显示中线结构散点状病灶(图11-4)。

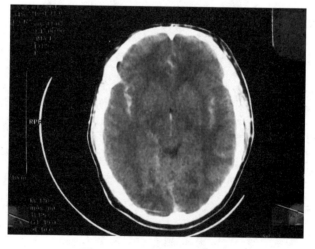

图 11-4　弥漫性轴索损伤

（二）继发性脑损伤

主要介绍颅内血肿的病理和临床表现。颅内血肿按照解剖部位分类，分为硬脑膜外、硬脑膜下、脑内多发性血肿等；按照血肿形成的速度分为特急性血肿（伤后 3h 内），急性血肿（3h~3d 内）、亚急性血肿（3d~3 周内）、慢性血肿（3 周以上）等。临床诊断时，常将两种分类方法合并使用，如急性硬脑膜外血肿，慢性硬脑膜下血肿等。

1.硬脑膜外血肿（epiduralhematoma） 以急性型最多见，几乎均为直接暴力引起。硬脑膜外血肿的出血源，有脑膜中动脉、板障血管、静脉窦处蛛网膜颗粒等。急性硬脑膜外血肿，以脑膜中动脉出血最多，血肿多数位于颞部或颞额顶交界区域。

临床表现:急性硬脑膜外血肿的临床经过，以脑膜中动脉出血者比较典型。病人先有短暂昏迷，然后意识恢复。随着血肿的发展，出现一系列急性颅内压增高症状，如头痛加重、呕吐、并有血压逐渐增高和脉搏减慢、意识亦由清醒转变为嗜睡，直到再次昏迷。两次昏迷之间，称为"中间清醒期"随着意识变化，脑受压体征进行性加重，出现单瘫、偏瘫、浅反射减弱或消失、病理反射阳性，并发颞叶钩回疝时，血肿侧瞳孔逐渐散大及对光反应消失，继而出现血肿侧瞳孔逐渐散大及对光反应消失，最后发生呼吸功能障碍、血压下降，直到心搏停止。颅骨 X 线摄片可发现骨折，骨折线常常和脑膜血管沟相交错。CT 扫描显示在颅骨下方有高密度凸镜样阴影（图 11-5）。硬脑膜外血肿的病例中，有 1/3 左右缺少上述典型表现或无明确定位体征，颞叶钩回疝一旦出现，发展迅速，双侧瞳孔散大并突然发生呼吸停止。

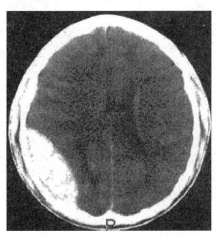

图 11-5 急性硬脑膜外血肿

2.硬脑膜下血肿（subduralhematoma） 急性硬脑膜下血肿是最常见的颅内血肿，与头部着力部位关系甚为密切，枕顶部着力时，大约 80% 病例于对冲的额顶部出现血肿。急性硬脑膜血肿下的出血来源有:挫裂皮质的动静脉或大脑凸面桥静脉，偶尔可由脑内血肿破裂入硬脑膜下腔形成。亚急性硬脑膜下血肿的出血通常来源于脑挫裂伤的小血管出血，临床进展相对缓慢，经常是在脑挫裂伤症状的基础上，逐渐出现颅内高压症状，出现新的体征或原有体征加重。慢性硬脑膜下血肿占硬脑膜下血肿病例的 1/4 左右，此类血肿，原发性脑损伤均较轻，血肿进展慢，病程多大数月，长者可多达数年。如有头部外伤史，伤前一贯健康，伤后逐渐出现头痛、呕吐、视神经乳头水肿、精神症状等改变时，应首先考虑慢性硬脑膜下血肿（图 11-7）。

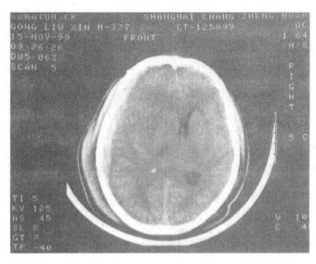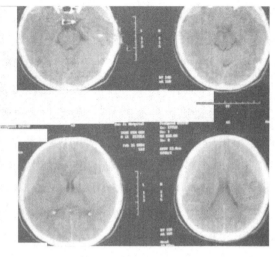

图 11-6　急性硬膜下血肿图　　　　　　　　　11-7　双侧慢性硬膜下血肿

3.脑内血肿(intracerebralhematoma)　常于对冲性脑挫裂伤和急性硬脑膜下血肿并存。血肿80%以上位于额颞部,尤以颞叶前中部和靠近颞叶底部(图 11-8)。脑内血肿缺乏独有的临床表现,与急性硬脑膜下血肿并存者,症状更无法鉴别,常在清除硬脑膜下血肿和挫裂脑组织时,现同时有脑内血肿。随血肿增大及脑水肿加重,出现意识恶化、颅内压增高和定位体征。

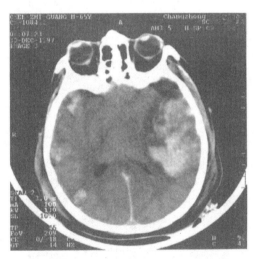

图 11-8　颅内血肿

4.多发性颅内血肿(multipleintracranialhematomas)　指颅内同一部位或不同部位,形成两个以上血肿。病情较单发性血肿更危重和复杂。CT 扫描不但能明确颅内多发性血肿部位和体积,而且有利于手术方案的确定。

5.迟发性外伤性颅内血肿(delayedtraumaticintracranialhematoma)　是指经手术探查或 CT 扫描证实原来没有血肿的部位,外伤后一段时间后出现新的血肿。迟发性血肿绝大多数在伤后72h 内出现,也有短至数小时,长达 6 周者。原先颅内若无血肿或颅内血肿经手术治疗后症状虽好转以后又出现进行性颅内压增高症状,应首先考虑有迟发性血肿发生的可能。

(三)诊断要点

1.病史主要包括　①受伤时间、原因、头部着力部位。②伤后意识演变情况,如原发昏迷的程度及其时间,有无再昏迷、意识是好转或加重等。③伤后做何种处理,尤须注意是否用过脱水剂、镇静剂,如经过其他医生检查,应对比先后检查所见。④伤前重要病史,主要了解心血管、肾及肝脏重要疾患以及有无溃疡病史等。

2.体格检查　伤情危重者只作扼要检查,每次检查记录应详细和准确,以便于比较。

(1)头部检查:注意头部软组织损伤的部位、性质,耳、鼻出血及溢液情况。

(2)意识:意识障碍的程度和时间的长短与脑损伤的严重程度成正比。临床按 GCS 记分将意识状态分为 4 级,即清醒,GCS 记分 13~15 分;模糊,GCS 记分 9~12 分;昏迷,GCS 分 6~8 分;深昏迷,GCS 记分 3~5 分。如发现伤员由清醒转为嗜睡或躁动不安或有进行性意识障碍加重,应考虑有颅内压增高表现,可能有颅内血肿形成。

(3)生命体征:即血压、脉搏、呼吸与体温的变化。单纯性闭合性颅脑伤,血压变化不明显,多数在正常范围或偏高,外伤后出现低血压及其他休克征象时,须除外胸、腹内脏损伤、骨盆及长骨骨折、高位截瘫等。颅脑损伤后,逐渐出现血压增高、脉率缓慢、呼吸加深、并伴随意识恶化,为急性颅内压增高的典型变化,常常是颅内出血的表现。伤后体温骤然增高,应考虑丘脑下部损害。

(4)瞳孔:应注意对比双侧大小、形状和对光反应。一侧瞳孔进行性散大,直接及间接光反应迟钝或消失,伴有对侧瘫痪者,是颞叶钩回疝的表现。一侧瞳孔于伤后立即散大,应注意区别动眼神经或视神经本身损伤;双侧瞳孔极度缩小或大小多变,伴眼球运动障碍,为脑干损害表现。濒死病员,双侧瞳孔极度散大固定。

(5)运动及反射变化:清醒病人,可观察其自主活动情况和肌力,昏迷及不合作病人,可采用针刺、压迫眉间、眶上、胸骨柄、腋窝等处皮肤引起。伤后逐渐出现进行性瘫痪与病理反应是脑受压的有力证据,提示有颅内血肿可能。

3.辅助检查

(1)颅骨 X 线平片:病情允许时应常规检查,开放伤更不可少,观察骨折形态、部位,有骨碎片和其他异物时,应注意深度与数量。少数可见到钙化松果体影,根据其位置判断有无移位。常规拍头颅正侧位片,枕部或后颅损伤加额枕位,凹陷骨折加照切线位。

(2)CT 检查:目前已成为颅脑损伤伤员的首选检查方法。CT 检查快速、安全、无损伤性,可迅速准确地显示脑内、脑外损伤的部位和程度,连续多次检查尚可观察病变的演变情况。对颅内血肿的位置、大小、形态、范围,脑实质挫裂伤的部位、范围和程度,脑水肿、脑肿胀、脑积液等均有肯定的诊断意义。CT 扫描颅内血肿急性期均表现为高密度影,以后随着血肿的液化、吸收,逐渐呈现混合密度、等密度或低密度影。除病灶的影像学改变外,尚应注意脑室、脑池和中线结构的形态、大小和移位情况,它们是脑受压的重要征象。CT 扫描对诊断有重要意义,但在病人情况危急时,当颅内压增高进展较迅速并出现脑疝时,应首先不失时机地抢救伤员,不应为了等待CT 检查而延误救治时机。

(3)磁共振成像(MRI)检查:对亚急性、慢性颅内血肿,尤其在 CT 检查为等密度的血肿和颅底及后颅窝血肿有较高的诊断价值,急性损伤病人不适宜应用,不能代替 CT。

（4）急诊颅骨钻孔探查：既是一种检查方法，又是一种治疗措施，尤其适用于已出现脑疝的病人或怀疑颅内血肿，又无其他特殊检查手段（CT 或 MR 扫描）的情况。颅骨钻孔要求以最快速度发现血肿，故钻孔部位甚为重要。一般来说，加速性脑损伤，首先在着力部位及骨折线附近钻孔；减速性脑损伤，枕顶部着力者，首先在对冲部位的颞部及额部钻孔，无发现时，再于着力部钻孔。受伤机制不清，又无定位体征可供参考者，钻孔顺序为：①颞部；②额部；③额顶部；④顶后；⑤颞后；⑥颅后窝。必要时双侧钻孔探查，以免遗漏血肿。

（四）治疗

1.轻型颅脑伤　以卧床休息和对症给药为主，一般病例需卧床 1~2 周，无明显自觉症状，即可起床活动。老人应适当延长卧床时间。对症处理包括止痛与镇静，给予去痛片、地西泮、吡拉西坦等。饮食不予限制，个别恶心、呕吐较重者，酌情输液。大多数病例经治疗后即可正常工作。

2.中型颅脑伤　严格卧床休息，严密观察病情，48h 内应定期测量血压、脉搏、呼吸，并注意神志变化和瞳孔变化。病情稳定后，清醒病人可及早进食。意识清醒者，由静脉输液时，总量限制 2000mL 左右。伴有颅内压增高症状者，可给予脱水药物，也可给予激素治疗。合并蛛网膜下腔出血者，腰穿放出血性脑脊液，每次 5~10mL，放液后注入等量生理盐水、过滤空气或氧气，有助于血液吸收及减少粘连。蛛网膜下腔出血者，适当加用止血药物，如立止血、6-氨基己酸、止血敏等。合并有脑脊液漏时，使用抗生素预防感染。

3.重型和特重型颅脑伤

（1）保持呼吸道通畅：此类病人昏迷均较严重，伤后常有剧烈呕吐、舌后坠，有时咳嗽及吞咽功能障碍亦可发生，故极易出现呼吸道机械性阻塞，造成脑缺氧和加重脑水肿。应立即清除呼吸道分泌物，牵出舌头，将病人改为侧卧位。估计昏迷时间较长，合并严重颌面伤及胸部伤或伤后有呕吐物误吸者，为确保呼吸道通畅，减少肺部并发症，应及时行气管切开。如有高碳酸血症或低氧血症时，必须及早行气管切开，使用呼吸机维持正常呼吸。

（2）伤后严密观察病情：有条件的医院，病人应入住神经外科 ICU 病房。床旁监护仪持续动态监测病人的血压、脉搏、呼吸、SaO2 等，并随时观察和对比病人的意识及瞳孔改变。

（3）防治脑水肿：患者应卧床，如无明显休克，头部可抬高 15°~30°，以利静脉回流及减轻头部水肿。严格控制出入量：通常给予每日 1500~2000mL，以 5% 葡萄糖液和 0.9% 生理盐水为主，要保持出入量基本平衡，以免过分脱水导致不良后果。另外，每日入量应在 24h 内均匀输入，切忌短时快速输入。可利用渗透性脱水药和利尿药行脱水利尿治疗。渗透性脱水药包括：甘露醇、甘油制剂、人血清白蛋白等；利尿药包括：利尿酸钠、呋塞米、氢氯噻嗪、氨苯蝶啶等。其他对抗脑水肿措施，尚有高压氧治疗、适当过度换气和巴比妥药物疗法等方法。

（4）亚低温疗法：目前国内外临床亚低温治疗指征比较明确，主要包括以下几方面：重型（CGS6~8 分）和特重型颅脑伤患者（CGS3~5 分）、广泛性脑挫裂伤脑水肿；原发性和继发性脑干伤；难以控制的颅内高压；中枢性高热等。采用亚低温治疗时，病人平卧在降温冰毯上，通过体表散热使中心体温和脑温降至所需温度，通常为 32℃~35℃。根据病情需要维持 3~14d。实施亚低温治疗时应使用适当剂量肌肉松弛剂和镇静剂以防寒战，同时使用呼吸机，以防肌肉松弛剂和镇静剂所致的呼吸麻痹。

（5）肾上腺皮质激素：目前常用的药物为地塞米松、甲泼尼龙。本药能抑制脂质过氧化反应，稳定细胞膜的离子通道，改善血脑屏障，增加损伤区血循环，减轻脑水肿。近来有人主张"大剂量短程激素冲击疗法"，但其疗效仍存在较大的争议。

（6）其他药物治疗：包括三磷酸腺苷、辅酶A、细胞色素C、镁制剂、维生素C、尼莫地平、脑活素、胞二磷胆碱、神经节苷脂、纳洛酮、吡拉西坦和吡硫醇注射液等，可以改善脑损伤后脑组织内发生的一系列的病理生理变化。

（7）对症治疗：包括控制癫痫发作，制止躁动，可应用抗癫痫药物极度躁动时，可适当采用冬眠药物，有精神症状可用氟西汀、奋乃静、氯普噻吨或三氟拉嗪等。整个治疗中，尚须用抗生素预防和治疗感染。

（8）护理：颅脑伤护理的重点，在伤后早期，以严密观察病情、及时发现继发性病变为主，同时应以预防肺部并发症及其他感染；晚期则需保证营养供给，防止褥疮，积极进行功能训练。

（9）手术治疗：急性颅脑损伤的手术种类包括开放伤清创术、凹陷骨折复位、脑脊液漏修补、颅骨钻孔探查、血肿清除及减压术等。手术治疗对于急性颅内血肿、某些严重对冲伤和脑挫裂伤，是挽救生命的关键性措施。颅脑损伤出现脑疝或其他方法证实颅内血肿后，必须尽快地彻底清除血肿和止血，伴有严重脑组织挫裂伤者，尚须行适当清创和减压。外减压术目前已广泛应用，方法有颞肌下减压、枕肌下减压、各种形式的去骨瓣减压（单侧及双侧顶额部减压，单侧或双侧额部减压，半颅及全颅减压等）。对重型和特重型颅脑损伤合并恶性颅高压患者，现主张采用标准外伤大骨瓣减压术。

第十二章 颌面损伤

（马宏武）

颌面创伤包括口腔颌面部、眼部、耳部、鼻部等部位的创伤,其原因很多,平时多为交通事故伤,自然灾害、户外活动以及生产安全等也是创伤的重要原因,战时则以火器伤为主。值得注意的是,恐怖事件、暴力冲突以及矿山生产中的安全隐患等,都会使平时火器伤的发生率明显上升。由于颌面部多数情况下处于暴露状态,且不易防护,因此无论平时与战时均易受创伤。同时颌面部是呼吸道和消化道开口所在,人体重要感官又集中于此。该区域的创伤不仅可以引起致命的出血和窒息,而且后期还会造成面部功能障碍与畸形甚至毁损,并因面部畸形影响伤员的社会生活,产生严重的心理创伤,降低了伤员的生活质量。

因颌面部的解剖生理特点,其创伤的救治除需要掌握创伤的共性和处理原则外,尚需根据部位特点采用专科救治技术。尽可能保存或修复受创伤的组织和器官,并恢复其功能;同时积极防治各种并发症。其目标是在挽救生命的同时将伤员的功能和外形尽可能恢复到伤前水平。

第一节 颌面创伤急救

一、颌面创伤性窒息

颌面创伤性窒息主要分为阻塞性窒息和吸入性窒息两大类。

1.阻塞性窒息

(1)异物阻塞:创伤后如口内有血凝块、骨碎片、牙碎片、呕吐物、游离组织块以及其他异物时,可阻塞呼吸道而发生窒息,这在昏迷伤员更易发生。

(2)组织移位:当颌面部发生骨折,无法保持其骨骼正常位置与形态时,就会因组织移位发生窒息。如下颌骨颏部粉碎性骨折或下颌体两侧同时骨折时,下颌骨体部前分的骨折段与舌整体向后下移位压迫会厌可造成窒息。在上颌骨发生横断骨折时,上颌骨向后下方移位而堵塞咽腔、压迫舌根,也可引起窒息。

(3)肿胀与血肿:口腔颌面颈部血运丰富,组织疏松,伤后极易发生血肿和严重的组织反应性肿胀,均可压迫上呼吸道而发生窒息。

2.吸入性窒息 多见于昏迷的伤员,直接把血液、唾液、呕吐物或其他异物吸入气管、支气管甚至肺泡引起的窒息。另外,在一些矿山瓦斯爆炸以及地震导致建筑物倒塌时空气中大量粉尘也可造成吸入性窒息。

临床表现:窒息的前驱症状是伤员烦躁不安、出汗、鼻翼扇动,吸气长于呼气或出现喉鸣;严重时出现口唇发绀、三凹体征(吸气时胸骨上窝、锁骨上窝、肋间隙深陷),呼吸急促而表浅;继之出现脉弱、脉快、血压下降、瞳孔散大等危象。如不及时抢救,可致昏迷,终因呼吸、心跳停止而死亡。

急救:窒息是口腔颌面部伤后的一种危急并发症,严重威胁伤员的生命。防治的关键在于早期发现,及时处理。如已出现呼吸困难,更应争分夺秒,立即进行抢救。

3.阻塞性窒息的急救　根据阻塞的原因采取相应的措施。如清除口鼻咽部的异物,同时采用侧卧或俯卧位。对因舌后坠而引起的窒息,可用舌钳或巾钳或用粗丝线或别针穿过全层舌组织,将舌牵出并将牵引线固定于绷带或衣服上。上颌骨骨折下坠时,现场可用夹板、木棍、筷子等,横过两侧上颌磨牙将下坠的上颌骨托起,用绷带或布条向上悬吊固定在头部。对口咽部和舌根肿胀压迫呼吸道的伤员,可安置不同型号的通气导管。如情况紧急,又无适当的通气管,应立即用粗针头由环甲膜刺入气管或作紧急环甲膜切开术,随后行气管切开术。

4.吸入性窒息的急救　立即进行气管切开术,迅速吸出气管内分泌物及其他异物,恢复呼吸道通畅。对这类伤员,应特别注重防止肺部并发症。

二、颌面创伤性出血

根据创伤部位、出血的性质和现场条件采取相应的处置措施。然后迅速送至有条件的地方做终极外科处理。

1.压迫止血　是一种不确切的临时止血方法。

(1)指压止血:为紧急情况下止血的短暂应急措施,可用于颈总动脉、颈外动脉、面动脉及颞浅动脉等处暂时止血。在耳屏前用手指压迫颞浅动脉与颧弓根部,以减少头顶及颞部区域的出血;在咬肌前缘、下颌骨下缘处压迫面动脉,以减少颜面部出血;有时需两侧同时压迫才能使止血效果更好。在胸锁乳突肌前缘、环状软骨平面将颈总动脉向后内压迫于第6颈椎横突上,可减少口、咽、颈部大出血。但此举有时可能引起心动过缓、心律失常,因而非紧急时一般不采用。

(2)包扎止血:适用于头皮、颜面等处的毛细血管和小动、静脉的出血。需先将移位的组织大致复位,在创伤部位盖上较多洁净敷料,用绷带加压包扎。包扎的压力要适当,以能止血为度,勿使骨折移位加重或影响呼吸道通畅。

(3)填塞止血:用于开放性、较深较大的出血伤口或有组织缺损和洞穿性创口者。可用纱布填塞,外面再用较多敷料覆盖,绷带加压包扎。但在颈部或口底创口内,填塞时应注意保持呼吸道通畅,防止压迫气管发生窒息。对鼻出血的伤员,在明确无脑脊液漏时,可用油纱布填塞鼻道;效果不好时,可加用鼻后孔止血法。

2.钳夹止血　急救时可在伤口用血管钳夹住出血的大血管断端后,连同血管钳一起包扎在伤口内,迅速后送。注意不可盲目钳夹,以免伤及邻近神经或成段血管,影响后期修复。

3.结扎止血　常用且确切可靠的止血方法,是在创口内结扎出血的血管。颌面部严重的出血可结扎颈外动脉。对于无修复血管条件而需长途后送者,也可作初步清创,结扎血管断端,缝合皮肤,这样既可防止出血又能降低感染风险。

4.药物止血　适用于组织渗血。常用局部止血药物有各种中药止血粉、止血纱布、止血海绵等。局部应用时,要使药物与出血创面直接接触,然后外加干纱布加压包扎。全身作用的化学止血药均可作为辅助用药,以加速血液的凝固。

第二节　口腔颌面部软组织创伤

颌面部各类软组织伤可以单独发生,也可以合并发生。同时,软组织伤也可与颌面骨骨折同时发生。口腔颌面部血运丰富,具有伤口愈合快的有利条件,因此早期缝合的适应证更广,甚至包括已游离的组织也应予以保存和复位缝合。此外,颌面部损伤后初期处理的时间没有明确规定,主要根据处理前伤口的状态决定。如果伤口没有严重感染,伤后3d都可以进行清创缝合,这与其他部位的创伤有明显不同;而且颌面部软组织损伤的临床症状和处理方法也有其专科特点。

一、闭合性软组织创伤

1.颌面部的闭合性损伤　以挫伤多见,将重点讨论。挤压伤与震荡伤常与颅脑损伤和颌面部骨折共存,颅脑损伤治疗应以神经外科为主,颌面部骨折治疗见后文。颌面部闭合性损伤应高度重视有无引起窒息的危险因素,如存在应及时处理。

2.临床特点　局部皮肤因组织内出血形成瘀斑而变色,多有肿胀和疼痛。若形成较大的血肿可以继发感染,形成脓肿。颞下颌关节发生挫伤后,可发生关节内或关节周围出血、肿胀、疼痛、张口受限或咬合错乱,还可因血肿纤维化而导致关节强直。

3.治疗原则　挫伤的治疗主要是止血、止痛、预防感染、促进血肿吸收和恢复功能。早期需冷敷和加压包扎止血。如已形成血肿,止血后热敷、理疗或外敷中药;若血肿较大,止血后可在无菌条件下穿刺将血液抽出,然后加压包扎;如血肿较大压迫上呼吸道或血肿继发感染,应手术切开减压,清除血凝块和感染物,建立引流,同时用抗生素控制感染;颞下颌关节挫伤可用关节减压与休息的方法。儿童常需作开口板,以使其处于开口位;若关节腔内大量积血,无菌抽出。10d后可行张口训练,以免关节强直。

二、开放性软组织创伤

(一)擦伤

临床特点:多发生于较突出的部位,如额头、颊部、颧骨、鼻尖等部位;皮肤表层破损,创面边缘不整,少量渗血,可有淡黄色血浆渗出;创面常附着泥沙或其他污物、异物。由于皮肤感觉神经末梢暴露,故有烧灼样疼痛。

治疗原则:应特别注意创面必须清洗干净,除去附着于表面的污物、异物,如残留异物特别是有色素残留会造成外伤性文身。创面可用无菌凡士林纱布覆盖或暴露创面,任其干燥结痂,自行愈合,如创面已继发感染,需湿敷。

(二)裂伤或挫裂伤

临床特点:开放型伤口,边缘不整,组织水肿,裂开较大,裂口较深。常伴污物及紫色坏死组织,深部组织出血、血肿。创缘周围的皮肤常有擦伤。可合并颌骨骨折。

治疗原则:尽早行清创缝合术,清除污物及坏死组织,严密止血、精确对位缝合,有时需做减张缝合,充分引流。若伴组织缺损应尽可能同期修复,条件不允许可作二期修复。伴骨折时一般需同时行骨折复位固定术。开放性伤口需注射破伤风抗毒素,并辅助必要的抗感染治疗(以下不再赘述)。

(三)刺伤

临床特点:常为盲管伤,入口小,伤道深;腭部伤多为穿通伤。致伤物可刺入口腔、鼻腔、眶内甚至深达颅底,可能损伤重要的血管神经,刺入物可能存留在组织内,衣服碎屑、砂土及病原菌均可被带入伤口内而引起继发感染。金属异物存留时X线摄片有助于诊断。非金属异物存留时可作超声检查。

治疗原则:彻底清创,及早清除异物,严密止血,创口充分引流。为取出深部异物、修复神经或彻底止血,必要时需要扩创。对于颈部大血管附近的异物,要在做好预防继发性出血的准备前提下摘除异物,切不可轻率从事,否则可能造成致命的大出血。

(四)切割伤

临床特点:创缘整齐,一般无软组织缺损,污染较轻。如重要血管被切断,则出血严重;如切断面神经,可造成面瘫;如切断腮腺导管,可造成涎瘘。

治疗原则:尽早行清创缝合术,仔细对位缝合。切割伤如无感染,缝合后可望一期愈合。遇有面神经较大分支或腮腺导管被切断时,应尽可能在清创时立即进行神经或导管吻合。

(五)砍伤、剁碎伤及挫碎伤

临床特点:伤员一般为社会暴力案件中的受害者。伤口的特点是创口较多,长短不等,深浅不一,多伴有挫伤、组织粉碎、开放性粉碎性骨折等。挫碎伤创口边缘不整,成锯齿状,裂开较深,伴有紫色的坏死组织、开放性骨折,颜面变形,常伴大出血、休克、昏迷等。

治疗原则:尽早止血,纠正休克。生命体征平稳后仔细清创,探查神经、导管等重要结构的损伤。尽量保留可能存活的组织,将创缘对位缝合;不能对位者应作定向拉拢缝合,以利后期修复。合并骨折时尽可能同期行骨折复位固定。

(六)撕伤

临床特点:多由较大机械绞拉力量致伤。常伴有肌、血管、神经及骨骼暴露,容易继发感染。机械力大时大块软组织被撕脱,严重者甚至可将整个头皮连同耳郭、眉毛及上眼睑同时撕脱。撕脱伤创面大,伤情重,出血多,疼痛剧烈,往往导致伤员创伤性休克。皮下及肌组织均有挫伤,常有骨面裸露。创面又常被油沙、尘沙等污染。特别注意伴有休克时要及早发现。

治疗原则:有休克者先纠正休克。尽早清创缝合,将软组织复位。撕脱组织有血管可吻合者应在清创后立即行吻合血管再植术;如无血管可供吻合,在伤后 6h 内,将撕脱的皮肤清创后,切削成全厚或中厚层皮片作再植术。如撕脱的组织瓣损伤过重,伤后超过 6h,组织已不能利用时,则在清创后及早行游离皮片移植术,消灭创面。

(七)口腔颌面部火器伤

临床特点:投射物高速穿透颌面组织会造成严重损伤,牙和颌骨可作为"二次弹片"加重损伤程度,常见粉碎性骨折和骨缺损。此类伤的伤口多样,形状各异,伤道复杂,盲管伤多见,并有异物存留,容易损伤面颈部的知名血管,造成严重出血,清创时还易发生继发性大出血,伤口污染也较其他损伤严重。

治疗原则:

1.颌面部火器伤的清创 颌面部具有与身体其他部位不同的解剖生理特点,清创时原发伤道和挫伤区为重点,切除坏死组织一般不超过 5mm,这与其他部位火器伤的处理是不同的。清创时要敞开创面,清除异物,彻底止血,充分引流,尽早使用抗生素,预防感染。伤后 2~3d 如无感染征象,进一步清创后可作初期缝合。对于严重肿胀或因大量组织缺损而难以做到初期缝合的伤口,可用定向减张缝合以缩小创面。对于有骨膜相连的骨折片应尽量保留,在延期缝合时作妥善固定。对深部盲管伤,缝合后必须作引流。如有创面裸露,并用高渗盐水湿敷,待新鲜肉芽组织形成后尽早用皮瓣技术修复。

2.火器性颌骨骨折的处理

(1)碎骨片的处理:伤后 24h 内,可将游离碎骨片清洗干净,浸泡于抗生素溶液中,在清创后将其植回原处,创口内应用抗生素,有可能再植成功。

(2)骨折线上牙的处理:火器伤粉碎性骨折线上的牙常为感染源,使创口久不愈合,故应拔除;如为线形骨折,牙不松动,又无明显感染者,可不拔除。

(3)创口的关闭:应尽早将口内创口严密缝合,然后处理口外创口,所有骨创面都不应暴露在外,而应以软组织覆盖。如创口边缘黏膜缺损,缝合有张力,需从邻近部位转移黏膜瓣修复缺损;口外创口一般不作严密缝合。少数线型创口,如初期处理比较彻底,口内创口已完全关闭,则口外创口也可作严密缝合,不过要在低位放置引流。

(4)骨折复位与固定:由于火器性骨折多为粉碎性,甚至有骨质缺损,不适于作单颌固定,常用颌间固定恢复和保持余留牙的咬合关系。对于非粉碎性颌骨骨折的伤员,也可行铁板内固定,但对骨断端的骨膜不可分离过多,以免破坏骨折段的血运。粉碎性骨折需要使用重建板固定。

(5)骨缺损的处理:小的骨质缺损可不植骨,期待自行愈合。如缺损较大,估计必须植骨时,即使与软组织粘连的碎骨片也应及早除去,骨断端用软组织覆盖缝合,促使创口早日愈合。在创口愈合 2 周后即可考虑植骨,对选降性病例,也可在清创时立即采用带血管蒂的骨游离移植,血运畅通有可能移植成功。

下颌骨骨质缺损需要使用重建板作桥接固定。颌部骨质缺损,可同时将后缩的颏舌肌、颏舌骨肌等用粗丝线缝合固定在重建板上,以防舌后坠。如下颌骨缺损较大,局部伤口污染不严重,与口腔不通,清创在 6~8h 内进行者,可使用铁网支架固定骨断端,铁网内填充自体松质骨,也有望修复成功。

三、面部不同部位软组织损伤的处理特点

1.颊部损伤 原则上应尽早关闭伤口,注意预防张口受限,特别是磨牙后区的损伤。如无组织缺损,应将黏膜、肌肉、皮肤分层相对缝合。口腔和膜无缺损或缺损较少者,应立即缝合口腔黏膜,消除口内外穿通伤口,皮肤缺损在无感染的情况下应立即转瓣修复。如皮肤缺损较多,应力争做带蒂皮瓣或游离皮瓣移植,遗留的畸形后期再行矫正。如穿通口腔结膜以及口外皮肤均有大面积缺损,可将创缘皮肤与口内黏膜相对缝合,遗留的洞穿缺损待后期整复。

2.唇部损伤 清创时应先缝合黏膜,要特别注意缝合口轮匝肌,恢复其连续性,然后按正常的解剖学形态准确对位缝合皮肤。唇部损伤缺损大者,切忌强行拉拢缝合,以免引起张口受限。如条件许可,应立即用唇周围组织瓣转移修复,遗留的小口畸形或缺损留待后期整复。

3.腭部损伤 如无组织缺损,清创后应立即对位缝合。如有组织缺损而致口鼻腔相通不能直接缝合时,应转移邻近和骨膜瓣以关闭穿通口。

4.舌部损伤 缝合时应最大限度地保持舌的纵形长度,以免功能障碍。舌腹部的创面,在清创缝合时应先缝合舌组织,其余创面可视情况进行转瓣或游离植皮以关闭创面,避免舌与口底粘连。舌组织较脆,缝合时应采用大针粗线,进针点应距离创缘 5mm 以上,并多带深层组织和作褥式缝合。

5.腮腺及腮腺导管损伤 清创时应将损伤的腺体缝扎,并严密缝合腮腺咬肌筋膜、皮下组织和皮肤,局部加压包扎。腮腺导管损伤时,应及时行导管吻合。如有导管缺损而吻合困难时,可就近取静脉作导管再造术或将导管的腺体侧断端结扎,配合腮腺区加压包扎和抑制涎药物,最终使腮腺萎缩。

6.颅外段面神经损伤 颜面部开放性损伤应检查面神经功能,发现面瘫体征,清创时应探查颅外段面神经分支,如发现神经断裂而无神经缺损时,应在适当减张处理后行神经吻合术;如有神经缺损或神经端端吻合仍有张力时,可就近切取耳大神经作神经移植术,以免贻误治疗时机造成晚期修复困难。

7.游离组织的处理 对眼睑、耳、鼻、唇、舌等处即使组织大部分游离,也应尽量缝回原位。完全离体的上述组织,最大径小于 2cm 时,在没有感染的情况下,伤后 6h 内,可用生理盐水 50mL 加入庆大霉素 16 万 U 的稀释液浸泡 30min,然后将其边缘修整齐,形成新创面,对位原位缝合,仍有可能愈合。

第三节 颌面部骨创伤

颌骨骨折有一般骨折的共性,但临床表现及处理原则具有特殊性。

一、牙创伤

（一）牙挫伤

临床特点:牙挫伤的主要特点是牙周膜和牙髓受损而产生充血、水肿。临床表现为受伤牙齿松动、疼痛、伸长,有牙周膜炎甚至牙髓炎的表现。

治疗:对牙周膜损伤的牙齿,应作简单的结扎固定,并防止早接触。如牙髓受损,应作牙髓或根管治疗。

（二）牙脱位

临床特点:牙部分脱位临床上出现牙松动、移位,妨碍咀嚼。牙齿完全脱位,则牙脱离牙槽窝或仅有软组织相连,有时离体,常伴牙龈撕裂和牙槽骨骨折。

治疗:应使牙恢复到正常位置,牙齿完全脱位应尽快地按牙再植的程序将脱位的牙植入原位,并与邻牙一起结扎固定3周左右。

（三）牙折

1.冠折轻微折损而无牙髓刺激症状,将锐折缘磨至圆钝。如有明显的牙髓刺激症状并影响形态和功能,应作牙冠修复。如已穿通牙髓,应尽早进行牙髓或根管治疗,再进行牙冠修复。

2.根折近牙颈部的根折,应尽快进行根管治疗后,行桩冠修复;根中部的折断应拔除;根尖1/3折断、牙松动,应及时作结扎固定,并作根管治疗。

3.冠根联合牙折冠根联合斜折者,可行牙髓或根管治疗,然后用金属牙冠恢复功能。纵者或折面太低则需拔除。

（四）乳牙损伤

乳牙的保留对恒牙萌出和颌面部的发育有重要作用,因此,应视具体情况尽量设法保留受伤的乳牙。对于4岁以上的儿童伤员,应作缺牙间隙保持器,以防止邻牙向近中移动致恒牙萌出障碍或错位。

二、牙槽骨创伤

临床特点:牙槽骨创伤在颌面部创伤中也较常见,也是上下颌前牙区多见。临床可见受伤的区域的牙和牙槽骨一起异常活动。诊断不困难,关键是不要误诊。

治疗:可在复位后采用牙弓夹板结扎固定、托槽弓丝结扎固定、光固化树脂夹板固定等。注意一般要求固定范围要超出骨折线至少三个牙位。

三、颌骨骨折

（一）临床表现

1.上骨折段移位和咬合错乱　无论上颌骨为何型骨折,由于上颌骨的后份下移而出现后牙早接触。软腭也随之移位接近舌根时可影响吞咽,上颌骨可出现异常动度。暴力来自侧方或挤压时,可发生上颌骨向内上方或外上方的嵌顿性错位,局部塌陷,咬合错乱,上颌骨动度不明显。

在高位颅面分离的伤员,可见面部中段明显增长,同时由于眶底下陷,还可出现复视。

2.眶区瘀血 由于眼睑周围组织疏松,上颌骨折时眶周容易水肿,皮下瘀血、青紫,呈蓝紫色,成为典型的"眼镜"症状。球结膜下也可出现瘀斑。

3. 脑脊液漏 上颌骨骨折常伴颅脑创伤和颅底骨折。如发现鼻腔及外耳道流出淡红色血水,髁突骨折时,耳前区有明显的疼痛,局部肿应考虑脑脊液鼻漏或耳漏,是前颅窝骨折或中颅胀、压痛,髁突运动减弱或消失。

(二)下颌骨骨折好发部位

好发于以下 4 个部位:正中联合,颏孔区,下颌角区,髁突颈部。

1.骨折段移位 有强大的咀嚼肌群附着,骨折后肌肉的牵拉是骨折段移位的主要因素。单发的正中骨折常无明显错位;如为双发骨折,正中骨折段向下后移位,两侧骨折段向中线移位。可使舌后坠而引起呼吸困难甚至有窒息的危险。单侧颏孔区骨折,短骨折段向上、向内移位。长骨折段向下、向后移位并偏向患侧,同时又以健侧关节为支点,稍向内旋而使前牙出现开。下颌角骨折如骨折线位于咬肌与翼内肌附着之内,骨折段可不发生移位;若骨折线在这些肌群附着之前,则短骨折段向上移位,长骨折段向下、后移位。髁突骨折时,耳前区有明显的疼痛,局部肿胀、压痛,髁突运动减弱或消失。髁突向前内移位,升支高度减小,出现患侧后牙早接触,余牙开。双侧髁突骨折时,出现后牙早接触,前牙开。严重者髁突可从关节窝脱位,向上进入颅中窝。髁突矢状骨折时升支高度不减小,可能无开。另外踝状突骨折时可因外耳道创伤伴发外耳道出血。

2.牙龈撕裂出血与血肿 绝大多数的下颌骨骨折都会撕裂牙龈和附着的黏膜,成为开放性骨折,因此局部出血和肿胀,严重者可形成口底血肿使舌上抬、后坠,发生呼吸道梗阻。

3.功能障碍 下颌骨骨折会导致咀嚼、呼吸、吞咽、语言等功能障碍,咬合紊乱是其最常见的体征,同时,多数伤员会有张口受限。下牙槽神经损伤致使下唇麻木。严重的正中联合部粉碎性骨折可发生呼吸道梗阻。

4.骨折段的异常动度 正常情况下下颌骨作为一个整体运动,一旦出现异常动度,即表明有下颌骨骨折存在。

(三)颌骨骨折的诊断

颌骨骨折诊断并不困难,通常根据临床表现即可诊断,但需辅助影像学检查以免漏诊。

颌骨骨折的治疗原则:颌骨骨折的治疗原则是早期正确复位、稳定可靠固定,功能外形兼顾,重建正常咬合和面部轮廓,恢复面形的对称和匀称。同时防止感染、镇痛、合理营养、增强全身抵抗力等,为骨折的愈合创造良好条件。

(四)颌骨骨折的复位固定

颌骨骨折的正确复位是固定的前提。上颌骨血供丰富,骨折愈合快,骨折的复位固定应争取在 2 周内进行,下颌骨应争取在 3 周内复位固定。否则易发生错位愈合,影响疗效。

1.手法或牵引复位和外固定

(1)牙间结扎固定法:此法操作简单,多用于临时复位固定。

（2）单颌牙弓夹板固定法：利用骨折段上的牙与颌骨上其余的稳固牙，借金属夹板将复位后的骨折段固定在正常的解剖位置上。适用于牙折和牙槽突骨折以及移位不明显的下颌骨线形骨折和简单的上颌骨下份的非横断骨折。

（3）颌间固定法：颌间固定是以未骨折的颌骨作为基础来固定骨折的颌骨，恢复正常咬合关系。既适用于单纯下颌骨骨折、单纯上颌骨骨折，也适用于上下颌骨联合骨折和骨折段成角小于30°的髁突颈部骨折。固定时间上颌骨一般为 3~4 周，下颌骨为 6~8 周。

2.手术复位和内固定　手术复位和内固定是在骨折线区切开显露骨折断端，直视下复位并固定骨折的方法，手术复位接骨板和螺钉固定内固定快捷准确，效果可靠，是目前临床使用最广泛的技术。

（五）髁突骨折的治疗

多数髁状突骨折可选保守治疗，无咬合关系错乱者可不作颌间固定，只需下颌制动。患侧磨牙区垫 2~3mm 厚的橡皮垫，然后进行颌间弹性牵引复位固定，咬合关系恢复后，去除橡皮垫继续行颌间固定 3~4 周。保守治疗应重视早期开口训练，防止继发关节强直。对髁状突骨折移位明显，保守治疗效果不佳等应视为手术适应证。

儿童颌骨骨折的治疗原则：

（1）儿童期为生长发育旺盛期，组织创伤后愈合快，应尽早复位，时间一般不超过 1 周，固定时间也因此缩短。

（2）咬合关系的恢复可不必像成人那样严格，因儿童期恒牙尚未完全萌出，随着恒牙的逐渐萌出，咬合关系可以自行调整。

（3）对儿童期骨折尽可能采用保守治疗。

（4）儿童期髁突颈部骨折一般为保守治疗，可采用开口板，效果良好。

无牙伤员的骨折处理：无牙伤员多为老年人，因无法作牙间、颌间固定，通常需行手术治疗，这样有利于后期恢复。

四、颧骨、颧弓骨折

颧骨、颧弓是面中部两侧较为突出的骨性支架，易遭受直接暴力打击而骨折。

（一）临床特点和诊断

1.骨折移位　骨折段由于打击力的方向而向内移位，也可因咬肌的牵拉而向下移位。

2.张口受限　明显内陷的颧弓骨折段可以影响颞肌或阻碍下颌支冠突的运动造成张口受限。

3.复视　颧骨骨折移位后，眼球内陷、移位，眼外肌和外侧韧带也可能移位或受骨折片的挤压眼外肌运动受限，也可能因外展神经受损引起复视。

4.出血和瘀血　颧骨眶壁创伤后局部的出血可导致眶周围组织形成明显青紫色瘀斑。

5.神经症状　如伤及眶下神经，可出现眶下区皮肤麻木。如面神经颧支受损，可出现患侧眼睑闭合不全。

6.影像学检查　常用鼻颏位、颌氏位和颧弓切线位平片检查，必要时加拍 CT 片，以明确骨折的部位和移位的方向,判断骨折与眼眶、上颌窦及眶下孔的关系。根据临床特点及影像学检查,诊断并不困难。

(二)治疗原则

凡有张口受限或面部畸形者原则上均应进行复位。无张口受限,或者畸形不明显者,可作保守治疗。

五、鼻眶筛骨折

1.临床特点和诊断 鼻眶筛区骨折是指涉及鼻骨、眼眶和筛骨以及上颌骨额突和额窦的骨折,多为粉碎性骨折,是颌面部最难处理的骨折之一。常因内眦韧带移位导致两侧眼裂不对称,鼻根塌陷形成鞍鼻畸形,严重影响面部外形。该区域骨折有时也累及泪器,出现溢泪。筛骨骨折常为粉碎性并向筛窦塌陷,致使眶腔容积加大,发生眼球陷没。

2.治疗原则 鼻眶筛骨折的治疗目的是恢复眶内侧缘的骨连续性、重建内眦韧带使内眦距对称、修复筛区(眶内侧壁)骨缺损。

六、全面部骨折

临床特点和诊断:全面部骨折主要指面中 1/3 与面下 1/3 骨骼同时发生的复杂骨折。多由于严重的交通事故、高空坠落和严重的暴力创伤造成,面型则遭到严重破坏,出现塌陷、拉长和不对称等畸形;病人常伴开、反、张口受限等症状。

治疗原则:

1.手术目的恢复病人正常的咬合关系;恢复面部的高度、宽度、突度、弧度和对称性;复位内眦韧带和眼球的移位和内陷;修复明显的骨缺损。

2.手术入路严重的全面部骨折的手术切口应综合设计。

3.骨折复位。

第四节 眼部创伤

眼部创伤是临床常见的一类创伤,伤者多为男性,儿童或青壮年居多。由于眼球结构精细、功能复杂,眼外伤后果严重。

一、眼挫伤

眼挫伤指钝性物体击打眼部或眼部碰撞于钝性物体所导致的眼球及其附属器的损伤。常见致伤原因为砖、石块、拳头及球类击打,跌撞、交通事故。爆炸所致的冲击伤也算一种严重而复杂的眼挫伤。

(一)虹膜与睫状体挫伤

1.外伤性虹膜睫状体炎

临床表现:伤眼视力下降,畏光,睫状充血,瞳孔缩小,房水浑浊或大量纤维素状渗出物,角膜后点状沉着物。

治疗:按一般虹膜睫状体炎的原则处理,局部或全身使用皮质类固醇及非甾体类抗炎药,滴散瞳剂。

2.外伤性瞳孔散大

临床表现:瞳孔呈中度散大或不规则散大,直接及间接对光反应均减弱。有的为暂时性,有的永久存在。其发生机制为挫伤时的压力波冲击力量使瞳孔括约肌或其支配神经受损。

治疗:一般无特殊治疗。

3.虹膜裂伤

临床表现:瞳孔括约肌裂伤造成瞳孔不规则楔状裂口。

治疗:瞳孔缘虹膜裂伤无须特殊处理。虹膜根部离断伴有视时,应行修复术,将离断的虹膜缝合于角巩膜缘内侧。

4.前房积血

临床表现:少量出血仅在房水中见到红细胞,出血较多时,因重力的关系,血液积于前房形成一液平面。根据积血占前房容积的比例分为3级,小于1/3为Ⅰ级;介于1/3~2/3为Ⅱ级;大于2/3为Ⅲ级。前房出血又分为原发性与继发性,前者指伤后即刻发生,后者指伤后2~7d内发生。继发性常为大量出血,预后差。

治疗:包扎双眼,卧床休息(半卧位),酌情应用镇静剂,防止继发性出血;应用止血药。

(二)房角后退

临床表现:挫伤的力量使睫状肌的环形纤维与纵形纤维分离,虹膜根部后移,前房角变深,称为房角后退。据统计,挫伤合并前房出血的伤眼,45%~94%有房角后退。常常发生继发性青光眼,称为房角后退性青光眼。

治疗:对房角后退范围大,有发生青光眼可能者应定期观察眼压;已经继发青光眼者则按角型青光眼处理。

(三)晶状体挫伤

1.晶状体脱位

临床表现:挫伤可使晶状体悬韧带全部或部分断裂,引起晶状体完全脱位或半脱位。全脱位晶状体,有的脱入前房,有的脱入玻璃体腔或嵌于巩膜伤口或脱出眼球外。晶状体半脱位,视力下降,脱位部分虹膜震颤,晶状体常移向脱位相对方向,可有散光或单眼复视,以后可产生白内障、继发性葡萄膜炎、青光眼和视网膜脱离等。

治疗:晶状体脱入前房或嵌顿于伤口,须急诊手术摘除;晶状体脱入玻璃体,可通过玻璃体切除手术,切除脱位晶状体。

2.挫伤性白内障 有多种形态,根据视力受影响的程度,决定是否需要手术治疗。

(四)玻璃体积血

临床表现:挫伤引起睫状体、脉络膜和视网膜的血管损伤,从而导致玻璃体积血。少量出血时,仅有飞蚊症,视力多不受影响。出血量大时玻璃体高度混浊,视力急剧减退。

治疗:中等量的积血一般可在 3~6 个月内自行吸收。2 个月以上仍不吸收的玻璃体积血,可考虑行玻璃体切除术;观察期间应用 B 超检查,合并视网膜脱离的玻璃体积血应尽早手术。

(五)视网膜挫伤

临床表现:挫伤可引起视网膜出血、水肿及脱离。少量出血多局限于视网膜内,出血量多者可形成视网膜前出血或进入玻璃体导致玻璃体积血。挫伤后常出现视网膜后极部水肿、视网膜变白、视力下降,称为视网膜震荡。

治疗:视网膜出血、震荡可应用皮质类固醇、神经营养药、血管扩张剂、维生素等;发现裂孔有可能发生视网膜脱离者,应用激光治疗;外伤性视网膜脱离治疗原则同原发性视网膜脱离。

(六)视神经损伤

1.临床表现 严重的挫伤可导致视神经损伤,甚至视神经撕脱伤。钝性物体打击可直接损伤视神经或造成视神经管骨折,从而损伤或压迫视神经,导致视神经萎缩。

2.治疗 视神经撕脱目前尚无有效治疗。视神经损伤早期可用皮质类固醇,以减轻水肿,伴视神经管骨折应尽早手术取出骨折片。

(七)眼球破裂伤

由重度的挫伤所致。包括角膜裂伤巩膜裂伤。如果巩膜裂伤发生在直肌下或赤道部及其之后的巩膜上,球结膜常常无伤口或仅有球结膜下出血,不易查出伤口,因而这种巩膜裂伤被称为隐匿性巩膜破裂。这种裂伤可误诊为单纯的挫伤而延误治疗。

1.临床表现 眼压多数降低,少数正常;局限性球结膜水肿及出血;前房极深,可伴有虹膜震颤;前房及玻璃体积血;眼球变形;瞳孔移位;眼球运动在破裂方向上受限;视力丧失或光感。以上情况不一定全部出现,如怀疑有巩膜破裂,应及时行手术探查。

2.治疗 找到破裂伤口后应立即行清创缝合术,保留眼球,如有必要再行二期玻璃体切除术。

二、眼球穿通伤

眼球穿通伤是由锐利的物体刺入或高速飞溅的碎屑击穿眼球造成。致伤物有刀、剪、针等锐器,锤子或凿子敲击时溅起的碎屑,爆炸时飞起的各种金属碎片及石片,战场上的小弹片。

(一)临床表现

1.角膜穿通伤 最为常见。症状有视力下降、流泪、眼痛等。

2.角巩膜穿通伤 症状有视力下降、眼痛及刺激症状。

3.巩膜穿通伤 较前两类穿通伤少见。伤口较小不易被发现,伤口处仅见结膜下出血。大的伤口常常伴有脉络膜、玻璃体和视网膜的损伤及出血,预后较差。

(二)治疗

在现场救治时,应清洁并包扎双眼,立即送眼科急诊处理。处理原则:清创缝合伤口;防治感染等并发症;必要时二期手术,重建视功能。

三、眼异物伤

眼异物伤在眼外伤中比较常见。异物分为磁性异物和非磁性异物。磁性异物主要指铁类,非磁性异物有铜、铅、玻璃、碎石、矿物碎块、竹签、动物毛等。

1.眼睑异物　常见于爆炸伤,炸起的金属块、沙石、煤渣、土屑等异物可击中并嵌于眼睑皮肤或皮下组织。表浅的异物可用注射针头剔出,位置较深的异物需要手术取出。

2.结膜异物　常见于生活、工作中灰尘、煤渣等进入结膜囊,多隐藏于睑板下沟、穹隆部等部位。异物摩擦角膜可引起眼部刺激症状。处理:点用表面麻醉剂后,用无菌温棉签拭出异物,点用抗生素眼液数天。

3.角膜异物　以铁屑、沙石、煤渣较多见。伤后可出现严重的刺激症状,如疼痛、畏光、流泪、眼睑痉挛等。铁屑可形成锈斑。处理:对浅表的异物,可在表面麻醉下,用无菌湿棉签拭去。嵌入较深的异物可用无菌的注射针头剔除,难以一次剔除的锈斑可分次刮除。对于大量的异物,可分期取出,避免一次对角膜损伤过重。如果异物部分穿透角膜进入前房,应在显微镜下扩大创口取出异物。异物取出后应点用抗生素眼药,避免感染。

4.眶内异物　常见的有弹片、气枪子弹等。伤后有局部肿胀、疼痛。合并细菌感染时,可引起眶蜂窝织炎。眶内金属异物可被软组织包裹,在眼球未受损的情况下,不必勉强取出。

(一)眼球内异物

眼球内异物是较为常见的一类严重眼外伤,发生率较高,其预后与损伤部位、异物性质、有无继发感染有关。异物位于前房、晶状体、玻璃体内反应较轻,接近或嵌入视网膜、葡萄膜者反应较大。大部分球内异物位于眼后段,其次位于眼前段,少数位于眼球壁。较稳定的异物如金、银、玻璃、塑料、沙石等,可引起渗出性的炎性反应,将异物包裹;若异物很大,也可引起细胞增生、牵拉性视网膜脱离、眼球萎缩。

1.诊断　根据外伤史、临床表现、影像学检查、超声波检查,一般能确诊。

2.治疗　眼内异物诊断明确后,一般应尽早摘除异物。手术方法取决于异物的位置、有无磁性、大小、可否看得见、是否包裹。

(1)前房及虹膜异物:于靠近异物的经线作角膜缘切口,磁性异物用电磁铁吸出,非磁性异物用镊子直接夹出。

(2)晶状体异物:若晶状体已经混浊,可摘除白内障的同时摘除异物,应先取出异物,再摘除白内障,避免异物掉入玻璃体内。当晶状体大部分透明时,异物不必急于取出,可严密观察。

(3)玻璃体内或球壁异物:较小、未包裹、无视网膜脱离的磁性异物,可以应用电磁铁摘除。一般玻璃体异物,在睫状体平坦部作巩膜切口吸出,球壁上异物在准确定位的情况下,由异物正对的巩膜壁上作切口吸取。在锯齿缘后方巩膜上作切口时,应在切口周围做电凝或冷凝,以防止视网膜脱离。其他情况,如异物较大、已包裹或黏连、玻璃体出血或混浊、非磁性异物,则需行玻璃体切割及异物摘除联合手术。如异物较大,又系无晶体眼,则用异物钳夹持异物,送至前房,由角巩膜缘切口取出。异物很小且已包裹于球壁内,不必勉强摘除。

四、眼附属器外伤

（一）眼睑外伤

眼外伤中眼睑外伤的发生率占首位,这是由眼睑的位置及功能决定的。眼睑外伤分为挫伤和裂伤。

1.临床表现　眼睑裂伤包括锐器所致的眼睑切割伤和钝器所致的眼睑撕裂伤。由于伤口方向、长度、深度、部位不一,有无组织缺损及夹杂异物等不同情况,可出现不同的症状、体征。

2.治疗　眼睑挫伤者在伤口表面有异物时应仔细剔除异物,清洁消毒剂处理创面;皮下出血、血肿、水肿,可在伤后48h内冷敷,以后热敷。眼睑气肿,嘱患者不再擤鼻,清洁鼻腔,点血管收缩剂和抗生素,眼部包扎。眼睑裂伤者应及早清创缝合,尽量保留组织,注意术后功能恢复和美容效果。

（二）泪器外伤

1.临床表现　泪器由泪腺和泪道组成。泪腺位于眶外上方泪腺凹内,有骨性眶缘保护,不易受损伤。眶缘骨折可损伤泪腺,锐器如刀、剪或沸水、热油,灼热的炭末、煤渣等溅入眼内造成,枪弹可造成泪器穿通伤。泪道损伤分泪管伤、泪小管断裂伤、泪囊及鼻泪管损伤。

2.治疗　新鲜的泪腺损伤,如果伤口洁净,可清创后缝合眶眶及眼睑伤口;泪腺脱垂可手术复位。泪小管断裂最好行一期修复术,在显微镜下找到断端后植入支撑物,用10-0尼龙线作断端吻合。

（三）眼眶外伤

眼眶外伤多合并眼睑、眼球、颅脑损伤和颅骨骨折。打击、车祸、高处跌落等可致眼眶软组织挫伤、眶内出血、眼眶骨折;刀、剪等锐器及枪弹可导致眼眶穿通伤或眶内异物;重物长时间直接压迫眼眶可引起眶挤压伤。

1.临床表现　眼眶外伤的临床表现因致伤物及致伤方式、伤情不同而差异很大,可以仅有眼睑和球结膜水肿、眼球突出、眼外肌不全麻痹,或者表现为眼球突出、眼球运动障碍、视力丧失。

2.治疗　亦因伤情不同,处理有别。单纯眶软组织损伤,可予止血、脱水和皮质类固醇等。眼眶血肿如导致视力受损,则应紧急切开引流,减少对视神经的压迫。眼眶穿通伤可予以清创修补、预防感染、处理脑脊液漏和眼球穿通伤。

五、眼部烧伤

眼部烧伤是一类平战时均常见的眼外伤,分为热烧伤、化学烧伤。急救和治疗程序:

1.急救

（1）冲洗:现场冲洗是最重要的一步,可就地取材,如用自来水或其他净水反复冲洗。冲洗时应翻转眼睑,转动眼球,暴露穹隆部,将隐藏于此的化学物彻底洗尽。如现场没有足够的水源,可将面部浸入盛有清水的盆中,拉开眼睑,转动眼球,将溅入眼内的化学物洗掉,浸洗 15~30min。送至医疗机构后,应再次用生理盐水冲洗。

(2)中和治疗:中和治疗应在伤后 1h 内进行才有意义。酸烧伤可用弱碱性溶液如 2%碳酸氢钠液、磺胺嘧啶钠液结膜下注射(pH>9 时应稀释后注射)。碱烧伤用弱酸性溶液如 0.5%~1%醋酸溶液,1%乳酸溶液,维生素 C 注射液 0.5~1.0mL 结膜下注射(pH<4.5 时应稀释后注射)。

(3)前房穿刺:可清除房水中的化学物质,减少其破坏作用。穿刺时间宜早(不超过 24h),穿刺切口不宜过大,达到更换房水的目的即可。严重烧伤者可 1d 更换 2 次房水。

(4)球结膜切开:用于严重的碱烧伤,在结膜水肿显著的象限,沿角膜缘剪开结膜,必要时作环行切开,用钝性器械沿巩膜面分离球结膜,排出结膜下液,减轻组织压力,改善血液循环和组织营养,使角、结膜水肿减轻或消退。也有学者认为球结膜环行切开可能影响角膜的营养,主张做放射状球结膜剪开。

2.后续治疗

(1)一般治疗:局部和全身应用抗生素抗感染,1%阿托品散瞳。局部或全身应用糖皮质激素,以抑制炎症反应和新生血管形成。一般认为伤后第 1 周及第 4~5 周应用糖皮质激素是安全的,第 2~3 周为危险期。

(2)维生素 C 的应用:碱烧伤早期应用维生素 C,一方面是起中和作用,另一方面对促进角膜水肿和混浊的吸收有显著效果。此外,更重要的是,维生素 C 能促进角膜胶原合成,防止角膜溃疡的发生。

(3)切除坏死组织:化学性烧伤严重者,如果结膜广泛坏死,应早期切除坏死组织,可作健侧球结膜或唇黏膜或角膜移植,可以清除残留在坏死结膜中的化学物质,并改善局部血液循环。

(4)胶原酶抑制剂的应用:可滴用 2%柠檬酸钠(枸橼酸钠)液或 5%半胱氨酸液,以抑制胶原酶的活性,防止角膜穿孔。

(5)其他治疗:肝素 375U(稀释至 0.3mL)结膜下注射,每天 1 次,以溶解角膜缘血栓,恢复血循环;自身血结膜下注射或用自身血清。

(6)并发症的治疗:手术矫正睑外翻、睑球粘连,角膜移植术治疗角膜穿孔或瘢痕,药物或手术治疗继发性青光眼。

第五节　耳部创伤

一、耳郭创伤

(一)临床表现

1.耳郭挫伤　主要致伤原因是外来暴力的打击、挤压或冲撞。轻者仅有表皮擦伤及皮下瘀斑,较重者容易形成皮下血肿。

2.耳郭切割伤和撕裂伤 耳郭受到的严重碰撞、冲击、挤压、利刃武器或锐利物体的切割,都可致不同程度的撕裂、缺损甚至整个耳郭完全断离。

(二)治疗

1.耳郭挫伤治疗原则 是局部清洁消毒、控制感染、止血及促进血肿吸收。应给予足量有效抗生素全身应用预防感染。

2.耳郭切割伤和撕裂伤 首先注意不要忽略颅脑和胸腹等重要部位创伤的救治。耳郭局部妥善止血后,尽早进行清创缝合。术后严密观察断耳供血恢复情况,可适量全身给予肝素抗凝并促进局部血循环的建立,可提高断耳再植的成功率。

二、中耳创伤

1.致伤原因 导致鼓膜创伤性穿孔的原因可分为直接外力和间接外力两类。直接外力创伤者主要发生于挖耳或取异物时器械的直接刺伤,外耳道冲洗液、飞溅的矿渣或泥土也可直接伤及鼓膜使其穿孔,颞骨骨折若累及鼓膜也常致鼓膜创伤穿孔。间接外力创伤系指鼓膜两侧气压突然剧烈变化造成的鼓膜穿孔,以爆震波引起者最为常见,掌击耳颞部、篮球或足球等弹性球形物体高速撞击于耳颞部,甚至跳水时头部侧面先入水等,均可致鼓膜破裂。

2.诊断 有明确的耳部受伤史或近期曾遭受过强烈爆震波暴露。伤后可有耳内疼痛,可从外耳道流出少许鲜血,也可仅有轻度耳痛、听力减退及耳鸣,合并听骨链创伤者则呈现较重传导性耳聋,严重者可伴有眩晕。伤后早期检查可见鼓膜表面和外耳道有少许新鲜积血或凝血块。鼓膜穿孔的部位最多见于紧张部前下或后下部分,呈梭形或不规则形裂孔,边缘常不规则,常有卷曲并附有血迹,距穿孔边缘较近的鼓膜可有表层下出血或充血。

3.治疗 早期宜采取保守疗法,促使鼓膜穿孔自然愈合。应先将进入外耳道内的泥土、异物以及血痂与耵聍加以清除,再以75%乙醇消毒外耳道皮肤,保持外耳道清洁和干燥,切不可向外耳道内滴药或进行冲洗,以免将外耳道的病原微生物带入鼓膜穿孔部位引起感染。较小的裂孔大多可在数月内自行愈合,穿孔较大者可行鼓膜贴补治疗或施行穿孔边缘烧灼疗法。对于穿孔较大且经3个月以上治疗观察仍未愈合者,可施行鼓膜修补术。如果受伤后已发生感染,则按化脓性中耳炎治疗,可采取抗感染和陈液引流等措施,待炎症控制后再择期行鼓膜修补术。

三、颞骨骨折

分类及临床表现:颞骨由鳞部、鼓部、岩部、乳突部和茎突5部分构成,与耳的各部结构之间的关系均十分密切。由于颞骨岩部结构较为脆弱,边缘很不规则且与周围骨性结构连接缺乏弹性,故颞骨骨折主要发生于岩部。颞骨骨折的临床分类方法有多种,但通常根据骨折线(或骨折面)走行方向与颞骨岩骨长轴方向的空间位置关系,分为纵形骨折、横行骨折和混合型骨折。其中,以纵形骨折最为多见,占75%~80%;横行骨折占15%~20%,混合性骨折约占5%。

1.纵形骨折 骨折线与颞骨岩部长轴方向基本平行,常起自颅中窝鼓室盖,然后向下延伸,继续向前直达外耳道后上壁,并可累及外耳道前壁和颞下窝;骨折线也可向内侧延伸并可伤及面神经骨管,导致听骨链脱位或听骨骨折。如果骨折线向深部扩展,可伤及岩锥与颈动脉管。此型骨折常表现为听力减退、耳鸣、耳内闷塞感及外耳道流血;当骨折片刺伤面神经时,可立即出现面瘫;骨折后仅引起面神经水肿者可表现为迟发性面瘫。专科检查时可发现外耳道皮肤撕裂,有时可见骨壁骨折、鼓膜破裂或听骨链创伤;严重者可伴有脑脊液耳漏。听功能检查结果多为传导性聋,少数为感音神经性聋。

2.横形骨折　骨折线大致与颞骨岩部长轴方向垂直,常起自颅后窝、枕骨大孔或颈静脉孔,横行经过岩锥、内耳道,最后到达颅中窝的破裂孔和棘孔附近。常因伤及迷路而破坏内耳结构或伤及内听道而导致严重面瘫和感音神经性聋。主要表现为严重的感音神经性聋甚至全聋,耳鸣、眩晕和平衡功能障碍也较常见。检查可见鼓室积血、周围性面瘫、前庭功能和听力明显减退甚至完全丧失,可有脑脊液鼻漏或耳漏。

3.混合性骨折　常因强烈暴力所致,骨折线呈多向性分布,包括纵形及横形,可同时伴有中耳及内耳损伤的临床表现。此型骨折虽少见,但伤情严重,常合并有严重的颅脑创伤。

4.诊断　主要根据外伤史、耳科检查、神经系统检查和颞骨CT扫描等检查结果做出诊断。高分辨率CT检查更有诊断意义。如疑有脑脊液鼻漏或耳漏,需进行相应的定性和定位诊断。

5.治疗　颞骨骨折常是颅脑创伤的一部分,伤势常较严重,故应首先针对颅脑创伤进行抢救性治疗,如保持呼吸道通畅、止血和抗休克治疗等。全身应用抗生素控制颅内感染。全身生命体征稳定后,尽早对耳颞部开放性创口进行清创缝合。有眩晕和耳鸣者,进行对症治疗;促进脑脊液漏孔处的愈合。后期治疗主要包括鼓膜穿孔的修补、外耳道成形术、听骨链重建和脑脊液漏修补等。合并面瘫者,可先保守治疗,如果6周后仍未恢复,应及早进行面神经探查,并根据情况进行面神经减压、吻合、改道或修复。

第六节　鼻部损伤

一、鼻骨骨折

鼻骨骨折是鼻部创伤中最常见的一类创伤。鼻骨系构成外鼻支架的主要骨性结构,左右各一,呈菲薄片状结构;而外鼻又是整个颜面部最为突出的部分,故在运动中碰撞、跌伤、拳击或交通事故等各种机械性暴力作用下,很容易发生骨折。鼻骨骨折的类型和程度,主要取决于致伤外力的性质、方向和强度。根据是否存在开放性创口,可分为开放性和闭合性鼻骨骨折两类。

1.临床表现　受伤后立即出现鼻部畸形、疼痛和鼻孔出血,可有表面软组织撕裂伤。数小时后,鼻部软组织即发生程度不一的肿胀,将鼻部较轻的畸形掩盖,但消肿后再次呈现鼻部畸形。可因鼻骨移位、血凝块阻塞及鼻中隔骨折或血肿,而导致鼻腔通气受阻。检查时除可有上述表现外,还可发现受伤局部皮下瘀血,触诊时可有骨擦音或骨擦感,如有皮下气肿,可触及局部捻、发感。鼻镜检查时,将鼻内血凝块清除干净后,有时可见中隔肿胀或向一侧偏移,重者可有鼻内黏膜撕裂。

2.诊断　根据鼻部受伤史、外鼻畸形、皮下瘀血或软组织裂伤,触诊发现骨擦音或骨擦感、局部压痛等表现,即可确诊。

3.治疗　分为一般治疗和骨折整复治疗两部分。一般治疗系指止血、消肿、止痛、清创缝合和防治感染等。

鼻骨骨折的整复治疗应尽早进行,最好在伤后 2~3h 内,因这时局部组织还没有发生明显肿胀,便于观察复位效果。如果就诊时局部肿胀已经较为严重,则应积极采取治疗措施,促进肿胀消退,待基本消肿后即进行骨折复位,最晚者也须在伤后 7~10d 内进行以免形成错位性愈合。

对于开放性鼻骨骨折,最好在清创的同时对骨折进行开放式复位,

二、鼻窦骨折

鼻窦系鼻腔周围颅骨中的含气空腔性结构,左右对称排列,共有 4 对,分别称为上颌窦、筛窦、额窦和蝶窦,其中以上颌窦骨折较为常见,其次是额窦骨折,而筛窦与蝶窦较少发生骨折。引起的骨折的常见原因有道路交通事故、各种碰撞的跌伤以及战时火器伤等。

1.临床表现和诊断　鼻窦骨折后的共同的临床表现主要是伤口出血和鼻出血、局部畸形、张口困难、鼻腔通气受阻等功能障碍,常可伴有颅脑及眼部创伤,并容易发生继发性感染。诊断主要依据受伤史、临床表现、相关的鼻专科检查和 CT 扫描等影像学检查等检查结果。

2.急救　应优先处理颅脑创伤等其他部位严重创伤的抢救,积极进行抗休克治疗,保持呼吸道通畅。尤其是筛窦骨折和蝶窦骨折,应先与神经外科协同处理颅脑伤。如有脑脊液鼻漏,不宜行鼻腔填塞,给予抗生素险制感染,观察 2 周仍不见脑脊液漏减少或消失者,可考虑以手术方式修补硬脑膜裂口。生命体征平稳后,立即进行鼻窦创伤的局部治疗,及早做清创与整复处理。清创时应尽量保留软组织和起支撑作用的骨折片,但要将可能阻碍窦腔引流的骨片予以去除。比较容易取出的枪弹片或石块等异物,最好在清创时取出,但估计取出后有可能引起大出血或对视神经等重要结构造成损伤者,应事先做好充分准备。

3.手术治疗　引起面容塌陷或影响鼻腔通气或复视者,均应进行整复治疗,达到恢复鼻窦引流和面颊部整形的目的。但对于上颌窦或额窦单纯性线状骨折且无开放性创伤者通常可不做手术处理。

第十三章 颈椎损伤

（马宏武 王秉义）

第一节 颈部和咽喉创伤

颈部是头颅与躯干之间的唯一连接部分,除咽喉、颈段气管和食管外,还有通往脑部的大血管、神经、甲状腺与胸导管等众多重要结构,毗邻关系十分复杂,发生创伤后,常可因剧烈出血或呼吸道阻塞等危及生命。一般根据是否存在表皮开放性创口,将颈部创伤分为闭合性伤和开放性伤两大类。无论是开放性还是闭合性颈部伤,诊断和救治中都要有整体观念,必须注意是否同时存在头颅部及胸腹部创伤,将抢救生命放在首位。

一、颈部和咽喉闭合性创伤

颈部和咽喉闭合性创伤主要系钝性暴力所致,如撞击伤、拳击伤和车祸伤等。由于伤后颈部表面皮肤并没有明显伤口,往往不容易被及时发现,但实际上内部创伤程度要比外部表现严重得多,可伤及颈椎和脊髓、颈部大血管、咽喉及颈段气管与食管等重要结构,甚至存在致命性危险。除颈椎骨折和颈段脊髓创伤外,颈部和咽喉闭合性创伤主要有以下三类:①喉和颈段气管闭合性创伤。②咽和颈段食管闭合性创伤。③颈动脉创伤性栓塞。

（一）喉和颈段气管闭合性创

由于有下颌骨、锁骨、颈椎和胸骨柄的保护,加上喉与气管自身具有较大的弹性和活动性,故喉和气管的闭合性创伤较为少见。但是,这类创伤一旦发生,常可因呼吸道阻塞而存在致命性危险,或者遗留创伤性喉、气管狭窄等严重并发症。

1.致伤原因和病理:常见致伤原因各种钝性暴力对颈前部的直接作用,如交通事故伤的强烈撞击、拳击、跌伤、房屋倒塌时的重物挤压等。这些暴力常将喉、气管的软骨结构挤压于坚硬的颈椎椎体上,引起甲状软骨和环状软骨等软骨骨折,并常伴有喉内黏膜和黏膜下软组织创伤,严重者可致喉气管气道阻塞。根据创伤病理学改变,喉、气管闭合性创伤可分为以下4种类型:①声门上区撕裂和骨折。②跨声门区软骨折和软组织伤。③环状软骨骨折。④气管和环状软骨分离。

2.临床表现:喉部和颈部疼痛、声音嘶哑或完全失音、咳嗽、咯血、颈部肿胀、吸入性喉喘鸣及呼吸困难最为常见。颈段气管伤后皮下气肿较明显,可波及整个颈部甚至胸腹部,伴有呼吸困难并迅速加重。喉软骨骨折程度严重者,可见喉部畸形。

3.诊断:根据上述受伤史和临床表现,即应高度怀疑喉气管闭合性创伤的可能性。应优先处理全身性致命伤并维持呼吸道通畅,同时做好气管切开准备情况下,可选择断层 X 线摄片、CT 扫描或 MRI 检查,结合间接喉镜或纤维喉镜检查,必要时可行纤维支气管镜或硬质喉镜或支气管镜等检查,一般可明确诊断。内镜检查时常可发现喉和膜红肿、黏膜下血肿、黏膜等软组织撕裂、软骨外露、声门变形或声带固定等。

4.急救:应根据喉与气管创伤程度及范围给予相应处理,如止痛、止咳与抗感染等,同时严密观察呼吸情况,保持呼吸道通畅,把抢救生命放在首位。气管切开术是保持呼吸道通畅最重要措施。严重喉软骨骨折、错位或局部血肿、水肿并伴有不同程度的呼吸困难,均应立即施行气管切开术。因为经喉气管内插管极有可能进一步加重喉气管创伤,故一般不予采用,除非伤员已经发生窒息而需要立即开放气道者,才可先行暂时性气管内插管,但在插管后也应随即行常规气管切开术,并及时拔出喉气管内插管。

5.手术整复治疗:在经过急救治疗,伤情稳定后,对有喉软骨骨折、环状软骨骨折或环状软骨与气管分离者,均应及早进行手术整复治疗。喉软骨骨折特别是环状软骨骨折者,常有喉腔内黏膜严重撕裂,且可伴有声带断裂和环构关节脱位,必须进行软骨骨折复位。可经喉裂开或咽前壁切开入路,将软骨骨折和环构关节复位后,缝合撕裂的喉内黏膜,对已经骨折且明显移位的甲状软骨板碎片、室带及部分会厌可予以切除,但要尽量保留会厌软骨根部并妥善缝合固定,以防术后误咽及呛咳。环状软骨骨折诊断确立后,即应避免气管内插管,而应直接选择气管切开术建立呼吸通道。环状软骨前份骨折且塌陷者,整复手术中予以整复。环状软骨弓破碎缺损者,应将甲状软骨与气管直接进行吻合,或者将带蒂舌骨瓣嵌入缺损部位进行修复。手术后一般均应放喉扩张模,以防遗留喉狭窄。当疑有环状软骨和气管断离时,不可行气管内插管,而应立即实施气管切开术,保证呼吸道通畅,手术探查证实诊断后可将断离的气管上提,以不锈钢丝将气管断端与环状软骨进行吻合固定。

(二)咽与颈段食管闭合性创伤

1.致伤原因:和前述喉气管闭合性伤的原因大致相同,颈前部受到强烈的钝性机械性暴力作用时,下咽及颈段食管因被突然冲击于坚硬的椎体,可发生撕裂伤或钝挫伤。如果存在有颈椎骨质增生或椎体前面骨刺,则可导致穿孔伤。此外,舌骨骨折的骨折片也可刺伤下咽黏膜。

2.临床表现:局部明显疼痛,吞咽时加重,常拒绝进食,甚至连水及唾液亦不能吞咽。严重时可有唾液中带血甚至呕血。当下口咽和颈段食管发生挫伤性穿孔时,空气、唾液和食物可以经咽或食管破裂穿孔处进入皮下及颈深筋膜间隙,引起颈部、胸部皮下气肿甚至纵隔气肿,或者颈深部感染及纵隔除肿,并可导致不同程度的呼吸困难。

3.诊断:早期诊断比较困难,根据颈部受伤史,结合临床表现,应考虑下咽及颈段食管创伤的可能。X 线等影像学检查,颈部软组织或纵隔内可有空气阴影,并发感染后可出现咽后壁或纵隔软组织影增宽等,食管腆油造影可以显示食管破裂的部位。伤情较为严重或已经出现食管气管瘘者,应尽早行一期清创缝合术,必要时行胃造瘘术。若已发生感染形成脓肿,应及时切开引流。下咽部创伤合并舌骨骨折并有错位者,可通过手法整复使其复位,若舌骨骨折引起呼吸困难者应作气管切开术。

（三）创伤性颈动脉栓塞

1.发生机制和病理：当颈部发生闭合性创伤时,颈动脉管壁可受到直接挤压而发生损伤;颅底骨折时颈动脉可在岩骨骨管内受到挫伤;颈部过度后伸或扭转也可使颈动脉突然受到牵拉而受到损伤。在上述因素作用下,颈动脉外壁常保持完整,但内膜层可发生撕裂或卷曲等损伤,并在创面上形成较小血栓并逐渐增大,严重者可将颈动脉管腔完全闭塞。这种栓塞最常发生在颈部动脉分叉平面以上 1~3cm 范围内。

2.临床表现：颈部血肿、脑缺血和神经受压征象,是创伤性颈动脉栓塞的主要临床表现。颈部血肿发生于颈上三角和颈前三角区,可闻及血管性杂音。脑缺血性症状主要有突发性肢体无力甚至瘫痪、感觉障碍、失语、单眼短暂失明等,但较少发生意识障碍。血肿增大可压迫颈交感干、舌咽神经、迷走神经与舌下神经,引起 Horner 综合征、咽反射消失、伸舌偏斜及声音嘶哑等。

3.诊断：颈部闭合性创伤后,如果伤员出现上述临床表现,即应警惕颈动脉栓塞的可能。DSA 检查是最可靠的诊断方法,头颅 CT、RI、脑血流图检查,也有一定诊断价值。

4.治疗：治疗原则是解除血管痉挛,阻止血栓形成或进一步加重,改善脑动脉血液供应。伤员应保持安静,绝对卧床休息,严格限制头颈部活动。可选用解除血管痉挛的药物,如妥拉苏林、利多卡因;抗凝血药物,如肝素;防止血栓形成的药物和溶血栓制剂等。但对于合并有颅内出血者,这些药物要慎用。上述保守疗法无效而颅内症状加重者,应尽早采取手术方法清除颈动脉血栓。但手术危险性大,术后并发症严重,很有能导致术后病残甚至死亡,应加以警惕。

二、颈部和咽喉开放性创伤

颈部和咽喉开放性创伤以切割伤刺伤为主,枪弹伤和弹片伤等火器伤较多见。颈部切割伤从浅至深可伤及颈部皮肤、筋膜、肌肉、甲状腺、咽喉等组织器官;刺伤者虽然表皮伤口面积很小,外出血也不多,但深层结构包括大血管和神经等可能损伤较为严重;战时火器伤者,除伤道污染较明显外,还可有异物存留。颈部和咽喉开放性创伤的处理,应将抢救生命放在首位,包括快速有效止血、抗休克、解除呼吸道阻塞及颈椎创伤的抢救。此处主要介绍喉和颈段气管创伤、咽和颈段食管创伤、颈部大血管创伤、甲状腺创伤和胸导管创伤的诊断和治疗。

（一）诊断

询问受伤史要简明扼要,要迅速判断和处理呼吸道阻塞、伤口出血和休克,同时密切注意可能存在的颅脑和胸腹等其他部位的严重创伤。对于颈部伤口的检查要抓住重点,如果是切割伤,要查明伤口位置、大小、走行方向和深浅,喉气管、咽食管、血管和神经等颈部重要结构受伤情况;对于刺伤者,则应重点查明伤道入口的位置和大小、伤道的大致方向和深度,是否存在颈部气肿、血肿和颈椎等重要结构的创伤;若系火器伤,应注意观察伤道污染情况以及是否有异物存留。在进行初期急救处理后,再尽早进行必要的内镜和影像学等相关检查。

1.喉和颈段气管创伤 颈前正中线及其附近的开放性创伤,都有可能伤及喉和颈段气管,其主要表现是颈部呈现形状和大小不一的创口、伤口处和口鼻出血、血性气泡从伤口逸出、声音嘶哑或失音、呼吸困难,皮下气肿可扩展至纵隔而发生纵隔气肿。出血量较多者可引起失血性休克;如果同时伤及颈动脉等大血管,可很快致死。呼吸道阻塞常是导致呼吸困难的主要原因,而喉软骨骨折、喉气管腔内软组织水肿或血肿形成,均可直接造成气道阻塞,血液流入气道也可阻塞呼吸道。检查可见喉部塌陷畸形,扣诊时可有骨折片摩擦音或摩擦感。有时可从颈部伤口直接内窥颔视喉和气管腔内创伤情况。

2.咽和颈段食管创伤 主要表现吐血、呕血、吞咽疼痛或吞咽梗阻,吞咽时唾液或食物可从伤口内的咽食管破损处漏出;有时可存在颈部皮下气肿或纵隔气肿。经口吞服稀释的龙胆紫或亚甲蓝液后,颈部伤口有染料染色者即可确诊为咽或食管的穿孔性创伤。刺刀、竹签等尖锐物体刺伤者,咽与食管伤难以发现,多在颈部切开探查术中才能明确诊断。

3.颈部大血管创伤 颈部大血管较多,如颈部动脉、颈内动脉、颈外动脉、椎动脉、颈内静脉及其主要分支,在开放性颈部创伤时,可发生不同程度的创伤,其创伤类型主要有以下4类:①血管壁损伤:伤后血管壁仍然保持完整,受伤当时并无明显出血,但可能引起血管血栓形成、继发性出血或假性动脉瘤等严重并发症。②血管壁切线破裂伤:伤后血管裂口不易收缩,出血量大而且不易停止。③血管壁穿入性破裂伤:血管壁两侧均有破裂伤口,出血量大。④动脉完全断裂:伤后立即引起大出血,但稍后可因动脉断端收缩卷曲及血压下降,可在断端形成血栓而使血管腔闭合。

颈部大血管伤后临床表现主要有:①严重出血,常很快出现休克甚至死亡。②大脑缺血症状,如偏瘫、失语和昏迷等。③空气栓塞,多发生在颈部静脉尤其是颈内静脉创伤,在胸腔负压的吸引作用下,外界空气可经静脉破裂口进入静脉腔内并形成心血管内气栓,气栓较大者常可致伤员立即死亡。④呼吸道阻塞,血管创伤后形成血肿压迫气道,或者出血经同时存在的喉气管裂口进入气道,均可直接造成呼吸道阻塞,严重者可发生窒息。⑤血肿,颈动脉血肿可在触及明显血管样搏动并闻及收缩期杂音,且伴有同侧头痛和放射性耳痛;动静脉血肿者除在局部有血管杂音外,还可触及持续性震颤。血管造影尤其是DSA对血管创伤的有很好诊断价值,但宜在伤员伤情稳定且活动性出血停止后进行。当疑有颈部血管创伤时,应在对颈部伤口清创过程中探查可疑血管。

4.甲状腺创伤 切割伤者甲状腺创伤比较容易诊断,但刺伤者多需在颈部切开探查时才能发现。甲状腺血供丰富,伤后出血较多,可因局部血肿压迫气管造成窒息或伤后发生明显水肿而压迫呼吸道而引起阻塞性呼吸困难。胸导管创伤后流失的乳糜液每日可达1~3L,其中含有丰富的蛋白质和脂肪等营养物质,故可导致伤员营养不良。当乳糜液进入胸腔后,可引起胸膜腔积液及呼吸困难。

(二)急救

包括院前急救和院内急救现场。院前急救以抢救生命、赢得救治时机为目的,主要是止血和维持呼吸道通畅。然后迅速将伤员运送到条件较好的医疗机构,进行院内急救。

1. 止血　可用干净纱布直接填塞于伤口内止血或在出血侧胸锁乳突肌中点环状软骨平面，用手指用力将颈总动脉压向第6颈椎横突进行止血。当进行加压包扎法止血时，应施行单侧包扎法，切不可用绷带环绕颈部包扎，否则可能因为局部出血水肿等原因而引起压迫性窒息。

2. 保持呼吸道通畅　应立即清除口腔、咽喉或气管破口内的积血、分泌物或异物。急救时如有喉气管破口，可从破口处暂时插入气管套管或合适的橡皮管等管状物，有条件时应立即进行低位气管切开术。紧急情况下可作环甲膜切开术，并插入气管套管或其他合适的管状物暂时建立呼吸通道，然后再行低位气管切开术。低位气管切开术的适应证如下：①明显的阻塞性呼吸困难。②颈部气肿进行性加重且伴有呼吸困难者。③喉软骨支架受损严重且塌陷变形者。④喉腔内可见明显软组织撕裂伤或有大块喉软骨骨折片者。⑤双侧喉返神经损伤导致双侧声带瘫痪者。

3. 抗休克　包括扩充血容量、增强心脏功能和调节血管张力。应及时、迅速和足量地补充体液，注意先快后慢，先晶体后胶体的原则。此外，还应给予氧气吸入、镇痛和镇静、保暖，并将头位降低。

4. 其他昏迷者　应注意颅脑和胸腹部创伤的抢救；对于颈部伤口存留的弹头、弹片或玻璃碎片等异物，如果异物存留造成呼吸道梗阻且较易取出，可予以取出，否则急救时一般不予取出，而留待手术时再摘取异物。

(三)清创和整复治疗

1. 喉和颈段气管创伤　应及早在全麻下行清创缝合术。切割伤者可经原伤进行探查并进行清创和整复，但刺伤者可将伤道适当扩大，以扩大视野便于探查伤道和喉部情况，必要时应向下探查气管。整复时应将喉软骨黏膜尽量对位缝合，给予良好固定。如为粉碎性骨折，不要随意取出软骨碎片，而应给予复位、缝合、固定。颈段气管缺损可采用皮片或筋膜进行修复。为预防喉与气管的瘢痕性狭窄，应在整复手术后放置喉气管扩张模。

2. 咽和颈段食管创伤　应力争在伤后作早期清创缝合。术前放置鼻饲管，可帮助术中辨认咽食管破口，并便于术后鼻饲饮食。清创时为看清伤口内情况，尤其是刺伤者表面伤口虽然较小，但常有较深的盲管伤，应适当将创口扩大。咽食管破口的初期缝合，最好用细肠线作黏膜外横行缝合；不可行纵形缝合，以防日后发生管腔狭窄。

3. 颈部大血管创伤　凡怀疑有颈部大血管创伤者，应在对颈部创伤进行清创前做好抢救准备，包括建立输液和输血通道，纠正休克，并备有足够容量的全血；必要时先行气管切开术以保持呼吸道通畅。手术探查时要充分显露手术野，探查并剪开颈动脉鞘，确认颈总动脉近心端并暂时阻断其血流，然后仔细地向上找到血管损伤部位。阻断颈总动脉每次不应超过10min，防止发生脑部缺血。在血管进行修复处理以前，必须彻底清创，以防止伤口感染，导致血管修复失败或继发性大出血。

4. 甲状腺伤　在清创时应妥善结扎甲状腺出血血管。在结扎甲状腺下动脉时，特别要注意保护其后外侧面邻近气管、位于食管与气管间沟中的喉返神经。对于创伤的甲状腺腺体，除明显失活者外，均要尽量保留，以免术后导致甲状腺功能低下。仔细地缝合受创伤的腺体并止血。同时要注意保护甲状旁腺，不要将其损伤或情除，以免发生甲状旁腺功能不全或低下。

5.胸导管创伤　发现颈部有乳糜液流出时,即应立即进行局部加压包扎。如系颈部切割伤,要在清创缝合时仔细检查以明确乳糜液的漏出部位,并在破口胸导管的近端和远端进行结扎。对于颈部刺伤,也应在颈部切开探查时,也要仔细寻找乳糜管的部位并予以结扎。当发生乳糜胸时,应行胸腔穿刺抽液,多次抽液无效者可行闭式胸腔引流。

第二节　颈椎损伤

一、上颈椎损伤

上颈段系指第二颈椎以上的颈椎部分,包括枕颈关节。因该段不仅解剖关系特殊,且损伤后的诊断与治疗亦有其特点,故般均与下颈段损伤分述之。

此段损伤主要包括以下内容:①枕颈损伤:完全性枕颈脱位在临床上十分罕见,因多在现场死亡;而一般性枕颈失稳症亦较少见。②寰椎骨折:较为少见。③寰枢脱位:较为多见④齿状突骨折:临床上常可遇到。⑤绞刑架骨折(hangmanfracture):亦较少见。

(一)枕颈损伤

此种损伤在临床上十分罕见,因其多在现场死亡,能够存活下来之典型病例几乎为零。

1.损伤机制

从解剖上看,枕颈关节呈水平状,易引起脱位,但其周围不仅有多条坚强的韧带组织,且周围肌群亦甚发达,因此,在一般情况下,造成此处骨折脱位的机会并不多见。相反,下一椎节的寰枢关节却极易引起损伤。但如果作用于头颅部的横向暴力来得突然而迅猛,以致这股剪应力集中至枕颈关节处时,则亦可引起这一对椭圆形关节的位移。此种位移如超过寰椎椎管内缓冲间隙最大限度、并对延髓形成压迫时,则患者立即死亡;如仅仅引起半脱位,尚未对延髓造成致命性压迫时,患者则有可能存活下来。当然院前的救治水平对其存活率具有关键作用。

2.临床分型

(1)完全脱位型　主要引起四肢瘫及生命中枢危象,多在受伤当时或短期内死亡。入院后死亡原因主要是呼吸及循环系统功能衰竭。伤后立即死亡者则系伤及延髓之故。

(2)枕寰失稳型　即外伤仅仅引起部分韧带及肌群受损,此时主要表现为:颈痛、活动受限、被迫体位及枕颈交界处压痛等。严重者可能有四肢电击感(当体位不正时出现)或突性四肢瘫。

3.诊断

(1)病史均有较明显的外伤史。

(2)临床症状主为枕颈段局部的损伤症状,严重者则出现脊髓刺激症状与体征。

(3)X线平片除显示椎前阴影增宽外,主要是用于除外其他类型之上颈段损伤。

(4)CT 或 MRI 对诊断具有决定作用。

4.治疗

（1）头颅固定，一旦怀疑此种损伤，应立即采用最稳妥的办法将头颈部确实固定，其中以颅骨牵引最为常用。

（2）呼吸机应用伴脊髓损伤者，多需立即用呼吸机控制呼吸、血压及全身状态进行监护。

（3）脱水剂用量稍大于一般颈髓损伤，持续时间亦不应少于5d，并注意胃肠道应激性溃疡等并发症。

（4）其他疗法包括酌情气管切开，预防褥疮、尿路感染及坠积性肺炎等。

（5）后期手术指伤后3月以上者，如寰枕不稳，可行后路植骨融合术。常用的术式有以下两种：枕骨骨瓣翻转枕颈融合术及枕颈钢板或鲁氏棒内固定术。对伴有神经压迫症状者，尚应切除寰椎后弓。

（二）寰椎骨折

寰椎骨折又名Jeffenson骨折。临床上虽较少见，但如处理不当易发生意外，应注意。

1.损伤机制

多系来自头顶部纵向挤压暴力所引起，除高处重物坠落引起外，高台跳水时头顶直接撞击池底为其另一发生原因，且后者易当场死亡。因此，患者多伴有脑外伤。其骨折线一般好发于结构薄弱的前后弓与侧块的衔接处。骨折块多向四周移位，以致该处椎管扩大，故少有神经症状者。由于致伤物先作用于头顶部，因而齿状突及其后方的寰椎横韧带亦易伴有损伤。如横韧带完全断裂，齿状突后移，压迫脊髓，可立即引起死亡或出现四肢瘫后果。

2.临床表现

（1）颈痛较为局限，可通过枕大神经向后枕部放射，活动时加剧。

（2）压痛于枕颈部均有明显的压痛，颈后肌组亦多呈痉挛状。

（3）活动受限因疼痛而使头颈部活动明显受限，尤以旋转动作为甚。

（4）枕大神经症状约半数病例可有枕大神经放射痛及沿该神经的压痛，此主要是由于局部外伤性反应及血肿压迫与刺激所致。

（5）其他除非伴有其他损伤，一般少有脊髓受压症状者，但常伴有颈椎不稳症状，患者喜双手托头。

3.诊断

（1）外伤史除直接从外伤史中获取外，尚可从是否伴有颅脑损伤及头颈部有无皮肤挫裂伤或头部皮下血肿等推断之。

（2）临床特点见前所述。

（3）影像学检查。

X线平片：应包括正位、侧位及开口位，于侧位片上可显示寰椎前后径增宽，开口位亦可发现寰椎左右增宽，且与齿状突距离双侧常呈不对称状。如双侧侧方移位总和超过0.7cm者，则表示寰椎横韧带断裂，易引起意外。

CT检查：可清晰地显示骨折线的数量、走向及骨块位移等情况。

MR检查：对骨折的观察不如前者清晰，主要用于伴有脊髓症状者，并有利于对寰椎横韧带断裂的判定。

4.治疗

按以下两型选择相应之治疗措施。

(1)单纯型:指不伴有颅脑损伤及脊髓神经症状者,一般用 Glisson 带牵引 5~10d,再以头颈胸石膏固定 10~12 周。

(2)复杂型

伴有脊髓神经症状者:多需颅骨牵引,观察神经症状的恢复,注意保持呼吸道通畅,必要时行气管切开,候病情稳定、神经症状基本消失后按前法治疗,牵引时间一般不少于 3 周。

伴有颅脑等其他损伤者:优先处理危及生命的损伤,但应注意对颈部的制动与固定。

对手术疗法应慎重:此种损伤不应采取手术疗法,以防由于过多的搬动而引起或加重颈髓损伤。

(3)预后单纯型者:预后均良好,仅个别病例可继发枕大神经痛。伴有颅脑等并发伤者,易漏诊而影响及时治疗,常有后遗症。

(三)单纯性寰枢椎脱位及伴有齿状突骨折的寰枢椎脱位

寰枢关节除周围具有坚强的韧带外,于寰椎中部尚有同样坚强的寰椎横韧带连接于两侧块之间,并将前方的齿状突紧紧包绕,起约束寰椎向前滑动的作用。在此状态下,如果横韧带断裂,则引起寰枢椎前脱位;如齿状突骨折,则视暴力的方向不同,既可能出现寰椎前脱位,亦可引起寰椎后脱位。

1.单纯性寰枢椎脱位

(1)损伤机制

外伤型:凡作用于头颈后部的外力均有可能致寰椎横韧带断裂而引起寰椎向前滑出的前脱位,包括重手法推拿时用力过猛,其中以屈曲型损伤为多见。如其移位程度超过椎管之有效间隙时,则可造成高位颈髓损伤,严重者多死于现场或搬运途中。一般来说,横韧带断裂所引起寰椎脱位时的颈髓损伤,较之齿状突骨折者为重,死亡率高(图 13-1)。

病理型:亦非少见,尤以儿童,主要因为咽后部慢性炎症造成局部肌肉、韧带及关节囊的水肿、松弛及局部骨质脱钙而引起横韧带的松动、撕脱,并逐渐引起寰椎向前脱位。因其发生过程缓慢,神经症状一般较轻;但如附加外伤因素,则易致意外。此外侵及颈段的类风湿性关节炎患者,亦有 20% 左右病例可

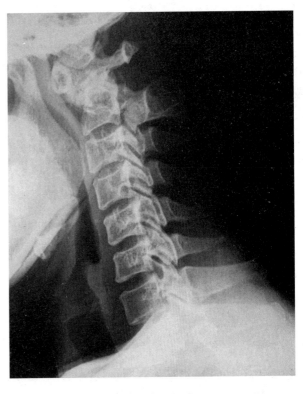

图 13-1 寰枢椎脱位

能出现此种后果。

（2）临床表现:视移位程度及致伤机制不同,临床症状悬殊甚大。轻者毫无异常主诉。

死亡率高:外伤性者,如暴力较强,作用迅猛,易因颈髓高位损伤而死于现场或运送途中。即使不全性脊髓损伤者,亦易死于各种并发症,应注意及早防治。

颈部不稳感:即患者自觉头颈部有被一分为二,如折断似的不稳感,以致不敢坐起或站立（自发性者则较轻）。

颈痛及肌肉痉挛:外伤性者多较剧烈,尤以伤后数天以内。

活动受限:无论外伤性或病理性者,一般均有程度不同的头颈部活动受限,严重者开口亦感困难。

被迫体位如双侧关节均有脱位时,头颈呈前倾斜体位;如系一侧性关节脱位,则头向健侧旋转并向患侧倾斜。此种体位加重了活动受限的程度,包括张口困难。

其他如后枕部压痛、吞咽困难及发音失常带有鼻音等,脊髓神经受累时,则出现相应之症状及体征。

（3）诊断

外伤史及病史:如前所述,除头颈部外伤外,对儿童病例主要应了解咽喉部有无慢性炎症等病史。

（4）临床表现:如前所述。

影像学检查:①X线平片:除以第1、2颈椎为中心的正侧位片外,尚应摄开口位片（摄片时可让患者不停地作下颌开闭动作,如此可获得较为清晰的开口位片）,以观察颈椎椎体前阴影是否增宽以及关节脱位的程度和方向,并在读片的同时加以测量,以便于诊断及今后的对比观察。在正常情况下,寰齿关节间隙为2~3mm（儿童相似）。超过4mm者则疑为寰椎横韧带断裂,超过7mm者可能尚伴有翼状韧带、齿尖韧带及副韧带断裂。②CT及MR检查:亦有助于此种损伤的诊断及对累情况的判定。

（5）治疗

①基本原则:按危重病例处理:无论是否伴有脊髓损伤,均按危重病人处理,包括各项急救措施的准备（气管切开包或急诊气管插管的技术及物品的准备、心肺功能的监护等）,同时向寰椎前脱位患者家属申报病危通知。非手术疗法为主:由于该处椎管情况示意图矢状径最大,脊髓仅占据矢径的1/3,因此只要将头颅采用Crutchfied牵引弓或Glisson牵引带使颈椎处于牵引状态,其椎管形态易于复原（或部分复原）,因此需手术减压者相对为少。严格制动:因该处椎节多处于不稳状态,异常活动易引起颈髓受压,因此务必保持局部的稳定。但在牵引下应让病人作正常的定期翻身活动,以防引起枕部及配髓部等处褥疮。

②非手术疗法

牵引与颈部制动:常用的方式为颅骨骨牵引及Glisson带牵引,后者主要用于小儿病例。此外亦可采用Halo牵引及头颈胸石膏,石膏固定适用于后期病例。

保持呼吸道通畅:尤其对脊髓受压或刺激症状者,应及早行气管切开术。

脊髓脱水疗法:凡有脊髓刺激或受压症状者,均应予以脱水疗法。除限制盐外,伤后第1d即开始给予地塞米松10~20mg/d,分两次静滴。3d后递减,5~7d后停止。同时可用50%葡萄糖液40~60mL静脉推注,10min:两次间隔切勿超过8h,以防引起反跳而加剧脊髓水肿反应。静脉滴注之液体以10%葡萄糖液为佳,并注意限制含钾的饮食、水果及饮料。的预防并发症:长期卧床情况下,易引起褥疮、栓塞性静脉炎、坠积性肺炎及尿路感染等并发症,应注意预防。一般病例均应投予预防量抗生素。

功能锻炼:在治疗全过程中,均应鼓励患者作以四肢为主的功能锻炼。

③手术疗法:急性期施术应持慎重态度,主要是由于颈髓受压征在早期多可通过牵引等而获得矫正;在此处手术十分危险,不仅术中易引起意外,在搬运过程中稍有疏忽即可出现严重后果。临床上可供选择的术式主要有:

单纯性寰椎复位加内固定术:即从后路暴露术野,将寰椎向后方牵出,并用中粗钢丝将其固定至第二及第三颈椎棘突上。钢丝最好穿过棘突根部,并酌情于第一、二颈椎之间放置植骨块。

Brook手术:多用于单纯性寰枢不稳者,因无须对寰椎进行复位,因此可将钢丝穿过植骨片、并使之与枢椎靠拢(植骨块下方中央有一缺口,可骑于枢椎棘突上)、收紧钢丝。

Gallie手术:多用于寰枢脱位明显者,先切取植骨块将其修成相应大小及所需之形状,之后将钢丝穿过寰椎后弓,再穿过枢椎两侧后弓下方,收紧钢丝,使骨块嵌于第一、二颈椎棘突之间即达复位及融合目的。

椎板夹法:为铁金属制成,对MR及CT等检查无影响。使用时系将椎板夹的一侧钩住第一颈椎后弓上方,另侧钩住颈椎椎板下缘,通过旋紧螺丝(或收紧钢索)达到复位及固定目的。

前路融合术:从前侧方入路达第一、二颈椎间关节侧切方,以开槽植骨或旋转植骨等方式将其融合之。

其他术式:包括前述用于枕颈不稳诸术式亦可酌情用于此类损伤病例。

④预后:不伴有脊髓受压症状者及早期病例经治疗后神经症状恢复者,预后一般较好。脱位严重、陈旧性以及伴有明显脊髓受压症状者预后较差。自发性脱位如治疗及时,预后亦多较佳。

2.伴齿状突骨折的寰枢椎前脱位

损伤机制:齿状突骨折在临床上并非罕见,因其上方有附着至枕骨大粗隆前缘的齿突尖韧带,两侧有附向枕骨内侧缘的翼状韧带;此组韧带与寰椎横韧带相协调维持了枕颈及寰枢关节间的稳定与活动。但如果头颈向前极度屈曲或向后极度仰伸或向左右剧烈旋转时,由于此组韧带高度紧张而可引起齿状突骨折;并随着暴力的惯性作用,以致继发寰枢关节脱位。其中以头颈向前屈曲所致的前脱位为多见;后脱位则相对为少,但随着高速公路的发展,这种损伤将日益增多。齿状突骨折后,由于其与寰椎同时向前移位,使齿状突上端后缘至寰椎后弓前缘的距离仍保持原状,但下端处则减少,因此与后脱位相比对颈髓致压的机会相对为少,因寰椎内径较宽大,使脊髓有退让余地之故。如齿状突发育不全,包括齿状突缺损、愈合不良及假关节形成等,则更易发生损伤。齿状突骨此时后方齿状突近端处前闭合时间一般是在7~8岁之间,在此之前亦易减少, 脊髓易损伤但较后脱位相对为轻。合并脱位的齿状突骨折大多见于齿状突基底部,罕有在上方发生骨折者。

（1）临床表现：与单纯性寰枢关节脱位基本相似，唯其脊髓神经受压发生率相对为低，且程度较轻。但如暴力过猛，仍可造成颈髓完全性损伤而出现后果严重的四肢瘫痪，甚至引起呼吸肌麻痹而招致死亡。

（2）诊断

外伤史：多为促使头颈突然前屈的暴力，包括来自头颈后方的打击、屈颈位自高处跌下及撞车时的突然前屈等。

临床表现：如前所述。

影像学检查：主要依据X线平片，包括正位、侧位及开口位。但在骨折情况下，难以获得理想的开口位片。CT及MR等亦可选用，主要用来对骨折类型、齿状突先天发育状态及脊髓受压情况的判定。

（3）治疗基本原则、要求及具体实施：与前者相似，亦应注意早期的急救措施，包括维持呼吸道通畅等。此外，尚应注意以下几点：

（4）复位要求：以使齿状突骨折及早解剖复位为原则，如此方可获得良好的功能及脊髓症状的缓解与恢复。尽量选用颅骨牵引（小儿用Glisson带）复位，除非有把握，一般不宜选用徒手复位，以防意外。

（5）固定方式：对轻度移位、复位后对位稳定或无移位的齿状突骨折者可采用颅骨牵引的方式，待局部纤维愈合后（4~6周），再以头颈胸石膏固定6~8周。对移位明显、复位后仍不稳定及陈旧性者，多需采用内固定术。除后路融合术外，当前多主张自颈前路暴露

（6）愈合时间：由于齿状突的血供特殊，其愈合时间较长，除小儿骨前分离可在6~8周内愈合外，一般病例多需3~4月左右。因此，对其制动时间不宜过短，以防不愈合。如一旦出现此种后果，可行前路或后路植骨融合术。

（7）预后：除伴有颈髓损伤及齿状突愈合延迟或不愈合者外，一般预后较前者为好。

3.伴齿状突骨折的寰枢椎后脱位

（1）损伤机制：其发生机制与前者相反，是属于颈椎过伸性损伤的一种。将随着交通工具的高速化，以至因猛刹车或撞车所造成者日渐增多；但与前者相比，其发生率仍明显为少。由于齿状突骨折后向后移位，以致脊髓后方的有效间隙明显减少，而使其与相邻的颈髓神经易遭受挤压损伤，因此死亡率及四肢瘫痪率较高。

（2）临床表现

与前者颈部症状及体征基本相似，但患者头颈体位与前者相反，呈仰面。

（3）诊断

外伤史：除从病史中追问外，亦可从额、面及颊部皮肤损伤情况推断之。

临床表现：与前者基本相似。

影像学检查：X线正位、侧位及开口位均可显示齿状突骨折及其移位情况，CT及MR检查亦有助于诊断及对脊髓损伤的判定。

（4）治疗：与单纯性寰椎脱位之治疗要求一致。对骨折脱位应先试以非手术疗法，即在颅骨牵引下先使齿状突复位，而后在略向前屈状态下轻重量持续牵引 4~6 周，再改用头颈胸石膏（前屈位）固定 2~3 月。少数闭合复位失败者，可行开放复位及寰枢椎内固定术，但在技术操作上较为困难，必要时可行枕颈融合术。此种损伤预后较前者为差，尤以合并脊髓神经受压者，且治疗后后遗症亦相对为多，主要因为寰枢不稳定及齿状突愈合延迟。

（四）枢椎齿状突骨折

致伤机制及分型：

因头颈部屈曲（多见）、仰伸及旋转所引起的枢椎齿状突骨折多伴有寰枢关节脱位，而由于暴力突然中止所引起的单纯性齿状突骨折则相对少见。因此，在临床上应注意观察，以防漏诊。其一般分为以下三型：

Ⅰ型：系齿突顶部斜形撕裂性骨折，主要由于附着于此处的翼状韧带撕裂所致，较为稳定，因而并发症少，预后较佳。

Ⅱ型：为齿状突腰部骨折，多见，且该处血供不佳，愈合率约 26% 左右，因此手术率较高。

Ⅲ型：为齿状突基底部骨折，骨折线常延及枢椎椎体上部骨质及寰枢关节。但此处骨折较为稳定，如无愈合不良，预后一般较好。

1.临床表现

与前者临床症状及体征基本相似，以颈痛、压痛、活动受限（尤其是旋颈活动）及双手托头被迫体位等为主。应注意有无伴发脑震荡及其他损伤。不伴有寰枢脱位之病例，一般无颈髓受压症状。但在搬动及诊治过程中，如操作不当亦可能引起不良后果，应注意。

2.诊断与鉴别诊断

（1）诊断根据外伤史、临床表现及影像学检查结果一般不难做出诊断。在一般 X 线平片及体层摄片检查上，一般均可获得清晰的图像，开口位尤为重要，应按前法摄片。CT 及 MR 检查不仅有助于显示骨折线，且对寰椎横韧带的状态便于观察。读片时应注意骨折移位程度，位移超过 5mm 者，愈合多延迟。

（2）鉴别诊断除需与上颈段其他损伤相鉴别外，主要与先天性齿状突发育不全相鉴别。

3.治疗

（1）非手术疗法

适应证：对Ⅰ型、Ⅱ型及Ⅲ型中的无移位者，一般均可选用非手术疗法，不仅较为安全，且疗效稳定，方法简便。

具体操作：入院后即采用格氏带或颅骨牵引，重量以 1.5~2kg 为宜，切勿过重，以防引起愈合延迟。牵引 1~2 周时，床边摄片观察骨折线对位情况。持续牵引 3~6 周后，可更换头颈胸石膏而后逐渐起床活动。

（2）手术疗法

适应证：主要用于伴有移位之骨折或假关节形成及骨折愈合延迟者。

具体操作：可采用经口腔或经颈部的前路术式；对新鲜骨折者，多选择细长螺钉内固定（一根或两根)。陈旧性骨折不愈合者,可行寰枢椎融合术(前路或后路均可,参看前面章节有关内容)。

(五)绞刑架骨折或外伤性枢椎椎弓骨折

所谓绞刑架骨折系指发生于第二颈椎椎弓部之骨折,既往多见于被施绞刑者,故名绞刑架骨折。此种损伤在临床上时可遇见。

1.损伤机制

此型骨折之暴力方向多来自下颌部,以致引起颈椎仰伸,并于第二颈椎椎弓根部形成强大的剪应力,当其超过局部承载负荷时,则引起该处骨折。此时如果仰伸暴力继续作用下去,将会相继造成第二、三颈椎节前纵韧带断裂、椎间隙前方分离,以致寰椎压应力增加并可出现骨折,最终引起高位颈髓损伤,并波及生命中枢而迅速死亡。此乃绞刑所引起的全过程,当然套于颈部的绳索造成的窒息及颈动脉窦反射是其死亡的另一主要原因。目前,此种骨折主要见于高速公路上的交通事故(急刹车时的颈部过伸)及跳水意外。其发生机制与绞刑者所不同的是:前者在致伤过程中除头颈部的仰伸暴力外,尚伴有椎节后方的压缩暴力,而后者则为分离暴力。

2.临床表现

与一般颈椎骨折脱位的临床表现基本相似,包括颈部疼痛、压痛、活动受限、吞咽不便、头颈不稳需用双手托扶以及颈肌痉挛等。一般不伴有脊髓刺激或受压症状。

3.诊断

(1)外伤史多为是来自下颌部朝后上方向之暴力,并可从局部皮肤擦、挫伤等情况推断之。

(2)临床表现以颈部症状为主,有头颈分离感,适用于托头。

(3)影像学检查于 X 线侧位及斜位片上可获得清晰的影像。对骨折线显示不清的无移位者,可加摄体层片或 CT 片。伴有脊髓神经症状者,可行 MR 检查。

4.治疗

(1)一般病例指骨折无明显移位或易于复位者,可卧床牵引 2~3 周后行头颈胸石膏固定 6~10 周。

(2)骨折移位明显者先行复位,复位后可行后路椎弓根钉内固定术或行颈前路开放复位,而后经颈椎前方行第二、三颈椎体间植骨融合术,其术式包括:CHTF 固定术、颈椎铜板螺钉固定术及植骨融合术。术后视内固定物制动效果不同而采取相应的保护措施;但植骨术者,仍需颈胸石膏保护 6~8 周。

(3)伴有脊髓损伤者多系合并脊髓中央综合征,可按此种损伤处理。

(4)预后一般预后均较好,少有后遗症者。

二、下颈椎损伤

自第三颈椎至第七颈椎称之为下颈椎,发生于此段之骨折脱位较之上颈段为多,其中以一般之骨折脱位为多见,内有 60%~70%合并有脊髓及脊神经根等受压或受刺激症状。这主要是由于颈椎的稳定性较差,一旦骨关节损伤,易引起椎管的变位及狭窄,以至出现椎管内的神经组织受损。过伸性损伤近年来成倍地增加,这不仅是由于高速公路与高速行驶车辆的增多,而且主要是由于对此种损伤认识水平的不断提高,使更多的病例得到发现及正确诊断。与过伸性损伤相对应的过屈性损伤亦不少见,在头颈过屈情况下除可引起上颈椎的各种损伤及下颈段的压缩性骨折外,还可出现脊髓前中央动脉综合征。对此种损伤的认识与及早治疗,是促使脊髓损伤康复的主要措施。

此外,近年来对钩椎关节病的认识已得到普及,过去误认为是交感型颈椎病者,实质上均属此病范围。但对外伤性钩椎关节病并非都有明确的认识,因此,需对其有更全面的了解。

下颈椎损伤的发生机制不同于上颈椎,但与脊柱其他节段基本相似,由于颈椎活动大、周围无胸廓及腹腔等保护,因此受伤机遇更多;且在致伤机制上有其特殊性,并波及分类及病理解剖等方面,现分述于后。

1.损伤机制

有多种因素可以造成下颈部骨关节、周围软组织及椎管内神经损伤,视损伤的机制不同,损伤类型亦不一致,并与诊断及治疗关系密切,应加以重视。

(1)直接暴力

火器性损伤:不仅战时常可遇到,平时亦非罕见。凡命中椎管的火器性致伤物,一般均伴有脊髓损伤,且受损程度多较严重。

直接撞击:多为与颈椎纵轴呈垂直状或近于垂直状的暴力直接作用于颈段,轻者引起软组织挫伤,重者则造成颈椎脱位、骨折,甚至脊髓损伤。除日常生活工作中的意外,更多是见于夜晚地震等自然灾害中。

(2)间接暴力:指作用于头颈及足臀部的暴力纵向传导至脊柱的某一节段,由于压应力的作用而引起骨折(或伴有脱位),并可因暴力的方向不同而分为以下五种类型。

垂直压缩暴力:指椎节遭受与脊柱相平等之纵向暴力所引起的损伤。此时以椎体压缩及炸裂骨折为多见,亦可伴有附件骨折。

屈曲压缩暴力:当颈部处于屈曲位时遭受来自头颈上方的暴力,则易引起椎体的压缩性改变,亦可合并脱位及小关节交锁,此在颈椎较为多见。

仰伸牵拉暴力:指颈椎处于仰伸状遭受来自纵向外力以致引起前纵韧带及后方椎板与小关节损伤,并易出现脊髓过伸性损伤(或脊髓中央管综合征)。

侧向压缩暴力:当颈椎侧向左、右一侧时遭受传导暴力,则屈侧椎体可呈现压缩骨折,少数严重者可伴有小关节损伤。

旋转压缩暴力:当头颈旋转活动时遭受纵向传导暴力时,则可引起前面数种损伤并发。

(3)肌肉拉力 除肌肉本身可引起程度不同的撕裂性损伤外,尚可引起棘突及其他肌肉附着点的撕裂性骨折。但此种损伤在颈椎较为少见。

(4)病理性骨折:当颈椎椎体有肿瘤(以转移性肿瘤为多见)、破坏性炎症及骨质疏松症等时,稍许外力(在正常人不致引起骨质受损)即可招致椎体压缩性骨折。此种情况在临床上易与外伤性者相混淆,应注意鉴别。

2.颈椎损伤的分类

视颈部损伤的具体情况不同,各家分类意见不一。例如:依据伤后椎节是否稳定可分为稳定型与非稳定型骨折;视致伤机制不同可分为屈曲型、伸展型、垂直压缩型和直接暴力型等骨折;根据有无脊髓损伤又可分为单纯性颈椎损伤和合并有脊髓伤之颈椎骨折脱位等两型。上述之分型虽各有其特点,但与脊柱损伤时的病理解剖特点结合并不密切。因此,我们建议依据外伤后脊柱的病理改变不同而分为以下两大类型。

(1)部分损伤:指脊柱本身的连续性尚未遭受完全破坏者,在临床上又可根据脊柱的稳定性是否受累而分为:

稳定型:指脊柱的稳定性完整者。包括:①横突骨折:主要由于附着于其上的肌群突然收缩所致,在颈椎少见。②棘突骨折:与前者相似,多见于下颈椎。③椎体轻度、单纯性压缩骨折:指椎体前方有不超过前缘的压缩性改变,而椎体后缘完整者。

不稳定型:指稳定性虽已受波及,但脊柱的连续性尚未完全中断者。①椎体压缩性骨折:多见于下颈椎,主要因为颈椎前屈时遭受传导暴力所致,除椎体压缩(多呈楔形)外,椎间盘亦多有受累,表现为髓核的突出、脱出或整个纤维环破裂。其中部分病例可伴有脊髓硬膜囊受压性改变,以致出现瘫痪,多为不全性者。由于椎体前方压缩,后方的小关节则势必出现程度不一的咬合变异而形成半脱位样改变,以致破坏了椎节的稳定性。②椎体炸(爆)裂性(粉碎性)骨折:系垂直纵向暴力所致。当椎体爆裂时,由于前方及侧方均有坚强的前纵韧带阻挡,因此,碎裂的椎体骨折片易向较为空虚的后方椎管方向发生位移,以致易引起脊髓损伤;其发生率明显高于前者。在椎体碎裂的同时,由于椎体的高度迅速缩小,以致上下椎节立即出现松动及位移,从而加剧了椎节的不稳。如暴力持续下去,则出现脊柱完全性损伤。③小关节突骨折以下颈椎为多见,大多在脊柱处于前屈状伴有水平向或斜向暴力所致。如暴力持续下去,则引起关节脱位(交锁),此属脊柱完全性损伤,多合并脊髓受压或刺激症状。

(2)完全损伤:指颈椎椎节之间的连续性完全中断者。多因强大的暴力所致或暴力的持续时间较长,以致先发生脊柱不完全性损伤,并随着暴力的持续而使受损椎节的位移及破裂范围逐渐增大,最后使椎节的骨髓、韧带及椎管内的脊髓组织等完全受累,小关节松动、位移或呈交锁状,以致颈椎的连续性中断。此种损伤的病理改变视受累时椎节的体位不同、损伤机制的差异以及暴力的持续时间不同等而轻重不一。轻者,仅表现为椎节的脱位(多伴有脊髓损伤,个别不伴有脊髓损伤者称之为"幸运损伤",罕见);重者不仅椎节局部呈现毁灭性破坏,且易合并其他损伤,以致患者全身情况危重。颈椎完全性损伤分为以下几类:

幸运骨折脱位:指椎节受损严重,椎管前后径(或左右径)已出现明显错位,小关节亦可呈交锁状,但临床上却无脊髓受压或仅仅十分轻微的症状。此主要因为患者椎管矢状径较宽,椎管内有限间隙容量较大之故。尽管在临床上十分少见,但对该患者来说属不幸中的大幸。在治疗上务必小心,切忌无把握的手术操作。

脱位合并截瘫:指椎节脱位(包括小关节交锁或骨折)合并脊髓受压引起不全性或完全性瘫痪者。除损伤严重者易发生外,椎管矢状径狭窄者更易引起。脊髓受损之程度与椎管矢状径大小成反比,而与椎节移位的程度呈正比,可从轻度受压至完全断裂。

椎体压缩骨折伴脊髓损伤:如压缩骨折致使椎体前缘不足原有高度 1/4 时,甚至造成后方小关节脱位而招致脊髓受压,以致引起平面以下的瘫痪。另一方面,在椎体压缩的情况下由于硬膜囊、脊髓及神经根亦被牵拉(拉长),并处于高张力状态,尤其是脊髓表面的血管支血供受阻,从而加剧了脊髓损伤的程度。

椎体爆裂性骨折、脱位合并脊髓损伤强烈的过屈和(或)垂直暴力除易引起颅脑损伤外,亦可引起椎体爆裂性骨折,且程度严重,以致伴有后方小关节脱位而在椎体后缘骨片向椎管方向位移的同时伴椎节的脱位,从而加剧了脊髓损伤的程度。在临床上,此种类型多系完全性瘫痪,如椎节位置较高,易因呼吸功能障碍而在现场或搬运途中死亡。

3.好发部位及脊髓损伤发生率

(1)好发部位:在颈椎骨折中约 80% 好发于第四至六颈椎节(第一、二颈椎亦非少见,但现场病死率高,难以统计)。急性外伤性椎间盘脱(突)出,则好发于第三、四颈椎。

(2)脊髓损伤:在整个脊柱损伤中约占 17% 左右,但颈段发生率最高,可达 50% 以上(枕颈处损伤更易引起死亡)。从暴力的方式观察,直接暴力所致者最高,尤以火器贯穿伤,达 100%;其次为完全性椎节脱位及过伸性损伤。在椎体骨折之病例中,以椎体爆裂性骨折多见,当然同时伴有脱位之骨折,脊髓损伤的发生率更高。

4.各型骨折之病理解剖特点

(1)过伸性损伤:又称之谓挥鞭性损伤或脊髓中央管综合征,其主要病理解剖改变包括:

前纵韧带及椎节撕裂:其程度轻重不一,从部分撕裂到完全断裂,与纤维环相连的深层纤维可将纤维环撕裂,严重者椎间隙亦受损,以致前方椎间隙随之增宽。

椎体前筋膜下血肿:主要由于局部创伤所致的小血管断裂,以致易在疏松的椎前筋膜下方形成血肿,从而增大了 X 线侧位片示椎间阴影的宽度。这是诊断此种损伤的重要标准之一。

脊髓中央管周围创伤反应:可能系前后双侧对冲性暴力作用,以致在脊髓中央管周围实质内出现水肿及小出血点,并影响传导束的生理功能。

椎板及棘突等损伤:如暴力更进一步加剧,亦可造成椎节后结构的损伤。在此情况下,呈完全性断裂,并形成颈椎后脱位。

(2)椎体压缩性损伤:较为多见,当椎体前缘压缩超过垂直径 1/2 时,该节段出现一约 18° 成角畸形;压缩 2/3 时,达 25° 左右(;如椎体前缘完全压缩,则成角可达 40°。因此,被压缩的椎体比例愈多、程度愈重,则角度愈大,并出现以下后果:

椎管矢状径减少:其减少程度与畸形角度的大小呈正比,并易引起对椎管内组织受压。

椎管延长:由于成角畸形,其后方椎间小关节关节囊因呈展开状而使椎管后壁拉长,以致椎管内组织(特别是后方部分)及血管均处于紧张状态,易引起损伤,尤其是当节段长度超过 10% 时。

降低椎节的稳定性:压缩愈多,其稳定性愈差,除因小关节处于半脱位状态外,成角畸形本身就已经改变了脊柱的正常负荷力线,因而易引起椎节失稳。

椎间盘后突:30%~40% 病例伴有相邻椎节的髓核向后方突入椎管,一般为单节。如此则加剧了脊髓受累的程度。

（3）椎体炸（爆）裂性骨折：此种椎体炸裂性骨折的特点是椎体后缘骨折碎片最易进入椎管，且在 X 线片上又不易被发现。其可出现以下后果：

压迫脊髓：碎裂之骨片之所以容易向后方移位，主要是由于前纵韧带坚强，加之屈曲体位的影响，因而易向压力较低的后方椎管内突入，以致成为最为常见的致压物；并构成阻碍脊髓功能进一步恢复的病理解剖学基础。

易漏诊：突向椎管方向的髓核及骨片如体积小，则不易在 X 线片上发现，因此易漏诊而失去早期手术的时机；但如能及早采取 CT 及 MR 检查则可避免。

难以还纳：由于后纵韧带在损伤时多同时断裂，以致对椎体后方的骨块失去联系，即使通过牵引使椎体骨折获得复位，而该骨片却难以还纳原位，因此大多需行手术减压及骨块摘除术。

（4）颈椎脱位：由于椎后小关节呈近水平状结构，因而易引起脱位，甚至可不伴有任何骨折。此类损伤，除前述个别病例外，一般均伴有脊髓损伤，且多较严重，应引起注意。

（5）其他：包括侧屈型损伤、棘突撕脱性骨折、单纯性小关节骨折及肌肉韧带损伤等，病变大多局限，并发症亦较少，不再赘述。

5.脊髓损伤的病理解剖特点

由于脊髓组织十分娇嫩，任何撞击、牵拉、挤压及其他外力作用均可引起比想象更为严重的损伤，其病理改变主妻表现为以下类型。

（1）震荡：是最轻的一种损伤，其与脑震荡相似，主要是传导暴力通过脊柱再传到脊髓，并出现数分钟至数十小时的短暂性功能丧失。恢复时一般先从下肢开始，在组织形态上无可见的病理改变，因此其生理功能紊乱多可获得恢复，属可逆性。

（2）脊髓出血或血肿：指脊髓实质内出血、血管畸形者更易发生。其程度可从细微的点状出血到血肿形成不等。少量小出血者，血肿吸收后其脊髓功能有可能得到部分或大部分恢复，严重之血肿易因瘢痕形成预后不佳。

（3）脊髓挫伤：其程度亦有较大差别，从十分轻的脊髓水肿、点状或片状出血到脊髓广泛挫裂（软化和坏死），并随着时间的延长，由于神经胶质和纤维组织增生等改变，继之瘢痕形成、脊髓萎缩以致引起不可逆性后果。

（4）脊髓受压：由于髓外组织，包括骨折片、脱出之髓核、内陷的韧带、血肿及后期的骨痂、骨刺、黏连性束带、瘢痕等以及体外的异物（弹片、内固定物及植骨片等）对脊髓组织的直接压迫。此种压迫可引起局部的缺血、缺氧、水肿及瘀血等，从而改变且加重了脊髓的受损程度。

（5）断裂：除火器伤外，如脊柱脱位超过一定限度，脊髓则出现部分或完全断裂，以致引起脊髓传导功能的大部或全部丧失。严重者，硬膜囊亦可同时断裂。

（6）脊髓休克：与脊髓震荡不同，脊髓休克不是暴力直接作用于脊髓所致。其临床表现为损伤椎节以下肌张力降低，肢体呈弛缓性瘫痪，感觉及骨骼肌反射消失，引不出病理反射，大便失禁及小便潴留等。此种表现实质上是损伤断面以下脊髓失去高级中枢控制的后果。一般持续 2~4 周，合并感染者延长。当脊髓休克消失后，视脊髓损伤程度的不同而恢复有所差异，横断性脊髓损伤则运动、感觉及腱反射不恢复,腱反射亢进,并有病理反射出现。不完全性损伤,则可获得大部或部分,甚至稍许恢复。以上为脊髓损伤之类型,但脊髓内之病理改变则视伤后时间的长短而不同。对脊髓实质性损伤一般可分为早、中、晚三期。早期指伤后2周以内,主要表现为脊髓的自溶过程,并于伤后48h内达到高峰。中期为伤后2周至2年以上,主要表现为急性过程的消退及修复过程;由于成纤维组织的生长速度快于脊髓组织,而使断裹的脊髓难以再通。后期主要表现为脊髓组织的变性改变,其变化时间较长,一般从伤后2~4年开始,持续可达10年以上,其中微循环改变起着重要作用。

(一)椎体压缩性骨折

1.临床表现　除颈椎损伤一般症状外,主要为屈颈被迫体位,抬头困难;并于后方小关节处伴有压痛。除非严重压缩,一般少有明显的脊髓受累症状。

2.诊断

外伤史主为屈曲纵向暴力所致;侧方楔形压缩者,多因颈椎处于侧弯状态之故;

临床表现如前所述,以颈部症状为主;

影像学检查依据X线正位及侧位片多可确定诊断,楔形变严重或伴有者,可选用CT或MRI检查,晚期病例亦可选用脊髓造影(伤后早期不宜选用)。

治疗视损伤程度不同而有所区别:

单纯型:一般稳定型压缩骨折早期病例,应采用卧床牵引2~3周,而后行头颈胸石膏固定4~6周。牵引重量一般为1.5~2kg;牵引力线宜略向后方仰伸,以有利于压缩骨折的复位。

合并脊髓损伤者:先行颅骨牵引,如神经症状恢复,按前法处理。如症状加剧或部分改善后即停滞不前不再恢复,且于椎体后缘显示有骨性致压物者,可从前路施术切除骨性致压物(多为椎体后缘之一部或大部),并行植骨融合或内固定术(近年来以界面固定物为多。

合并钩椎关节损伤者:主要见于侧方压缩楔形变之病例,绝大多数患者可通过牵引治疗获得矫正,并缓解对脊神经根或椎动脉的压迫;仅个别病例需行侧前方切骨减压术。

预后:本型骨折预后大多良好。

(二)椎体炸(爆)裂性骨折

椎体炸(爆)裂性骨折,又称垂直型压缩骨折。其较前者少见,多属不稳定型,因骨折片易侵入椎管,故截瘫发生率高,应引起注意。

1.致伤机制　由纵向垂直压缩暴力所致,因此多发生于施工现场及坑道作业时。好发于第五、六颈椎体,其次为第四、七颈椎体,此时后纵韧带多同时受损,以致骨折片常突至椎管而伤及脊髓或脊神经根。伴有强烈前屈者,其损伤更为严重。

2.临床表现　除一般颈椎外伤症状外,其主要特征如下:

(1)伤情较重:由于造成此种损伤的暴力较重,且直接作用于头顶部,因此颈椎受累严重,易合并有颅脑伤。

(2)瘫痪发生率高:由于爆裂的骨片易向椎管方向位移而造成脊髓损伤,因此,其瘫痪发生率多在70%左右,有时可高达90%以上,应注意。

（3）颈部症状明显：由于椎体爆裂后后方之小关节亦随之变位，从而造成颈椎椎节的严重不稳，以致颈椎局部症状较一般损伤为重。

3.诊断

（1）外伤史：主为纵向垂直暴力所致。

（2）临床表现：如前所述，其伤情一般较重，应全面检查。

（3）影像学检查：除常规正侧位 X 线平片可显不骨折及骨折片移位外，体层片、CT 或 MR 检查更有利于对损伤范围、骨折类型、骨折片移位方向、程度及对脊髓的影响等进行判定。

4.治疗 除一般性急救及治疗措施外，分以下几种情况处理：

（1）无脊髓损伤者：宜选用颅骨持续牵引 3~5 周，而后换头-颈一胸石膏固定 4~6 周。

（2）伴不全性脊髓损伤者：在综合疗治疗（脱水、保持呼吸道通畅等）实施时，先行牵引疗法；如神经症状明显减退或消失，按前法处理；入无改善或恢复到一定程度即停滞不前时，应采取前路手术切骨减压术，并辅以植骨融合或内固定术。在手术操作时务必小心，切勿使骨片进步向椎管内移位，以防由不全性瘫痪转变成完全性瘫痪。

（3）伴完全性脊髓损伤者：其多属颈椎完全性损伤，若无更为严重的并发症，应待病情稳定后及早施术（前路为佳）。切除碎骨片、减压后固定术，并恢复颈椎的稳定，以有利于患者的早期活动。

（4）晚期病例：对椎节失稳者，宜行椎节融合术；其中伴有不全性脊髓伤的患者，多需行前路切骨减压术。对完全性瘫痪病例，主要是通过根性减压及上肢以重建手腕部功能。此外尚应注意防治并发症，除一般并发症外，主要是肺部坠性肺炎及褥疮等，应及早加以防治。

（5）预后：其预后较前者明显为差，尤以颈椎椎管狭窄合并严重脊髓损伤之病例，多难以获得完全恢复。脊髓横断性损伤者，主要是预防并发症、重建上肢功能及康复疗法。

（三）颈椎前方半脱位

此种不稳定性损伤实质上是在头颈过屈情况下，引起双侧小关节囊及棘间韧带断裂，上一椎体下方小关节在下一椎体上方小关节面上向前活动，但又未完全交锁状，故称之为半脱位，亦可称之为颈椎前方半脱位，以便与后面所述的后脱位相区别。其多见于头屈位高台跳水及作用于后枕部的其他暴力等。

此种损伤临床上不易诊断，因其不稳定，可随着头颈的仰伸而立即复位，以致被误诊为颈部扭伤等。除可根据外伤史、双侧小关节及棘间韧带处压痛和颈椎前屈受限外，MR 可显示小关节受损的肿胀、出血及渗出等特征。此种损伤的临床症状及预后差别甚大，可以从颈后部局限性疼痛到完全瘫痪（后者多见于椎管严重狭窄病例），因此在治疗上应酌情采取相应的措施。对无神经症状者，采用仰颈位颌胸石膏即可。切忌采用手法操作，以防引起严重后果。合并脊髓损伤者，应酌情施以减压及内固定术。对后期不伴有脊髓症状之病例，可按颈椎不稳症处理。

（四）颈椎单侧及双侧小关节脱位

1.致伤机制 在颈椎轻度屈曲情况下易引起双侧颈椎小关节交锁（跳跃），其属了完全性损伤；而屈曲加旋转则引起一侧性小关节脱位，此在临床上相对少见，其亦属不稳定性损伤。视关节脱位后暴力是否继续而对脊髓神经产生程度不同的损伤，椎管宽大者亦可能不受累，此即所谓的"幸运关节脱位"。关节脱位好发于第四、五颈椎及第五、六颈椎。其病理解剖所见除关节脱位(交锁)外,关节周围的韧带及其他软组织亦同时受累。其中尤以关节囊韧带损伤最重,大部或全部断裂,而前纵韧带及后纵韧带次之,棘间及棘上韧带等亦可有程度不同之损伤。

2.临床表现

(1)被迫体位:由于小关节交锁,患者自感头颈被"折断"而呈被迫前屈位,需双手托头,并有弹力性固定征。一侧交锁者则头颈转向一侧伴前屈。

(2)颈部剧痛:由于关节处于脱位状态,局部拉应力及张应力骤升,以致引起难以忍受的疼痛。单侧者表现为一侧为重,另侧因关节咬合变异亦多有症状。

(3)颈肌痉挛:多较明显,除因关节脱位所致外,与其本身在外伤时肌纤维同时遭受撕裂亦有直接关系。单侧者多表现为患侧颈旁肌痉挛重于健侧。

(4)其他:包括颈部损伤的各种一般症状与体征,均易于发现。合并脊髓或(与)脊髓神经根损伤者,应注意定位及程度判定。

3.诊断

(1)外伤史:了解有无促使颈椎强度前屈的暴力,在受伤瞬间头颈部有无旋转。

(2)临床表现:如前所述,以颈部剧痛、椎旁肌痉挛及被迫体位为主。

(3)影像学检查:X线平片(正位、侧位及斜位)、体层摄影及CT检查等均易于显示小关节脱位征,判定单侧或双侧亦无困难。伴有脊髓损伤者需作MR检查,以明确脊髓受损情况。

4.治疗

(1)单纯性双侧脱位者:尽可能利用颅骨牵引,按脱位机制,先在略微前屈状态下持续牵引,并通过床边透视或摄片确定交锁的小关节是否已解除。当发现已经还纳时,则应将牵引改为仰伸位,以维持重量(1.5~2kg)持续牵引3~4周;而后更换头-颈-胸石膏再固定3~4周。在复位过程中应注意以下几点。①牵引方向:一开始切忌仰伸,应从略向前屈或中立位开始;否则易引起或加剧脊髓损伤。②牵引方式:不宜选用Glisson带或徒手牵引,以颅骨骨牵引最为安全有效。③牵引重量:一般从1.5kg开始逐渐增加,原则上每30min增加0.5kg,最多不宜超过10kg。④牵引时间:作为小关节复位,一般牵引5~8h,不可操之过急而引起损伤。⑤手法操作:在持续牵引过程中原则上无须另行手法操作,尤其是缺乏临床经验者。经上述正规牵引后大多均可获得解剖复位;少数未能复位者(约半数是伤后1周以上者)应行开放复位。术中复位仍困难时,可将上关节突切除而后行植骨融合术或内固定术。

(2)单侧脱位:有经验者可在全身麻醉下行手法复位,复位后以石膏固定。但此种操作甚易发生意外,不如在直视下行开放复位加内固定为妥。开放复位失败者可将上关节突切除,使脱位还纳后再行内固定术。

(3)伴随脊髓损伤:原则上行后路切开复位、减压、椎管探查及内固定术。内固定以椎板夹疗效为佳。该器具系由加拿大Tucker设计,并又加以改进,无论是单侧关节或双侧关节脱位,复位后均可用其固定,疗效满意。笔者发现自第一颈椎至上胸段均可选用,且固定效果确实。其新型设计已将制功的螺钉改为铁金属丝索,在操作上更易掌握。

（4）晚期病例:伤后 3 周以上者,基本上以开放复位为主;勉强行牵引复位有加重损伤之虑,徒于复位更易发生意外。术式选择砚病情而定,可后路,亦可前路。前者用于伤后时间不超过 8 周者,对 2 月以上复位十分困难病例,应以减压及椎节融合固定为主。

（5）预后:除伴有脊髓损伤者外,一般预后尚好。合并有小关节损伤性关节炎者,可行融合术。

（五）颈椎后脱位

十分少见,为严重过伸性损伤类型之一;其多伴有脊髓伤及软组织广泛性损伤,故预后欠佳。

1.致伤机制　作用于面、颌及额部之暴力,如引起头颈部过度仰伸,当其强度超过前纵韧带之张应力时,则该韧带首先断裂。随着暴力的持续,可引起椎间隙破裂、关节囊撕裂,以致上节椎体下缘在下节椎体上缘向后滑动而出现典型的颈椎后脱位。由于局部各种组织中脊髓最为娇嫩,因此,当脊髓被嵌压于上节椎体后缘及硬膜囊前壁与下节椎板前缘及黄韧带之间时,甚易引起程度不同的损伤,一般表现为脊髓中央管综合征。如系椎管狭窄者,则可引起脊髓横断性损伤,此种损伤多伴有局部韧带及椎间盘等软组织的严重损伤,因此稳定性差,伤后亦易自动复位。

2.临床表现

（1）额面部或额部损伤:应注意检查,多可发现表皮擦伤、挫伤及皮下血肿等。

（2）颈部损伤一般症状:均较明显。

（3）脊髓损伤症状:约 80%以上病例伴有脊髓中央管综合征之临床症状,即上肢重于下肢的四肢瘫痪、感觉分离及反射异常等。

3.诊断

此种脱位于损伤后,绝大多数病例立即复位,因此对其论断主要根据:

（1）外伤史:多为过伸性损伤机制。

（2）临床表现:如前所述,以颈部及脊髓受累症状为主。

（3）影像学检查:①X 线平片:颈椎侧位片上可发现椎体前阴影增宽,椎间隙前方开口增大及椎体边缘有撕脱性骨折等颈椎椎节严重不稳症。②MR 检查:除观察椎节骨质及椎间盘改变外,尚可显示脊髓及后方关节囊受损情况,并与 X 线平片对比观察综合判定之。

4.治疗

（1）伴有中央管综合征者:以非手术疗法为主。

（2）对有明确致压物者:应酌情手术切除致压物或通过恢复椎管列线达到减压目的。

（3）椎节严重不稳伴有发作性神经症状者:应先行牵引疗法,待病情稳定后,可酌情行前路或后路植骨融合术或内固定术。

（4）不伴有神经症状者:应卧床,略前屈位牵引 2~3 周,然后再以头颈胸石膏固定 3~4 周。

（5）预后:有脊髓损伤者预后较差,尤以恢复不全者,主要影响手部功能。无神经症状者则少有残留后遗症。

（六）颈椎骨折伴脱位之损伤

指椎体骨折与椎节脱位同时发生者,此种典型的完全性损伤在临床上并非少见,且多伴有脊髓损伤,好发于第四、五颈椎,第五、六颈椎及第六、七颈椎三个椎节段,为颈椎损伤中之严重型。

1.致伤机制　常见于屈曲性损伤,即椎体压缩性骨折与小关节脱位几乎同时发生;亦可见于垂直性暴力,在引起椎体炸(爆)裂性骨折的同时,小关节出现半脱位或交锁征。此种颈椎完全性损伤的伤情多较严重,其病理解剖亦较为复杂,且每个病例均有差异,需逐例分析、观察。

2.临床表现

（1）颈椎损伤之一般症状:多较严重。

（2）.脊髓损伤:除个别椎管矢状径较宽之幸运损伤外,一般均有程度不同的瘫痪征,且完全性脊髓损伤的比例较高。

（3）并发症多:因伤情严重,常因呼吸肌麻痹等而引起呼吸困难,并继发坠积性肺炎,亦易发生褥疮等,应注意检查。

3.诊断

（1）外伤史:多系强烈外伤所致。

（2）临床表现:如前所述。

（3）影像学检查:骨折及脱位的判定主要依据 X 线平片及 CT 扫描,但对软组织损伤情况及脊髓状态的判定,仍以 MR 为清晰,应设法进行。

4.治疗

除一般非手术疗法及脱水疗法外,尚应注意:

（1）保持呼吸道通畅:尤其第五颈椎节以上完全性脊髓损伤者更应注意,宜及早行气管切开。

（2）恢复椎管形态及椎节稳定:通过非手术或手术方式首先恢复椎管之列线,如此方可消除对脊髓的压迫。与此同时尚应设法保证受损椎节的稳定,以防引起或加重脊髓损伤。除牵引制动外,可酌情采取前路或后路手术疗法。

（3）切除椎管内致压物:凡经 CT 或 MR 等检查已明确位于椎管内之致压物应设法及早切除;并同时行内固定术。但对全身情况不佳及完全性瘫痪者则可暂缓施术。

（4）促进脊髓功能的恢复:在减压的基础上,尽快地消除脊髓水肿及创伤反应,给予神经营养药物及改善血循环药物。对脊髓完全性损伤者,应着眼于手部功能的恢复与重建,包括根性减压(腕部必须有功能保存者)及肌腱转移性手术等。

（5）后期病例:主要是切除妨碍脊髓功能进一步恢复的致压物及功能重建。

（6）预后:此型骨折脱位为下颈椎损伤中最严重者,因脊髓损伤的发生率高,且较严重,因此预后亦差。但对不伴有脊髓损伤的"幸运性损伤"者例外。

三、颈椎过伸性损伤

由于高速公路的出现及车速的提高, 此类损伤日渐增多, 临床经验不足者易将其漏诊、误诊,应引起重视。伤情较重者大多残留后遗症,尤其是对手部功能的影响较大。本病既往多称之为"挥鞭性损伤",其主要病理解剖改变位于脊髓中央管处,故又名"脊髓中央管综合征"。

1.致伤机制

其发生机制大多见于高速行驶之车辆急刹车时,由于惯性力的作用,面、颅、额等部遭受来自正前方的撞击(多为挡风玻璃或前方座椅的靠背),而使头颈向后过度仰;瞬间,头颈又向前屈,因此,亦易引起屈曲性损伤。此外,来自前方的其他暴力,仰颈位自高处跌下以及颈部被向上向后方向的暴力牵拉等均可产生同样后果。此种暴力视其着力点不同,除可造成颈椎后脱位、绞刑架骨折、齿状突骨折伴寰枢后脱位等各种损伤外,其最严重的后果是对脊髓的损害。

在正常颈椎仰伸时,椎管内之脊髓及硬膜囊被压缩变短;但如果前纵韧带断裂、椎间隙分离,则可使脊髓反被拉长。此时的硬膜囊具有一定的制约作用,在此情况下,如该伤者颈椎椎管较狭窄,则易使脊髓嵌夹于突然前凸、黄韧带与前方的骨性管壁之中;尤其是于椎管前方有髓核后突或骨刺形成的前提下,此种对冲性压力,最后易集中到脊髓中央管处,以致引起该处周围的充血、水肿或出血。如中央管周围受损程度较轻,则大部分病理过程有可能完全逆转痊愈;但如果脊髓实质损伤范围较大,伤情重,一般难以完全恢复,且易残留后遗症。

2.临床表现

(1)颈部症状:除颈后部疼痛外,因前纵韧带的受累,亦同时伴有颈前部的疼痛,颈部活动明显受限,尤以仰伸(切勿重复在椎管狭窄时如检查),于颈部周围多伴有明显之压痛。发生过伸性损伤,则更易引起。

(2)脊髓受损症状:因病理改变位于中央管周围,愈靠近中央管处病变愈严重,因此锥体束深部最先受累。临床上表现为上肢瘫痪症状重于下肢,手部功能障碍重于肩肘部。感觉功能受累,临床上表现为温觉与痛觉消失,而位置觉及深感觉存在,此种现象称之为感觉分离。严重者可伴有大便失禁等。

3..诊断

(1)外伤史:其发生情况如前所述,多系来自颌顿方向之暴力。如患者对事故当时情况记不清,可从患者面颌部有无表皮及皮下损伤判定之。

(2)临床表现:主要是上肢重于下肢的四肢瘫、感觉分离及颈部症状。

(3)影像学特点:①X 线平片:外伤后早期 X 线侧位片对临床诊断的意义最大,应争取获得一张清晰的平片。典型病例在 X 线片上主要显示:椎前阴影增宽,损伤平面较高时,主要表现为咽后软组织阴影增宽(正常为 4mm 以下),而损伤平面在第四、五颈椎节以下时,则喉室后阴影明显增宽(正常不超过 13mm);椎间隙增宽,受损椎节椎间隙椎的前缘之高度多显示较其他椎节为宽,且上下节椎体的前上缘可有小骨片撕脱(占 15%~20%);大多数病例还显示椎管矢状径狭窄,约半数病例可伴有椎体后缘骨刺形成。②MRI 检查:对椎间盘突出及脊髓受累程度的判定意义较大,应争取之。③其他:CT 检查对骨髓损伤及髓核脱出的判定亦有一定作用,可酌情选用;注意有无罕见的椎板骨折征。脊髓造影于急性期不宜选用。

4.鉴别诊断

（1）脊髓前中央动脉综合征:因两者可在完全相类似的外伤性情况下(例如急刹车)发生,也均出现瘫痪,因而易混淆。

（2）脊髓空洞症:其病理解剖改变部位两者相似,症状类同,故易混淆。但本病一般无外伤史,且X线平片上椎体前阴影无增宽征,而MRI检查时显示脊髓中央有空洞形成。

（3）急性椎间盘脱(突)出症:因本病发生突然,见于外伤后,且伴有脊髓症状,故需鉴别。但髓核脱出时其外伤并不一定严重,甚至一般的咳嗽即可引起;脊髓受累以锥体束为主,少有感觉分离现象,MRI检查有确诊意义。

（4）其他:尚应注意与颈椎管狭窄症、脊髓型颈椎病及其他伤患鉴别。

5.治疗

（1）急性期治疗:以非手术疗法为主,除一般治疗措施外,要求注意以下几点:

颈部的制动与固定:应及早采用颅骨或Glisson带行持续牵引;牵引力线略向前屈,一般为5~10。,切勿仰伸。牵引重量不宜过重,1.0~1.5kg即可。

保持呼吸道通畅:尤其是对损伤平面较高者,应酌情吸入氧气或气管切开。

脊髓脱水疗法:按前述之方法及要求进行,以地塞米松及高渗葡萄糖为主。

预防并发症及肢体功能锻炼:应注意预防坠积性肺炎及褥疮,加强双上肢功能锻炼与康复。

（2）手术疗法:不宜在早期进行,除非有明确的骨性致压物者,一般选择伤后3周左右为宜,此时创伤反应已减退,病情稳定。

手术适应证:①椎骨明显狭窄者:此组病例伴有椎管狭窄者居多,但矢状径小于10mm者并不多见。对这类病例如不及时减压,则势必影响脊髓功能的进一步恢复。②椎管内有骨性致压物:此种情况较少发生,偶见于合并伤者。如证实有骨片已对脊髓形成压迫时,则需行手术切除。③伴有黄韧带肥厚内陷者:可从CT或MR检查中确定,压迫脊髓时,则应将其切除,以促进脊髓功能的恢复。

术式选择:可分为前路及后路两种减压术式。椎管狭窄及黄韧带病变者应从后路减压及扩大椎管。而对椎管内有骨性致压物者,应视致压骨所在位置而决定前路或后路切除之。伴有椎体后缘骨刺形成者,则需选择前路术式。对黄韧带内陷者,在行颈后路切除减压术后,可选用椎板固定夹或颈后路铜板固定之。

手术注意事项:①术中切勿仰伸:包括麻醉及施术过程中均不宜使颈椎过伸而加重病情。②避免牵拉硬膜囊:尤以后路施术时,对硬膜囊切勿牵拉,以防处于恢复阶段的脊髓再次损伤。③冰水降温保护脊髓:术中,尤其是后路减压术时,可用等渗氯化钠注射液冲洗术野,以达到局部保护脊髓的作用。

（3）后期病例:指伤后3周~3月来诊者,主要是对颈椎的保护、制动及一般疗法,有手术适应证者,仍需施术切除致压物及扩大椎管矢状径。

（4）晚期病例:指伤后3月以上之病例。除有致压物或椎管明显狭窄需行手术疗法外,一般以肢体(尤以手部)的功能康复及重建为主。

（5）预后:一般病例的脊髓神经功能大多可恢复,尤以轻症者,可不留后遗症。但中央管周围损伤较为严重的病例则手部功能难以完全恢复。伴有其他损伤、椎管内有骨块残留及椎管矢状径小于 10mm 者,预后大多欠理想。

四、外伤性钩椎关节病(创伤性颈脑综合征)

所谓创伤后颈脑综合征是指在头颈部外伤后,由于钩椎关节创伤反应造成椎动脉痉挛、狭窄或折曲而引起颅脑症状(椎-基底动脉供血不全症状)者。由于见于头颈部外伤后,以往均将此种病例归之到脑外伤后遗症之列,实质上其各种症状主要系因椎动脉受累所致,亦称之谓外伤性椎动脉型颈椎病,故另列一节加以讨论。

1.病因

因头颈部突然被撞击,其尤多发于交通事故时,因此在颅脑外伤之同时颈椎既可发生骨折、脱位而被同时处理,又可单独引起钩椎关节受累而出现各种创伤性反应(即以后的创伤性关节炎)。但在常规检查时(包括 X 线片),却难以发现阳性所见,在此情况下,可因各种机械性因素(早期的水肿、渗出及充血,后期结缔组织增生、钙化与骨化)与动力性因素(钩椎关节的松动与移位),而使椎动脉受压引起供血不全症状。

2.临床表现

出现与椎动脉型颈椎病相似之各种症状;颈椎受伤椎节处可有压痛、间接叩痛及活动受限等局部症状;受伤当时多伴有短暂的昏迷、逆行性健忘、恶心、呕吐等轻度脑外伤症状;X 线片上可显示颈椎之生理曲线消失,应注意观察钩突有无骨折征;急性期椎前阴影有可能增宽。

3.诊断

(1)头颈部外伤后出现椎-基底动脉供血不全症状者。

(2)除外脑外伤后遗症,因两者甚易伴存,主要根据:①旋颈试验多为阳性,单纯脑外伤者阴性。②为单侧性偏头痛,脑外伤者多呈放射状、弥漫性。③多伴有颈痛,脑外伤者则无。④颈源性眼球震颤试验多为阳性,脑外伤者则阴性。⑤高渗(或低渗)液静脉内注射试验均为阴性,脑外伤者则为阳性(诱发头痛)。⑥脑电图无特殊所见,脑外伤者则有相应之改变。⑦必要时可行椎动脉造影或采用数字减影技术确诊。

4.治疗

以保守疗法为主,多可好转或痊愈;经保守疗法无效,并经椎动脉造影证实者可行颈前路侧前方减压术;合并有脑外伤后遗症者应一并处理。

五、颈椎其他损伤

(一)颈椎棘突骨折

在临床上单纯之颈椎棘突骨折十分少见,主要因为颈椎棘突较小,深在,且纵向肌群相对为弱,因此除非暴力集中于此,一般少有骨折发生者。但第七颈椎棘突长而浅在,可因直接暴力发生骨折,易伴有椎板骨折,应注意检查。

棘突骨折之诊断除临床检查时发现局部痛及活动受限等颈部损伤共性症状外,主要依据颈椎侧位 X 线平片或 CT 检查。

此种损伤的治疗主要是颈部固定与制动,一般选用额-胸石膏,除非伴有脊髓症状的椎板骨折需行减压术外,一般无须开放复位及内固定。

(二)颈椎横突骨折

较前者更为罕见,主要因为颈部侧方之暴力所致,一般多与颈丛神经损伤伴发。此种损伤易漏诊,常于行颈丛手术探查或 CT 检查时发现。

(三)颈椎椎板骨折

多为颈椎过伸性损伤之伴发伤,罕有单独发生者。需根据 X 线平片及 CT 扫描确诊,其中椎板内陷压迫颈髓者,需及早施术减压。不伴有脊髓损伤者,仅采取一般卧床及 Glisson 带牵引,以 1~1.5kg 重量维持 1~3 周后行额胸石膏固定 3~6 周即可。

(四)幸运性颈椎损伤

指颈椎骨折和(或)脱位较为严重、但却无脊髓受累症状者。此除与致伤机制有关(外力中途停止,未再持续下去)外,最多见的原因是患者的椎管较宽(矢状径多超过 14mm,个别病例可达 20mm 以上),使椎管内的脊髓有更宽的活动余地。此外尚与患者全身情况、机体所处的状态及后送过程中的方式方法等均有着直接关系。对此类损伤的治疗应小心谨慎,由于其易诱发脊髓症状;因此,每采取一种操作或于法都应绝对正确、轻柔、合乎要领,否则易引起意外。

(五)无明显骨折脱位的脊髓损伤

众所周知,脊柱的骨性结构除支撑作用外,主要是对脊髓的保护作用。除了锐器损伤外,无论何种暴力,不引起骨质或关节损伤而仅仅引起脊髓损伤,这在理论上是难以解释的。

实际上主要由于颈椎椎节的一过性脱位或半脱位后立即还纳,而难以从一般的 X 线平片上找到依据之故。此种情况更多见于椎管狭窄之病例,对这种损伤仍应采取有效的检查手段加以确诊,并按其病理解剖特点进行诊治。

第十四章　胸部损伤

（马宏武）

第一节　概　论

从全球看,创伤呈不断上升趋势。在我国,创伤更是逐年增多。每年因车祸死亡的人数已超过 10 万,伤约数百万。胸部创伤(thoracic trau ma)占总创伤数的 10%~15%,在交通伤中可达44.5%,占总创伤致死人数的 1/4。胸部创伤住院患者死亡率为 1.3%~8.5%,平均 4.2%,死亡患者中有 25% 直接死于胸部伤,另 25% 死亡与胸部伤有关,是导致死亡的仅次于颅脑创伤的第 2 位原因。胸部创伤已成为 40 岁以下人群死亡的首要原因。胸部创伤中以 20~50 岁男性多见,且胸部伤为主的多发伤发生率高于以颅脑和四肢为者。胸部创伤在战时以开放伤多见,平时则多为闭合伤,是交通事故中的常见伤类,不但发生于交通事故中,还发生于高处坠落、挤压、砸伤及运动时。因此,无论平时或战时,胸部创伤在创伤中仍占有非常重要的地位。

胸壁是由骨性胸廓和被覆它表面的软组织构成。骨性胸廓是胸部的支架,包括脊柱胸段、胸骨、12 对肋骨和肋软骨,共同支撑保护胸内脏器,参与呼吸功能。无论是闭合性或开放性损伤均可引起骨性胸廓受损,使其完整性受到破坏,可同时伴发严重的胸内脏器损伤。骨性胸廓的损伤范围与程度往往与暴力大小和方向有关。钝性暴力作用下,胸骨或肋骨骨折可破坏骨性胸廓的完整性,并使胸腔内的心、肺发生碰撞、挤压、旋转和扭曲,造成组织广泛挫伤。胸腔积气或积液除使同侧肺受压萎陷外,也可导致纵隔移位,使健侧肺受压,并影响腔静脉回流。纵隔位于两侧胸膜腔之间,许多重要脏器如心脏、大血管、气管、食管、胸导管、胸神经、迷走神经及交感神经等均位于其内。如胸部创伤引起纵隔损伤则后果非常严重,常可致命。上腔静脉无静脉瓣,骤升的胸内压会使上腔静脉压力急剧升高,导致上半身毛细血管扩张和破坏。膈肌破裂时,腹腔脏器疝入胸腔,形成膈疝继发于挫伤的心或肺组织水肿可能导致器官功能不全或衰竭。

（一）分类

胸部创伤根据损伤暴力性质不同,分为钝性胸部创伤和穿透性胸部创伤。根据创伤是否造成胸膜腔与外界相通,又分为闭合性胸部创伤和开放性胸部创伤。闭合性损伤平时多由于暴力挤压、冲撞或钝器伤所引起,在地质灾害中,此类伤员主要是由于建筑物倒塌后的墙砖、崩塌的山石等碰击胸部所引起。轻者只有胸壁软组织挫伤和(或)单纯肋骨骨折,重者多伴有胸腔内器官或血管损伤,导致气胸、血胸,有时还造成心脏挫伤、裂伤而产生心包腔内出血。开放性损伤平时多因利器刀器,战时往往是枪弹和弹片等引起,如只有入口而无出口者称为盲管伤,有入口又有出口者称为贯通伤。地质灾害时则多由飞石等穿破胸壁所造成,如进入胸腔,可导致开放性气胸和(或)血胸,影响呼吸和循环功能。另外建筑物或山体斜塌时附带的锐性的断木、断竹等刺入胸部都可能损伤食管、心脏、大血管等,异物可存留于胸腔、肺脏、纵隔和心脏内。伤情多较严重。

(二)临床表现

主要症状是胸痛,常位于受伤处,并有压痛,呼吸时加剧,尤以伴有肋骨骨折者为甚。其次是呼吸困难,疼痛可使胸廓活动受限,呼吸浅快,如气管、支气管有血液或分泌物堵塞,不能咳出或肺挫伤后产生出血、凝血或肺水肿,则易导致和加重缺氧及二氧化碳潴留。如有多根多处肋骨骨折,胸壁软化,影响正常呼吸运动,则呼吸更加困难,出现胸廓反常呼吸活动、气促、端坐呼吸、烦躁不安等,肺或支气管损伤者,痰中常带血或咯血,若为大支气管损伤,则咯血出现早而量较多。肺爆震伤后,多咳出泡沫样血痰。气胸特别是张力性气胸,除影响肺功能外尚可阻碍静脉血液回流,导致循环功能障碍。心包腔内出血则起心脏压塞症状和体征。体格检查按损伤性质和伤情轻重而有所不同,可有胸壁挫裂伤、局部压痛、胸廓畸形、反常呼吸运动、皮下气肿、气管及心脏移位征象。叩诊发现积气呈鼓音,积液则呈浊音,听诊发现呼吸音减弱或消失或可听到痰鸣音。

(三)诊断

1.明确的外伤史　特别对开放伤病人应仔细检查伤口,包括大小、走向、有无出口,结合受伤姿势及致伤凶器,对估计可能损伤的脏器有一定的帮助。

2.临床表现和体征见上。

3.胸膜腔穿刺或心包腔穿刺　是一种简便而又可靠的诊断方法,对疑有气胸、血胸、心包腔积血的病人,在危急情况下,可先作诊断性穿刺,抽出积气或积血,既能明确诊断,又能缓解症状。

4.X线及CT检查　普通X线平片价格低廉,检查快捷方便,是目前检查胸部创伤的常规手段,可以观察有无肋骨骨折,反映有无血胸、气胸,判断膈疝、纵隔血肿或气胸以及肺损伤等。但由于大片密度分辨率低,对轻度肺挫伤、少量气胸及少量胸腔积液等无法显示,同时受到病人体位、摄片条件及心影掩遮等因素的制约,可能漏诊或误诊。常规CT扫描避免了组织的重叠,对病变定位准确、直观,可以显示气胸、血胸、肺挫裂伤等并发症,对于肋骨、肩胛骨、胸骨及平片不易发现的骨折、错位及大血管损伤,CT比常规X线平片显示更清楚。而多层螺旋CT采用容积扫描、三维重建技术,在观察肺部损伤情况的同时,通过调节窗宽、窗位,还可以对肋骨及肋软骨骨折做出及时可靠的诊断。但在临床检查时,需要立即治疗的胸部创伤一般都能靠X线片诊断,而采用CT才能检出的胸部创伤大多不需立即治疗,因此主张有选择地使用CT检查,而不作为早期常规检查。

5.超声　床旁超声具有简单快捷、无放射性、可反复进行的优点。对肋骨骨折、心包积液、胸腔积液的诊断或指示穿刺部位均有帮助,特别对气胸和血胸的诊断,具有很高的敏感性和准确度。此外,更重要的是用于心脏创伤的诊断,如房室间隔缺损、瓣膜腱索断裂、胸主动脉及其分支破裂以及主动脉假性动脉瘤的形成等。经食管超声心动图(transesophageal echocardiagraphy,TEE)较经胸超声心动图(transthoracic echocardiagraphy,TTE)对心脏创伤的诊断更有意义,这主要是因为 TEE 克服了 TTE 某些方面的局限,如不受胸部外伤程度的影响,影像更清晰,观测更全面等。

6.食管镜和纤维支气管镜　食管镜或食管造影不仅可明确诊断食管穿孔,而且还能确定食管破裂部位、范围及穿孔方向。纤维支气管镜检查对早期诊断和救治气管及支气管损伤具有重要的临床意义,如患者病情危重可在床旁施行。

7.电视胸腔镜(video-assisted　thoracicsurger-y,VATS)　VATS 对胸内损伤、出血部位可做出及时准确的诊断和治疗,使胸内手术简单化。创伤性血胸多数为肋间血管损伤出血,在 VATS 指导下用高频电刀电凝或缝扎,一般都能止血,同时对膈肌或胸腹联合伤的病人提供剖胸探查的确切依据,减少胸腹联合伤因诊断不明而进行不必要的手术探查。

(四)治疗

按伤情不同施行个体化救治。一般轻的胸部损伤,只需镇痛和固定胸廓即可。如胸部有伤口但无严重污染,应清创缝合。有气胸、血胸者应作胸腔穿刺术或胸腔闭式引流术,并应用抗生素防治感染。重度胸部损伤伴有积气、积血者,应迅速抽出或引流胸膜腔内积气、积血,解除肺等器官受压,必要时可行气管内插管术或气管切开术,以利排痰和辅助呼吸。

在严重胸外伤救治的全过程中,早期是抢救生命,中期是防治感染和多器官功能衰竭,后期是轿正、治疗各种后遗症和畸形。此三阶段是紧密相连的,救治的每一步骤都要想到下一步可能会出现的问题并予以预防,如休克期输液要防止肾衰,因而要快速提升血压,防止低血压时间过长。在大量输液抗休克时又要防止输液过量引起肺水肿、脑水肿和急性呼吸窘迫综合征(ARDS)进行抢救手术前、术中都要预防感染,除注意无菌操作外,要静脉注射抗生素。

1.院前急救　处理包括基本生命支持和严重胸部创伤的紧急处理。改善呼吸和循环功能,清除口腔和上呼吸道分泌物,保证呼吸道通畅。呼吸困难者,经鼻孔或面罩供氧,并输血、补液,防治休克。有胸壁软化,反常呼吸运动者,需局部加压包扎或固定稳定胸廓,封闭开放性伤口,对张力性气胸进行穿刺减压,固定长骨骨折,保护脊柱,特别是颈椎,并迅速转运。

2.急诊室解胸 emergency room thoracotomy,ERT)　院前急救的进步使更多具有严重生理紊乱的创伤病人能送达医院急诊室。对胸腔内大出血或急性心脏压塞导致患者重度休克(动脉收缩压<10.7kPa(80mmHg))或处于濒死状态(意识丧失、叹息样呼吸、脉搏及血压消失或细弱、尚有心电活动)的情况下,在急诊室进行紧急开胸手术,才有可能争取挽救生命的时间,特别对穿透伤患者效果较好,但对钝性胸部创伤患者则效果较差。患者到达急诊室后,立即快速气管插管辅助通气及建立通畅的静脉输液通道,如病人意识消失,可不用麻醉。手术切口多采用前外侧切口,快速进入胸腔,迅速控制出血、解除心脏压塞,同时快速补充血容量。

3.院内急诊处理　患者送达医院后,如病情尚稳定,即转送入病房。在有下列情况时应行急诊开胸探查：

胸腔内进行性出血；

心脏大血管损伤；

严重肺裂伤引起血胸或气胸，经充分闭式引流后症状无明显改善，肺未能复张者；

气管及支气管破裂；

食管破裂；

膈肌破裂或胸腹联合伤；

胸壁大块缺损。

患者经过前期的积极处理病情稳定，后期出现下列情况也应积极开胸手术：

凝固性血胸，慢性创伤后脓胸，肺内血肿感染；

慢性创伤性膈肌破裂，陈旧性气管、支气管破裂，胸导管损伤，气管食管瘘；

心内结构损伤，慢性创伤性胸主动脉假性动脉瘤，创伤性动静脉瘘；

肺内异物>1.5cm，临近重要脏器，形状不规整，有咯血等症状者。

第二节　肋骨骨折

肋骨骨折(ribfracture)是胸部创伤最常见的形式，占胸部伤的61%~90%。其中第4~9肋是骨折的好发部位，高位肋骨(第1~3肋)骨折常预示伴有大血管损伤的严重创伤，而低位肋骨(第11~12肋)骨折多存在腹腔脏器损伤。3根以上相邻肋骨同时有两处或两处以上的骨折称为多根、多处肋骨骨折，可因胸壁不稳定、连枷胸导致呼吸循环改变而发生严重的呼吸循环功能障碍。儿童的肋骨由于胶原含量高而富有弹性，因此不易折断。老年人骨质疏松，脆性较大，容易发生骨折。

(一)病因

因建筑物或山体垮塌、跌倒或其他钝器撞击胸部，直接施压于肋骨，使承受打击处肋骨猛力向内弯曲而折断。胸部前后受挤压的间接暴力，则可使肋骨向外过度弯曲处折断。枪弹伤或弹片伤所致肋骨骨折常为粉碎性骨折。偶尔由于剧烈的咳嗽或喷嚏等，胸部肌肉突然强力收缩而引起肋骨骨折，称为自发性肋骨骨折，多发生在腋窝部的第6~9肋。当肋骨本身有病变时，如原发性肿瘤或转移瘤等，在很轻的外力或没有外力作用下亦可发生肋骨骨折，称为病理性肋骨骨折。

(二)病理

不同的外界暴力作用方式所造成的肋骨骨折病变可具有不同的特点，作用于胸部局限部位的直接暴力所引起的肋骨骨折，断端向内移位，可刺破肋间血管、胸膜和肺，产生气胸或(和)血胸。间接暴力如胸部受到前后挤压时，骨折多在肋骨中段，断端向外移位，刺伤胸壁软组织，产生胸壁血肿和软组织损伤。第1~3肋骨骨折常合并锁骨或肩胛骨骨折，并可能合并胸内脏器及大血管损伤、支气管或气管断裂或心脏挫伤,还常合并颅脑伤。第10~11肋骨骨折可能合并腹内脏器损伤,特别是肝、脾和肾破裂,还应注意合并脊柱和骨盆骨折。

连枷胸(flailchest)占胸部创伤的10%左右,病死率可高达30%~36%,是指序列性多根多处肋骨骨折或多根肋骨骨折合并多根肋软骨骨骺脱离或双侧多根肋软骨骨折或骨骺脱离,也可以是因胸骨发生直接撞击后所产生的分离浮动的现象,局部胸壁因失去肋骨的支撑而软化,导致反常呼吸运动,患者出现呼吸困难、发绀等表现,严重时发生呼吸循环衰竭而死亡,是一种严重威胁生命的胸部创伤。有人认为,连枷胸出现的呼吸窘迫与低氧血症,主要因肺挫裂伤所致的肺实质损害,并非来自反常呼吸,而软化胸壁下的肺实质损害才是连枷胸最重要的病理生理变化。但经过一段时间的临床和实验研究,发现胸壁固定纠正反常呼吸运动仍然是非常重要的手段。

(三)临床表现

局部疼痛是肋骨骨折最明显的症状,且随咳嗽、深呼吸或身体转动等加重。疼痛以及胸廓稳定性受破坏,可使呼吸动度受限、呼吸浅快和肺泡通气减少,病人不敢咳嗽,痰液潴留,从而引起下呼吸道分泌物梗阻、肺实变或肺不张,这在老弱病人或原有肺部疾患的病人尤应予以重视。在连枷胸,则出现明显的反常呼吸运动,出现不同程度的呼吸困难和循环障碍。

体检发现受伤的局部胸壁可有肿胀,压痛,甚至可有骨摩感。用手挤压前后胸部,局部疼痛加重甚至产生骨摩擦音,即可判断肋骨骨折而可与软组织挫伤鉴别。多根多处肋骨骨折,伤侧胸壁可有反常呼吸运动。伴有皮下气肿、气胸、血胸并发症的病人还有相应的体征。

(四)诊断

1.病史　有明确的受伤史。

2.临床表现和体征　局部疼痛,多根多处肋骨骨折可有反常呼吸运动。按压胸骨或肋骨的非骨折部位(胸廓挤压试验)而出现骨折处疼痛(间接压痛)或直接按压肋骨骨折处出现直接压痛阳性或可同时听到骨擦音、手感觉到骨摩擦感和肋骨异常动度。

3.影像学检查　X线、CT或多层螺旋CT检查可显示肋骨骨折断裂线、断端错位,对气胸、血胸、肺挫裂伤、大血管损伤等并发症做出及时可靠的诊断。

(五)治疗

1.急救处理　包括紧急用胸腹带捆扎胸部,不但有助于减少进一步损伤,而且可以一定程度减轻伤者痛苦,如合并血胸、气胸则按相应处理。

2.单纯性肋骨骨折　原则是止痛、固定和预防肺部感染。可口服或必要时肌注止痛剂。肋间神经阻滞或痛点封闭有较好的止痛效果,且能改善呼吸和有效咳嗽功能。应用多头胸带或弹力束胸带固定胸部。预防肺部并发症主要在于鼓励病人咳嗽、经常坐起和辅助排痰,必要时行气管内吸痰术,适量给予抗生素和祛痰剂。如为开放性肋骨骨折,单根肋骨骨折病人的胸壁伤口需彻底清创,修齐骨折断端,分层缝合后固定包扎。如胸膜已穿破,则需作胸腔闭式引流术。多根多处肋骨骨折者,清创后用不锈钢丝作内固定术。手术后应用抗生素,以防感染。

3.连枷胸的处理　随着对连枷胸病理生理的逐步深入研究,对其治疗也相应地从最初机械固定发展至气管插管和气管内固定,再后来是选择性插管,近年又重新重视肋骨内固定。在患者中,肺挫伤是最严重的肺实质损伤,其导致的急性呼吸窘迫综合征(ARDS)也是胸部创伤死亡的重要原因之一,因此,现代治疗观点是重视以肺挫伤为重点并包括合并伤在内的综合治疗,早期处理应浮动胸壁的固定、肺挫伤的治疗、合并伤的及时处理与 ARDS 防治兼顾,预防和救治急性肺损伤(ALI)是后期救治的重点。

胸壁牵引固定仍是消除反常呼吸简单有效的方法,包括弹力胸带包扎固定、肋骨牵引外固定,能恢复胸廓正常容积,消除反常呼吸运动,使心肺功能迅速改善。手术内固定不仅降低了死亡率,而且恢复快,并发症发生率下降。肋骨内固定常用 Judet 架、AO 骨缝合技术、斯氏针、克氏针、Kirschner 钢丝等。另有一些内固定器材,尤其是可吸收材料的应用,可避免再次手术。特别对伴有呼吸功能不全的连枷胸患者,手术内固定可减少机械通气时间,并避免呼吸机相关并发症。目前认为机械通气的目的是纠正低氧血症,而不是纠正反常呼吸,因此目前仅用于连枷胸合并严重肺挫伤、有低氧血症和呼吸窘迫、伴有休克及颅脑损伤病人。

第三节　胸骨骨折

胸骨为坚韧扁骨,创伤性胸骨骨折仅占胸部创伤的 10%~15%。胸骨骨折是由于外力作用胸壁后,导致胸壁遭受猛烈撞击或受到挤压而造成。较常见的是由于车祸的减速伤或直接撞击伤引起,亦可是挤压及钝器直接打击造成的损伤。身体运动中前胸被硬物撞击等脊柱过度屈曲亦可造成胸骨骨折。损伤的部位多位于胸骨体。穿透性损伤包括枪弹伤、刀刺伤等,枪弹伤多引起胸骨的穿透伤或粉碎性骨折,刀刺伤致胸骨不全骨折较少见。可合并心脏大血管、胸壁血管及气管胸膜损伤而引起胸腔积血、气胸和胸廓反常呼吸等严重并发症。

(一)临床表现

可有胸部剧痛、气促、发绀,局部有挫伤、血肿、压痛、骨摩擦感,咳嗽及深吸气时疼痛加剧。对于胸骨骨折合并有胸腹脏器损伤者,由于所遭受外力较强大,通常有多处肋骨骨折,形成连枷胸的比例较高,胸廓的稳定性差,易出现反常呼吸,短时间内引起呼吸、循环衰竭。骨折重叠移位时,可触及畸形及骨摩擦音或骨折端随呼吸移动。

(二)诊断

(1)有胸部外伤史;

(2)临床症状及体征;

(3)X 线检查可显示胸骨骨折和移位;

(4)超声检查对胸骨骨折(特别是胸骨柄骨折)的诊断更准确、快速。

(三)治疗

(1)无明显移位的单纯胸骨骨折:遭受的外力多较轻,合并脏器损伤的机会少,一般不需手术,可卧床休息 3~4 周,平卧位时应不用枕头或于两肩胛间垫一薄枕,保持挺胸位。但应密切观察病情变化，并监测心肌酶谱和心电图。如出现心肌酶异常升高及延迟出现的心电图异常,如 ST 段改变和各种心律失常等,应考虑存在心脏损伤,并及时给予心肌营养药和吸氧等治疗。

（2）有明显移位的胸骨骨折:应积极采取手术治疗。采用手术固定较非手术方法更可靠,且有利于患者恢复。胸骨骨折有移位者胸内器官损伤的发生率高,如心脏钝挫伤、心脏裂伤、心包破裂、支气管损伤等,若延误治疗将带来严重的后果,而积极手术能尽快发现并处理合并伤。手术以横切口为宜,有利于探查和处理胸内合并伤,同时探查大血管、气管、肺部等损伤,有心包积血时应打开心包处理心脏损伤。胸骨骨折上下断端分别钻孔后以钢丝固定,一般用 2~3 根钢丝,如有连枷胸则同期固定肋骨断端以消除反常呼吸,术后注意观察呼吸和心率,止痛,加强呼吸道管理,防止肺炎、肺不张、呼吸功能不全等并发症发生。

第四节　气　胸

胸膜腔内积气,称为气胸(pneumothorax)。在胸部损伤中,气胸的发生率仅次于肋骨骨折。多由于肺组织及支气管破裂,空气逸入胸膜腔或因胸壁伤口穿破胸膜,胸膜腔与外界沟通,外界空气进入胸膜腔所致。分为闭合性、开放性和张力性气胸三类。

一、闭合性气胸

闭合性气胸(colsed pneumothorax)多为肋骨骨折的并发症,肋骨断端刺破肺表面,空气漏入胸膜腔所造成。气胸形成后,胸膜腔内积气压迫肺裂口使之封闭,或者破口自动闭合,不再继续漏气。此类气胸抵消胸膜腔内负压,使伤侧肺部分萎陷。

1.临床表现　小量气胸,肺萎陷在 30% 以下者,影响呼吸和循环功能较小,多无明显症状。中等量至大量气胸,病人出现胸闷、胸痛和气促症状。发现气管向健侧移位,伤侧胸部叩诊呈鼓音,听诊呼吸音减弱或消失。X 线可显示不同程度的肺萎陷和胸膜腔积气,有时伴有少量积液。

2.治疗　小量气胸不需治疗,可于 1~2 周内自行吸收。中等量至大量气胸,需进行胸膜腔穿刺,抽尽积气或行胸膜腔闭式引流术,促使肺及早膨胀,同时应用抗生素预防感染。如持续漏气,肺未能复张,则应行开胸探查术,修补肺裂口。

二、开放性气胸

由火器伤或锐器伤造成胸壁创口,胸膜腔与外界大气直接相通,空气随呼吸自由进出胸膜腔,形成开放性气胸(open pneumothorax)。

（一）病理

（1）伤侧胸腔压力等于大气压,肺受压萎陷,萎陷的程度取决于肺顺应性和胸膜有无粘连。健侧胸膜腔仍为负压,低于伤侧,使纵隔向健侧移位,健侧肺亦有一定程度的萎陷。同时由于健侧胸腔压力随呼吸周期而增减,从而引起纵隔摆动(或扑动)和残气对流(或摆动气),导致严重的通气、换气功能障碍。

(2)纵隔摆动引起心脏大血管来回扭曲以胸腔负压受损,使静脉血回流受阻,心排血量减少。纵隔摆动又可刺激纵隔及肺门神经丛,引起或加重休克(称为胸膜肺休克)。

(3)外界冷空气不断进出胸膜腔,不但刺激胸膜上的神经末梢,还可使大量体温及体液散失,并可带入细菌或异物,增加感染机会。

(4)空气出入量与裂口大小有密切关系。一般来说,裂口小于气管口径时,空气出入量尚少,伤侧肺还有部分呼吸活动功能。裂口大于气管口径时,空气出入量多,伤侧肺将完全萎陷,丧失呼吸功能。当创口大于气管直径时,如不及时封闭创口,常迅速导致死亡。

(二)临床表现

常在伤后迅速出现严重呼吸困难、脉搏细弱而快、发绀和休克。胸壁伤口开放者检查时可见胸壁有明显创口通入胸腔,呼吸时能听到空气出入胸膜腔的"嘶嘶"样吹风声。除伤侧胸部叩诊呈鼓音,听诊呼吸音减弱或消失外,还有气管、心脏明显向健侧移位的体征,有时尚可听到纵隔摆动声。胸部 X 线检查示伤侧肺明显萎陷、胸膜腔积气、气管和心脏等偏移。

(三)诊断

1.胸部外伤史胸壁有开放性伤口,可听到空气经伤口进出的声音,胸膜腔与外界相通。

2.临床症状和体征严重者可出现呼吸困难、发绀及休克。

3.X 线检查可显示不同程度的肺萎陷和胸膜腔积气,有时尚伴有少量积液。

(四)治疗

1.急救处理　现场尽快封闭胸壁创口,变开放性气胸为闭合性气胸。可用大型急救包,多层清洁布块或厚纱布垫,在伤员深呼气末敷盖创口并包扎固定。如有大块凡士林纱布或无菌塑料布则更为合用。要求封闭敷料够厚以避免漏气,但不能往创口内填塞,范围应超过创口边缘 5cm 以上,包扎固定牢靠。在伤员转送途中要密切注意敷料有无松动及滑脱,不能随便更换,并时刻警惕张力性气胸的发生。

2.医院救护　病人送至医院后,进一步处理包括给氧和输血补液,纠正休克,清创、缝闭胸壁伤口,并作闭式胸膜腔引流术。清创要彻底,要尽量保留健康组织,胸膜腔闭合要严密。若胸壁缺损过大,可用转移肌瓣、转移皮瓣或人造材料修补。如疑有胸腔内脏器损伤或活动性出血,则需剖胸探查,止血、修复损伤或摘除异物。术后应用抗生素,鼓励病人咳嗽排痰和早期活动。

三、张力性气胸

张力气胸(tension pneumothorax)又称高压性气胸,常见于较大较深的肺裂伤或支气管破裂,其裂口与胸膜腔相通,且形成活瓣。故吸气时空气从裂口进入胸膜腔内,而呼气时活瓣关闭,气体不能排出,造成胸膜腔内积气不断增多,压力不断升尚。

(一)病理

胸膜腔内气体压力形成高压,压迫伤侧肺使之逐渐萎陷,并将纵隔推向健侧,挤压健侧肺,产生呼吸和循环功能的严重障碍。同时高压积气被挤入纵隔，扩散至皮下组织，形成颈部、面部、胸部等处皮下气肿。因上、下腔静脉和右心房与右侧胸腔毗邻，故右侧张力性气胸比左侧更为危险。

（二）临床表现

病人极度呼吸困难，端坐呼吸。缺氧严重者，发绀、烦躁不安、昏迷，甚至窒息。体格检查可见伤侧胸部饱胀，肋间隙增宽，呼吸幅度减低，可有皮下气肿。伤侧胸部叩诊呈高度鼓音，听诊呼吸音消失。

（三）诊断

1.病史胸部外伤史。

2.临床症状和体征见上。

3.胸部X线透视见伤侧胸腔大量积气，肺完全受压萎陷，气管和心影偏移至健侧，常伴有血胸。

4.胸腔穿刺发现胸腔内压力明显增高，可抽出大量气体或抽气后，症状好转，但不久又见加重。

（四）治疗

1.急救处理　立即排气，降低胸腔内压力，暂时解除呼吸困难。如果条件允许，可现场作胸膜腔闭式引流术，如无条件，可用任何能进入胸膜腔的物体迅速进入胸膜腔，放出高压气体，使张力性气胸变为开放性气胸。也可用大号针头，在后端绑上剪了小口的指套（活瓣），于伤侧锁骨中线二肋间插入胸腔，放出高压气体，并紧急后送。

2.后送伤员　转运途中严密观察病人的生命体征，保持呼吸道畅通。一旦病人呼吸困难加重，脉搏细速且血压迅速下降，应迅速查明原因及时予以处理。

3.医院救护　病人送至医院后，给氧和输血补液，纠正休克，清创、缝闭胸壁伤口，并作胸膜腔闭式引流术。如出现张力性纵隔气肿并有纵隔压迫症状，皮下气肿明显，应在局部麻醉下在胸骨切迹上方一横指处作一横切口，切开气管前筋膜，用手指钝性分开上纵隔疏松组织，切口不缝合或置入一带侧孔橡皮胶管引流。如疑有胸腔内脏器损伤或活动性出血、气管支气管断裂，则需剖胸探查，止血、修复损伤或摘除异物。术后应用抗生素，预防感染，鼓励病人咳嗽排痰和早期活动。

第五节　创伤性血胸

胸部损伤引起胸膜腔积血，称为血胸（hemo-thorax）。可与气胸同时存在，在闭合性胸部创伤的发生率占 25%~75%，在穿透性伤中占 60%~80%。胸膜腔积血多来自：①肺组织裂伤出血，一般出血量少而缓慢，多可自行停止。②肋间血管或胸廓内血管损破出血，如果累及压力较高的动脉，则出血量多，不易自动停止，常需手术止血。③心脏和大血管受损破裂出血，出血量多而急，如不及早救治，往往于短期内导致失血性休克而死亡。

（一）病理

血胸发生后，会因丢失血容量出现内出血征象，且随着胸膜腔内血液的积聚和压力的增高，迫使肺萎陷，并将纵隔推向健侧，严重地影响呼吸和循环功能。血胸形成后，如果破裂的血管被血块阻塞，出血停止，称为非进行性血胸。如破裂的血管继续出血，症状逐渐加剧，则称为进行性血胸。由于肺、胸膜和心脏的不断搏动有去血纤维蛋白的作用，因此胸腔内的积血在短期内不易凝固，但胸膜受到刺激后，常渗出纤维素，时间较久则在胸膜覆盖成层，且呼吸动作减弱或消失后又可失去血纤维蛋白的作用，而造成凝固性血胸。覆盖于胸膜的纤维素和血块，逐渐有成纤维细胞和血管细胞侵入，形成一纤维层，慢慢增厚。这一纤维层无弹性，压迫肺脏，并使胸壁活动受到很大限制。在初期，纤维层和胸膜易于分离，到后期纤维组织侵入胸膜和肺，就失去胸膜和纤维层的界限，当胸膜上纤维素和血块成为厚层纤维组织覆盖肺和胸壁时，则称为机化血胸。如胸膜间空隙完全为纤维组织填塞，又称为纤维血胸。如伴有感染，则称为感染性血胸。

早期胸部损伤发现有血胸，需进一步判断出血是否已停止或还在进行。下列征象提示进行性出血：①脉搏逐渐增快、血压持续下降。②经输血补液后，血压不回升或升高后又迅速下降。③血红蛋白、红细胞计数和血细胞比容等重复测定，持续降低。④胸膜腔穿刺因血凝固抽不出血液，但连续胸部 X 线检查显示胸膜腔阴影继续增大。⑤闭式胸膜腔引流后，引流血量连续 3h，每小时超过 200mL。

（二）临床表现

根据出血量、出血速度和病人的体质而有所不同。小量血胸（成人 500mL 以下）可无明显症状，胸部 X 线检查仅示肋膈窦消失。中量血胸（500~1000mL）和大量血胸（1000mL 以上），可出现脉搏快弱、血压下降、气促等低血容量休克症状，检查发现肋间隙饱满、气管向健侧移位、伤侧胸部叩诊呈浊音、心界移向健侧、呼吸音减弱或消失。

（三）诊断

1.病史　胸部外伤史。

2.临床症状和体征见上。

3.X 线检查　伤侧胸膜腔有大片积液阴影，纵隔向健侧移位。如合并气胸则显液平面。

4.胸腔穿刺　抽出血液，更能明确诊断。

（四）治疗

1.急救处理　现场可通过胸腔穿刺明确诊断，但不能判断出血量，如有条件，可紧急作胸膜腔闭式引流术，不但可以观察出血量，而且可以缓解积血对心肺的压迫。但当发现出血迅猛时，不要持续引流，而应夹闭引流管，以减少出血，并输入足量血液，以防治低血容量性休克。

2.后送伤员　转运途中严密观察病人的生命体征，保持呼吸道畅通，同时补充血容量。一旦病人呼吸困难加重，脉搏细速且血压迅速下降，应迅速查明原因及时予以处理。

3.医院救护　①非进行性血胸：小量血胸可自然吸收，不需穿刺抽吸。若积血量较多，应早期进行胸膜腔穿刺，抽除积血，促使肺膨胀，以改善呼吸功能。早期施行闭式胸膜腔引流术有助于观察有无进行性出血。②进行性血胸：首先输入足量血液，以防治低血容量性休克。及时剖胸探查,寻找出血部位。如为肋间血管或胸廓内血管破裂,予以缝扎止血。肺破裂出血,一般只需缝合止血。如肺组织严重损伤,则需作部分肺切除术或肺叶切除术。大血管破裂,给予修补裂口,如修补困难,则行人造血管移植术。③凝固性血胸:最好在出血停止后数日内剖胸,清除积血和血块,以防感染或机化。对机化血块,在伤情稳定后早期进行血块和纤维组织剥除术为宜。至于血胸并发感染,则应按脓胸处理。

第六节　肺挫伤

　　肺挫伤(pulmonary contusion)是主要的胸部纯性伤,占胸部创伤的 30%~70%,是胸部创伤的主要死亡原因之一,严重肺挫伤死亡率较高,死亡率可达 10%~20%,如不及时有效地处理,会发展成急性呼吸窘迫综合征(acuterespiratory distresssyndrome,ARDS),后果更为严重,可因呼吸循环衰竭而死亡。

　　(一)病因

　　肺挫伤大多为钝性伤所致,以交通伤最为常见。暴力局限时,往往仅产生小面积的肺实质挫伤,强大暴力则可引起肺叶甚至整个肺的损伤。高速投射物亦可在弹道周围产生肺挫伤。一般认为肺挫伤是由于强大暴力作用于胸壁,使胸腔缩小、增高的胸内压压迫肺脏,引起肺实质的出血水肿,外力消除后,变形的胸廓弹回,在增大胸内负压的一瞬间又可导致原损伤区的附加损伤。此外原发和继发的炎症反应在肺损伤的发展中也起着关键作用,是肺挫伤后病情复杂的主要原因。

　　(二)病理

　　无论何种原因引起的肺挫伤,其病理学改变都是相似的。由于肺循环压力低,肺泡内及肺泡周围缺乏支持组织,加上毛细血管内压与血浆渗透压之间的平衡又不稳定,易使肺组织对创伤产生一系列独特反应。肺挫伤是一种实质细胞损伤。早期的病理改变主要是肺泡内出血、肺不张、水肿、实变和实质破坏,因而造成肺的通气/血流比例失调引起组织缺氧,这些改变在早期是可逆的, 在伤后 12~24h 内呈进行性发展。原发或继发炎症反应又进一步引起健康肺组织的损伤,进而引发全肺损伤,造成全身组织缺氧。严重肺挫伤常常在早期发生急性肺损伤,急性肺损伤一方面是外力直接作用于肺组织引起,另一方面细胞和体液免疫介导的多种炎性细胞向肺部迁移、聚集,炎性介质释放,促炎因子和抗炎因子作用失衡导致肺泡毛细血管急性损伤的结果。

　　病理检查发现,大体上肺的完整性并无破坏,但重量变重,含气少,不易萎缩,外观呈暗紫色。光镜下所见主要是肺泡毛细血管损伤,并有间质及肺泡内的血液渗出及间质性肺水肿。红细胞及渗出液广泛地充满肺泡内,肺泡间隙出血,而大多数肺泡壁是完整的。

　　(三)临床表现

　　局限而不严重的肺挫伤,其症状往往为合并的胸壁损伤所掩盖,多在 X 线检查时发现。严重病例有呼吸困难、发绀、心动过速及血压下降。咯血亦为常见症状。严重肺挫伤患者可并发急性呼吸窘迫综合征(ARDS),与肺出血、水肿、肺内分流、死腔增大、肺顺应性降低及高凝状态等有直接关系。此外,常合并其他部位损伤而出现休克,在创伤及休克基础上机体组织产生一系列体液因子及细胞因子,引起一系列病理生理改变,成为创伤后 ARDS 发病的基本因素。

（四）诊断

1.病史　常发生于交通事故、坠跌、挤压及高速钝性武器击中等情况下,致伤暴力强大。

2.临床表现和体征见上。

3.血气分析　大多数病人有低氧血症,出现在创伤早期。

4.X 线检查　胸部 X 线检查是诊断肺挫伤的重要手段,70%的病例 X 线的表现在受伤后 1h 内出现, 其余30%可延迟到 4~6h 出现。X 线表现最常见是肺的浸润, 呈斑片状边缘模糊的阴影,范围可由小的局限区域到一侧或两侧肺广泛的一致性阴影,这是由于肺泡内出血所致,经治疗后一般在 48~72h 开始吸收,但完全清晰可能需要 2~3 周。如果经治疗后病变未见吸收反而加重者,应考虑合并其他并发症,如脂肪栓塞、肺炎或肺栓塞。

5.CT 检查　表现为肺纹理增多、增粗,轮廓模糊,伴有斑点状阴影或边缘模糊不清的片絮状影。CT 敏感性高,可明确损伤部位、性质、程度,尤其对伤势严重且有复合伤的患者,可快速明确诊断,大大提高治愈率。

（五）治疗

轻度肺挫伤无须特殊治疗,很快就可吸收而好转,严重肺挫伤时,应及时有效地进行处理。

1.对症处理　及时处理合并伤,如合并骨折、内脏破裂、气胸及血胸等。保持呼吸道通畅,给氧,抗感染,早期、大剂量、短疗程应用皮质激素,限制水分及晶体液输入,可适量输注白蛋白、血浆或全血。另外,充分止痛也是改善通气、减轻并发症的有效措施,有人认为采用硬膜外麻醉止痛可以降低肺挫伤的死亡率、缩短机械通气的时间。

2.机械通气　严重肺挫伤后常有呼吸窘迫和低氧血症,应及早气管插管行机械通气治疗。近年来对严重肺挫伤及 ARDS 提出了一些新的通气模式,如保护性通气的新概念。保护性通气包括低潮气量、压力限制通气、最佳 PEEP、容许的高碳酸血症和反比通气等。采用 6mL/kg 体重的潮气量,中等水平[$0.98~1.47kPa(10~15cmH_2O)$]的 PEEP 可以满足肺挫伤病人的氧合需要,同时又可以减少并发症的发生,应用小潮气量和限制压力可使分钟肺泡通气量降低,$PaCO_2$ 随之升高,只要 $PaCO_2$ 上升速度不是太快,肾脏有时间进行代偿,维持 pH>7.20~7.25,则机体可以耐受,称为允许性高碳酸血症。此外,有人利用液体通气可以明显改善肺的通换气功能和减轻肺部炎症。也有报道在采用机械通气的同时间歇吸入 NO 气体,可使病人的血氧饱和度明显上升,达到降低通气压力的目的。

3.其他　针对肺挫伤的损伤机制,采用相应的药物进行治疗,如抗氧化剂、蛋白酶抑制剂、肝素和右旋糖酐、钙通道阻滞剂以及外源性肺泡表面活性物质等,此外还可采用体外模式氧合(ECMO)治疗严重肺挫伤。

4.手术治疗　由于肺挫伤病变广泛,而且所引起的功能紊乱亦非局限,绝大多数均不采用手术治疗。但当咳嗽剧烈和严重咯血的单肺叶挫伤,保守治疗未能控制时,切除明显充血及出血的损伤肺叶,可迅速改善病人情况。

第七节　创伤性窒息

创伤性窒息(traumaticasphyxia)是闭合性胸部创伤中的一种综合征,发生率占胸部创伤的2%~8%,是钝性暴力作用于胸部所致的上半身广泛皮肤、黏膜、末梢毛细血管瘀血及出血性损害,亦称为"挤压伤发绀综合征"、"颈面部静止性发绀"。常见的致伤原因有坑道塌方、房屋倒塌、车祸、钝器伤及高空坠落等。

(一)病理

当胸部和上腹部遭受强力挤压的瞬息间,伤者声门突然紧闭,气管及肺内空气不能外溢,两种因素同时作用而引起胸内压骤然升高,压迫心脏及大静脉。由于上腔静脉系统缺乏静脉瓣,这一突然高压使右心血液逆流而引起静脉过度充盈和血液淤滞,并发广泛的毛细血管破裂和点状出血,甚至小静脉破裂出血。

(二)临床表现

创伤性窒息表现为头、颈、胸及上肢范围的皮下组织、口腔黏膜及眼结膜均有出血性瘀点或瘀斑,严重时皮肤和眼结膜呈紫红色并浮肿。眼球深部组织内有出血时可致眼球外凸,视网膜血管破裂时可致视力障碍、失明。鼓膜破裂可引起外耳道出血、耳鸣,甚至听力障碍。颅内轻微的点状出血和脑水肿产生缺氧,可引起一过性意识障碍、头昏、头胀、烦躁不安,少数有四肢抽搐、肌张力增高和腱反射亢进等现象,瞳孔可扩大或缩小。若发生颅内血肿则引起偏瘫和昏迷。

(三)诊断

1.病史　有明确的外伤史,如踩踏挤压、高速车祸,迅猛钝器伤及高空坠落等致伤因素。

2.临床表现　如胸、颈、颜面部出现瘀斑、青紫、红眼为特征的创伤性窒息的特殊表现。

(四)治疗

对单纯创伤性窒息患者仅需在严密观察下给予对症治疗,半卧位休息、保持呼吸道通畅、吸氧、适当止痛和镇静以及应用抗生素预防感染等。一般应限制静脉输液量和速度。对皮肤黏膜的出血点或瘀血斑,无须特殊处理,2~3周可自行吸收消退。少数患者在压力移除后可发生心跳呼吸骤停,应做好充分抢救准备。对于合并损伤应采取相应的急救和治疗措施,对合并血气胸者尽快行胸腔闭式引流术,对合并伤较重的患者早期施行机械通气、及时的开颅或开胸或剖腹手术等。创伤性窒息并不引起严重后果,其预后取决于胸内、颅脑及其他脏器损伤的严重程度。

第八节　肺爆震伤

爆炸释放出巨大能量,借助于气体或液体等周围介质,形成高速高压的气浪或水波浪,冲击胸壁并使肺撞击胸壁,所造成的肺损伤称为肺爆震伤。其特点为多处损伤,外轻内重,迅速发展,常伴有精神症状,死亡率高。爆炸对机体的损伤效应可分为三类:①原发损伤,是直接由冲击波对含气器官如肺的损伤作用。②继发损伤,是由爆炸时产生的破片和碎石块等投射物在冲击波的推动下对机体的撞击而产生的,这类损伤包括穿透伤和钝性撞击伤。③动压(高速气流冲击力)产生的抛掷和位移,可将人员抛至空中再摔向地面,由此造成各种损伤。

(一)病理

肺出血是肺爆震伤的主要病变。轻者仅见脏层胸膜下浅层斑块状出血,稍重者可见一叶或数叶不规则的片状出血,并可见贴近胸壁的脏层胸膜下组织有特征性的相互平行的血性压痕。出血一般为毛细血管或微静脉损伤的结果。肺实质内血管破裂可形成血肿,甚至可出现血凝块堵塞气管而迅速致死。镜下观察表明血管内皮细胞极度肿胀、断裂,a 型肺泡上皮细胞板层体结构消失,"小泡"形成,I 型上皮细胞局灶性坏死,肺泡和间质水肿。肺水肿轻者为间质性或肺泡腔内含有少量积液,重者可见大量的水肿液溢至支气管以及气管内,常混有血液。肺出血和水肿可致肺不张。肺气肿可为间质性或肺泡性,重者在胸膜下出现含有血和气的肺大疱,发生肺破裂时可引起血胸或血气胸。

(二)临床表现

轻者仅有短暂的胸痛、胸闷或憋气感。稍重者伤后 1~3d 内出现咳嗽、咯血或血丝痰,少数有呼吸困难。听诊可闻及变化不定的散在湿性啰音或捻发音。严重者可出现明显的呼吸困难、发绀、咯血性泡沫痰等,常伴休克。查体除肺内啰音外,可有肺实变体征和血气胸体征。此外,常伴有其他脏器损伤的表现。

(三)诊断

1.病史 有明确的爆炸伤史。

2.临床表现 因伤情轻重不同而有所差异。

3.X 线检查 肺内可见肺纹理增粗、斑片状阴影、透光度减低,以至大片状密影,亦可有肺不张和血气胸的表现。CT 可见到肺纹理增多、增粗、模糊、粗细不均及中断现象,两肺透光度显著降低,广泛及散在分布的密度较高的云絮状阴影。可见到多发性局限性肺气肿、多发性肺大病形成、胸腔积液、纵隔气肿。

(四)治疗

肺爆震伤的救治在于维护呼吸和循环功能,包括保持呼吸道通畅、给氧、必要时行气管切开、人工呼吸器辅助呼吸以及输血、补液、抗休克等治疗。有血气胸者尽早作胸腔闭式引流。给予止血药物。应用足量的抗生素预防感染。对合并其他器官损伤进行相应的处理。

第九节 气管、主支气管创伤

创伤性气管、支气管断裂(rupture of trachea)是一种少见但严重的胸部损伤,占胸部外伤的

0.8%~6.0%。因病变早期常被其他并发症掩盖而易漏诊,其误漏诊率可达 35%~68%。按损伤部位可分为颈段气管、胸段气管或支气管,最常见的部位为主支气管损伤。按损伤程度可分为气管黏膜撕裂、穿孔、断裂、阻塞闭锁、气管狭窄、坏死及气管-食管或气管-血管瘘。

(一)病因

气管支气管损伤主要包括外伤性和医源性两种。外伤性气道损伤可由穿透伤(刀割伤、枪弹伤)、钝性伤(交通事故或坠落伤)、吸入性损伤(高温、腐蚀性气体)等引起。颈段气管损伤以穿透伤为主,胸段气管及支气管损伤主要见于钝性胸部外伤,且 80% 以上位于隆突附近,其中主支气管破裂以右侧多见,单纯气道损伤少见。医源性损伤包括气管插管、手术(食管切除或拔脱术)、长期气管切开、气管镜检查、肿瘤放化疗等。最常见的气管插管损伤原因包括气管解剖异常和困难情况下反复盲目用力插管、插管口径选择或导心使用不当、气囊过度充气、调整插管位置时未放松气囊等。由于右主支气管较短、双腔管定位更困难,往往需要反复移动插管,所以损伤亦以右侧多见。

(二)病理

有人将创伤性支气管断裂分为两型:Ⅰ型支气管断裂处与胸腔相通,伤后即出现气胸,广泛的颈、胸部皮下气肿;Ⅱ型支气管断裂处不与胸腔相通或不完全相通,伤者可无或有少量气胸,主要表现为颈部皮下气肿。

损伤机制有以下三种可能:①胸部挤压后,前后径变小,使肺向左右两侧牵引。②胸部受压瞬间声门紧闭、气管支气管内压力骤升。③人体和肺脏突然减速,在气管的固定点出现较大剪力将内压很高的支气管折断。因此,钝性气道损伤多见于距隆突 2.5cm 的范围内,右侧主支气管断裂大多位于距隆突 0.5cm 内,而左侧因主动脉弓的存在多见于距隆突 2.5cm 处。

(三)临床表现

早期症状及体征取决于损伤的部位、程度、纵隔胸膜是否完整、气体外逸和血胸程度等因素。其突出症状是呼吸困难进行性加重及广泛的皮下气肿和伤侧气胸体征,特别是颈胸部皮下气肿,是支气管断裂一个主要征象。单纯气道黏膜撕裂临床症状可不明显或仅有少量血痰,如有气急、发绀、刺激性咳嗽、咯血及气胸则提示存在较严重的气管支气管损伤。若气道破口不与胸膜腔贯通可无气胸,而多数患者破入胸膜腔后引起严重的持续性的气胸。部分患者,尤其是左主支气管损伤者由于破口周围组织的支持仍可使气道在一段时间内保持通畅,后期可因局部肉芽组织形成而致气道狭窄,引起反复的阻塞性肺炎和支气管扩张,导致肺毁损。一侧主支气管完全断裂的患者可因管腔完全闭锁形成肺不张,其远端的支气管腔为黏液封堵反而不易发生感染,但肺功能在手术重建后仍可以恢复。

(四)诊断

①病史有明确的外伤史。②临床表现依破裂程度不同而异。多有上胸部肋骨骨折。首先出现颈部皮下气肿和纵隔气肿,同时伴有严重呼吸困难、发绀、咯血。胸腔闭式引流后大量气体持续溢出,肺不能复张。③X 线检查可见纵隔增宽、积气、肺叶下垂征、血气胸、肺不张、肺挫伤等。④纤维支气管镜检查可确诊。早期可见支气管断裂处,晚期则见支气管腔闭塞或肉芽组织形

成。⑤CT检查有助于支气管断裂的诊断和定位。

（五）治疗

气管、主支气管裂伤死亡率很高,约3/4患者在受伤现场或运送途中死亡。治疗应注意早期诊断、早期手术,可降低死亡率,减少并发症,提高治愈率。应注意保持呼吸道通畅、供氧,及时行胸腔闭式引流术、上纵隔切开减压术、气管切开术等综合性急救措施,早行支气管重建术。早期外科手术重建支气管是支气管断裂最理想的治疗方法。手术切口决定于创伤部位,颈段气管创伤采用颈部切口,胸段气管创伤采用胸骨正中切口或后外侧切口或前外侧切口。单纯裂伤可间断缝合修补,完全损伤可行端端吻合。对破坏性的肺叶切除术应持慎重态度,特别是小儿及肺功能较差者。术后感染是手术失败的主要原因,除常规应用抗生素外,呼吸道管理十分重要。不完全性支气管断裂采用支气管灌洗也有治愈的能。

第十节　气管、支气管异物

气管、支气管异物为常见急症之一,多见于5岁以下儿童,严重性取决于异物的性质和造成气道阻塞的程度,轻者可致肺部损害,导致支气管炎、支气管扩张、肺气肿、肺不张、肺炎、肺脓肿等严重并发症,重者可窒息死亡。

（一）病因

异物分内源性和外源性。内源性异物为呼吸道炎症发生的假膜、干痂、血块、脓液、呕吐物等。外源性异物为经口吸入的各种物体,常见的有花生米、瓜子、豆类、带壳、假牙、金属套管、骨刺等。

（二）临床表现

异物吸入后立即发生剧烈的痉挛性咳嗽、面色潮红、憋气、呼吸困难、阵发性呛咳、喘鸣等。如异物随气流向上冲击声门下区,偶可听到拍击音。呼吸运动度差,如为支气管异物,患侧肺呼吸音弱,可有肺不张或肺气肿、气胸或纵隔气肿体征。异物大者可引起窒息。如出现感染时可有高热,气管、支气管炎及肺炎症状。

（三）诊断

1.病史　有异物吸入史。

2.症状、体征　典型临床症状及体征。

3.X线检查　当异物不完全阻塞形成活瓣时,异物周围形成肺气肿。如支气管被异物完全阻塞则形成肺不张。部分患者可显示不透光异物。可有纵隔摆动。

4.支气管镜　纤维支气管镜检查可确诊。

（四）治疗

可直接喉镜或支气管镜取出异物,个别用支气管镜钳取有困难者可开胸取出,同时给予抗感染及支持治疗,如出现并发症则应迅速做出相应的治疗。

第十一节 创伤性膈肌破裂

创伤性膈肌破裂(traumatic diaphragmatic rupture)是指由各种致伤原因所致的膈肌破裂性损伤,是一种较严重的胸部创伤。可分为闭合性和穿透性损伤两种。多有多发伤及严重休克,因而临床表现常被掩盖。若延误诊断膈疝形成,胃肠道梗阻的发生率高达 20%,而出现创伤性膈疝的死亡率可高达 48%,如果合并疝内容物的绞窄坏死,其死亡率就更高。

(一)病因

引起膈肌损伤的病因多种多样。按损伤方式,可分成直接损伤和间接损伤两种。直接损伤多见于穿透性损伤(枪弹、爆破片、锐器戳伤等),还可见于炎症破坏,如膈下脓肿或肝脓肿穿破膈肌形成脓胸等。医源性损伤亦可直接损伤膈肌,如隔下弓流和胸腹腔手术所致的膈肌破裂。间接损伤多见于闭合性损伤,如爆震伤、冲击波、挤压伤等,此外减速伤(坠落、车祸等)由于突然加大胸腹腔压力阶差也可引起膈肌破裂。

(二)病理

取决于膈肌破裂大小,膈疝内容物及其严重程度,是否发生梗阻或绞窄等。早期可出现膈肌麻痹致呼吸通气功能降低,由于对侧健肺代偿,可暂时无呼吸困难表现。当膈疝形成,腹内脏器进入胸腔压迫肺致肺萎陷,甚至纵隔移位时,就会阻碍正常的回心血流,使心排血量降低,引发并加重休克发生。如果单纯是胃肠疝入胸腔,早期仅表现为胸骨下疼痛、呼吸困难、血压下降等,尤以饱餐后加重。当疝入脏器遭受膈肌裂口压迫时,可出现胃肠梗阻症状,尤以穿透性膈肌破裂发生晚期梗阻和绞窄者居多。如疝入内容物发生绞窄,可引起缺血坏死。

(三)临床表现

创伤性膈肌破裂的临床表现取决于创伤的性质、膈肌裂口大小、膈疝内容物及其多少、疝入时间长短、有无梗阻或绞窄发生以及有无合并伤等。

急性期可出现下胸或上腹部疼痛,甚至剧烈疼痛,伴胸闷、心悸、气促等。严重者可出现发绀、血压下降、休克等。随着创伤后腹部胀气,腹内压升高,使膈肌裂口逐渐扩大,促使更多腹内脏器疝入胸腔,可出现恶心、呕吐、脉搏加快、烦躁等症状,伴剑突下疼痛并放射致肩部,尤以饱餐后更甚。如膈肌裂口不大或被大网膜堵塞,腹内脏器未进入胸腔,或者即使裂口较大,部分腹内脏器已进入胸腔,但未形成梗阻或绞窄,患者仅表现为胸腹部不适,伴恶心、呕吐、脉快、烦躁等。体检发现呼吸运动减弱,患侧胸部膨隆,叩诊浊音,出现舟状腹,呼吸音减弱或消失等。X 线检查可发现纵隔移位,胸腔内可见胃肠充气影等。

(四)诊断

早期诊断创伤性膈肌损伤仍然较为困难,遗漏诊断将导致严重后果。

①.胸部外伤史暴力同时冲击胸腹腔,特别是第 4 前肋水平以下胸部穿透伤或上腹部的穿透伤,有可能致膈肌破裂。②临床症状和体征伤后呼吸困难明显,并出现一侧胸部膨隆,伤侧呼

吸音减弱或消失或可闻及肠鸣音,出现舟状腹,一侧胸痛并向同侧肩部放射,心尖搏动位置不明原因右上移位。③X线胸片见膈肌形态发生改变,如异常的弓形、升高等。或一侧膈肌升高,伤侧膈影模糊并中断,膈上出现囊状阴影,致密气泡影或液平面,膈下出现游离气体,纵隔向健侧移位。④造影提示胃管或显影区在膈肌上方。⑤B超提示膈肌有破裂或膈肌连续性中断。⑥CT检查可确定膈疝的位置和疝入组织的性质,但对急诊病人不适用。⑦胸腔穿刺或胸腔闭式引若胸腔内穿出或引流出胃内容物可确诊。⑧胸腔镜检查可用于膈肌破裂的诊断与膈肌裂口的修补。

（五）治疗

创伤性膈肌破裂由于膈肌不停地舒缩和上下运动,裂口无法自行愈合,且易发生膈疝,因此,一经诊断明确,均需手术修补。早期单纯膈肌破裂修补多无困难,无须行膈肌折叠修补,但应仔细检查疝入内容物是否穿孔或缺血,并行膈肌间断缝合即可。晚期因腹内脏器有粘连,膈肌萎缩,纤维化,使膈肌裂口变大或缺损,则需做补片修补。

1.手术时机

①急诊手术:一旦确诊膈肌破裂,应尽快行急诊手术,以防发生疝内容物嵌顿或绞窄。②缓期手术:膈肌破裂同时合并其他脏器严重损伤,不能耐受开胸手术者,应先紧急处理合并伤,待病情稳定后,尽早做膈肌裂口修补。③择期手术:慢性期膈肌破裂患者,在积极做好术前准备的情况下择期手术。

2.手术方法

①经胸切口:以胸部创伤及其脏器损伤为主,无腹腔脏器损伤表现者。②经腹切口:已明确主要损伤部位在腹部,并通过检查发现腹部存在脏器损伤表现者。③胸腹联合切口:现多不主张采用此切口,因为要切断肋弓,创伤较大,术后影响患者呼吸功能。若胸腹联合伤同时需要处理胸腔和腹腔脏器损伤,可考虑行此切口。

第十二节　食管创伤

食管创伤(esophageal trauma)是指由各种致伤原因所造成的食管黏膜损伤、食管烧灼伤以及食管穿孔等损伤。在胸部创伤中相对少见,但一旦损伤,尤其是食管穿孔,危险极大。加上伤后容易漏诊和误诊,延误治疗时机,往往因严重并发症而危及生命。

（一）病因

食管创伤的致病因素较多,临床上常归纳为创伤性、自发性、医源性、异物梗阻以及冲击波致伤等。创伤性食管损伤包括穿通伤和闭合伤,常合并胸内重要脏器损伤。医源性食管损伤以术后瘘最多见,其次为器械检查损伤。异物致食管损伤在生活中常见,异物种类、形状、大小、坚硬度与食管损伤有密切关系,最多见的是骨刺。自发性食管损伤多发生在食管中下1/3段,这与该段平滑肌薄弱、食管病变和腹压突然增大有关。冲击波引起食管损伤较为罕见。

（二）病理

因致伤因素不同而表现不同。食管黏膜损伤临床常见食管胃底黏膜撕裂,在暴饮暴食、剧烈呕吐、呃逆时,由于腹肌收缩及膈肌下降、腹压升高,而此时幽门关闭、贲门及食管扩张,当逆蠕动的胃内容物强烈冲击食管胃结合部时,形成透壁的压力阶差,引起该部位的黏膜撕裂,造成黏膜下出血,出现呕血或便血。食管烧灼伤主要为误服强酸、强碱等,早期食管黏膜腐蚀性坏死、出血甚至穿孔,晚期由于瘢痕收缩引起食管狭窄、梗阻等,可引起纵隔感染、脓气胸以及呼吸、循环功能障碍。食管穿孔不论何种原因引起,只要延误诊断和治疗,均可能造成纵隔炎、脓胸、出血、休克甚至心肺功能障碍等严重并发症。

（三）临床表现

轻度食管黏膜损伤可无明显的症状,有时仅感觉进食后胸骨后不适或烧灼感,其中尤以进食硬质食物后为甚,全身可伴有低热。严重者早期可出现剧烈胸痛、呕血、便血、吞咽梗阻或疼痛,可有呼吸困难,甚至休克的临床表现。晚期除胸痛外,主要表现为发热、进食梗阻、呼吸困难等。

（四）诊断

1.病史　有明确的外伤史或有误服强酸强碱等腐蚀性化学药物的病史。

2.临床表现及体征见上。

3.影像学检查　X线食管钡餐造影检查对食管黏膜损伤阳性率较低,对食管穿孔,部分患者可发现食管破口。

4.内镜检查　食管内镜检查是食管创伤最直接可靠的诊断方法。

（五）治疗

食管创伤尤其是食管穿孔病情严重,合并伤多,要提高治愈率,必须早期诊断,及时治疗。

1.食管黏膜损伤　食管黏膜撕裂伤以非手术治疗为主,但经12~24h保守治疗无效或再次反复出血者应手术治疗。手术方法有内镜下或开胸电灼止血,切开胃食管,缝合结扎出血的黏膜裂口,剪除撕裂坏死的黏膜等。食管撕裂形成壁间脓肿时,应手术切开引流。

2.食管烧灼伤　早期应根据所服腐蚀剂的种类进行急救处理。服用酸性腐蚀剂者可用肥皂水、氧化镁等弱碱性药物中和。吞服碱性腐蚀剂者,可用柠檬酸等弱酸溶液中和。禁食并留置胃管。食管烧灼伤后2~3周,食管瘢痕形成,可行食管扩张。若瘢痕较广泛,扩张效果不佳,经口进食困难,可鼻饲或行胃肠造瘘,解决营养问题,待4~6月后选择手术治疗。

3.食管穿孔　①及时诊断,争取在破裂后12h内进行修补,如不能及时手术,应立即安置胸腔闭式引流,尽量减少污染源,应用有效抗生素,积极抗休克,补足血容量,纠正水、电解质紊乱,维持心肺功能等。②破裂时间并不是决定手术成功的唯一因素,超过时间的穿孔亦应争取在彻底清创的条件下完成食管破裂的修补。③对晚期病例,破口大,胸腔感染严重而不能修补或情况差不能耐受手术者,可考虑二期手术。④修补方式应根据穿孔的部位、大小、感染程度来选择。⑤颈部食管穿孔以非手术治疗为主,胸段食管穿孔绝大多数需手术治疗,包括早期清创缝合、切开引流及食管重建手术。

第十三节 胸导管损伤

闭合性及穿透性胸部创伤均可引起胸导管损伤,导致乳糜胸。胸导管的主要生理功能是输送消化过的脂肪、蛋白质。大约进食脂肪的60%是通过淋巴管输送的,胸导管内淋巴的总蛋白含量约为血浆的一半。另外乳糜液中还含有大量淋巴细胞、多种脂溶性维生素、各种抗体、酶和电解质等。

(一)病因

手术所致胸导管损伤是胸导管损伤的主要原因,约占50%以上,其次为创伤性损伤。几乎所有开胸手术均有可能发生乳糜胸,胸导管损伤最多的手术是食管手术。穿透性损伤如颈胸部锐器伤、枪弹穿透伤、爆炸伤等可损伤胸导管及其分支,但由于多数有严重合并损伤,从而掩盖胸导管损伤,早期不易被发现。胸部闭合性损伤如爆震伤、挤压伤、钝器打击伤、高处坠落伤等也可造成胸导管损伤。有时由于饱餐后胸导管充盈时剧烈咳嗽、呕吐等或下胸部受剧烈暴力,由于膈肌角的剪力作用,也可导致胸导管破裂。

(二)病理

1. 机体代谢紊乱 胸导管内淋巴流量为每小时60~195mLD由于大量乳糜液流入胸腔,每日乳糜液丢失量可达2000~3000mL,如不及时阻止乳糜液丢失,补充乳糜液之重要成分,必然迅速导致机体代谢紊乱。

2.心肺功能障碍 由于胸腔积聚大量乳糜液,形成大量纤维素沉着,严重压迫肺致肺萎陷,引起呼吸困难。加上纵隔移位,胸腔负压改变,静脉回流受阻,回心血量不足,出现低血压或休克,加重缺血缺氧,可致呼吸循环功能障碍。

(三)临床表现

原发伤特有的症状和体征外,还有乳糜胸引起的压迫症状和乳糜液大量丢失的症状,如严重脱水、电解质紊乱、酸碱平衡失调、严重营养障碍以及免疫力下降、呼吸困难、心悸甚至休克等,可出现全身衰竭或严重感染而死亡。

(四)诊断

早期及时诊断胸导管损伤比较困难。

1.有明确的外伤史或手术史 颈胸部创伤或手术后1~3d胸腔引流液逐日增多,尤其进食后引流出乳白色胸液,每天在2000mL以上者。

2.X线胸片 大量胸腔积液或纵隔包裹性积液。

3.胸液量和性状改变 胸腔引流出大量乳白色液体,无味,无细菌生长,碱性,在液体上层可见油脂,加入乙醚震荡后立即变澄清,口服脂染料后乳糜着色,苏丹01染色涂片显微镜下观察可见大量脂肪球等。

(五)治疗

1.保守治疗　在胸导管损伤早期或引流液量少,患者一般情况好时可采取保守治疗,包括禁食或低脂、无脂饮食和放置胸腔闭式引流管、呼吸机支持等

2.手术治疗　凡经保守治疗无效者均应考虑手术治疗。手术时机的选择视患者当时具体情况而定,只要连续动态观察数日每日引流量无减少趋势,病人出现明显消耗,均需及时手术治疗。为了便于术中寻找胸导管瘘口,术前可进食牛奶、从胃管注入亲脂染料等办法来及时发现破口。手术方法应选在患侧,若能找到瘘口,在其两端用粗丝线做双重缝扎或结扎即可。如无法找到瘘口,可在膈上奇静脉和主动脉间大块结扎或缝扎胸导管。

第十四节　胸内异物存留

胸内异物存留是指由创伤所致的外源性致伤物穿透胸壁而停留于胸腔内。可造成胸腔内组织脏器的进一步损伤而出现严重并发症,如肺脓肿、脓胸、胸腔内致命性大出血等。

(一)病因

以战创伤较为多见,如枪弹、弹片以及由爆炸引起的碎片等。随着工农业生产的发展和交通事故的增多,胸内异物存留的患者在临床上也常能见到。

(二临床表现

视致伤物的类型及大小、损伤部位、合并伤的严重程度等不同而表现各异。轻者可无明显症状而长期生存,重者可出现胸腔内感染或血气胸等表现。特别是由于肺组织的呼吸活动,可致异物移位而造成副损伤,如血管破裂、气管支气管断裂、肺破裂、心脏损伤等,可出现胸痛、呼吸困难、心悸、发绀、休克等表现。

(三)诊断

①病史有明确的外伤史。②X线检查可发现胸内异物,若检查发现液气胸、肺不张、肺实变、肺脓肿等经长期治疗无变化者,应考虑到肺内异物存留的可能。

(四)治疗

异物小,未在重要脏器附近,估计手术取出有一定困难,可观察。如异物大,位于重要脏器附近,形状不规整、有咯血,异物移动可造成胸内脏器的继发损伤危险,应早期手术治疗。手术方式取决于异物存留的部位、多少和患者的具体情况而定。

第十五节　心脏创伤

心脏创伤(cardiac trauma)可分为纯性心脏损伤(闭合性)和穿透性心脏损伤(开放性),可引

起心包损伤、心肌挫伤、心脏破裂、心内结构损伤和大血管破裂等。钝性心脏损伤多系胸部撞击、减速、挤压、冲击等暴力所致,如碰撞、冲击、踢伤、高处跌落等,直接或间接地将心脏压在胸骨和脊柱之间从而引起心脏损伤,损伤严重程度与钝性暴力的撞击速度、质量、作用时间、心脏舒缩时相和心脏受力面积有关。穿透性心脏损伤由枪伤、锐器刺伤和日渐增多的心导管误伤所致,可伤及心肌、心脏瓣膜结构、冠状动脉和大血管也可有异物留存于心脏。

一、心包损伤

心包损伤(pericardiacinjury)主要为心脏的闭合性损伤所致,包括心包挫伤和心包裂伤,如果合并有出血即可出现心脏压塞。如心包裂伤破口较大,可出现心脏疝。

(一)临床表现

单纯心包损伤较轻者临床可无症状,如出现心包炎则可闻及心包摩擦音,心图可见特征性的 ST-T 波形改变,如果合并有心脏压塞,患者血压快速下降,心音遥远,心电图中广泛低电压。严重者出现休克、心脏疝形成及心搏停止等。

(二)诊断

①病史有明确的胸部外伤史。 ②临床症状和体征可表现不一。③影像学检查 X 线摄片心脏形态大小正常不能排除心包积液和压塞,心包积液明显者可出现"烧瓶心";CT 可反映心包积液的程度;床旁超声心动图可早期、准确诊断心包损伤。

(三)治疗

心包损伤早期如无并发症者无须特殊处理。少数晚期如并发缩窄性心包炎则需进行药物或手术治疗。出现急性心包压塞需要立即减压,常用的方法有心包穿刺、经剑突下心包切开、部分或广泛心包切除。

二、心肌挫伤

所有因钝性暴力所致的心脏创伤,如无原发性心脏破裂或心内结构损伤,称为心肌挫伤。心肌挫伤在纯性胸部伤中并不少见,但因常合并其他严重损伤,忽视了心肌挫伤的诊断。挫伤部位易发生于心脏前、侧壁远端和心尖部。常见的致伤原因是心前区受暴力的直接撞击,使胸部受来自前后方对向暴力的挤压或胸部受减速力的作用或急剧的高压气浪或水浪的冲击等造成。

(一)病理

包括心外膜或心内膜下瘀斑、血肿、心外膜或心内膜撕裂、心肌壁全层挫伤等。早期病理改变常与缺血性心肌梗死相似,外观为暗红色出血区,出血吸收,可形成瘢痕,甚至形成室壁瘤。

(二)临床表现

轻度患者可无临床症状。中至重度患者可有心前区疼痛,多为压榨感,似心绞痛症状,持续时间长,但程度有所不同。此外可有右心衰、左心衰、血压降低等。听诊可有心音低钝、心包摩擦音、早搏,少数患者可闻及杂音。

(三)诊断

1.病史　有明显的胸部创伤史,特别是有心包损伤、胸壁挫伤、胸骨或肋骨骨折等。

2.临床表现　类似心绞痛症状以及不能解释的呼吸困难或低血压、心包渗出或心包压塞症状和心脏衰竭等。

3.心电图　轻度表现为窦性心动过缓、房性或室性期前收缩。中度表现为室上性心律失常。重度出现窦性心动过速、房性或室性期前收缩、束支传导阻滞或房室传导阻滞、心脏停搏等。

4.心肌酶学　对心肌酶学改变在心肌挫伤诊断中的作用尚存在争议,这是因为骨骼肌和血细胞中分别有这些酶极微量存在而使其特异性不尽如人意。但心肌酶学改变可作为诊断心肌挫伤的参考指标。

5.心脏肌钙蛋白（cardiactroponin,cTn）　cTn 包括心脏肌钙蛋白 T、I、C（cTn-T、cTn-T 和 cTn-C）,临床上主要测定 cTn-T 和 cTn-I。二者是心肌特有抗原,其血清值增高是心肌损伤的特异性标志,且不受年龄、性别、心肌损伤部位和溶栓药物种类的影响。这是目前认为诊断心肌细胞损伤最敏感和最特异的指标。

6.B 超检查　心脏超声可显示心脏在解剖和功能上的改变,是简便、快速而有用的床边无创检查方法。经食管超声心动图较经胸超声心动图(transthoracic echocardiagraphy,TTE)对心、肺挫伤的诊断更有意义,这主要是 TEE 克服了 TTE 某些方面的局限,如不受胸部外伤程度的影响,影像更清晰,观测更全面等。

7.核素　心脏显像技术包括心血池显像和心肌显像。采用核素计算机扫描(ECT)可显示心肌实质、心外膜和心内膜损伤出血的直接证据。

（四）治疗

①卧床休息 2~4 周,严密监测,收入院 24h 进行系列的心电图检查和血清酶学及 cTn 测定。②若血流动力学不平稳或可疑心肌挫伤并发症,应进一步形超声心动图和(或)核素心脏显像检查。③早期纠正低血容量,给予吸氧、适量使用镇痛剂、营养心肌、能量合剂和对症治疗,必要时使用洋地黄类药物及心肌正性肌力药物以及抗心律失常药物。极少数严重低心排血量和室性心律失常病人可使用主动脉内球囊反搏泵治疗。部分合并血栓形成和栓塞者若无禁忌证可给予适量抗凝治疗。若合并室壁瘤形成应行外科手术治疗。

三、心脏破裂

闭合性或穿透性心脏损伤均可引起心脏破裂(cardiac rupture),患者多因心脏破裂导致的大出血或心脏压塞而死亡。个别患者由于心包未破裂或破口很小,使心包内积血无法排出,导致心包腔内压力明显增高,可起到阻止大出血的作用,延长救治时间,因此有少数伤者能及时地被转送到医院。容易发生破裂的部位依次为右心室、左心室、右心房、左心房。心脏破裂可分为两种类型:①创伤后即刻破裂,此类患者常常立即死亡,仅有一小部分人运抵急诊科后尚存活。②创伤后数日由于心肌缺血坏死、软化膨出而破裂。

（一）临床表现

主要表现为失血性休克或心脏压塞症状,如周身冷汗、面唇发绀、烦躁不安、呼吸急促、颈部浅静脉怒张、血压下降、脉搏细速及奇脉等。

（二）诊断

1.病史　有明确的胸部外伤史。对于前胸两侧锁骨中线之间、剑突以上区域的胸部锐器伤应注意心脏破裂的可能。

2.临床症状和体征　主要表现为失血性休克或心脏压塞症状,如出现心脏压塞则可有特征性的 Beck 三联征:①静脉压升高。②心搏微弱,心音遥远。③动脉压降低。

3.心脏超声　在病情容许的情况下可行床旁心脏超声检查,但以不耽误病情救治为准。X线摄片和心电图检查对诊断急性心包压塞几乎没有帮助。

（三）治疗

强调快速救治原则。首先要建立中心静脉通道,保持气道通畅,积极抗休克治疗,迅速抽血配型,充分备血,尽量使患者生命体征平稳,如患者送入急诊室时已出现心脏压塞或失血性休克者,不主张大量扩容,应施行急诊室开胸探查并做心脏修补,切勿过多辅助检查。心房、左心室、右心室前壁的心脏裂口,同时易于处理合并之肺或其他脏器损伤。若伤道至右胸腔或术前估计可能存在大血管损伤或需体外环下手术,可采用正中切口。右前外侧切口仅局限于术前确诊单纯右心房或腔静脉损伤者。裂口修补采用无损伤缝线垫片间断褥式缝合。心脏破口缝合后应常规触摸心壁有无震颤,必要时可行术中或术后心脏彩超检查以便及早发现心内结构损伤。

四、室间隔破裂

闭合性或穿透性心脏损伤均可引起创伤性室间隔破裂,可为原发性损伤或继发的外伤性室间隔缺血坏死,以肌部室间隔破裂最为常见。破裂口可为单个也可为多个。

（一）病理

由于突发性出现室间隔裂口,使左、右心室之间立即产生左至右分流,因此,在胸骨左缘即可闻及粗糙的全收缩期杂音,同时可伴有收缩期细震颤。分流量的多少取决于室间隔破裂口的大小。

（二）临床表现

裂口小者左至右分流量少,血流动力学改变轻,临床症状可不明显。裂口大者可产生大量左至右分流,短期内即可出现急性心力衰竭。

（三）诊断

1.病史　有明显的外伤史。

2.临床症状和体征　典型的室间隔缺损临床症状及体征,严重者出现急性心力衰竭表现。

3.超声心动图检查　可见心室间隔连续性中断,心室水平由左向右分流。

（三）治疗

对于外伤性室间隔缺损,如果缺损较小或没有出现严重心力衰竭及肺水肿症状,可以暂时不予修补缺损,待 2~3 个月后再择期行间隔缺损修补术。小的室间隔缺损也有自行闭合的可能。若缺损较大,出现明显血流动力学障碍则应尽早手术。

五、瓣膜、腱索或乳头肌损伤

闭合性或穿透性损伤均可导致心脏瓣膜结构损伤,包括瓣叶、腱索和乳头肌损伤。瓣膜损伤以主动脉瓣多见,其次是二尖瓣和三尖瓣,肺动脉瓣损伤较少见主动脉瓣的损伤多见于瓣叶交界处的撕裂和瓣环撕脱,二尖瓣损伤以乳头肌和腱索断裂为主,三尖瓣的损伤也以腱索断裂多见。

(一)临床表现

血流动力学改变多为瓣膜关闭不全的表现。病情轻重取决于瓣膜结构和心脏损伤的程度以及是否伴有其他器官损伤。瓣膜损伤严重者,伤员可在短时间内出现症状并可死于急性心力衰竭。瓣膜破裂程度轻,血液反流量少,则延迟或不出现心力衰竭。

(二)诊断

①病史有明确的受伤史。②临床症状和体征有特征性心脏杂音。根据损伤瓣膜的不同,体检发现不同的特征性心脏杂音,主动脉瓣损伤在胸骨左缘第3肋间听到舒张期泼水音,二尖瓣损伤在心尖区听到收缩期杂音,三尖瓣损伤在胸骨左缘和剑突下听到收缩期杂音。③超声心动图检可明确诊断。

(三)治疗

首先应积极药物治疗,改善心脏功能,控制心力衰竭,视病变严重程度和心功能全的情况,决定手术时机。手术方式视损伤具体情况而选择瓣膜成形术或人造心脏瓣膜置换术。如果病情稳定,可以择期(2~3个月后)行主脉瓣和二尖瓣的修补术,修补成功率比较高。三尖瓣损伤一般不会引起心力衰竭,以择期修补手术为主。

六、心脏穿透伤

心脏穿透伤(cardiac penetrate injury)平时多由刃器引起,战时则多由枪弹、弹片伤引起。枪弹引起心脏损伤创口较大,常贯通心脏前后壁引起多心腔的损伤,死亡率显著高于锐器伤。损伤部位以右心室最多,其次为左心室、右心房及左心房。穿透性心脏损伤尤其是枪弹所致伤者大多死于现场,如能存活到达医院及时救治,存活率可达85%~95%。

(一)病理

心脏穿透伤后,由于心内血液迅速外流,可引起失血性休克。但如心包裂口较小或被血凝块堵塞,心包内积血不能及时完全排出,使心包内压力急剧升高,产生心脏压塞,除对心脏出血伤口有一定压迫作用外,也对心脏产生压迫作用,因而引起急性心脏压塞。

(二)临床表现

主要表现为失血性休克和急性心脏压塞。大致可分为以下3种类型:

①亚临床型临:床症状不典型,主要是伤后早期或心脏伤口不大,失血量不多,机体尚可代偿,因此无明显的血流动力学紊乱或心脏压塞表现。②失血休克型:以失血性休克表现为主,病人躁动不安、皮肤苍白、脉搏细弱、血压快速下降等。③心脏压塞型:以急性心脏压塞症状为

主,主要是心包内积血不能及时完全排出,因而产生急性心脏压塞症状和体征。

（三）诊断

①病史有明确的胸部穿透伤史。胸前区靠近胸骨缘和剑突附近上腹部的穿透伤,都应警惕心脏损伤的可能。②临床表现以失血性休克和急性心脏压塞为主。③超声检查病情尚稳定的情况下,可进行床旁心脏超声检查,对心脏损伤的诊断有较大帮助。

（四）治疗

穿透性心脏伤应立即行开胸手术治疗。在积极进行术前准备的情况下,可予给氧、输血、输液、抗休克等综合治疗。因发生在左、右心室的概率较高,所以多采用胸部第4、5肋间前外侧切口,有进胸快、心脏暴露良好及创伤小等特点。切开心包,找到心脏裂口后予以修补。在切开心包时应缓慢,避免因心包内压力突然下降而诱发心跳骤停。小的裂口可直接缝合,大的裂口可采用褥式缝合或加补片缝合,缝合时应贯穿全层以免形成室壁瘤。对于邻近冠状血管的裂口应尤其注意,可作潜行冠状血管下的缝合或加补片褥式缝合,以防损伤冠状血管。对濒死病人可紧急在急诊室手术,不应轻易放弃手术机会。术后应保持呼吸道通畅,维持循环稳定,应用抗生素防治感染。

七、大血管损伤

闭合性和穿透性损伤均可引起大血管损伤(great blood vesselinjury)。由车祸引起的钝性胸损伤中,降主动脉破裂绝大部分位于峡部动脉导管韧带部位。降主动脉破裂在未到达医院前的死亡率为85%,到达医院后经手术治疗的手术死亡率为15%,成功后的截瘫发生率为5%~7%。钝性胸部创伤引起大血管损伤的可能机制是:①减速伤与挤压伤共同作用。②垂直减速,高处跌下。③直接挤压与挫伤。④后仰背部平跌着地,常见于老年人。⑤医源性损伤,随着介入治疗的发展,医源性损伤的发生逐渐增多。

（一）临床表现

①急性失血性休克型临床以失血性休克表现为主。②急性心脏压塞型由于心脏内大血管的损伤出血量大且又猛又急,故临床多表现为急性心脏压塞症状和体征。③临床隐匿型有部分患者临床症状不典型,仅表现为轻度的血压下降、心律失常。原因为创口位于心室部位,伤口较小,可因室壁心肌较厚、局部血栓形成使出血停止。这类患者容易被漏诊,应予重视,并加强病情观察^

（二）诊断

①病史有明确外伤史。②临床表现和体征如失血性休克、急性心脏压塞症状及体征。③超声检查床旁超声检查可为诊断提供重要依据,并可明确有无心内结构损伤。④心包内穿刺或剑突下切开探查如症状不典型,又怀疑心包内大血管创伤者可行心包内穿刺或剑突下切开探查,对诊断和治疗都有帮助。

（三）治疗

准确及时判断伤情,按不同致伤原因和类型处理,尽早手术是提高大血管损伤生存率的关键。手术主要为修补大血管裂口或行人造血管置换术。对高度怀疑有大血管创伤且病情突然恶化者应积极剖胸探查,延误的危害远大于阴性探查。对表现为心脏压塞者,若出现血压持续下降,脉压差进一步减小,应先急诊行剑突下心脏开窗术解除压塞,改善血流动力学,争取抢救时间再进行手术处理。对测不到血压或心跳刚停搏的濒死患者不应放弃救治,及时手术、止血、复苏是抢救成功的关键。术前、术中、术后均应加强抗休克处理,缩短休克时间,防止造成其他器官缺血损伤。

第十六节 胸腹联合伤

胸腹联合伤(thoracoabdominal injuries)是指同一致伤原因导致胸部及腹腔脏器伤,同时伴有膈肌损伤,致伤物入口位于胸部者。如伤口位于腹部,则称为腹胸联合伤。对无膈肌损伤的胸腹伤,则称为胸腹多发伤。严重胸腹联合伤病死率高达20%,严重并发症为27%~43%。胸腹联合伤的伤情严重,容易漏诊,病死率甚高,应引起足够重视。

(一)病因

胸腹联合伤可分为开放性和闭合性损伤,以胸部穿透伤为多见。当胸腹部受到撞击、挤压、坠落、枪弹穿透伤、爆炸物碎片、锐器穿通伤时均可发生。利器穿透伤时为利器在损伤胸内脏器后直接穿透膈肌、腹内脏器,此后随胸、腹腔内的压力差而可以发生膈疝。由于受损的器官多是大脏器住住引发大出血、休克而危及生命。闭合性损伤在胸部脏器受损伤的同时,能使膈肌横跨的自然长度突然变短,而与此短长度相垂直的方向使膈肌突然拉长,膈肌位置上的内径这种突然变短变长的瞬间急变产生一种剪应力,导致抗牵拉力较薄弱的膈肌中心腱破裂,暴力产生的冲击通过破裂处直接损害腹腔脏器。

(二)病理

由于胸腔与腹腔的完整性和稳定性遭到破坏,加之大量失血和剧烈的疼痛,导致呼吸和循环功能的严重紊乱。同时由于膈肌破裂,膈肌运动功能丧失,严重威胁呼吸和循环功能,并随着胸廓运动,损伤膈肌成为开放活瓣,成为腹腔内实质脏器损伤出血或空腔脏器破裂消化液进入胸膜腔的通道。因此,膈肌破裂不仅严重损害呼吸、循环功能,而且增加胸膜腔污染和发生脓胸的危险。常伴肋骨骨折、血胸及血气胸、肝脾破裂等。

(三)临床表现

根据胸、腹部脏器损伤情况而定,以呼吸和循环功能障碍为主。患者可因胸廓损伤、肺挫伤、疝入胸腔内的脏器压迫肺组织、膈肌损伤和血气胸等使呼吸运动受限,发生肺不张和肺部感染,甚至发展为急性呼吸窘迫综合征。张力性气胸、胸腹腔内脏损伤出血、心脏压塞、纵隔及腹膜后巨大血肿等均可造成循环功能障碍。胸部损伤的临床表现有呼吸困难、胸痛、胸闷、发绀、反常呼吸、休克及胸颈部皮下气肿等。腹部实质性脏器损伤主要表现为内出血和失血性休克,空腔脏器损伤则出现急性腹膜炎的表现和中毒性休克。

（四）诊断

1.病史 有明确的外伤史,应注意锐器伤伤口的方向及深度,子弹的入出口及弹道的走行,患者受伤时的体位,体内异物的位置。闭合性损伤应了解外力的大小及作用的部位。

2.临床症状 可表现不一,主要以呼吸和循环功能障碍为主。

3.胸膜腔穿刺、心包腔穿刺以及腹腔穿刺术 是简便而又可靠的诊断方法。若胸腔引流液中,有胆汁或胃肠液或胸部伤口有大网膜脱出可明确诊断为胸膜联合伤。

4.影像学检查 B超、X线和CT检查可发现肋骨骨折、气胸、血胸、肺挫伤、心包积液、肝脾破裂、腹腔积血等。

5.电视胸腔镜 可对膈肌或胸腹联合伤的患者提供剖胸探查的确切依据,减少胸腹联合伤因诊断不明而进行不必要的手术探查。

（五）治疗

1.急救 如有胸部开放性损伤,应立即关闭胸部伤口。有气胸和血胸者,应尽快行胸腔闭式引流或胸腔穿刺术。如怀疑急性心脏压塞,立即行心包腔穿刺术减压,争取抢救时间。如有休克表现应快速建立静脉通道,输血、输液、注射升压药物纠正休克,同时清除呼吸道污物,保持呼吸道通畅,并给予吸氧,必要时行气管插管或气管切开,同时尽快作好术前检查和准备工作。

2.手术 对胸腹合并伤患者,首先应明确是否需要剖胸或剖腹手术治疗。原则上胸部创伤严重,先开胸处理胸部创伤。腹部创伤严重,则剖腹探查先处理腹腔内脏器损伤。胸腹部创伤均严重,可同时分别开胸、开腹处理胸、腹内损伤。胸腹联合切口创伤大,对呼吸的影响较大,应尽可能避免采用。对于损伤的脏器,应尽最大的努力进行保留,决不能轻易切除。修复撕裂膈肌,对疝入器官经充分止血修补,严重者经部分切除后可还纳入腹腔,但对于疝内容物巨大如餐后胃还纳困难时,可先行胃切口减压后再还纳,既可防止腹胀对呼吸循环的影响,又可防止呕吐误吸引发窒息。术后应严密观察病情变化,禁食,持续胃肠减压,输血,补液,维持水、电解质平衡,保持胸腔闭式引流通畅,应用大剂量广谱抗生素防治感染。

3.损伤控制性手术 当胸部严重创伤、出血,尤其是合并代谢性酸中毒、低温、凝血功能障碍时,患者难以承受时间较长的手术,但由于存在必须手术处理的外科情况,损伤控制技术则尤显重要。具体内容包括:①立即手术,用最简单的方法控制出血和污染。②重症监护室的复苏,包括纠正低温、纠正凝血障碍和酸中毒,呼吸支持。③当患者生理条件允许时实施确定性手术。

第十五章　腹部损伤

（王秉钧）

第一节　腹部损伤总论

发生率平时约占各种损伤的 0.4%~1.8%；战时约占战伤的 5%~8%。死亡率高达 10~20%，与伤后至确定性手术时间有密切关系，伤后 2h 内获得正确治疗者，90% 可望治愈，随着时间的延迟，死亡率明显增加。闭合性损伤可以仅仅损伤腹壁，同时可能伤及内脏。临床上开放性损伤由于存在伤口，多能做出明确诊断，而闭合性损伤要确定是否合并有内脏损伤则有一定的困难。闭合性腹部损伤与开放性腹部损伤比较，具有更为重要的临床意义。原因在于因体表无伤口，确诊难度大，有可能贻误手术时机，导致严重后果。开放性损伤常常由锐器伤所引起，闭合性损伤常见致伤原因为钝性的暴力。损伤常常可以合并相邻器官的损伤。诸如脾脏、肝脏、肾脏、胃、小肠及结肠等等。与此同时有些损伤可以同时出现多个脏器和多个系统的损伤。腹部创伤同时合并身体其他部位损伤，如合并颅脑损伤，胸部损伤，脊柱四肢损伤等。此型损伤伤情复杂严重，诊断与治疗均较困难，死亡率高，要求多科室协作，共同处理。腹部损伤后的病理主要体现在损伤后的感染和损伤后出血引起的失血性休克而危及生命。上述的腹部创伤是狭义的腹部损伤，腹部损伤广义上的还包括，腹部疝引起的机体损伤；感染和肿瘤引起的机体损伤；胃扭转、肠系膜扭转、急性胃黏膜病变等等。

一、定义和基本概念

早期正确的诊断和及时合理的处理，是降低腹部创伤死亡的关键。单纯的腹膜损伤极少发生。壁层腹膜和后腹膜的损伤常伴有腹壁或腹膜后其他组织的损伤，而脏层腹膜的损伤则常伴有腹内肝脾实质性脏器和/或胃肠等空腔脏器损伤。壁层腹膜损伤为腹壁的损伤，而脏层腹膜的损伤就是腹内空腔脏器的破裂穿孔或实质性脏器的破裂出血。单纯的后腹膜损伤极少发生，损伤在早期无腹膜刺激症状，甚至剖腹探查时如不仔细检查，也难以如实发现。腹部开放性损伤：利器损伤则无例外地会造成开放性损伤。在开放性损伤中，凡壁层腹膜已有破损者称为穿透伤，其中95%以上并有内脏损伤，而大小肠的损伤又占内脏损伤的半数以上。虽为开放性损伤，但壁层腹膜仍然完整者称为非穿透伤。这类损伤较少见，但必须注意腹内脏器由于暴力的影响偶尔也有损伤的可能。

二、腹部损伤分类

1.腹部损伤的分类　腹部损伤按照是否穿透腹壁、腹腔是否与外界相通可分为开放性和闭合性两大类；开放性损伤有腹膜破损者为穿透伤（多伴内脏损伤），无腹膜破损者为非穿透伤（偶伴内脏损伤）；其中投射物有入口、出口者为贯通伤，有入口无出口者为盲管伤。闭合性损伤可能仅局限于腹壁，也可同时兼有内脏损伤。此外，穿刺、内镜、灌肠、刮宫、腹部手术等各种诊疗措施导致的腹部损伤称为医源性损伤。

（1）开放性腹部损伤：致伤原因多为枪弹，利器。对于开放性的腹部损伤，若已有内脏从伤口突出或见有大量渗液、出血、表明腹膜已被穿透同时也可以有内脏的损伤，一般比较容易诊断。

穿透伤：存在出口和入口者为贯通伤，仅有入口而无出口者为盲管伤。开放性损伤中伴有腹膜损伤者称为穿透伤。

非穿透伤：开放性损伤中无腹膜损伤者称为非穿透伤。

（2）闭合性损伤：致伤原因多为碰撞，挤压，高处坠落，殴打等钝性暴力。

局限性腹壁损伤：闭合性腹部损伤有时可以仅仅损伤腹壁。

合并腹部脏器损伤：腹部闭合性损伤要确定是否合并内脏损伤有一定的困难。

（3）医源性损伤：腹腔穿刺，内镜检查，钡剂灌肠，妇科刮宫，腹部手术等原因所致损伤。

2.腹部损伤的病因

开放性损伤常由刀刃、枪弹、弹片等利器所引起，闭合性损伤常系坠落、碰撞、冲击、挤压、拳打脚踢、棍棒等钝性暴力所致。无论开放或闭合，都可导致腹部内脏损伤。常见受损内脏在开放性损伤中依次是肝、小肠、胃、结肠、大血管等；在闭合性损伤中依次是脾、肾、小肠、肝、肠系膜等。胰、十二指肠、膈、直肠等由于解剖位置较深，损伤发生率较低。

3.腹部损伤的临床表现：轻重各异、疼痛类型各异、伴随症状各异。

（1）实质脏器：内出血、腹膜后出血（休克）、腹痛与腹膜炎体征、体征最明显处一般即损伤所在、肩部放射痛、腹部包块、移动性浊音、血尿可提示损伤部位；

（2）空腔脏器：弥漫性腹膜炎、腹胀、气腹、感染性休克（相对较晚）、睾丸阴囊血肿和阴茎异常勃起。

4.腹部损伤的诊断思路

穿刺伤诊断应注意：穿透伤的入口或出口可能不在腹部而在胸、肩、腰、臀或会阴等处；有些腹壁切线伤虽未穿透腹膜，但并不排除内脏损伤的可能；穿透伤的入、出口与伤口不一定呈直线，因受伤时的姿势与检查时可能不同，低速或已减速投射物可能遇到阻力大的组织而转向；伤口大小与伤情严重程度不一定成正比；有无内脏损伤：详细了解受伤史；重视观察基本生命体征；全面而有重点地体格检查；进行必要的实验室检查。

通过检查如发现下列情况之一者，应考虑有腹内脏器损伤；早期出现休克征象者，尤其是出血性休克；有持续性甚至进行性加重的腹部剧痛伴恶心、呕吐等消化道症状者；有明显腹膜刺激征者;有气腹表现者;腹部出现移动性浊音;有便血、呕血或血尿者;直肠指诊发现前壁有压痛或波动感或指套染血者;什么脏器受到损伤:首先确定是哪一类脏器受损,然后考虑具体脏器和损伤程度;有恶心、呕吐、便血、气腹者多为胃肠道损伤,再结合暴力打击部位、腹膜刺激征最明显的部位和程度,可确定损伤在胃、上段小肠、下段小肠或结肠;有排尿困难、血尿、外阴或会阴部牵涉痛者,提示泌尿系统脏器损伤;有膈面腹膜刺激表现同侧肩部牵涉痛者,提示上腹脏器损伤,其中肝和脾的破裂为多见;有下位肋骨骨折者,注意肝或脾破裂的可能;有盆骨骨折者,提示有直肠、膀胱、尿道损伤的可能;是否有多发性损伤:各种多发损伤可能有以下几种情况,腹内某一脏器有多处损伤;腹内有一个以上脏器受到损伤;除腹部损伤外,尚有腹部以外的合并损伤;腹部以外损伤累及腹内脏器。

诊断困难情况下需要进行其他辅助检查:诊断性腹腔穿刺术和腹腔灌洗术;X线检查;超声检查;CT检查;诊断性腹腔镜检查;其他检查:MRI、MRCP。

进行严密观察:观察内容包括,每15~30min测定一次血压、脉率和呼吸;每30min检查一次腹部体征,注意腹膜刺激征程度和范围的改变;每30~60min测定一次红细胞、血红蛋白和红细胞比容,了解是否有所下降,并复查白细胞数是否上升;必要时可重复进行诊断性腹腔穿刺或灌洗术、超声等。

剖腹探查:出现以下情况时,应考虑有内脏损伤,及时手术探查。

全身情况有恶化趋势,出现口渴、烦躁、脉率增快或体温及白细胞计数上升或红细胞计数进行性下降者;腹痛和腹膜刺激征有进行性加重或范围扩大者;肠鸣音逐渐减弱、消失或腹部逐渐膨隆;膈下有游离气体,肝浊音界缩小或消失,或者出现移动性浊音;积极救治休克而情况不见好转或继续恶化者;消化道出血者;腹腔穿刺抽出气体、不凝血、胆汁、胃肠内容物等;直肠指诊有明显触痛。

5.腹部损伤的处理

(1)对于已确诊或高度怀疑腹内脏器损伤者的处理原则是做好紧急术前准备,力争早期手术,如腹部以外另有伴发损伤,应全面权衡轻重缓急,首先处理对生命威胁最大的损伤;

(2)内脏损伤的伤者很容易发生休克,故防治休克是治疗中的重要环节;

(3)麻醉应选择以气管内插管麻醉比较理想;

(4)切口选择常用正中切口;

(5)有腹腔内出血时,开腹后应立即吸出积血,清除凝血块,迅速查明来源,进行处理;

(6)如果没有腹腔内大出血,则应对腹腔脏器进行系统、有序的探查。探查次序原则上应先探查肝、脾等实质器官,同时探查膈肌、胆囊等有无损伤。接着从胃开始,逐段探查十二指肠第一段、空肠、回场、大肠以及其系膜。然后探查盆腔脏器,再后则切开结肠韧带显露网膜囊,检查胃后壁和胰腺。如有必要,最后还应切开腹膜探查十二指肠二、三、四段;

6.脾脏损伤的分级

Ⅰ级:脾被膜下破裂或被膜及实质轻度损伤,手术所见脾脏裂伤长度≤5cm,深度≤1cm

Ⅱ级:脾脏裂伤总长度>5cm,深度>1cm,但脾门未累积或脾段血管受累

Ⅲ级：脾破裂伤及脾门部或脾部分离断或脾叶血管受损；

Ⅳ级：脾广泛破裂或脾蒂、脾动静脉主干受损；

7.脾脏损伤的处理

（1）无休克或容易纠正的一过性休克，可在严密观察血压、脉搏、腹部指征、血细胞比容及影响变化的条件下进行非手术治疗。主要措施为绝对卧床休息至少1周，禁食、水，胃肠减压、输血补液，用止血药和抗生素等；

（2）观察中如发现继续出血或发现有其他脏器损伤，应立即中转手术；

（3）彻底查明伤情后可能保留脾者（主要是Ⅰ、Ⅱ级损伤），可根据伤情，采用生物黏合止血、物理凝固止血单纯缝合修补、脾破裂捆扎、脾动脉结扎及部分脾切除等；

（4）脾中心部碎裂，脾门撕裂或有大量失活组织，高龄及多发伤情况严重者需迅速施行全脾切除术；

（5）在野战条件下或原先已呈病理性肿大的脾发生破裂，应行脾切除术；

（6）形成的局限性水肿发展为延迟性脾破裂，此种情况应切除脾脏。

8.肝脏损伤的分级

Ⅰ级：肝实质裂伤深<1cm，范围小，含小的包膜下血肿；

Ⅱ级：裂伤深1~3cm，范围局限，含周围性穿透伤；

Ⅲ级：裂伤深>3cm，范围广，含中央型穿透伤；

Ⅳ级：肝叶离断、损毁，含巨大中央型血肿；

Ⅴ级：肝门或肝内大血管或下腔静脉损伤。

9.肝损伤的手术治疗

（1）暂时控制出血，尽快查明伤情。手术切口应足够大，充分显露肝脏，阻断入肝血流，吸尽腹腔内积血。在正常人，常温下阻断入肝血流的安全时限可达30min左右；肝有病理改变（如肝硬变）时，不要超过15min。迅速剪开肝圆韧带和镰状韧带，在直视下探查左右半肝的脏面和膈面。显露第二或第三肝门。如果在入肝血流完全阻断情况下，肝裂口仍有大量出血，说明有肝静脉或腔静脉损伤。以纱布垫填塞伤口，压迫止血，并迅速剪开受伤侧肝的冠状韧带和三角韧带予以查清。

（2）清创缝合术：单纯裂伤，裂口深度小于2cm。彻底清创和止血，出血和断裂的胆管逐一结扎。

（3）肝动脉结扎：如果裂口内有不易控制的动脉出血，可以结扎肝固有动脉及其分支。

（4）肝切除术：如有粉碎性肝破裂或肝组织挫伤严重的病人，可将损伤的肝组织整块切除或肝叶切除术，尽可能地保留健康肝组织，切面的血管和胆管均应妥善结扎；

（5）纱布填塞法：在无条件进行上述手术，创口内填入大网膜、明胶海绵、氧化纤维或止血粉以后，纱条填塞另戳孔引出，手术后5d起每日抽一段，7~10d抽完。

（6）肝损伤累及主肝静脉或下腔静脉的处理：通常需扩大，或者胸腹联合切口以改善显露，采用带蒂大网膜填塞后，用粗针线将肝破裂伤缝合、靠拢。如此法无效，则需实行全肝血流阻断后,缝补静脉破损口。较大的血管(门静脉、肝静脉)支或肝管损伤需进行修补手术。

(7)在创面或肝周留置引流,以引流出渗出的血液和胆汁。

三、腹部损伤外科相关解剖生理概要

腹壁解剖:壁为围绕整个腹腔的组织,分为前、后、顶、底,顶部为横膈,底部是盆腔。

腹前外侧壁上界:剑突、肋弓、第11、12肋游离缘,第12胸椎棘突;腹前外侧壁下界:耻骨联合上缘,两侧的耻骨嵴,耻骨结节,腹股沟,髂嵴,第五腰椎棘突。

九分区:前腹壁可以用两条横线和两条垂直线分成9个区。一条横线连接两侧肋弓下缘,另一条横线连接两侧髂嵴上缘。两条垂直线分别通过左,右锁骨中线和左,右腹股沟韧带中点。分成左、右季肋部,左、右腰部,左、右腹股沟部,上腹部,脐部,下腹部。

四分区:也可通过脐的横线和垂直线分为左、右上腹部和左、右下腹部。

右上腹腹内脏器投影:肝、胆囊、幽门、十二指肠、小肠、胰头、右肾、右肾上腺、结肠肝曲、升结肠、部分横结肠、腹主动脉。

右下腹腹内脏器投影:盲肠、阑尾、部分升结肠、小肠、膨胀的膀胱、增大的子宫、女性的右侧输卵管和卵巢、男性的右侧精索、右输尿管。

左上腹腹内脏器投影:肝左叶、脾脏、胃、小肠、胰体、胰尾、左肾、左肾上腺、结肠脾曲、部分横结肠、腹主动脉。

左下腹腹内脏器投影:乙状结肠、部分降结肠、小肠、膀胱、左输尿管、增大的子宫、女性的左侧输卵管和卵巢、男性的左侧精索、左输尿管。

腹前壁结构还有特殊的腹股沟区的解剖:腹股沟区腹壁层次由浅入深分为如下几层:腹内斜肌在腹股沟区起自腹股沟韧带的外侧1/2层。

皮肤、皮下组织浅筋膜:浅筋膜浅层为又称Camper筋膜;浅筋膜深层则为Scarpar筋膜、深筋膜。浅筋膜浅层Camper筋膜与股部相连;浅筋膜深层Scarpa筋膜膜附于阔筋膜,与阴囊肉膜、会阴浅筋膜相连。浅筋膜深面有腹壁浅动脉和旋髂浅动脉;静脉包括胸腹壁静脉、腹壁浅静脉、旋髂浅静脉,在浅筋膜内吻合成网。

腹外斜肌:腹内斜肌在髂前上棘与脐之间连线以下移行为腱膜,即腹外斜肌腱膜。腹外斜肌腱膜下缘在髂前上棘至耻骨结节之间向后、向上反折、增厚,形成腹股沟韧带。韧带内侧端小部分纤维继续向后,向下转折形成陷窝韧带,又称为腔隙韧带,填充腹股沟韧带和耻骨梳之间的交角,其边缘呈弧形,成为股环的内侧缘。陷窝韧带向外侧延续的部分附着于耻骨梳,成为耻骨梳韧带又称为Coopers韧带。腹外斜肌腱膜纤维在耻骨结节上方形成一个三角形的裂隙,即腹股沟外环又称为浅环或皮下环。这些韧带在腹股沟疝传统的修补手术中极为重要。腱膜深面与腹内斜肌之间有髂腹下神经及髂腹股沟神经通过。

腹内斜肌和腹横肌:腹内斜肌在腹股沟区起自腹股沟韧带的外侧1/2。肌纤维向内下走行,其下缘呈弓状越过精索前上方,在精索内后侧止于耻骨结节,腹横肌在腹股沟区起自腹股沟韧带外侧1/3,其下缘也呈弓状越过精索上方,在精索内后侧与腹内斜肌融合形成腹股沟镰即联

合腱,止于耻骨结节。腹内斜肌和腹横肌走行的血管有,旋髂深动脉、静脉,肋间后动脉、静脉,肋下动脉、静脉。腹内斜肌和腹横肌走行的神经有第 7~11 对肋间神经、肋下神经。

腹横筋膜:位于腹横肌深面。腹横筋膜在腹股沟区的外侧附 1/2 着于腹股沟韧带,内侧 1/2 附着于耻骨梳韧带。腹横筋膜至腹股沟韧带向后的游离缘处加厚形成髂胫束。在腹股沟韧带中点上方 2cm 处腹壁下动脉外侧,男性的精索和女性的子宫圆韧带穿过腹横筋膜形成一个卵圆形裂隙,我们常常称之为腹股沟内环又叫深环或腹环。腹横筋膜由此向下包绕男性的精索,形成精索内筋膜。内环内侧的腹横筋膜较厚,我们称为凹间韧带。在腹股沟内侧 1/2,腹横筋膜还覆盖股动脉和股静脉,并在腹股沟韧带后方伴随这些血管下行至股部。

腹直肌:深面有腹壁上、下动脉、静脉。肌间结构形成腹直肌鞘、腹白线、脐环。

腹膜:外脂肪、壁层腹膜。

腹股沟管解剖:直疝三角(Hesselbach 三角,海氏三角)。

体表标志:髂嵴,髂前上棘、髂结节。耻骨联合上缘,膀胱顶。耻骨结节外上 1.2cm,皮下环。半月线,Murphys 点,前肾点。脐,平 L3、4 第 10 胸神经。幽门平面,L1 下缘、第 9 肋软骨前端,幽门与胆囊底。

腹股沟韧带中点上方 1.5cm 处长约 4~5cm 斜行肌间裂隙。其内穿行物,有男性的精索和女性为子宫圆韧带,髂腹股沟神经、生殖股神经。

腹股沟管四壁:前壁系腹外斜肌腱膜及腹内斜肌起始部;后壁由腹横筋膜和腹股沟镰构成;上壁由腹内斜肌和腹横肌的弓状下缘组成;下壁由腹股沟韧带构成。

腹股沟管两口:内口又称腹股沟深环系腹横筋膜向外的突口;外口又称腹股沟浅环,是腹外斜肌腱膜的裂口。

腹股沟三角(Hesselbach 三角):由腹直肌外缘、腹股沟韧带腹壁下动脉分界。

1.腹部常用手术切口选择

一般说来对手术切口的要求要符合如下几个要求:首先能够提供良好的手术野,即便于显露相关的脏器,又便于手术操作,要达到这一要求切开部位应该靠近损伤部位,切口的长度应足够长,能够通过术者的手部操作和器械的操作。腹部探查的切口长度通常需要 12~15cm,不得不提的是手术野的暴露需要良好的麻醉,如若不然,即便切口足够长,手术野的显露和手术操作也将很困难;另外手术切口的选择还应该考虑方便手术切口的延长,而又不影响腹壁的强度;第三点需要注意的是尽可能地减少损伤,特别是神经血管的损伤,便于切开和关腹,保持腹壁具有一定的强度。横切口与直切口比较具有很多优点切口不损伤神经,和肌膜,切断的肌肉愈合后只不过形成一个肌划,不影响其功能,因此手术后发生切口哆开和切口疝等并发症的概率较小。而且横切口在缝合时肠曲很少突出切口,便于缝合。因为沿着皮纹切开,切口张力较小,术后咳嗽时牵拉引起的疼痛感相对轻微,所以瘢痕不明显,肺部很少出现并发症。但是横切口与直切口比较,不足之处也明显。横切口的操作费时,对上腹部手术野暴露不如直切口充分。横切口因为不能提供良好的显露和探查,而腹部损伤的患者,病情往往复杂,需要充分的显露和探查,否则可能漏诊,加之病情往往危重,需要争分夺秒,因此不能明确损伤部位时,很少被采用。而对于术前诊断明确的上腹部病变患者或择期手术的平诊患者来说,横切口是个不错的选择。

正中切口:经腹白线进腹。由浅到深,经皮肤、浅筋膜、腹白线、腹横筋膜、腹膜外脂肪、壁腹膜,进腹。切口优点包括便捷、损伤小、关腹快捷,术野显露满意。可以解决大部分损伤的修复。但愈合能力差。愈合后的瘢痕较薄弱,瘢痕容易被两侧的腹外斜肌牵拉形成切口疝。切口疝在下腹部发生率比上腹部高。

旁正中切口:切口约在正中线旁 2~3cm。由浅到深,经皮肤、浅筋膜、腹直肌前鞘、腹直肌、腹直肌后鞘、腹横筋膜、腹膜外脂肪、壁腹膜进腹。损伤小,便于延长切口。因其对肌肉和神经几乎没有损伤,腹直肌介于前、后鞘的切开线之间,具有保护作用,可耐受腹腔压力的冲击,因此愈合极佳。其缺点在于对侧的腹腔病变显露欠佳。

经腹直肌切口:与旁正中切口相同,需要劈开腹直肌。暴露好,但损伤较大。探查切口常常可能损伤三根以上的肋间神经。

肋缘下斜切口:剑突下 2cm 沿肋下 2~3cm 斜行向外下。进腹层次与旁正中切口相似。适用于肝、胆、脾脏手术,暴露好,损伤更大。

右下腹斜切口:可经皮肤、浅筋膜浅层、浅筋膜深层、腹外斜肌及腹外斜肌腱膜、腹内斜肌、腹横肌、腹横筋膜、腹膜外脂肪、壁腹膜进腹。损伤较小、便于愈合、即便伤口延长,暴露效果也差。俗称麦氏切口。

2.腹腔解剖概要

腹腔系腹膜折返形成的容纳腹腔脏器的潜在性腔隙,由延续的壁层腹膜和脏层腹膜折返形成所谓的脏层腹膜是指覆盖脏器的那一层浆膜,而壁层腹膜则是指覆盖腹壁内面的那层浆膜。腹膜脏层在腹腔内将内脏器官包裹,将腹部脏器,悬吊、固定于膈肌,腹后壁或盆壁。可形成诸如韧带,系膜和网膜。

正常成人腹腔内约有 100mL 清亮的血浆样液体,主要起润滑作用。正常男性腹膜腔为闭合状态,女性则通过输卵管、子宫、阴道与外界相通。

腹膜腔是人体最大的体腔。通常将它分成腹腔和网膜腔,两者通过网膜孔相通。大网膜由胃大弯及横结肠下垂。胃后壁和大网膜形成网膜腔,又称为网膜囊。大网膜遮盖其下方的脏器、肠管,其内包含有血管网和脂肪组织,活动度很大,当腹腔出现病变,尤其出现炎症时,可以移动到病变部位,包裹病变部位,局限炎症,修复损伤和病变。常见的情况如,胃穿孔,化脓性阑尾炎时大网膜移动到病变部位。根据这一特性,剖腹探查时可以根据大网膜的移动方向迅速地寻找到病灶。腹膜平铺开之后,其面积大约与体表面积相当,大约有 2m²。是受液体张力梯度控制的双向半透膜。腹膜具有的特性有;允许小分子如水电解质、尿素等透过,可以吸收注入腹腔内的等渗盐液,吸收速度大约 30~50mL/h。如果注入高张力,将出现循环的液体进入腹腔的现象,速度大约 300~500mL/h。膈面的腹膜可以通过淋巴系统收集吸收,部分血液。利用腹膜的这一特性,临床上可以设计进行腹膜透析。另外腹膜还有很强大的吸收能力,可以吸收腹腔内的积液、血液,气体。毒素等膈下腹膜的吸收能力最强。腹膜还具有分泌功能,正常情况下分泌少量的液体,含有淋巴细胞、巨噬细胞和脱落的内皮细胞。而在病理状态下,如急性炎症时,腹膜分泌大量的渗出液,第一步稀释毒素,减少刺激。而渗出液中的巨噬细胞将进一步吞噬诸如细菌、异物和损伤的破碎组织细胞,渗出液中含有的纤维蛋白原,通过损伤后的腹膜间质细胞释放的凝血激酶被转化成纤维蛋白,沉积在病灶周围,借以局限、修复病损。而当沉积过度时,形成的纤维粘连,可引起粘连性肠梗阻。正常状态下,这一反应过程可被间质细胞分泌的纤溶酶原激活因子所限制。而病理状态下因为腹膜损伤,或者因为感染,导致纤溶酶原激活因子失活,加上细胞内毒素,细胞因子刺激产生的肿瘤坏死因子,引起腹膜间质细胞释放纤溶酶原激活抑制因子,使得机体内的纤溶酶原激活因子显著减少,而无法限制纤维蛋白的持续产生。虽然纤维蛋白的凝集可将损伤隔离,限制了炎症的扩散,可同时带来的变化可能还包括限制机体清除细菌的作用。为预后粘连性肠梗阻,腹腔脓肿形成埋下伏笔。当腹腔感染严重时,机体的代偿能力不足以抵消感染造成的损伤,腹膜尤其是吸收能力最强的膈下腹膜因吸收大量的毒素,可以造成感染性休克,而剖腹探查,损伤修复,腹腔引流将是挽救生命的不二选择。病情更加危重,无法耐受手术时,床旁 B 超引导下的置管引流,可能给伤患提供复苏的可能。不应轻言放弃。

壁层腹膜和脏层腹膜的神经支配不同,有区别。壁层腹膜由来源于肋间神经和腰神经的周围神经支配,因此对疼痛敏感,可以准确定位。前壁腹膜受刺激时可以导致反射性腹肌紧张,由此可以诊断腹膜炎。而脏层腹膜则由迷走神经和交感神经支配,对牵拉,肠腔压力增高等刺激敏感,对痛觉的定位差,表现为胀痛,刺激强烈时可以引起心率降低、血压下降、肠麻痹。常见的如胆心反射。膈肌的腹膜由膈神经支配,受刺激时可以引起呃逆,肩背部的放射痛。

3.胃的解剖及生理概要

(1)胃的解剖概要:胃位于消化道食管和十二指肠之间,胃有两壁即前壁和后壁,胃大弯、胃小弯和贲门、幽门;胃可以分成六个部分即贲门部、胃底部、胃体部、胃窦部幽门管和幽门部。胃的大部分位于左上腹,贲门位于第 11 胸椎左侧。幽门位于第一腰椎右侧。胃的最上部是胃底,其下界是胃和食管连接的水平线,胃底与食管左缘形成夹角,通常称之为贲门切迹或称之为希氏角(His angle)。胃体在胃的六个部分中最大,位于胃底部和胃窦部之间,角切迹与胃大弯的连线为其下界。角切迹远端至幽门部即胃窦部。大部分胃前壁为肝左叶遮盖,小部分与横膈间接地与肝、膈和腹前壁形成左肝下前间隙。胃大弯通过胃结肠韧带与横结肠相连,而胃后壁与胰腺、左肾、结肠脾曲、脾脏、肝尾状叶、膈脚及后腹膜的神经血管这些被称为胃床的组织比邻。肝胃韧带附着于胃小弯,连接肝和胃。脾胃韧带连接脾脏与胃大弯近端。胃后壁与膈、脾、胰、左肾、左肾上腺、横结肠及其系膜等形成左肝下后间隙。胃大弯下方,有胃网膜左、右动、静脉和附属淋巴结,动脉分别发自脾动脉和胃十二指肠动脉。脾胃韧带中包含有胃短血管和脾淋巴结。胃膈韧带中,无任何血管神经通过,也无明显腹膜皱襞,主要作用为将胃底和贲门固定。在胃的周围韧带内。胃的血供丰富,主要血供由胃小弯侧的胃左动脉和胃右动脉及胃大弯侧的胃网膜左动脉和胃网膜右动脉来提供。来自腹腔干的胃左动脉是胃血供的主要供应血管,在小弯侧分为升支和降支。胃右动脉起自肝固有动脉。胃网膜左动脉起自脾动脉。胃网膜右动脉系胃十二指肠动脉的分支。近端胃的血供有时还可以通过膈下动脉和来源于脾动脉的胃短动脉提供。胃短动脉一般有 4~6 支。胃体后壁上部的血供大约有 6~8 成的人还有胃后动脉提供。一般情况下只要胃大弯和胃小弯的血管弓没有破坏,即便胃大部分血供被阻断,胃的血供亦不受影响。胃的静脉通常与动脉伴行。胃左静脉又叫冠状静脉和胃右静脉汇入门静脉。幽门静脉汇入胃右静脉。幽门静脉是确认幽门的标志。胃网膜左静脉、胃短静脉及胃后静脉汇入脾静脉。胃网膜右静脉汇入肠系膜上静脉。

胃的淋巴引流,胃黏膜下有丰富的淋巴网,其引流常与血管伴行。胃体与贲门引流至胃左及腹腔淋巴结;胃窦部远端小弯侧引流至幽门上淋巴结;胃大弯远侧引流到幽门下淋巴结;胃大弯近端及胃底则引流至胰脾淋巴结。所有引流汇入腹主动脉淋巴结后注入胸导管。

胃的神经支配,支配胃的内脏神经由来自迷走神经的副交感神经和来自腹腔丛的交感神经组成。在胃和食管交界处,左迷走神经位于左前,而右迷走神经则在右后侧。近贲门处,左迷走神经发出肝支入肝,主干沿胃小弯分布,形成 Latarjet 神经的前支,支配胃前壁。其终末分支呈鸦爪状支配胃窦部和幽门部。右侧迷走神经发出腹腔支到腹腔丛,主干沿胃小弯与左迷走神经相对应支配胃后壁。

胃壁的解剖结构,胃壁由内到外分为黏膜层、黏膜下层、肌层和浆膜层。黏膜层由上皮、固有层和黏膜肌层组成。黏膜上皮细胞为柱状上皮细胞。柱状上皮细胞的功能和形态随部位不同而变化。在贲门部,黏膜腺体分支状排列;胃底和胃体部则变成管状;胃窦部则又变成分支状。贲门部腺体主要分泌黏液;胃体部腺体由壁细胞和主细胞组成,分泌胃酸、内因子和胃蛋白酶;贲门和幽门不含壁细胞;胃窦部则含有 G 细胞。通常认为角切迹是胃窦部和胃体部的分界线,胃还有其他的分泌细胞分泌生长抑素的 D 细胞, 分泌 5-羟色胺的嗜铬细胞和分泌功能不祥的 P 细胞 X 细胞。肌层分为三层,内层为斜形平滑肌、中层为环形平滑肌、外层则为纵形平滑肌。

(2)胃的生理概要:胃是具有内分泌和外分泌功能的人体器官。通过分泌和运动完成其功能。分泌的胃酸可以杀死或抑制微生物的生长;胃腔通过分泌和运动,具有储存、混合和部分消化功能;其蠕动通过位于胃大弯中上部的特殊平滑肌组成的起搏点,发放 3 次/分起搏信号而实现,起搏点控制胃的收缩频率、传播方向。速度和强度。使蠕动由近端向远端传递。空腹时胃通过每 1~2h 产生的周期性运动,将胃内容物排空。近端胃主要控制液体食物的排空。远端胃通过胃窦部的收缩排空固态的食物。胃液主要由壁细胞、主细胞、黏液细胞的分泌物和唾液及十二指肠反流液组成。由壁细胞分泌的胃酸是胃液的重要组成部分。胃具有自身保护能力,正常时不会发生自身消化。

4.十二指肠解剖及生理概要

(1)十二指肠解剖概要:十二指肠为小肠的起始部分,在脊柱右侧,第一腰椎平面与胃幽门部相连,呈 C 形包裹胰头后移行至左侧,在第二腰椎平面通过十二指肠空肠曲与空肠相连。

十二指肠球部在前方有与之邻临的胆囊;胆总管、胃十二指肠动脉和门静脉在其后方;肝尾叶、胆囊管及网膜孔在其上方;在下方则为胰头。

十二指肠降部,前方有横结肠及其系膜;后为肾门;内侧为胰头及胆总管;外侧为升结肠。降部管腔后内侧壁有十二指肠纵襞、十二指肠乳头及胆、胰管开口。

十二指肠下部比邻,前方有肠系膜上动脉,后方则为腹主动脉及其右侧的下腔静脉、右侧输尿管;上方有左肾静脉、胰头和胰颈;下方对右侧系膜窦。

十二指肠升部,定位于第二腰椎左侧,并形成十二指肠空肠曲,由十二指肠悬韧带悬吊,为空肠起始部的标志。

胆囊比邻前方为腹前外侧壁;后为十二指肠;上为肝右纵沟前部;下为横结肠。

肝总管由左右两肝管汇合而成。与胆囊管合成胆总管。与肝间形成胆囊三角,胆囊动脉位于胆囊三角内。

脾脏后方有脾肾韧带和前方的脾胃韧带,和上部薄弱的脾膈韧带。切断脾肾韧带,脾即可移动。脾胃韧带内包含胃短血管。脾结肠韧带通常很短。

十二指肠球部:又称十二指肠第一部,长约5cm与胃幽门部相连起自幽门后,向上、至胆囊颈部附近移行为十二指肠第二部。十二指肠球部前壁为十二指肠溃疡穿孔的好发部位。

十二指肠降部:又称为十二指肠第二部,长约7~8cm,胆总管和胰管开口汇合处形成的十二指肠乳头一般位于十二指肠降部的中后壁中点位置,副胰管(Santorini管)位置较高,行胃大部切除时可能损伤。

十二指肠横部:又称十二指肠第三部,长约12~13cm。与十二指肠第二部相连形成的弯曲称为十二指肠下曲,在十二指肠横部远端,有空回肠系膜根部从前跨过。系膜中包含肠系膜上动、静脉。

十二指肠升部:又称十二指肠第四部,自十二指肠横部末端在脊柱的左侧向左上移行至横结肠系膜根部的十二指肠空肠曲,长约2~3cm,在第二腰椎左侧,十二指肠末端突然向左前下弯曲,形成十二指肠空肠曲,由十二指肠悬韧带(Treits韧带)附着。

十二指肠的血供:由来自腹腔干与肠系膜上动脉分支(胰十二指肠上动脉和一十二指肠下动脉)血管供应。十二指肠静脉与十二指肠动脉伴随,后弓静脉在上方汇入门静脉,在下方汇入肠系膜上静脉。

(2)十二指肠生理概要:食物进入十二指肠后,在十二指肠消化蛋白水解产物和淀粉裂解物。十二指肠运动的外在控制由自主神经系统支配。十二指肠的功能主要有碱化食物为食物的消化吸收做准备;对胃液和胆胰液进行内分泌调节;对上消化道的运动进行神经内分泌调节。十二指肠可分泌多种肽类,如促胰液素、胆囊收缩素、肠抑胃肽、生长抑素等。十二指肠收缩的节律取决于肠道平滑肌。临近平滑肌间的电冲动弥散阻力很小,使得电冲动很容易从一个细胞向另一个细胞扩散。电冲动受神经系统和激素的双重调节。十二指肠平滑肌电兴奋中的纵形收缩波,将十二指肠内容物向前推动。

5.胰腺的解剖生理概要

(1)胰腺的解剖概要:胰腺为腹膜后脏器,长条形,横位于后腹壁上部长约12.5~15cm,宽3~4cm,厚1.5~2.5cm;老年时,胰腺萎缩,体积缩小。胰腺分为头、颈、体、尾和钩状突。通常颈部较薄是外科手术切断胰腺部位。

胰头位于十二指肠环内,与十二指肠降部有结缔组织紧密相连,因此外科临床将胰头及十二指肠作为一个整体看待。

胰腺钩突部是胰头下部向左侧突出而形成，胰腺钩突部是胰十二指肠切除的关键部位，有时发生于钩突部的肿瘤,因其包裹肠系膜血管,无法进行手术。

胰颈为连接胰头的狭窄且薄的部分，后方为肠系膜上静脉与脾静脉汇合后形成的门静脉,胰颈后方与静脉之间为疏松的结缔组织,没有重要的血管支相连,容易钝性分离。偶尔有小血管,分离时忌用力分离。

胰体为胰颈向左延伸部分,再延伸移行为胰尾。胰体与胰尾无明确界线。

主胰管又称为 Wirsung 管,起于胰尾,在胰腺中的位置有一定的变化。在体部多靠中央偏后，小胰管呈直角汇入主胰管，主胰管管腔由细变宽，管径一般为 2~3mm，在胰头部可达 3~4mm,正常主胰管可容纳 2~3mL 液体,因此行 ERCP 逆行胰管造影时造影剂剂量不应超过 3mL。如注入量过大可导致胰小管及胰腺实质亦显影,发生医源性胰腺炎和血清淀粉酶增高发生率增高。年轻人主胰管较细、平滑,老年人因胰腺萎缩致主胰管增宽、扭曲。

副胰管,又称为 Santorini 管是背胰的胰管近侧部分的残余,引流胰腺前、上部胰液。胰腺受交感神经和副交感神经的双重支配。交感神经主要控制胰腺的动脉系统,胰腺的血流量;副交感神经传出的纤维止于胰腺腺泡和胰岛细胞,对胰腺内外分泌起到调控作用。胰腺起源于中胚层的原肠。胰腺呈带状,位于第二腰椎平面的上腹中部腹膜后间隙。胰腺部分位于腹膜腔,部分位于腹膜后间隙;部分位于结肠上区,部分位于结肠下区;而且横跨中线向两侧延伸。胰腺通常分为胰头、颈、体、尾和钩状突。胰头被十二指肠环绕,二者结合紧密并有管道联通不可分离,最厚,其下缘的一部分向后,向上突出,止于肠系膜上动脉右缘,包裹肠系膜上血管,形成胰腺的钩状突,此处常有 2~5 支小静脉汇入肠系膜上静脉。胰头后方有远端的胆总管经过胰腺实质进入十二指肠壶腹部。胰腺颈部狭窄,位于肠系膜上静脉的前方,与肠系膜上静脉之间以疏松的结缔组织相连,很少有血管分支,胰腺颈部常常作为手术探查的入路。胰腺体、尾部无明显的分界;胰腺尾部,较薄,与脾门比邻。胰腺前方被腹膜和网膜囊后壁覆盖,胰腺颈部、体部后方为腰椎椎体,位置相对固定,因此腹部损伤时受挤压,损伤的概率较大。当然也因为胰腺位置较深,并且被胃,十二指肠。肝脏、脾脏、肾脏、主动脉和下腔静脉包绕,对胰腺疾病的诊断相对困难。胰腺的血供:胰腺的血供丰富,主要由胃十二指肠动脉、肠系膜上动脉和脾动脉供给。胰腺的静脉与胰腺动脉伴行,引流胰腺实质静脉血最后汇入门静脉。因为胰腺周围有很多大血管,如胰腺头部深面的下腔静脉和肾静脉,胰腺颈部深面的肠系膜上动脉、肠系膜上静脉和门静脉胰腺体尾部深面的主动脉,胰腺上缘深面的脾动脉。当胰腺周围大血管被肿瘤侵犯时导致胰腺肿瘤切除率下降。

胰腺的淋巴回流:胰腺周围淋巴丰富。胰腺头部的淋巴结汇集到胰十二指肠淋巴结,与幽门上下、肝门、横结肠系膜及腹主动脉等处的淋巴结发生关联;胰腺颈部的淋巴结直接回流到肠系膜上动脉附近的淋巴结;胰腺体尾部的淋巴结大部分汇入胰腺上下淋巴结和脾门淋巴结。胰腺的淋巴结引流途径对感染和肿瘤的扩散有重要意义。

胰腺上方的腹腔干:其分支肝总动脉于其上缘右走行;另一分支脾动脉则向左走行,胰腺前缘的横结肠系膜,分隔其前上面对小网膜囊,前下面对结肠下区的小肠系膜窦。

胰腺后方的左右两肾及其间的大血管包括主动脉和肾动脉,下腔静脉和肾静脉,门静脉及其属支也位于胰腺后方,与胰腺之间有丰富的疏松结缔组织,易分离。胰管常常位于腺体中、后 1/3 处。

胰腺的神经支配:胰腺受交感神经和副交感神经双重支配。交感神经主要控制胰腺的动脉系统,影响胰腺的血流量;副交感神经纤维调控胰腺腺泡及胰岛细胞,调节胰腺内分泌和外分泌。

(2)胰腺的生理概要:胰岛由多种细胞构成,正常人体约有 100 万个胰岛主要分布在胰体尾部。胰腺的内分泌来源于胰岛。虽然胰岛仅占胰腺体积的 1%~2%,但是其血供却占胰腺血供的 10%~25%。毛细血管网包裹胰岛及腺泡,形成胰岛-腺泡门脉系统。分泌的激素直接进入门脉系统。胰腺的内分泌激素可以通过局部调节影响胰腺的外分泌功能。组成胰岛的细胞,主要有 4 种:β(B)细胞约占 60%~80%,分泌胰岛素,降低血糖,促进蛋白质和脂肪的吸收;α(A)细胞约占 15%~20%,分泌胰高血糖素,增高血糖,舒张胃、肠平滑肌及 Oddi 括约肌;δ(D)细胞约占 5%~10%,分泌生长抑素,抑制胃肠道的动力及分泌;PP 细胞约占 15%~20%,分泌胰多肽,抑制胰腺的外分泌;还有分泌血管活性肠肽的 D1 细胞;分泌胃泌素的 G 细胞等。

6.小肠的解剖生理概要

(1)小肠的解剖概要:小肠包括十二指肠、空肠和回肠。十二指肠起自胃幽门部,止于十二指肠空肠悬韧带处,全长约 25cm。空肠与回场无明显分界线,近端 2/5 为空肠,远端则为回肠。回肠肠壁较空肠肠壁薄,肠管也细。空肠肠壁较厚,黏膜隆起,形成环形皱襞。回肠肠壁较空肠薄,环形皱襞稀疏。环形皱襞在腹部平片上表现为"鱼骨刺"。小肠的血液供应:空肠和回肠由肠系膜上动脉提供血供。肠系膜上动脉分支包括胰十二指肠下动脉、结肠中动脉、结肠右动脉、回结肠动脉、空回肠动脉。供应小肠的动脉相互吻合形成血管弓。小肠的静脉与动脉伴行,最后汇合成肠系膜上静脉,肠系膜上静脉与脾静脉汇合汇入门静脉。

小肠的淋巴系统:小肠淋巴结丰富,空肠处的淋巴结散在,回肠处淋巴结聚结,形成 Peyer 集结。淋巴液经黏膜内淋巴管汇集,汇入系膜内的淋巴结,经过腹主动脉旁淋巴结,最后汇入乳糜池。

小肠的神经支配:包括交感神经和副交感神经。交感神经兴奋时肠蠕动减弱,血管收缩,当副交感神经兴奋时肠蠕动肠腺分泌增加。交感神经源于腹腔神经丛和肠系膜上神经丛的交感神经节后纤维。副交感神经源于迷走神经。神经沿肠系膜血管分布至肠壁,在肠壁内形成神经丛:即位于肌层的奥厄巴赫(Auerbach)神经丛和位于黏膜下层的麦斯纳(Meissnei)神经丛组成的肠脑。通过肠脑自主控制小肠的电活动和平滑肌收缩。

(2)小肠的生理概要:是食物消化吸收的主要场所。小肠除了汇集来自肝脏和胰腺的富含各种消化酶的消化液之外自身也分泌含有多种消化酶的小肠液。食糜消化成为葡萄糖、果糖、半乳糖、氨基酸和脂肪酸后,在小肠被吸收,小肠还可以吸收电解质和维生素。水分主要在小肠被吸收。正常情况,每天产生消化液约 8000mL,摄入水分约 2000mL,绝大部分在小肠被重吸收,进入结肠的液体只有 500mL。另外小肠还分泌多种胃肠激素,如肠促胰泌素、生长抑素、肠高糖素、胃泌素、胆囊收缩素血管活性多肽。肠壁固有层的浆细胞可以分泌 IgA、IgM、IgE、IgG 等免疫球蛋白。

7.大肠解剖及生理概要

（1）大肠解剖概要：可分为盲肠、阑尾、结肠、直肠和肛管五部分，结肠和盲肠的形态特征是结肠带、结肠袋、肠脂垂。

盲肠位于右髂窝内，与回肠、结肠、阑尾连接。回肠与盲肠交界处，由黏膜和环形肌折叠形成回盲瓣，其功能为防止结肠内容物反流至回肠，控制回肠内容物进入结肠的速度。结肠起自盲肠上端，至第 3 骶椎平面移行为直肠，分为升结肠、横结肠、降结肠、乙状结肠四部分，长 1.5m。升结肠和横结肠交界处的弯曲与肝脏相邻，称为结肠肝曲，横结肠与降结肠交界处处的弯曲则称为结肠脾曲。因为肝脏的体积大于脾脏的体积，所以结肠肝曲的水平位置比结肠脾曲低。升结肠和降结肠为腹膜间位器官，前面及两侧有腹膜覆盖，后壁位于腹膜外，较为固定，一旦穿孔，容易引发腹膜后间隙的感染。盲肠和横结肠及乙状结肠全部位于腹腔内，具有系膜，活动度大。乙状结肠的长度、弯曲、位置个体差异较大。结肠带在乙状结肠逐渐变宽。结肠的肠壁由里向外分为黏膜层、黏膜下层、肌层和浆膜层。结肠外层的纵型肌形成三条纵型的条带即通常所说的结肠带，边缘有脂肪垂附着，结肠带致肠壁呈袋状突起，我们称之为结肠袋。

结肠的血供：右半结肠由肠系膜上动脉提供，左半结肠由肠系膜下动脉供血。静脉与动脉伴行，分别汇入肠系膜上静脉和肠系膜下静脉。肠系膜下静脉汇入脾静脉，而脾静脉和肠系膜上静脉则汇入门静脉。

结肠淋巴组织回盲部最多，乙状结肠次之肝曲和脾曲较少，降结肠最少。结肠的淋巴结分为四组，引流结肠的淋巴液进入结肠上淋巴结，沿途汇入结肠内缘的结肠旁淋巴结，中间淋巴结，中央淋巴结。

支配右半结肠的交感神经来自肠系膜上神经丛，副交感神经来自迷走神经；而支配左半结肠的交感神经则来自肠系膜下神经丛，副交感神经来自于盆腔神经。

（2）大肠生理概要：主要生理功能是吸收水分、储存及转运粪便；也可以吸收葡萄糖、电解质和胆汁酸；分泌碱性黏液，润滑黏膜。同时可分泌多种胃肠激素。

8.肝脏解剖生理概要

（1）肝脏解剖概要：位于右上腹，膈肌下方，受右侧肋弓保护。除裸区外被腹膜覆盖，通过韧带与周围组织固定。韧带包括：左、右三角韧带、镰状韧带、圆韧带、肝胃韧带，肝十二指肠韧带等。镰状韧带延续为三角韧带与膈肌相连，另一端与肝圆韧带相连。肝胃韧带和十二指肠韧带又称小网膜，内含胃左动脉、肝动脉、门静脉、胆总管等。肝圆韧带是胚胎时脐静脉出生后逐渐闭锁而形成，连接于腹前壁和肝脏。

肝脏的血供：肝脏为双重血供。包括入肝和出肝两套血流系统。入肝血流有肝动脉和门静脉，肝脏的出血血流值得是肝静脉系统。肝动脉占入肝血流的 25%，门静脉占 75%。但因肝动脉为富氧血，对肝脏的氧供与门静脉相同，各占 50%。肝动脉大多数起自腹腔干，少数起源于肠系膜上动脉。

肝周围的韧带,共7条,分别是膈面冠状韧带(上、下层)、左右三角韧带、镰状韧带、脏面肝十二指肠韧带、肝胃韧带和肝圆韧带。

肝周围的腹膜腔间隙:右肝上间隙、右肝下间隙、左肝上前间隙、左肝下前间隙和左肝下后间隙。右肝下间隙是在仰卧时腹膜腔在骨盆以上的最低部分,其底为右肾,该间隙亦称为肝肾隐窝。观察左肝下后间隙即小网膜囊,网膜孔是其唯一对外通道,该间隙为最危险间隙。

第一肝门:肝的脏面有左纵沟、右纵沟和介于两者之间的横沟,三条沟呈"H"形。横沟也称肝门或第一肝门,系肝动脉、门静脉和胆总管一同入肝处,在肝内被 Glisson 纤维鞘包裹。

第二肝门:肝脏膈面腔静脉沟的上部,肝左、右和肝中静脉出肝处,肝上下腔静脉形成第二肝门。

肝脏的分叶：目前常使用 Couinand 提出的八段分法。以肝中静脉为界将肝分为左右半肝,右半肝以肝右静脉为界分为右前叶及右后叶;左半肝以肝左静脉分为左内叶和左外叶,以肝裂将左外叶分为Ⅱ段、Ⅲ段;右前叶和右后叶分为Ⅴ段、Ⅵ段、Ⅶ段Ⅷ段;左内叶为Ⅳ段;尾状叶为Ⅰ段。

（2）肝脏的生理概要：肝小叶是肝脏的功能单位,肝小叶以中央静脉为中心。围绕该静脉的单层排列肝细胞形成肝细胞索。肝细胞索之间形成的肝窦是营养物质进行交换和代谢的场所。可称之为肝脏的毛细血管网,其一端与肝动脉和门静脉的分支相交通另一端显然与中央静脉相通。肝脏具有复杂的生理功能,尚没有完全了解其功能,因此人工肝脏目前还无法替代生物肝脏。

分泌胆汁:正常状态每日分泌胆汁 800~1000mL,其中 80% 由肝细胞分泌,20% 由胆管上皮产生。分泌的胆汁经由胆管进入十二指肠辅助脂肪消化及脂溶性维生素 A、D、E、的吸收,参与胆汁的肝肠循环。

代谢功能:三大物质碳水化合物、蛋白质、脂肪的代谢离不开肝脏的参与。糖代谢时,肝脏将三大物质通过糖原合成或糖异生生成糖原,储存在肝脏;低血糖时可将肝糖原转化为葡萄糖,释放入血,氧化供能。蛋白质代谢时,肝脏在蛋白质的代谢中,则通过一系列的酶的参与,产生合成、脱氧、转氨作用。肝脏就目前所知,可合成 17 种血浆蛋白,而其中清蛋白和 α 球蛋白人体中仅能在肝脏合成。肝脏功能不全时其临床表现为血浆蛋白水平下降。机体应激状态下产生的 C 反应蛋白、纤维蛋白原等亦由肝脏合成。机体内的代谢产物如氨可在肝脏内转化为尿素,经肾脏排出。肝脏功能不全时,血氨升高是发生肝昏迷的首要原因。脂肪代谢时,肝脏是胆固醇和胆盐代谢的核心,在各种脂质的稳定中发挥主要作用。维生素的吸收、储存和转运离不开肝脏的参与, 因为脂溶性维生素的吸收依赖于肝脏产生的胆盐的存在。肝脏对一些激素尚有灭活作用。如肝脏功能减退时,对雌激素、抗利尿激素和醛固酮的灭活机能减退,临床上患者可以出现肝掌、男性乳房发育,出现并加重体内水的潴留。

凝血功能:凝血因子Ⅴ、Ⅶ、Ⅲ、Ⅸ、Ⅹ、Ⅺ、Ⅻ均由肝脏产生,维生素 K 在凝血因子Ⅰ、Ⅶ、Ⅸ、Ⅹ的激活过程是必需的,而维生素 K 的吸收必须通过肝脏才能实现。肝脏合成的 11 种蛋白参与凝血过程。

药物和毒素的代谢:肝脏通过第一相反应即通常所说的氧化、降解、水化和第二相反应共轭结合完成针对外源性化合物的代谢。

免疫功能:肝脏内存在的Kupffer细胞通过吞噬作用将进入肝脏内的细菌、抗原抗体复合物等清除。

肝脏的再生功能:肝脏具有强大的再生功能,正常情况下切除肝脏容积的70%~80%,肝脏仍然可以维持正常的生理需求,并逐渐恢复原有的容积。肝脏的再生同年龄、残余肝脏的病理状况、体内存在的前列腺素、血小板源性生长因子、表皮生长因子、肝细胞生长因子等肝脏再生因子密切相关。因为肝脏的再生功能,临床上可以实施大范围的肝叶切除。肝脏对缺氧敏感,因此常温下第一肝门血流阻断的时间每次不宜超过15min,但是可以间歇性的多次阻断。低温下可适当延长阻断时间。当肝脏存在病理状况如肝硬化时,阻断时间应相应的缩短。

9.胆道系统解剖生理概要

(1)胆道系统解剖概要:胆道系统包括肝内胆道和肝外胆道两部分。肝内胆道包括肝段肝管、肝叶胆管和肝内左右肝管。肝外胆道包括肝外左右肝管、肝总管肝内、胆囊和胆总管。

肝内胆道:起始于肝内毛细胆管,汇集成小叶间胆管、肝段胆管、肝叶胆管和肝内左右胆管。肝内胆管的走行与肝内门静脉和肝动脉及其分支伴行,被结缔组织鞘包裹。左右肝管为一级分支,左内叶、左外叶、右前叶、右后叶胆管则为二级分支,肝段肝管为三级分支。

肝外胆道:包括左右肝管、肝总管、胆囊、胆囊管和胆总管。

右肝管:位于肝门横沟的右侧,位置较深,深入肝脏后上方,略短粗、长约1~3cm,由右前叶和右后叶胆管汇集而成,接受来自尾状叶右段及尾叶突的小胆管,与肝总管的夹角较大。

左肝管:位于肝门横沟左侧,多由左外叶胆管和左内叶胆管汇集而成,接受来自尾状叶的左段小胆管,左肝管细长、约2~4cm。肝管常出现变异的情况,有时可见副肝管。以右侧副肝管常见,可以汇入肝管,胆囊管或胆总管。左、右肝管出肝门后汇合、形成

肝总管:左、右肝管出肝门后汇合形成。长2~4cm,直径0.4~0.6cm,位于肝十二指肠韧带内的右前方。下端与胆囊管汇合成胆总管。胆囊管长约3cm,粗约0.3cm。

胆囊:呈梨形,壁薄位于肝脏脏面的胆囊窝内。长约8~12cm,直径约3~5cm,容积约40~60mL,分为胆囊底、胆囊体、胆囊颈三个部分。三者之间无明显界限。胆囊颈部与胆囊管连接处呈囊性扩张形成胆囊颈的壶腹部,也就是我们通常称谓的哈德门袋(Hartmann袋)。是胆囊结石易发生嵌顿的部位,导致急性胆囊炎和胆囊积液。胆囊三角由胆囊管、肝总管和肝下缘构成。胆囊动脉、肝右动脉副肝管通过此区。胆囊管和肝总管夹角上方淋巴结是胆道手术寻找胆囊动脉和胆囊管的重要标志。胆囊动脉,通常源自肝右动脉。

胆囊和胆道的神经来自腹腔神经丛的迷走神经和交感神经,胆囊切除时过度牵拉胆囊致迷走神经兴奋可诱发胆心反射出现胆心综合征。

胆囊管:由胆囊颈延伸形成。大多呈锐角开口于胆总管右侧,常有变异,胆囊管内的黏膜形成5~7个螺旋状皱襞,称为Heister瓣控制胆汁的排放。便于胆汁储藏、浓缩。胆囊管长约3cm,粗约0.3cm。

由胆囊管、肝总管和肝脏下缘构成的三角区域称为胆囊三角(Calot 三角),胆囊三角内有胆囊动脉,肝右动脉等通过。如胆囊管出现梗阻时出现胆囊积液。梗阻的常见原因为炎症和结石嵌顿。

胆总管:由胆囊管和肝总管汇集形成。长 7~9cm,直径 0.6~0.8cm 下端梗阻时,可明显扩张,慢性炎症时可能狭窄。

胆总管可分为四段:

十二指肠上端,自肝总管与胆囊管汇合处开始,止于十二指肠上缘。后方为门静脉,左侧为肝固有动脉。此段胆总管易于显露,常在此段行胆总管切开探查、引流、取石和胆肠吻合术。

十二指肠后段,位于十二指肠第一段的后方。后方为腔静脉,左侧为门静脉和胃十二指肠动脉。

胰腺段,在胰头后方的胆管沟内下行。此段胆总管约 2/3 贯穿腺头部,另外 1/3 沿胰头后沟内下行。上起自胰腺的上缘,下达十二指肠肠壁。此段显露困难,需切开十二指肠外侧的后腹膜,将十二指肠和胰头予以离断并向内侧翻开,才能显露。

十二指肠壁内段,是胆总管穿过十二指肠降部中段以后内侧壁部分。长约 2cm,中部扩大称为 Vater 壶腹,出口处的括约肌 Oddi 括约肌。Oddi 括约肌是调节胆、胰管开放及内压的总括约肌。出口直径约 0.6cm,周围黏膜隆起呈乳头状,称为 Vater 乳头,距幽门约 10cm 约 70%~85%胆总管壶腹部与胰管汇合进入肠管,15%~30%主胰管单独注入十二指肠。控制胆、胰管开放及内压的括约肌分为三部分:胆总管括约肌,胰管括约肌,Oddi 括约肌。单纯切除 Oddi 括约肌,保留胆总管括约肌,一般不会出现肠液反流。即使同时切开部分胆总管括约肌(1.1~1.5cm)也可保留部分控制能力。如果胆总管切开达十二指肠壁以外时,胆道将丧失关闭能力,导致肠内容物反流和逆行感染。

(2)胆道系统生理概要:胆道系统具有分泌、储存、浓缩与输送胆汁的功能。胆汁主要由肝细胞分泌,约占胆汁分泌量的 3/4,其余则由胆管分泌。成人每日分泌的胆汁,其中 97%为水分。其有机成分主要是胆汁酸与胆盐、胆固醇、卵磷脂、胆色素、脂肪酸、酶类等,无机成分有钠离子、钾离子、钙离子、氯离子,碳酸氢根离子和少量的重金属离子如铜离子、锌离子和锰离子等。胆汁的比重约 1.011。pH 值为 6.0~8.8。胆汁的主要生理功能包括中和部分胃酸,为多种消化酶发挥作用提供弱碱性环境;乳化脂肪,在肠道内胆盐与食物中脂肪结合后形成能溶于水的脂肪颗粒被肠黏膜吸收,胆盐可激活和刺激胰脂肪酶的分泌,水解吸收食物中的脂类,促使胆固醇和各种脂溶性维生素的吸收;抑制肠内致病菌生长和内毒素形成;刺激肠蠕动。胆汁的分泌受神经内分泌调节。迷走神经兴奋时,胆汁的分泌增加,交感神经兴奋时,胆汁的分泌减少,促胰液素、胃泌素、胰高血糖素等可促进胆汁的分泌,生长抑素则抑制胆汁的分泌食物进入十二指肠后,刺激十二指肠黏膜分泌促胰液素和促胆囊收缩素,引起胆囊平滑肌收缩和 Oddi 括约肌松弛,导致胆汁分泌增加。正常胆汁中 99%的胆红素是与葡萄糖醛酸结合的水溶性结合性胆红素,非结合性胆红素仅占 1%,结合性胆红素呈黄绿色。胆色素结石形成的主要原因在于各种原因导致游离胆红素增高,游离胆红素与胆汁中的钙结合形成不溶于水的胆红素钙。胆汁酸在肠道内的重吸收有两种方式;结合性胆汁酸在回盲部被主动吸收是一种;另一种是游离性胆汁酸在小肠和大肠通过弥散作用被动重吸收。胆汁酸的重吸收主要依靠主动重吸收。胆汁酸的肠肝循环指的是,肠道吸收的游离性胆汁酸经门静脉重回肝脏,为肝细胞摄取转化为结合性胆汁酸,同重吸收和合成的结合胆汁酸一同进入胆道,通过胆道进入肠道。胆汁酸由胆固醇在肝内合成后随胆汁分泌在胆囊内储存、浓缩,当胆盐的肠肝循环受到破坏,胆汁中胆盐减少或胆固醇增加,则胆固醇易于析出形成结石。

胆管的生理概要,胆管是输送胆汁进入胆囊,胆囊内胆汁进入十二指肠的通道。胆管黏膜上皮细的杯状细胞和黏液细胞具有分泌胆汁的功能。空腹时 Oddi 括约肌处收缩状态,使胆道压力与胆囊内压力处于平衡状态,便于胆汁的储存。进食后,Oddi 括约肌松弛胆道压力下降,平衡受到破坏,胆汁通过胆总管排入十二指肠。

胆囊的生理概要,胆囊黏膜具有吸收功能,吸收肝分泌胆汁中的大部分水分和电解质,浓缩和储存胆汁,胆囊内胆汁可浓缩 5~10 倍;肝细胞和胆管黏膜上皮不断的分泌胆汁,通过体液因素及神经因素排出胆汁进入十二指肠;胆囊黏膜每天分泌 20mL 黏液性物资,主要是黏蛋白,可保护和润滑胆囊黏膜避免胆囊黏膜受胆汁的损伤,使胆汁易于排出。

四、腹部损伤与多发伤

(一)腹部损伤

腹部损伤在多发性损伤中多见。保守治疗可增加危险性。常常需要行剖腹探查术。创伤患者危重且复杂,应抓住主要矛盾边抢救边诊断,尤为重要的一点,就是不要被局部的创伤伤口所迷惑而忽视了危及生命的损伤。

1.腹部损伤的概述

腹部创伤分类与特点腹部创伤可分为开放伤和闭合伤两大类。

开放伤以战时最多见,主要是火器伤引起,亦可见于利器伤所致。如为贯通伤,则有入口和出口,盲管伤只有入口没有出口。开放伤又可分为穿透伤和非穿透伤两类,前者是指腹膜已经穿通,多数伴有腹腔内脏器损伤,后者是腹膜仍然完整,腹腔未与外界交通,但也有可能损伤腹腔内脏器。闭合伤由挤压、碰撞和爆震等钝性暴力之后等原因引起,也可分为腹壁伤和腹腔内脏伤两类。与开放伤比较,闭合性损伤具有更为重要的临床意义。因为,开放性损伤即使涉及内脏,其诊断常较明确。闭合性损伤体表无伤口,要确定有无内脏损伤,有时是很困难的。如果不能在早期确定内脏是否受损,很可能贻误手术时机而导致严重后果。腹部创伤的症状单纯腹壁损伤的症状和体征一般较轻,常见为局限性腹壁肿、痛和压痛,有时可见皮下瘀斑。它们的程度和范围并不随时间的推移而加重或扩大。单纯腹壁损伤通常不会出现恶心,呕吐或休克等表现。伴有腹腔内脏器损伤时,其临床表现取决于受损脏器的性质和受损程度不同而异、大体上说,腹内实质性脏器(肝、脾、肠系膜等)破裂的主要临床表现是内出血,常表现以休克为主,腹内空腔脏器损伤(肠胃、胆囊、膀胱等)破裂的主要临床表现是腹膜炎等。腹部创伤的急救方法腹部创伤伤员的急救与其他脏器伤的急救一样,应先注意检查有无立即威胁生命的情况存在,并应迅速予以处理。首先要注意检查有无呼吸道阻塞和呼吸道机能障碍，清除呼吸道分泌物和异物，维持呼吸道通畅，如有开放性气胸，明显的外出血等立即威胁生命的情况时，应迅速予以处理。四肢如有骨折，在搬动前应初步固定。

休克发生前应积极预防休克，如冬保暖、夏防暑、保持伤员安静，止痛（未明确诊断前，禁用吗啡等止痛剂）和补充液体，当休克发生后，必须快速输血、输液，以尽快恢复血容量，使血压回升，输入的静脉最好先用上肢，因为在腹部伤中，可能有下腔静脉系统的血管损伤，用下肢输血有增加内出血的可能。当发现腹部有伤口时，应立即予以包扎。对有内脏脱出者，一般不可随便回纳以免污染腹腔。可用急救包或大块敷料严加遮盖，然后用军用碗（或用宽皮带作为保护圈）盖住脱出之内脏，防止受压，外面再加以包扎。如果脱出的肠管有绞窄可能，可将伤口扩大，将内脏送回腹腔，因此时的主要矛盾是肠坏死而不是感染。脱出的内脏如有破裂，为防止内容物流出，可在肠破口处用钳子暂时钳闭，将钳子一并包扎在敷料内，随伤员后。如果腹壁大块缺损，脱出脏器较多，在急救时应将内脏送回腹腔，以免因暴露而加重休克。在急救处理同时，应用抗生素如破伤风抗毒素等疑有内脏伤者，一律禁食，必要时可放置胃肠减压管抽吸胃内容物。有尿潴留的伤员应导尿作检查，并留置导尿管，观察每小时尿量。

急救处理后，在严密的观察下，尽快后送，后送途中，要用衣物垫于膝后，使髋膝呈半屈状以减轻腹壁张力，减轻伤员痛苦。伤员应禁食、禁水，但要静脉输入适量的液体和电介质溶液，维持营养和水电介质平衡。

2. 非手术探查的指征　对于无法明确有无腹部内脏损伤而生命体征尚稳定的患者应先行保守治疗而不进行手术探查。

（1）观察项目和要求

①观察：

每15~30min测定一次脉率、呼吸和血压；

每30min检查一次腹部体征，注意腹膜刺激征程度和范围的改变；

每30~60min测定一次红细胞数、血红蛋白和血细胞比容，了解是否有所下降，并复查白细胞数是否上升；

必要时可重复进行诊断性腹腔穿刺术或灌洗术。

②要求：

不随便搬动伤者；

不注射止痛剂；

禁饮食。

（2）观察期间还应进行以下处理

积极补充血容量，并防治休克；

注射广谱抗生素以预防或治疗可能存在的腹内感染；

疑有空腔脏器破裂或有明显腹胀时，行胃肠减压。

3.牢记可迅速致死的几种情况

通气功能障碍:呼吸道梗阻最为常见;

循环功能障碍:包括低血容量、心衰及心搏骤停、心包积液、张力性血气胸、严重心脏损伤;

未控制的大出血及脑疝形成。

上述情况需紧急处理及手术。

多发伤中有腹部损伤时,较单纯腹部损伤诊断困难,多发伤患者如怀疑有腹部损伤要严密观察病情变化。腹部损伤诊断的关键是需不需要进行剖腹探查,而不是去确定那个脏器损伤。对腹部损伤患者行 B 超,CT 检查,可诊断实质性脏器损伤和腹膜后血肿。多发伤合并腹部损伤时直肠指诊应列为常规检查。外伤史及腹部查体及腹腔穿刺或腹腔灌洗仍然是外科医师判明伤情的重要手段。

(二)多发伤

1.多发伤的定义

由于认识的不统一,对多发伤的定义是多样的。Doland 医学词典的定义为,多于一个系统的损伤称为多发伤;NATO 野战外科研究所的观点认为,多发伤患者常有多个脏器或多个部位损伤,并有多个脏器功能系统的病理生理紊乱,休克发生率高,程度严重,常有致死性后果。还有人认为,多发、伤重、并发症多、死亡率高。其定义为,同一致伤因子致人体同时或相继遭受两个以上解剖部位或脏器的严重损伤,即使这些创伤单独存在,也属于较严重的损伤。该定义虽然较为准确,也存在不足,因为对严重损伤的界定不清。1994 年全国首届多发伤学术会议建议多发伤的定义为:多发伤是指单一因素造成的两个或两个以上解剖部位的损伤,其严重程度则视其 ISS 值而定,ISS 值大于 16 者定位严重多发伤。目前临床上所说的多发伤指的就是严重多发伤。

2.与多发伤容易混淆的损伤

(1)多处伤:同一部位或同一脏器的多处损伤,如腹部肝脾损伤、小肠多处穿孔、体表多处裂伤等。多处伤病情轻重有很大的差异,轻者不需要处理,而严重者可能致死。多发伤不属于多处伤,战伤统计时常将多发伤和多处伤列为多处伤。

(2)多系统伤:损伤累及多个系统,严重的多系统损伤归为多发伤。

(3)合并伤:两处以上的损伤,一处损伤较重外尚有其他部位轻微的损伤。如严重颅脑伤合并肋骨骨折。一般不作为分类。

(4)复合伤:两种以上致伤因子同时或相继作用于人体造成的损伤,如股骨干骨折合并烧伤。

(5)混合伤:两种以上机械因子造成的损伤。如弹片,锐器等。

(6)联合伤:同一致伤因子引起的相邻部位的损伤。如胸腹联合伤等,是广义上的多发伤。

3.致伤因素

创伤是 45 岁以下人群死亡的主要原因,在西方发达国家其死亡率仅次于心血管疾病和肿瘤,约占死亡率的 7%。随着交通工具的多样化,机动车数量的迅猛增长等原因,我国因创伤而导致的损伤患者的死亡率也在上升。其中对患者生命威胁最大的是多发伤。多发伤常由各种机械因子致伤。如交通事故、高处坠落、锐器伤、爆震伤等。而交通事故则成为多发伤的主要致伤原因。因此多发伤的救治逐渐成为急诊医学的主要研究课题。

4.多发伤患者的死亡特点

经回顾性分析,多发伤患者通常有三个死亡高峰时段。多发伤患者伤后通常有三个死亡高峰:第一个高峰是伤后数分钟,约占50%,主要死因为脑干、高位脊髓严重创伤,心脏破裂、大血管破裂,通常很难抢救;第二个死亡高峰出现于伤后72h内,约占30%主要死因为颅内血肿、血气胸、肝脾破裂等,如果抢救措施得当、及时,大多数可避免死亡;第三个死亡高峰约在伤后数天出现,甚至数周出现,约占死亡人数的20%,主要死因是严重感染及多脏器功能衰竭。多发伤伤情严重,应激反应剧烈,伤情变化快,严重程度不仅仅是各个专科损伤的叠加。多发伤患者生理紊乱和病理变化通常很严重,而机体对这些严重紊乱代偿能力很小,受伤部位越多死亡率越高。多发伤还有个特点就是因为损伤范围广、伤情重、有效循环血容量减少比较明显,如果同时合并血气胸、心包填塞、心肌挫伤休克发生率升高将更加明显。不仅如此常常伴有严重的低氧血症。因为多发伤患者损伤部位多,受伤机理不同,可能存在隐匿的外伤,闭合性和开放性可能同时存在,如果再有沟通困难情况,医师缺乏经验,漏诊率很高。漏诊的原因有很多,常见的原因不外如下几点:未严格执行救治常规,用一元论替代重点检查,满足于已发现损伤的诊断救治,忽略其他部位的损伤;受限于专业限制,一些伤患早期表现不明显,忽略了病情的演变。如果多发伤时漏诊胸、腹部损伤将会失去抢救机会。接诊医师切忌用一元论解释患者的病情。病情的细微变化,都该提高警惕,因为接诊医师的处理,对伤患来说,可能是天堂和地狱差别。多发伤还有个特点就是伤后并发症和感染发生率高,这一点不难理解。腹部损伤存在多发伤时,常包括两个或更多专科的损伤,由于创伤部位、严重程度、受累脏器的不同,治疗时常出现局部与整体、轻重与缓急、主次与先后等处理顺序上的矛盾。首先要掌握正确抢救程序,遵循先处理威胁生命的器官损伤的原则。通常按胸部损伤、腹部损伤、脑部损伤、泌尿系损伤、四肢损伤的顺序。在多发伤患者中,血尿是诊断泌尿系损伤的重要依据,约80%病例出现不同程度肉眼血尿或镜下血尿。

膀胱破裂临床多表现为下腹部压痛及腹膜刺激征,直肠指诊可存在触痛。尿道口出现血迹,可考虑是否存在尿道损伤,一般通过导尿可以诊断。

骨盆骨折主要表现为挤压实验阳性,多发伤中的骨盆骨折常常伴有腹腔内脏损伤,如膀胱破裂,尿道损伤,后腹膜血肿,肠破裂等。因此多发伤早期检查中直肠、阴道指诊、导尿尤显重要。常常列为常规检查。X线拍片可确定诊断骨盆骨折。

四肢骨折大多表现有明显的临床症状和体征,X线拍片可明确诊断。为减轻患者疼痛和预防再损伤,一般应临时固定。

多发伤因病情复杂,有些隐藏的损伤,初期检查时症状和体征不明显,容易出现漏诊。因此急诊初期抢救后,要对多发伤患者重新评估,是否存在腹膜后内脏的损伤,是否还存在隐匿大出血,躯干部软组织损伤是否还存在内脏损伤和破裂。

针对多发伤处理,需要优先考虑保全生命,减少残疾,防止病情进一步恶化。因此要对各部位的创伤要迅速做出判断,抓住主要矛盾,优先处理对患者生命威胁最大的创伤,依次处理余下各部位的损伤。

5.多发伤的临床特点

多发伤伤势严重,伤后应激反应必然剧烈,伤情变化较快,其严重程度不仅仅是各个系统专科损伤的叠加,而有其特点。

(1)生理紊乱严重、伤情变化快、死亡率居高不下:多发伤常常伴有严重的生理紊乱和病理变化,机体对这些严重的紊乱代偿能力下降,较小。伤情变化快,常常在短时间内死亡。多发伤受伤部位越多,死亡率越高,如颅脑伤伴休克者据报道高达90%。

(2)休克发生率高:多发伤受伤范围广、伤情重、失血量大,容易发生低血容量休克,有时可与心源性休克同时存在。心源性休克的原因大多与血气胸、心包填塞、心肌挫伤等有关。休克发生率可高达50%,胸腹联合伤的休克发生率更高。

(3)低氧血症发生率高:多发伤早期合作低氧血症发生率可以高达90%,尤其是合并有颅脑伤、胸部损伤伴有休克或昏迷是尤为明显。PaO_2可降至30~40mmHg。常见的临床表现也有特殊性,有些患者表现出呼吸困难症状,缺氧现象十分明显,容易引起医护的警觉,相当多的患者没有呼吸困难症状,临床上缺氧体征不明显,仅仅表现为烦躁不安。如果忽视了低氧血症给予止痛剂,可能诱发呼吸停止。

(4)容易漏诊:由于多发伤损伤部位多、闭合性损伤与开放性损伤并存、明显的外伤和隐匿性的外伤同时存在、多部位和多系统的损伤同时存在、同时因为病情危重,多数的患者无法述说病情,因此很容易漏诊,加上如果医师缺乏经验的话,漏诊发生率将更高,可能高达15%。依次要求接诊时要注意,按多数抢救常规进行重点检查;专科医师需要扩充专业知识面,了解跨专科业务,不能满足于本专科的诊治,需要系统的检查其他部位损伤;不被明显的伤情所左右,注意隐匿损伤的诊查;对一些闭合性损伤或内脏损伤症状和体征早期表现尚不明显的患者,注意密切观察病情的变化。多发伤时如果漏诊胸、腹、腹膜后的内出血,后果将很严重,可能会失去抢救生命的机会,因此诊治过程中需要牢记危害患者生命的损伤的排除。

(5)多发伤处理顺序:多发伤患者约半数以上需要手术治疗。因为损伤的部位不同、损伤严重程度的差异及累及的脏器不同,处理上存在矛盾。应当避免把注意力集中在伤口大、出血明显的部位,忽略隐匿性的威胁生命的损伤。

(6)损伤后并发症和感染发生的概率比较高:因为严重损伤后机体免疫功能受抑制、损伤创面污染重、损伤后肠道菌群异位及损伤后治疗过程中各种导管的使用,使多发伤患者损伤后感染发生率高,并发症多,多脏器功能障碍发生率也高。分析显示,感染是多发伤患者导致死亡的主要原因,约占死亡率的80%。多脏器功能衰竭也与感染密切相关。临床上对多脏器功能衰竭患者的预后,已经形成共识,单个脏器功能衰竭死亡率约25%;两个脏器功能衰竭死亡率约50%;三个脏器功能衰竭死亡率高达75%以上;同时有四个脏器功能衰竭则几乎无生存的可能。

6.多发伤的救治

(1)多发伤的现场救治:平时多发伤常常由交通事故和爆炸引起,因此患者常常成批出现。现场急救原则要做到,尽快离开现场,尽快后送,适用于现场附近有医院,或者患者病情危重,延误治疗可能危及生命情况;在现场做好紧急救治、简单分类,再后送,适用于患者人数不多,附近没有医院或现场有许多专业的医护的情况下;现场做简单的处理,保持呼吸道通畅,控制大出血,再转运,适用于 120 院前急救。

（2）多发伤的早期诊断:多发伤可以在身体任何部位发生,因为损伤和隐匿性损伤并存容易漏诊。对多发伤的诊断必须做到简洁、全面、最短时间内明确是否存在致命性的损伤,早期诊断是救治成功的关键。意识状态是反映颅脑手术病情最客观的指标之一,意识障碍的程度超出代表着颅脑损伤的严重程度。瞳孔的变化是诊断颅脑损伤后颅内压增高和脑疝形成的简单、迅速而可靠的指标,是伤情早期重要项目;多发伤胸部损伤早期诊断主要依靠物理学检查。胸部损伤的特点是体征明显,视诊时要注意有无反常呼吸运动及胸壁塌陷,开放伤口的部位及大小,小的伤口容易引起性张力气胸,大的伤口容易引起纵隔的扑动,触诊肋骨骨折的诊断比胸壁 X 线检查及时准确,同时有没有皮下气肿,特别是颈部皮下有无捻发音,如果有则提示有食管破裂或气管支气管破裂。听诊可以发现有无肺不张,血气胸等,胸腔穿刺对血气胸的诊断迅速,简单而可靠,应该列为胸部损伤疑有血气胸患者的常规检查方法。对多发伤伴有胸骨骨折,连枷胸,左侧前第四及第五肋骨骨折,加上胸前区剧痛和心悸时要高度警惕心脏挫伤。

（3）迅速判断有误危及生命的损伤:早期检查的主要对象是致命伤。接诊人员首先对患者进行系统全面检查,检查要简捷,注意患者的神志、面色、呼吸、血压、脉搏及出血情况,有无呼吸道梗阻、休克、大出血等致命情况。首先检查呼吸道、出血、休克三个方面。

（4）迅速进行全面检查:通过各种途径,尽可能获取准确、详细的病史。对危重患者早期检查的目的,主要是判断有没有致命伤,特别是隐匿的致命伤。判断病情有很多的流程,为便于记忆,Freeland 提出了 CRASHPLAN 原则,用以指导检查。C（cardiac 心脏）,R（respiration 呼吸）,A（abdomen 腹部）,S（spine 脊柱）,H（head 头部）,P（pelvis 骨盆）,L（limb 四肢）,A（arteries 动脉）,N（nerves 神经）。可以在数分钟内对各个系统作初步检查,按病情轻重缓急安排抢救顺序。

（5）化验及特殊检查:先进行常规检查,再根据需要检查生化、血气分析等。如果病情允许、可以搬动,则进行 X 线检查、超声检查、CT 检查等。如果病情危重、血压、呼吸不稳,不宜搬动,应当进行床旁检查。

（6）多发伤伤情的再次判定:多发伤是严重的损伤,病情进行性变化,一些隐匿性损伤,早期体征不明显,因此初期的判定不全面,必须动态观察和再次判定。再次判定时需要注意腹膜后早期的损伤;隐性大出血;还有继发性的颅、胸、腹内出血。

7.多发伤病情严重程度评估

由于多发伤包含多处轻微及严重得多器官、多系统损伤,因此需要将其数字化,用于区分多发伤患者伤情的严重程度,初步判断患者预后和救治方案的依据。目前常用的创伤分度法（AIS）和创伤严重度评分法（ISS）。AIS 将全身分成 9 个部位:头、面、颈、胸、腹、脊柱、上肢、下肢、体表,将丧失的严重程度分为 0~9 级。ISS 将每一部位的伤情依严重程度分为六级:轻度创伤;中度创伤;重度创伤;严重创伤;危重创伤;极重创伤。计算 ISS 分值时,从 9 个部位中选出 3 个损伤最严重的部位,将其 3 个 AIS 值的平方数的和,即为 ISS 值。ISS 值小于 16 则为轻伤;ISS 值大于 16 则为重伤,ISS 值大于 25 为严重伤。ISS 值小于 10 的患者很少死亡;ISS 值大于 50 的患者死亡率明显增加。对单一部位损伤的患者可用 AIS 说明严重程度;而多发伤患者必须使用 ISS 评分;AIS-ISS 评分能够反映患者病情,已广泛应用于临床和研究工作。

多发伤的治疗原则:急救顺序是 VIPC。

V(ventilation 保持呼吸道通畅) 维持呼吸道通畅在救治多发伤时,纠正缺氧,处于最优先的位置。处理原则为:颅脑外伤昏迷,清理口腔异物,置侧卧位,必要时呼吸机辅助呼吸;面、颈部损伤,早期切管切开;胸部外伤性血气胸、张力性气胸,行胸腔穿刺及胸腔闭式引流,必要时气管插管或气管切开。

I(infusion 输液) 输液、输血扩充血容量,多发伤休克主要由失血所致,有明显休克时,失血量一般在 1000~2000mL 以上。因此恢复血容量的重要性不言而喻。

P(pulsation 心功能监测) 伴有胸部损伤的多发伤,可以因为气胸、心肌挫伤、心包填塞、心肌梗死致心衰。因此在急救中应当监测心脏搏动和心电图变化,监测中心静脉压,针对病因做胸腔闭式引流、心包穿刺、控制输液量或使用心血管活性药物。对心肌挫伤可以使用多巴胺及多巴酚丁胺。

C(controlbleeding 控制出血) 出血包括显性出血和隐性出血。控制明显出血的最有效的急救方法是压迫出血点止血或是抬高患肢或用敷料加压包扎。隐性出血诊断比较困难。因此在大量快速输血、输液情况下,如果出现不能解释的低血压,应当高度警惕胸、腹、腹膜后有大出血的可能。简单有效的方法包括胸腔穿刺、腹腔穿刺或辅助 B 超检查。明确诊断后应紧急手术止血、介入止血。

8.手术顺序

(1)颅脑伤为主的多发伤:颅脑伤比合并伤严重时,先做颅脑手术,在处理合并伤;合并伤比颅脑伤严重时,先做合并伤手术救命,在处理颅脑伤;颅脑伤和合并伤都重,可分主同时手术。胸部损伤为主的多发伤:胸部损伤若有开放性伤口、心脏损伤、心包填塞、持续性胸腔大出血、膈肌破裂时应先行手术;胸腹联合伤时,先行气管插管或开胸解除呼吸循环障碍,再施行剖腹探查术。

(2)腹部损伤为主的多发伤:腹部损伤中如果存在肝、脾破裂及大血管损伤,应优先手术探查,空腔脏器损伤的处理可以延后;腹部、背部、臀部同时损伤,如有活动性出血,需要先处理背部和臀部,在进行腹部手术;如果腹部手术危及生命,则需先行剖腹探查,待病情稳定后再行处理背部和臀部。

(3)头部、胸部、腹部损伤伴有严重的四肢损伤:需要分组进行手术,原则上优先处理颅脑、胸部、腹部及危及生命的严重损伤,其次行骨折内固定,血管修复及肌腱、神经修复术。大多专家认为,越是严重的多发伤,越应尽早行骨折复位内固定术。因为术后便于体位的变换,便于护理;有利于保持正常的呼吸功能和早期的功能锻炼,可以明显地降低 ARDS 和脂肪栓塞综合征的发生。

(4)手术后的监测与处理:多发伤经手术治疗后,治疗远远没有结束。术后必须进行严密监测、维护各早期的功能,否则病情可能恶化。有条件时,应将患者送入 ICU 病房,进行全面监测和治疗,否则严重并发症的发生,如感染和 MODS。

9.多发伤救治进展

急救模式:分诊分科救治:院前、急诊科、专科,于创伤病区集中救治;

急诊科建立创伤病区,整体化、系统化、专业化救治;

院前急救、院内救治、手术、重症监护、康复治疗作为整体,由专业化的团队进行救治。

五、腹部损伤急救和院前处理

腹部损伤约占日常损伤的 0.4%~1.8%,战伤的 5%~8%,死亡率为 10%~40%。腹部损伤,若仅伤及腹壁,实为轻伤;一旦合并内脏伤,无论腹膜是否破损,伤情均十分严重。

1.腹部损伤急救　病史、体征是全身各部位创伤最基本的诊断依据,从初步检查做出判断后,根据所怀疑的有关部位创伤,进一步采取相应的救治方法。对伴有休克者,辅助检查也应选择简便、实用、有效、针对性强的方法。避免因检查而使病人在运输中死亡。

2.呼吸功能　正常呼吸的生理活动有赖于通畅的气道、足够的通气和充分的气体交换。在严重创伤时,必须对三者迅速做出估计,并给予相应处理。

(1)气道是否通畅:口、鼻、咽、喉、气管等为呼吸时气体进出的通路。重型颅脑伤后昏迷,舌根可下坠堵住喉的入口;颈部、面颌部伤,血凝块和移位肿胀的软组织可堵塞气道。喉或气管的软骨骨折可引起气道狭窄;黏痰、泥土、义齿、呕吐物都可堵塞气道,导致窒息,如不及时解除会立即致死。应迅速清除口咽部血块、异物,拖出舌头,必要时做或气管切开。

(2)通气是否足够:胸壁或胸膜腔的完整性遭到破坏(多根多处肋骨骨折、开放性或张力性气胸、大量血气胸)或颈髓损伤呼吸肌麻痹,气道虽然通畅,但胸廓不能做有效的运动,没有足够的气体进入肺部。出现口唇青紫和皮肤发绀,胸部运动减弱或消失,呼吸音减弱,PaO_2 降低,$PaCO_2$ 增高。对这类伤员应立即封闭伤口,胸腔闭式引流或做气管内插管行人工呼吸。

(3)气体交换是否充分:正常呼吸活动,由气道进入肺内的气体与肺毛细血管内红细胞的血红蛋白进行气体交换。在肺实质挫伤、出血、水肿、炎性浸润或创伤失血太多、红细胞过少的情况下,气体便不能充分交换。伤员呼吸增快、窘迫,皮肤发绀,X 线胸片见片状阴影,$PaO_2<60mmHg(1mmHg=0.133kpa)$,$PaO_2/FiO_2<200$。对这一类伤员需气管内插管做间歇加压通气(IPPV)或终末加压呼吸(PEEP)。失血过多的要输全血,提高红细胞压积至 30% 以上。

3.心血管功能　创伤后,心血管可因大出血或血浆外渗而致循环血容量不足或因张力性气胸、心脏压塞、心脏挫伤、心肌梗死或冠状动脉气栓而致心功能衰竭,临床上表现为低血容量休克或心源性休克。

(1)轻度休克:血容量丢失 10%~20%;

(2)中度休克:血容量丢失 20%~30%;

(3)重度休克:血容量丢失 40% 以上。

4.损伤的分诊及诊疗思路

(1)昏迷:首先考虑颅脑伤,并以颅内血肿、脑干伤为重点。颅脑损伤发生率仅次于四肢损伤。闭合性伤病史中应了解受伤时颅脑着力部位、伤后意识状态,检查伤员意识、生命体征、瞳孔反应、眼球活动和肢体运动反应。多发伤伤员来院时意识清楚,但受伤后曾有短暂意识障碍、头痛,呕吐,如有耳、口腔溢液、流血,应做头部 CT 检查,观察有无颅骨骨折、中线移位、颅内血肿。定时观察生命体征及意识变化,如脉搏慢、呼吸深而慢,烦躁、再次昏迷、一侧瞳孔散大、对侧进行性偏瘫及锥体束征,X 线表现颅骨骨折明显和(或)通过脑膜中动脉压迹,超声发现中线移位则为颅内血肿、脑受压。交叉性麻痹、高热、尿崩症、消化道出血和神经源性脑水肿时,提示脑干和视丘部损伤。合并其他部位有内出血(如胸、腹内),应在抗休克的同时,先做胸腔闭式引流后剖腹探查,只要伤员能耐受手术,应同时开颅清除血肿和(或)行减压术。如合并胸、腹严重出血,脑受压还不明显,正在观察进一步变化,则一面抗休克,一面先处理胸、腹出血,一旦出现脑受压征象,及时进行开颅术。

(2)休克:因腹腔内大出血或弥漫性腹膜炎可发生休克,因内出血引起的休克,其严重程度和出血量大体上一致,并且与出血速度有关。如果出血速度较慢,即使出血量较大,也可以通过机体的代偿作用暂时不出现明显的休克症状。因为腹膜炎而引起的感染中毒性休克,腹膜刺激症状表现得尤为突出。

先考虑内出血,以胸腹部伤为多,腹部的外伤史,腹壁、下胸壁的瘀斑,腹部疼痛,呕吐。在昏迷、截瘫、小儿病人不能做出主诉者,诊断主要依靠体征。腹膜刺激征(压痛、反跳痛、腹肌紧张)是最主要的体征,还有腹部膨隆,肠鸣音减弱或消失。依靠局部体征,再加上面色苍白、脉搏加快、呼吸加快和烦躁不安、血压低于正常、恶心、呕吐等症状时,即可初步做出腹内脏器损伤的诊断。腹腔穿刺或腹腔灌洗术最安全、简便,腹穿阳性率为 90% 以上。术前诊断最重要的是确诊有无内脏伤,确诊内脏器官损伤后即可手术探查,术中再逐一探查并处置所有损伤。手术之前不要因为检查而贻误救治时机致病人死亡。

(3)腹膜刺激征象:腹腔脏器挫伤或破裂的患者,可出现腹痛、压痛、反跳痛、腹肌紧张以及恶心、呕吐等征象。其中腹痛是最常见的症状,一般在损伤当时突然发生。如果仅仅为轻度挫伤,经过 3~4d 后症状可逐渐消失,如果合并有内脏破裂,经短时间的缓解后腹痛常常再次发作。腹部压痛、反跳痛和腹肌紧张等体征因内出血引起的,一般都较轻微;如果是因为肝脏破裂胆汁溢出,或者胃肠穿孔所引起,疼痛往往很明显,腹肌紧张也多很严重,且常常合并有休克症状。

5.腹部损伤的院前处理

无论是闭合性还是开放性腹部损伤都可以引起内脏损伤、休克、感染、甚至死亡。因此加强现场对腹部损伤的急救和快速安全的将伤患运抵医院,对提高腹部损伤的治愈率,降低死亡率意义重大。

(1)保持呼吸道通畅,检查有无呼吸道阻塞好呼吸道功能障碍,清除呼吸道分泌物和异物,保持呼吸道通畅。必要时托起下颌,头部偏向一侧,将舌头牵拉出口腔固定。心跳、呼吸骤停时,应同时行口对口人工呼吸和胸外按压进行复苏。

(2)积极预防休克,保暖、保持患者安静,补充液体。

（3）通过包扎，压迫等手段简单止血，减少失血量，防止休克的发生。

（4）腹部开放性损伤，应立刻用纱布或洁净布类填塞、包扎伤口。如遇到腹膜发生破裂，内脏或肠管脱出时不可将脱出物直接还纳腹腔，而是应当用生理盐水冲洗后用无菌或相对洁净的物品覆盖，以免加重腹腔污染。或暂时用盆状器皿扣住外露肠管，固定包扎如脱出物因压迫致血运障碍时，应清洗污物后将脱出物还纳腹腔。包扎伤口。

6.腹部开放性损伤肠管溢出现场处理

肠外溢现场处理方法：

评估现场安全，施救者做好个人防护、伤员仰卧屈膝位快速启动120。不还纳脱出肠管，用保鲜膜、塑料袋或湿敷料（毛巾、手绢等用水浸湿拧干）盖住脱出肠管，然后盖敷料，做环形圈套住（环形圈的大小视肠管脱出多少而定，环形圈不能压住肠管）；选择大小合适的腕（盆），扣在环形圈上方（保护肠管）；在伤病员腰下穿宽带，将碗固定，于健侧腹侧方打结；将伤病员双膝屈曲；三角巾全腹包扎，顶角延长线经大腿内侧至腹侧方系紧；伤病员两膝间加衬垫，宽带固定，结打在两膝之间，膝下垫厚软垫承托（可用书包，枕头，衣服替代）。

（1）观察伤病员意识、呼吸、脉搏，保持呼吸道通畅；脱出的内脏如有破裂，可暂时夹闭破口。腹壁缺损较大，脱出物较多时，应将脱出物送回腹腔避免因过度暴露而加重休克。

（2）腹部闭合性损伤，怀疑有内脏损伤时，一律禁食水；怀疑内出血存在时，应详细记录受伤时间、暴力的性质、大小、方向、速度和作用部位及患者受伤时的体位，还需记录受伤后至就诊时病情的演变情况，便于临床医师判断病情。

（3）急救的同时应用抗生素及破伤风抗毒素等，原则上不适用止疼药物。如果曾经使用止疼药物，应向接诊医师告知。

院前处理后，严密观察送往医疗机构继续救治。运送途中可用衣物垫于患者膝下，使患者处于屈膝位，可因为腹壁张力减轻，疼痛减轻。有条件时，运送途中吸氧，补液。

六、腹部损伤病理和临床表现

开放性腹部损伤因有创口存在，根据伤口的部位、创道的走向、创口经过的路径不同，其全身情况和腹部的局部体征也有差异。闭合性腹部损伤：因为没有伤口甚至伤痕，临床表现不典型，其实质性脏器损伤一般都以腹腔内出血征象为特征；而空腔脏器的损伤则要根据不同脏器和部位而有相应的症状表现。

一般而言，上消化道空腔脏器的损伤破裂，其腹膜炎的症状体征明显；下消化道的破裂则早期腹部和全身的影响不大、症状体征都较轻，往往需要经过一段时间的严密观察过程才不至于误漏诊，导致因为大肠破裂粪便污染形成弥漫性腹膜炎而预后严重。应仔细观察、分析鉴别。在闭合性腹部损伤中，以肝脾等实质脏器的损伤居多，约占2/3，肠管损伤占1/3；后者又一般常见于小肠伤，大肠伤少见。这可能与大肠的位置固定在腹腔深处，而暴露在游离的腹腔内的部分较少有关。应注意，肝脾的闭合性损伤有时可为不完全性，就诊时仅为脏器中心部分的破裂而其包膜仍然完整，以至于不存在腹膜炎症状和体征。内出血的全身表现不甚明显，腹膜刺激症状更属轻微,诊断颇为不易。若不重视则有因迟发性破裂发生腹腔内大出血而措手不及,甚或危及生命。

对可疑实质性脏器损伤的伤员应进行反复的严密观察,比较其全身情况和局部体征的进展,一旦发现伤员烦躁不安、面色苍白、脉率加快、血压下降、局部触痛更加明显、肝脾逐渐肿大或浊音区有增加趋势,同时红细胞计数和红细胞压积逐步减少或降低时,应积极争取再做些必要的检查明确诊断。

肠道的闭合性损伤往往发生在空肠上段或回肠下段,这是因为上述肠段位在系膜的两端比较固定,所以当腹部受到挤压或冲击时易受碾压而致撕裂。十二指肠的横部和降部也可有挤压伤,因十二指肠上接幽门、下为十二指肠空肠曲,故遇有暴力撞击便易致肠壁裂伤。肠管的裂伤可有多种形式和不同大小:有的为肠壁的全层破裂,有的仅为肠壁的挫伤或浆肌层的部分裂伤而粘膜尚未穿破;有的是腹腔内的肠管完全断裂,有的仅为腹膜外肠壁的部分破裂;有的破裂在肠壁的对系膜侧,有的破裂在肠壁的系膜侧,甚至可为肠管与系膜间的横形断裂或完全撕脱,致肠系膜血管断裂出血、肠管因缺血而坏死。由于肠管损伤的部位、形式和大小各有不同,因此症状表现也有所不同,而诊断的难易也有很大差别。

一般说来,仅有肠壁部分挫裂伤者可能不出现腹膜炎症状,早期不易确诊,必须注意观察有无出血或延期穿破时出现腹肌紧张等体征。肠管破口小的,在伤后早期由于肠壁的肌肉收缩或粘膜由破口外翻,破口可暂时被堵塞而无明显症状。间位肠管的后腹膜外破裂,同样可以没有明显的腹膜炎症状。

开放性腹部损伤中,因消化道占腹腔内容积的大部分,故肠破裂的机会为多,而大、小肠破裂的比例则大致相等。当然,很多的开放性腹部损伤多为脏器损伤。据统计,有两个脏器伤者常常伴有大、小肠损伤,有三个脏器伤者以小肠、大肠和肝脏的合并伤为多;而肠道的火器伤又往往不止一处,且穿孔的数目一般多为偶数。开放性损伤所造成的脏器损坏,一般都是完全性的。即受伤后立即有实质脏器的破裂出血,或空腔脏器的穿破性腹膜炎。由于这两种不同的病变都发生在腹腔内,因此病人的主诉和体征均相类似,仅其全身反应和局部症状的严重程度有较大差别。大出血的全身影响较腹膜炎为突出,而血液对腹膜的刺激则较肠内容物为轻。

有腹内实质性脏器损伤出血者,其全身反应(贫血和休克症状)的发展较快而且严重,腹部的局部体征如腹直肌强直、腹壁压痛和反跳痛等刺激症状则较为轻微。相反,有穿破性腹膜炎者其腹膜刺激征一般较为显著,除非伤员过度兴奋或神志不清,否则都会感到腹部剧烈疼痛,有明显的压痛和反跳痛,但全身症状在病程的初期一般则不明显。若遇有两种脏器的联合伤时,检查应格外注意,防止因一种伤情掩盖了另一种伤情以致引起漏诊或诊断不全面。

在闭合性腹部损伤中,以肝脾等实质脏器的损伤居多,约占2/3,肠管损伤占1/3;后者又一般常见于小肠伤,大肠伤少见。这可能与大肠的位置固定在腹腔深处,而暴露在游离的腹腔内的部分较少有关。应注意,肝脾的闭合性损伤有时可为不完全性,就诊时仅为脏器中心部分的破裂而其包膜仍然完整,以至于不存在腹膜炎症状和体征。内出血的全身表现不甚明显,腹膜刺激症状更属轻微,诊断颇为不易。若不重视则有因迟发性破裂发生腹腔内大出血而措手不及，甚或危及生命。

1.单纯腹壁损伤 直接或间接的暴力都可能给腹壁造成损伤。直接暴力包括锐器和钝器，可引起腹壁的开放性损伤和腹壁闭合性损伤。常见的腹壁损伤为皮肤的擦伤、挫伤和裂伤。严重的挫伤可能因为影响到局部的血运，从而造成大面积的腹壁组织因血供不足而坏死，为修复造成困难。甚至出现，腹壁疝等技法的后遗症。间接暴力像是剧烈的咳嗽、剧烈的呕吐、肌肉的突然收缩等都可能引起肌肉的撕裂甚至断裂。当然，有时仅仅轻微的肌肉紧张也可能造成局部肌肉的损伤。腹壁的开放性损伤特别是穿刺伤，有时可能合并有内脏的损伤。剧烈的钝器损伤虽然腹壁可能无明显的损伤，但也可能引起严重的内脏损伤。腹壁损伤的常见症状有受伤部位疼痛、局限性腹壁肿胀和压痛；多无恶心，呕吐等胃肠道症状；无腹膜炎表现，肠鸣音存在；严重腹肌挫伤可有腹壁血肿；开放性腹壁损伤表现为伤口溢血，皮下瘀斑等等。

2.前腹壁的损伤 腹壁的擦伤和挫伤及裂伤，处理上清创缝合处理即可。需要关注的是，特殊损伤如钝器造成的前腹壁肌肉断裂，常常伴有大小不一的腹壁内血肿。最常见于男性、青壮年。常见发病的原因是钝器所致外伤和肌肉突然的强烈收缩。也可以发生在其他情况下，如白血病等凝血功能障碍的患者，即使轻微的间接暴力都可能引起肌肉和血管的破裂收缩。最容易发生断裂的肌肉是腹直肌，而出血部位最常见于深部的腹壁血管。损伤初期表现为局部剧烈的疼痛，逐渐转为持续的胀痛。渗出的血液刺激肌肉，导致肌肉明显强直，局部压痛显著。肌肉断裂处因为出血、肿胀、疼痛加之肌肉紧张，可能很难探及缺损，反而触及触痛的肿块。出血严重时可以因为血液在疏松组织中的广泛浸润，有时可能透过腹膜，引起腹膜刺激现象，表现出恶心、呕吐等症状。伤后伤者的体温可以正常或偏高。化验检查则显示出贫血及白细胞增高。鉴别诊断有时存在困难。但腹直肌损伤断裂引起的表现有几个特点，腹肌紧张和疼痛局限在一侧，而半月线外侧的腹壁无压痛，柔软；出现的肿块局限在腹直肌鞘之内，不超过腹直肌外缘，固定且不能移动；腹直肌收缩时疼痛明显增加；抬头试验时包块仍可以触及，甚至更明显，有时可能还可以扪及肌肉间的断裂和缺损；脐部和耻骨上可能出现皮下瘀斑，是因为出血浸润所致。另外 B 超可以对腹部损伤局部检查，提供腹部损伤的证据。如果诊断明确，根据病情演变，判定出血已经停止，治疗上可以采用保守疗法。患者需要卧床，早期冰袋冷敷，局部加压借以减轻出血和止血（通常指的是伤后 24h 之内），晚期可考虑局部热敷或物理治疗加速血肿的吸收，血肿较大，吸收缓慢时也可考虑，血肿穿刺，抽液。当诊断出现困难，不能排除急腹症的可能性或者、出血仍在继续加重、怀疑血肿感染时，应立即中转手术。切开腹壁，显露血肿并清除血肿，结扎出血点，修复断裂的腹直肌。引流脓腔。

3. 后腹壁损伤 最常见的后腹壁损伤除了同前腹壁一样的表浅损伤外可以出现分泌后血肿。引起腹膜后血肿的常见原因不外如下几点：腹膜后脏器肾脏、胰腺等破裂引起的出血；肠系膜根部血管或后腹壁静脉丛破裂引起的出血。大部分情况下需要剖腹探查才可能明确诊断。根据探查结果，给予相应的处理。一般情况下处理的原则应该遵循一条就是，除非发现不可控制的继续出血，探查中发现血肿增大呈进行性增长态势，判定有大血管破裂，一般不应破坏腹膜的完整性。其原因在于，后腹膜血肿增大时，如果后腹膜连续性完整，血肿腔压力也会增大，可局部压迫止血,不必画蛇添足,打开后腹膜,进行进一步的探查。因为打开后腹膜,探查后腹壁的血管丛并止血,对缺少经验的医师来说,手术在难度上具有很大的挑战性以外,治疗效果在统计学上并没有显著的差异。

4.腹壁感染　外伤形成的血肿及皮肤挫裂伤有时可继发感染而形成脓肿。腹膜后的空腔脏器如十二指肠、升结肠、降结肠在外伤时破裂,可能引起广泛的腹膜后蜂窝组织炎。治疗上使用广谱抗生素,形成脓肿时应立即行脓腔引流术。充分引流可减轻患者的疼痛和感染中毒症状。引流可以通过穿刺抽吸或者切开引流,不可姑息,以免患者治疗时间延迟,感染加重和造成不可估量的损失。

(1)实质性脏器损伤:肝、脾、系膜大血管、胰腺、肾脏等实质性脏器破裂时发生内出血,临床表现为面色苍白、四肢厥冷、脉搏增快、呼吸急促、血压下降甚至休克现象,出血量较大时可有明显腹胀和移动性浊音,因为血液对腹膜的刺激性不大,所以腹痛和腹膜刺激征可以表现的不明显,当较大的肝管破裂或者胰腺内的胰管破裂导致的胆汁和胰液外溢,将导致明显的腹痛和腹膜刺激征。另外肝脏和脾脏破裂时因为内出血刺激到膈肌可以出现肩部的放射痛。有时肝脏和脾脏包膜下破裂或者系网膜、系膜内出血可以以腹部包块的形式出现。

(2)空腔脏器损伤:肠、胃、胆囊、膀胱等空腔脏器破裂主要表现为弥漫性腹膜炎。腹膜刺激征因为空腔脏器中的内容物不同而表现各异。一般情况下,通常认为胃液、胆汁、胰液对腹膜的刺激最强,肠内容物对腹膜的刺激次之,血液对腹膜的刺激最小。不同肠段的损伤其引起的腹膜炎表现存在异同。胃、十二指肠或者空肠上段破裂时,漏出的消化液因为包含胃液、胆汁、胰液对腹膜的刺激最强,对腹膜产生强烈的化学刺激,引起的腹膜炎体征非常剧烈;远端的肠道破裂时,因为肠内容物多为粪样物,对腹膜的化学性刺激较轻,所以腹膜炎体征出现较晚,不过由于含有大量的细菌,对腹腔的污染反而更加严重。因为空腔脏器破裂后气体溢入腹腔,出现腹腔游离气体,可造成肝脏浊音界缩小,甚至消失。空腔脏器破裂患者可以出现恶心、呕吐、呕血、便血等消化道症状,随后早期出现全身感染中毒症状,除此之外可以出现气腹征、肠麻痹、肠梗阻等临床表现,后期可出现感染性休克。空腔脏器的破裂也可能引起出血,不过出血量一般都不大,除非合并有系膜血管或是附近大血管的损伤。

胃、十二指肠或上段空肠破裂:腹膜炎症状较重;下消化道破裂:腹膜炎症状较轻。

(3)空腔、实质脏器兼有损伤:临床表现差异大。轻微的腹部损伤,临床上无明显的症状体征。严重者,可出现重度休克甚或处于濒死状态。腹膜炎的症状和体征为主要表现。实质性脏器和空腔性脏器同时破裂:表现为内出血和腹膜炎。

(4)多发性损伤:合并腹部外损伤。如颅脑损伤、胸部损伤、脊柱四肢骨折。对于腹部损伤的病人如果已经排除了其他部位的的损失。那么术前诊断的重要目的就在于明确有没有内脏的损伤。然后才是判定是哪类脏器的损伤。是空腔脏器破裂引起的腹膜炎,还是实质性脏器破裂出血引起的腹膜炎。病人全身情况允许的条件下,最后才是考虑具体脏器的损伤和病变的严重程度。腹部损伤最重要的一点在于判定有无剖腹探查指征。对于腹部开放性伤患者,应慎重考虑是否为穿透伤。由于存在伤口,可根据伤口的部位、伤口方向、加之可能存在的溢液性质及伤口中脱出的组织,一般不难诊断是否存在空腔脏器的破裂或是实质性脏器的损伤。而腹部闭合性损伤在诊断上相对较困难,特别是诸如实质性脏器破口较小或者是没有完全破裂、空腔脏器不全破裂或者破裂口较小,除此之外间位脏器的腹膜外破裂等特殊情况,损伤初期临床表现往往不明显。因此如果不能排除腹腔内脏器是否损伤的情况下不应当给予止痛药物,以免掩盖病情,应禁食水及避免灌肠,避免加重病情。应严密观察病情变化,根据病情的演变情况决定是否行剖腹探查术。为了明确诊断,收集病史,观察病情应做到如下几个方面:

详细了解受伤史:受伤时间、受伤地点、致伤条件、受伤时的姿势、受伤后的伤情变化及受伤后的处理情况;

重视生命体征的观察:包括脉搏、呼吸、体温、血压变化;

全面而重点体检:腹部压痛,反跳痛,肌紧张程度,范围有没有变化,疼痛性质有没有变化,肝浊音界有无增大或缩小,是否存在移动性浊音,肠蠕动是否减弱或消失,直肠指检是否阳性;

必要的化验:血、尿常规动态变化,生化、淀粉酶波动情况;

病情许可时必要的影像学检查:如 CT 检查和超声检查。

如果有发现下列情况时,应考虑腹内脏器损伤:

早期出现休克,尤其是出血性休克;持续甚至进行性腹部剧痛伴恶心、呕吐;有明显腹膜刺激征;腹部立位平片可见膈下游离气体;腹部出现移动性浊音;有便血,呕血,尿血者;腹部疼痛较重,且呈持续性,并进行性加重;肝浊音界缩小或腹腔明显胀气,肠蠕动减弱或消失。

七、腹部损伤的诊断

(一)诊断思路和诊疗重点

开放性伤,应慎重考虑是否为穿透伤。

1.详细了解受伤病史:受伤部位、时间、地点、致伤条件、姿势、伤情变化及处理情况。

2.初步检查气道(airway)、呼吸(breathing)、循环(circulation)、神经功能障碍(disability)、暴露(exposure):伤员身体完成体检流程(ABCDE),便于及时开展复苏治疗。在危及生命的情况下得到初步处理后进行全面系统体检及其他辅助检查。

3.全面而重点体检:腹部压痛,反跳痛,腹肌紧张程度,范围,变化,肝浊音界,移动性浊音,肠蠕动,直肠指检是否阳性。

4.是否存在多发损伤:腹部以外的合并损伤,腹内某一脏器有多处破裂,腹内有一个以上脏器多处损伤。首先处理危及生命的损伤。

5.穿透性的或贯通伤的诊断还应注意:伤口(入口或出口)可能不在腹部,而在胸、背、肩、腰、臀或会阴等,伤口大小与伤情严重程度程度不一定成正比,伤口与伤道不一定成直线关系。腹壁切线伤虽未穿透腹膜,并不排除存在内脏损伤的可能。

6.必要的化验:血、尿常规,生化、淀粉酶等。

(二)腹部损伤的诊疗步骤

1.首先判断有没有腹内脏器损伤存在?有下列情况之一者,应考虑腹内脏器损伤。当腹部疼痛较重,且呈持续性,并进行性加重。早期出现明显的失血性休克表现。有明显的腹膜刺激征。腹腔积有气体,肝浊音界缩小或消失。判定需不需要急诊外科手术干预,需要注意的是腹部闭合性损伤患者的病情因为患者对损伤的反应不同,尤其是休克时,患者对疼痛的反应减弱,腹膜刺激症状有时表现不明显。损伤的临床表现可能不典型,没有典型的腹膜刺激征,很多患者仅仅表现出很少的阳性体征。临床医师不应等待症状完全出现,延误有利的治疗时机。需要反复,密切观察病情的演变情况。对意识清醒的腹部损伤患者详细的病史采集和体格检查,一般可以对腹腔内脏器的损伤做出初步的判定。但对多发性损伤伴有休克或是意识不清的患者很难通过病史的采集和体格检查做出正确的判断。对诊断困难的患者来说,辅助检查就尤显重要。

2.实质性脏器损伤还是空腔脏器损伤?何种脏器受到损伤?根据损伤部位确定那种脏器损伤。有恶心、呕吐、便血、气腹者多为胃肠道损伤,再根据受伤的部位、腹膜炎的严重程度和腹膜刺激征最明显的部位等,腹膜刺激征最重处而确定胃、上段小肠损伤还是下段小肠或结肠损伤。有血尿,排尿困难,外阴或会阴牵涉痛者提示泌尿系损伤。有膈面腹膜刺激征(同侧肩部牵涉痛者),提示上腹部脏器损伤,其中尤以肝脾破裂为多见。有左或右季肋骨骨折者,应注意有无肝、脾破裂的存在。

3.是否存在多发损伤?腹部以外的合并伤,某一脏器有多处破裂腹内有一个以上脏器多处损伤。

4.穿透性的或贯通伤的诊断还应注意:伤口(入口或出口)可能不在腹部,而在胸、背、肩、腰、臀或会阴等;伤口大小与伤情严重程度程度不一定成正比。伤口与伤道不一定成直线关系。腹壁切线伤虽未穿透腹膜,并不排除存在内脏损伤的可能。

5.腹部损伤的剖腹探查指征

一般情况转趋恶劣,如脉率加快、血压下降、体温升高或血 HCT 进行性下降;病人发生呕吐及呕血或血便;腹膜刺激症状转趋明显,如腹痛持续加重或不减轻,腹肌紧张的程度和范围都有发展扩大,腹壁压痛也更明显或腹式呼吸渐趋消失;腹部逐渐膨隆,肠鸣音逐渐减弱或消失;有气腹出现,肝浊音区消失或缩小或移动性浊音阳性;肛门指诊时有明显触痛。

对于一个腹部损伤病例,如已排除了身体其他部位的合并伤,则术前诊断的首要目的在于确定有无腹内脏器伤,其次是进一步确定损伤的性质是实质脏器的破裂出血,还是空腔器官的穿破性腹膜炎;最后是在病人全身情况允许的情况下明确损伤的具体脏器和病变的严重程度。换言之,术前诊断的最基本要求,主要在于明确有无剖腹探查的指征,不在于何种脏器损伤。

在开放性损伤患者,上述这个要求一般不难肯定,因为腹部的开放伤大部分是穿透伤,而所有的穿透伤几乎都有腹内脏器伤,这些伤员绝大部分都需要进行剖腹探查。而且根据从创口中脱出的组织(大网膜、肠袢)以及从创道中流出的体液(血液、胆汁、肠液、粪便、尿液等),通常也不难确诊其为实质脏器损伤或空腔器官破裂。

对创口位于乳头水平以下胸部、腰背部的锐器伤应警惕可能存在的腹腔内脏器损伤,而战时的火器伤还应注意有联合损伤或多发伤的可能。

骨盆的火器伤往往先损及直肠而腹部可无症状,还需进行肛门指诊或窥镜检查才能发现隐藏的损伤。

后腰背部的盲管伤可能累及腹膜后的结肠,在检查伤口或清创止血时也须多加注意。

对于闭合性的腹部损伤,则确诊一般较为困难,特别是实质脏器的小破裂伤或不完全破裂、空腔器官的不完全破裂或小穿孔以及间位肠管的腹膜外损伤,因其症状比较隐蔽,诊断很困难。可疑腹内脏器损伤的病人在诊断尚未明确时,不应给予镇痛剂以免掩盖症状,更不应进饮食以免加重病情;相反,应严密观察病情变化,以期早有正确诊断。

闭合性腹部损伤的伤情可有轻重不同,伤员对损伤的反应也各有差异,特别在休克时更不易表现出腹膜刺激征,使诊断困难。不少伤员要经过仔细的、反复的检查,才可能察觉到1~2个或少数几个阳性体征,应做出及时诊断。

对意识清醒的单纯性腹部损伤的病人,经详细收集受伤史和体格检查可对腹腔内脏器损伤做出较准确的诊断;而对多发性伤或休克、昏迷的病人,应注意辅助检查。

6.腹部损伤的辅助检查

腹腔穿刺:先侧卧5min,穿刺点在髂前上棘与脐部连线的腹直肌外缘处。实质性脏器损伤:抽出的血液不凝固;空腔脏器损伤:白细胞计数升高,不凝血、胆汁、肠液或粪性渗出液,即可证实有内脏损伤;胰腺损伤:胰腺或胃十二指肠损伤时,穿刺液中淀粉酶增高。

阴性穿刺却不能肯定地排除内脏损伤的存在。对高度可疑的患者可重复穿刺,或者行腹腔灌洗检查。

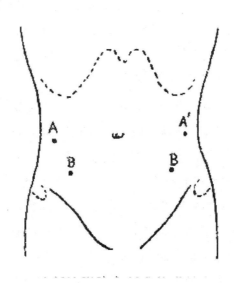

图 15-1 诊断性腹腔穿刺术的进针点

腹腔内插管灌洗:下腹正中线的中点部位以14号套针刺入腹腔,再经套管插入一支有侧孔的塑料管,然后缓慢注入等渗盐水500~1000mL,隔1~2min后再抽出全部液体,进行显微镜检查和淀粉酶测定,有的甚至单凭肉眼就能做出判断。如灌洗液呈血性,或者$RBC>100\times10^9/L$,或者$WBC>0.5\times10^9/L$,或者淀粉酶$>1U/mL$,或者灌洗液中含有胆汁,肠内容物等原本腹膜腔内不存在的物质则表明内脏损伤的存在。该项检查对腹内脏器损伤的诊断,准确率较高,特异性在95%。

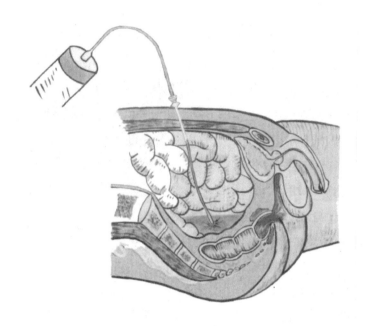

图 15-2 诊断性腹腔穿刺投抽液方法

实验室检查,血常规检查红细胞和血红蛋白及血球压积进行性下降时提示腹腔内有较大的出血;白细胞增高提示感染因素的存在或是机体的应激反应;血、尿淀粉酶升高提示胰腺损伤或者有十二指肠破裂的可能。尿常规检查血尿提示泌尿系统的损伤。

B 超检查:对肝、脾、肾等实质性脏器损伤,确诊率达 90%。B 超指导下腹腔穿刺术。肉眼所见,灌洗液为血性、含胆汁、胃肠内容物或证明是尿液。显微镜下,红细胞计数超过 $100×10^9/L$ 或白细胞计数超过 $0.5×10^9/L$。淀粉酶超过 100Somogyi。涂片发现细菌。

腹部 B 超检查不仅可以比较准确的判定腹腔内是否存在出血和积液,而且可以对肝脏、脾脏、胰腺、肾脏等腹腔内实质性脏器的损伤、损伤的部位、损伤的范围做出准确的诊断。B 超检查简便、无创、经济且可以反复检查;特别是对病情危重患者的检查可以在床边进行,临床上常常用以替代腹腔灌洗,作为腹部损伤的首选影像学检查。但 B 超检查也有其局限性,因为受肠腔内气体的干扰,对空腔脏器的损伤诊断存在不足。检查者的技术水平对检查结果有很大影响。

腹部损伤重点超声检查,腹部创伤重点超声检查(FAST)技术已迅速成为腹部闭合性损伤评估的一种公认方法。许多创伤管理指南已将腹部创伤重点超声检查(FAST)作为决策的主要依据。对于血压不稳定的低血压病患来说,在有腹部闭合性损伤的情况下,此超声检查是目前探查腹腔内出血情况的黄金标准。腹部创伤重点超声检查(FAST)技术受到所有涉及严重创伤患者护理的临床医师的重视,包括外科医师、急诊内科医师、重症监护医师和麻醉师。在对腹部创伤患者的管理中,手术前最重要的目标是查明是否需要进行剖腹术,而不是诊断具体损伤。这一说法在临床上已经达成共识,对于腹部创伤评估,超声方法较传统方法有许多重要优势。与体格检查、诊断性腹腔灌洗(DPL)和计算机控制 X 线体层扫描术(CT)相比,使用超声技术的优势是:无创、快速、随诊且准确。诊断性腹腔灌洗(DPL)特别灵敏,但并非所有 DPL 呈阳性患者均需要行剖腹术。计算机断层扫描(CT)可定位损伤部位,并评定严重程度等级,但是耗时,而且需要患者情况稳定以进行合作。因此,腹部创伤重点超声检查(FAST)对于腹部创伤且不稳定的患者具有特殊作用。根据目前证据,这种技术对于确定哪些患者需要进行紧急剖腹手术是一种非常有用的方式。

X 线检查:胸片、平卧位及左侧卧位腹部平片。对腹部闭合性损伤的患者来说,如果 X 线平片显示有气腹存在或者局部软组织阴影密度增加时,提示有腹部脏器的损伤。怀疑消化道损伤时可以通过口服水溶性造影剂,进行拍片检查,发现造影剂外溢征象时,就可以判定空腔脏器破裂或是穿孔。就没货逆行肾盂造影有助于泌尿系统损伤的诊断。其缺点在于必须在患者病情稳定的条件下才可以检查。

选择性血管造影。诊断明确出血来源和出血部位,适用于生命体征稳定,不明原因出血者,某些腹内脏器出血,例如:选择性肝动脉栓塞治疗肝损伤出血。

放射性核素扫描:与选择性动脉造影相比,ECT 对胃肠道出血的定位,具有更简单、更准确、更经济等有点。

CT 检查:对病情稳定的患者 CT 检查不仅能够清楚的显示腹腔内实质性脏器的损伤还能够对损伤的严重程度进行判断可以为治疗方案提供客观上的依据。对腹膜后的损伤价值尤高,口服或者胃管内注入造影剂有助于十二指肠破裂的早期诊断。CT 检查诊断腹部闭合性损伤的准确率高达 95%左右。

腹腔镜检查:利用微创手术方法进行腹腔探查,从而达到发现有没有损伤和发现损伤部位,使诊断明了化,有利于采取相应治疗措施。优点是能直接观察到腹腔内积血,腹腔出血来源,出血速度,腹腔积血量以及腹腔内游离的消化液。可在急诊室、ICU 病房或在手术室进行。凡结肠旁沟少量积血,深度仅 10mm,出血来源可见,出血已停止,或腹腔积血吸净后无血液再度积聚者可观察而不必行剖腹探查术。

其他:血管造影现在已经很少应用,但对骨盆骨折出血的诊断和栓塞有重要意义。磁共振对血管损伤和特殊部位的血肿诊断,如十二指肠壁内血肿,辅助诊断脊髓损伤的病人有较高的临床意义。

八、腹部损伤的影像学诊断

腹部损伤在临床中较为常见,主要包括开放性损伤和闭合性损伤。损伤可能危及伤者的生命,或可导致严重的并发症,需要引起我们的足够重视。

(一)腹部实质性脏器的损伤

腹部实质性脏器包括肝脏,脾脏,胰腺,肾脏。损伤较为常见。影像学检查与腹腔穿刺是明确诊断的主要方法。尤其是 CT 检查具有快速,准确的优点,是很多损伤一站式检查的首选方法。

1.肝损伤

肝脏为人体最大的消化腺,位于右上腹腔,质脆,受到外力作用后易损伤。根据其损伤程度和部位,分为包膜下破裂,中央型破裂和真性破裂三种类型。

(1)肝包膜下破裂:肝脏表面的包膜尚完整,出血聚集于肝包膜下形成包膜下血肿,在 CT 上表现为肝表面的局限的"新月形"稍高密度影。如果血肿继续增大,可压迫肝组织造成局部坏死,或继发感染形成肝脓肿,或张力进一步增大,导致肝包膜破裂转为真性破裂。

（2）中央型破裂:血肿位于肝实质内,CT上呈圆形或不规则的稍高密度影,边缘清晰。较大的血肿易压迫肝组织造成广泛肝坏死,也易继发感染形成肝脓肿。因此,如果血肿直径在2.0以上者须考虑手术进行血肿清除。

（3）真性破裂:肝实质和包膜均破裂,常发生腹腔积血,或因胆汁渗漏导致胆汁性腹膜炎,引起急腹症。腹腔穿刺可抽出大量血液或胆汁与血液的混合物。CT上表面为肝表面轮廓不清晰,不光滑,肝实质密度不均匀,腹腔内可见到积液或积血征象。肝脏的真性破裂出血较多,如不及早进行手术治疗,伤者很快因失血休克,导致死亡。因此影像科检查要快,准。与普外科医生共同阅片可以提高诊断。

2.脾损伤

脾脏与肝脏一样质地较脆,也容易损伤,根据损伤程度和部位也分为包膜下血肿、中央型破裂和真性破裂三种类型。所不同的是脾脏还可以发生迟发性破裂和自发性破裂,迟发性破裂常发生于外伤后1~2周,自发性脾破裂往往是在脾脏有病变的基础上发生。

包膜下血肿:指脾周边部破裂,包膜尚完整,出血积聚于包膜下形成张力性血肿。在CT上表现为"新月形"的稍高密度影。边缘清晰,光滑。

中央型破裂:指脾实质内的破裂,发生局限性的出血形成血肿,若出血自行吸收,临床上无明显症状和体征。CT上表现为圆形或不规则的稍高密度影,边缘清晰。

真性破裂:脾实质和脾包膜均破裂,位于脾上,下极者,出血者慢。重者脾脏可粉碎性破裂,出血较多,病情凶险。伤后即可发生失血性休克。抢救不及时死亡率较高。

3.胰腺损伤

占腹部损伤的1%~2%;损伤的原因,往往是由于车把、汽车方向盘等撞击上腹部所致。如暴力直接作用于上腹中线,损伤常在胰的颈、体部;如暴力作用于脊柱左侧,则多伤在胰尾。腹部开放性火器贯通伤和锐器刺伤多伴有胰腺和其他脏器的合并伤。

常并发胰瘘;胰损伤的死亡率在20%。

胰腺位置较深,横跨第1、2腰椎,多为钝性暴力所致。常见的有胰腺血肿,胰腺包膜破裂,胰腺破裂。

胰腺血肿:为胰腺内或包膜下的出血,包膜尚完整,因此胰腺轮廓尚清晰,CT表现为胰腺的肿胀,胰腺内或包膜下可见斑点状或新月状稍高密度影。

胰腺包膜破裂:在胰腺血肿的基础上胰腺包膜破裂,胰腺轮廓不清晰,形态尚完整,周围可见渗出。

胰腺破裂:胰腺正常形态消失,轮廓不清,包括横断和碎裂。是严重的胰腺损伤,往往伴有胰管的损伤和组织缺损。CT上看不到正常形态的胰腺,腹腔内可见积液,肠系膜脂肪低密度影消失,正常脂肪变得混浊。结合临床病史及腹腔穿刺有助于明确诊断。即早进行手术探查。

4.肾脏损伤

肾脏位于后腹膜腔,也是容易受到损伤的脏器。损伤包括包膜下血肿,肾破裂。

肾包膜下血肿:肾包膜尚完整,在包膜下可见"新月形"稍高密度或信号影,边缘清晰,光滑。

肾破裂:肾膜包膜破裂,轮廓不清,肾实质密度不均,周围可见出血或渗出,往往伴有肾盂,肾盏的损伤,常可见肉眼血尿。

肝脏,脾脏,胰腺和肾脏损伤后在 CT 上不能发现异常征象,有时在 B 超和 MRI 上可见到小片状或斑点状强回声或在抑脂像上可见斑点状高信号影,脏器轮廓清晰,光滑。此为挫伤的一种表现。

(二)腹部空腔脏器损伤

腹部空肠脏器较多,有胃,十二指肠,空肠,回肠,结肠,胆囊,膀胱和输尿管等。当受到暴力时可单纯损伤也可是复合性损伤。

腹部空腔脏器的损伤具有特征性的影像学表现就是腹腔游离气体影。在立位腹部平片时可在膈下见到新月形的低密度气体影,腹部 CT 在肝脏前方或前腹壁下腹腔内可见到新月形低密度气体影,需调节窗宽窗位仔细进行观察,注意与肠管内气体影和腹腔脂肪相鉴别。除了腹腔游离气体外,在 CT 上还可见腹腔积液和肠系膜脂肪影混浊,肠管积气扩张和气液平等肠麻痹的征象。腹部脂肪线模糊。肾周围筋膜增厚。

根据受伤部位,结合影像学表现和临床病史,腹腔穿刺即可明确诊断,一旦明确腹部空腔脏器破裂,应即早进行手术治疗。上腹部外伤史。十二指肠损伤在腹膜后部分,早期无明显的症状,以后向腹膜后溢出的空气、胰液和胆汁在腹膜后疏松组织内扩散,导致腹膜后的感染,表现为持续、进行性右上腹和腰背部疼痛。十二指肠破裂发生在腹腔部分,破裂后有胰液和胆汁流入腹腔而早期引起腹膜炎。

(三)腹部大血管损伤

腹部大血包括腹主动脉,下腔静脉,门静脉,脾动、脉静,肾动、静脉,肠系膜动、静脉和腹腔动脉。当腹部受到暴力时这些大血管均有可能造成损伤,可单纯存在也可与其他损伤并存。根据损伤程度不同分为血管内膜损伤,假性动脉瘤,撕裂和完全破裂,离断等。

完全破裂和离断因出血凶猛,伤者在短时间内致死,所以在临床工作中见到的不多。临床实践中常见到的为血管撕裂,内膜撕裂和假性动脉瘤。

1.血管撕裂　需经 CTA 或 DSA 血管造影检查方可明确撕裂的部位和破口的大小,可见到对比剂外漏。

2.血管内膜撕裂　血管内膜撕裂往往会形成动脉夹层,CTA 或 DSA 血管造影检查可见到撕裂的血管内膜和形成的真腔和假腔。

3.假性动脉瘤　血管破口较小,少量的出血自然凝血后形成血肿,堵塞破口,出血停止,在破口周围形成血肿。CT 上表现为血管周围的局限性软组织密度影,与血管相连。时间久后可钙化。

(四)腹部损伤的后遗改变

大部分腹部损伤经积极治疗会痊愈,但有部分会遗留后遗改变,称后遗症。经久不愈或伴随终身。给伤者的健康带来影响。

常见的有肠瘘、短肠综合征、盲袢综合征、胰腺假囊肿、外伤性肾积水、外伤后肾性高血压、外伤后尿瘘、外伤后肾萎缩、损伤后肠梗阻、肠扭转等等。

九、腹部损伤的治疗

腹部损伤患者是否需要行剖腹探查手术,应当根据损伤的性质和患者的情况来确定。通常情况下,有没有内脏的损伤是决定是否进行剖腹探查的主要依据;患者全身的具体情况决定了手术的时机。恰当的诊疗和处理可以给救治患者提供有效的帮助,不必要的处理则给患者带来不必要的痛苦,甚至可能危及患者的生命,给进一步的诊疗增添困难。腹部损伤的治疗需要避免两种极端现象的出现,首先不能不顾阴性探查结果对患者的进一步损伤,而对所有的腹部损伤都进行剖腹探查手术;另外为了避免阴性的探查结果而执意等待阳性结果的出现,导致手术时机的延误也是不妥当的。都是错误的做法。需要牢记一点的是严格掌握手术适应证,需要手术的患者应尽早进行探查手术,不该探查的患者不手术。

(一)腹部损伤的非手术治疗

血液动力学稳定,诊断明确,损伤较轻的轻度单纯腹腔内实质性脏器损伤患者或经检查,未能明确有无内脏损伤,而且病情稳定的患者可以采用非手术治疗。

1.治疗措施 包括输血、补液、止血等对症治疗防治休克;应用广谱抗生素用以预防和治疗感染;禁食水;不能除外空腔脏器破裂或存在明显腹胀症状时行胃肠减压,必要时留置导尿;营养支持;诊断不明确者,严密观察病情。

2.观察病情 每30min重复观察生命体征、腹部体征;必要时复查血常规、腹部B超及进行腹穿;禁止搬动、禁用止痛剂;每15~30min测定一次呼吸、脉率、血压;腹部体格检查,每半小时进行一次;每30~60min检查一次血常规;每30~60min作一次B超检查;必要时可重复进行诊断性腹腔穿刺术和灌洗术,或进行CT、血管造影等检查;不要随便搬动患者,以免加重病情;除非诊断明确,否则不宜注射止痛剂,以免掩盖病情。

(二)腹部损伤的手术治疗

判断有无内脏损伤比判断何种脏器损伤更重要;边抢救,边问诊,边检查,诊断不明确者需严密观察;处理原则为先止血后修补,先重后轻,损伤控制性手术。

1.清创术 腹壁伤口常规进行清创。穿透伤併腹内脏器损伤清创后,应另行切口剖腹探查,内脏脱出者,清洗还纳后再清创。

2.切口选择 切口要求进腹快、出血少、损伤轻微,暴露良好,且在必要时便于扩大切口,以利探查和操作。一般选择正中或旁正中切口。进入腹腔后,寻找损伤脏器,损伤脏器不确定时,进行有步骤的全面检查,根据脏器受损情况相应处理,关腹前仔细清理腹腔,恢复脏器正常解剖关系,根据情况摆放引流管。

(三)腹部损伤的手术探查指征

腹痛和腹膜刺激征有进行加重或范围扩大者;

肠鸣音减弱,消失或出现明显腹胀;

全身情况有恶化趋势,出现口渴,烦躁,脉快,体温及白细胞总数上升者;

膈下有游离气体者;

RBC 进行性下降者;

BP 由稳定转为不稳定甚至下降者;

腹腔穿刺吸出气体,不凝血液,胆汁或胃肠内容物者;

胃肠出血不易控制者;

积极救治休克而情况不见好转或继续恶化者。

（四）腹部损伤的处理原则

应全面权衡轻重缓急,首先处理对生命威胁最大的损伤,如呼吸困难、开放性气胸、心包填塞、明显的外出血等;

首先处理实质性脏器损伤,后处理空腔脏器损伤;

腹壁闭合性损伤和盲管伤的处理原则与其他软组织的相应损伤是一致的;

穿透性开放损伤和闭合性腹内损伤多需手术。

腹部损伤病例是否须行剖腹探查,应根据损伤的性质和伤员的情况而定。

一般说来,有无内脏损伤是决定应否进行剖腹探查的主要因素;而伤员的具体情况则在某种程度上关系到选择手术的时机问题。

不必要的剖腹手术徒然增加病人的痛苦,甚至可危及生命,不顾阴性探查的危害而对一切腹部伤都进行剖腹探查,或者为了要避免阴性探查而过久地等待阳性体征以致延误手术时机,都是错误的做法。做到该探查者早手术,不该探查者不手术,从而提高全部伤员的治愈率。非手术探查的指征,对于无法明确有无腹部内脏损伤而生命体征尚稳定的患者应先行保守治疗而不进行手术探查。观察期间:每 15~30min 测定一次脉率、呼吸和血压;每 30min 检查一次腹部体征,注意腹膜刺激征程度和范围的改变;每 30~60min 测定一次红细胞数、血红蛋白和血细胞比容,了解是否有所下降,并复查白细胞数是否上升;必要时可重复进行诊断性腹腔穿刺术或灌洗术;不随便搬动伤者;不注射止痛剂;禁饮食。观察期间还应进行以下处理,积极补充血容量,并防治休克;注射广谱抗生素以预防或治疗可能存在的腹内感染;疑有空腔脏器破裂或有明显腹胀时,行胃肠减压。凡属早期的穿透性损伤(一般在伤后 6~12h 以内者),特别是并有脏器脱出或创口内有肠液、胆汁、粪便或尿液溢出者,均应立即施行手术。

虽为腹部穿透伤,但无脏器脱出或异常体液溢出,而且伤员入院时距受伤时间已在 24~48h 以上而一般情况良好并无腹膜炎体征者,可以继续保守治疗,同时严密观察;否则仍需进行探查。

闭合性的腹部损伤,如果腹膜刺激症状明显,或同时有腹胀、肠鸣音消失或减弱,气腹或移动性浊音等症状者,或伴有消化道出血者,都应抓紧进行剖腹手术,不宜过久的等待。

曾有休克表现的腹部伤员,如在休克缓解后腹部阳性体征者,应立即施行剖腹探查手术;伤员在输血时血压上升,但在输血减慢或停止后血压又有下降而不能稳定者,也应在继续输血的同时进行剖腹手术。

伤员入院时距受伤时间已在72h以上,但有弥漫性腹膜炎症状而炎症又无局限化倾向者,仍以手术为宜。

临床症状虽不明确,但经腹腔穿刺、灌洗或影响学检查后证明确有内脏损伤者;或伤后24h仍不能排除腹内脏器损伤者,也是剖腹探查手术的指征,有条件者可进行腹腔镜探查,不宜过久的等待阳性体征的出现。

1.切口选择 切口要求进腹快、出血少、损伤轻微,暴露良好,且在必要时便于扩大切口,以利探查和操作。一般以正中或旁正中切口。

2.术前准备 建立通畅的输液通道、交叉配血、放置胃管及尿管。

3.手术治疗 麻醉的选择;腹腔内出血患者,以气管插管行全身麻醉较为安全,一般损伤可行连续硬膜外阻滞麻醉。

4.手术切口 尽可能接近损伤脏器位置,多采用经腹直肌切口、正中切口或旁正中切口,可根据情况延长切口,要避开开放性损伤伤口。切开腹膜时,应注意有无异味、气体溢出以及出血。

5.探查次序 现探查肝脾等实质性器官,同时探查膈肌有无破损。接着从胃开始,逐渐探查十二指肠第一部、空肠、回肠、大肠及其系膜,然后探查盆腔器官。再后则切开胃结肠韧带显露网膜囊,检查胃后壁和胰腺。如必要,切开腹膜探查十二指肠二、三、四段。先处理出血性损伤,再处理穿破性损伤。对于穿破性损伤,先处理污染重的损伤,再处理污染重的损伤。

6.脱出脏器的处理 腹部穿透伤常伴有大网膜或肠祥及其系膜之脱出。急救时掩盖在伤口上的敷料应在麻醉平稳后再揭去,切忌在麻醉诱导过程中揭开,以防腹压增高时有更多的脏器脱出。创口暴露后可先用温盐水适当冲洗伤口。脱出的大网膜尚在出血可先结扎止血,严重污染可适当切除,但忌将脱出大网膜作大块切除。脱出的肠祥如有穿孔者,可先行暂时缝合或用肠钳暂时夹住,而当肠祥已有明显坏死时可先在腹膜外切除坏死肠段,暂以肠钳钳闭其上、下端,而后再进行剖腹探查术。

十、腹部损伤诊断治疗流程

对于腹部创伤,即使是经验丰富的创伤外科或普通外科医师,在评估和处理时常常徘徊于漏诊和阴性探查结果之间。导致这种徘徊的原因,一方面是基于CT等现代影像学技术对脾、肝和肾损伤进行精确评估后的非手术治疗逐渐增多。另一方面是不恰当应用影像学评估、手术探查或非手术治疗等手段。因此,腹部创伤的并发症发生率和病死率仍较高,疗效尚不能令人满意。腹部创伤的诊断与治疗中不应把焦点放在明确所有脏器的解剖学损伤上,而是应该判断患者是否需要行剖腹探查。由于创伤患者腹膜刺激征的不确定性和缺乏肠道损伤精确影像学评估技术,因此,遵循规范的诊断与治疗流程,是降低漏诊率、延迟诊断率和非治疗性的剖腹探查率的关键。

1.腹部创伤诊断与治疗流程

对于腹部创伤患者,应当尽快稳定生命体征,优化氧合和组织灌注,其中积极寻找出血来源并积极控制出血是非常关键的。血流动力学状态和致伤机制是决定腹部创伤诊断与治疗策略的基础。血流动力学不稳定者应行创伤重点超声评估(focusedabdominal sonography for trauma,FAST)、腹腔穿刺或诊断性腹腔灌洗(diagnostic peritoneal lavage,DPL)快速评估腹腔内出血情况,剖腹探查控制出血;血流动力学稳定者则应基于致伤机制、体格检查和影像学等动态评估和处理伤情。

根据致伤机制分为钝性伤和穿透伤。钝性伤可由车祸、爆炸、挤压及高处坠落等所致,常累及肝、脾、肾及肠系膜。车祸伤患者中常见肠穿孔或肠系膜损伤,其中25%伴有安全带勒痕,尤其是腰椎弯曲和(或)压缩性骨折者。血流动力学不稳定的钝性伤患者如果明确出血源自腹腔脏器损伤,则应尽快剖腹止血;血流动力学稳定的钝性伤患者如果明确有空腔脏器、胰腺损伤,或者需要手术的其他实质性脏器损伤,可以选择性行腹腔镜或开腹手术。腹部钝性伤诊断与治疗流程。

穿透伤包括枪击伤及刀刺伤等,常累及小肠、肝、胃、结肠和血管结构,两侧腋前线之间的刺伤中,1/3未累及腹腔,2/3进入腹腔中,不到1/2伴有脏器损伤。第4肋间隙及后面两侧肩胛下角连线以下,臀部及其以上区域的穿透伤,伤道通过腹腔、腹膜后区域,可能伤及腹部脏器,虽然背部和季肋区的枪击伤或刺伤可动态评估(体格检查、增强CT检查等)确定,前腹壁刺伤可先探查伤道,但多数腹部穿透伤应积极探查腹腔,尤其是血流动力学不稳定者应直接紧急行剖腹探查。腹部穿透性创伤诊断与治疗流程。

2.腹部创伤评估

(1)腹部钝性伤:相对于实质性脏器钝性伤,腹腔空腔脏器钝性伤的诊断更为困难和重要。对于肠穿孔患者延迟治疗8h将会增加病死率,由2%增加至9%。体格检查时首先应注意有无胸腹部的安全带或轮胎压痕、腹壁挫伤、躯干脱套伤等。超声检查由于突出的便携性和实时成像能力,被用于血流动力学不稳定等不适合行CT检查的钝性伤患者,在急诊科行FAST重点是探查腹腔、胸腔和心包腔有无积血,若腹腔阳性则需立即行探查手术,准确率近80%。超声检查的影像质量高度依赖于操作者的技巧和经验,肥胖患者因皮下脂肪厚,超声检查的影像质量较差。血流动力学稳定的腹部钝性伤患者应行从头至大腿中段的CT检查,最好是增强扫描。除明确头、颈、胸部创伤外,还有助于明确肠外游离气体或液体、活动性血液外渗等腹腔脏器损伤间接征象,也可直接显示腹部和盆腔实质性脏器的损伤和严重程度。但应注意,在CT检查中小肠损伤的假阴性率达15%~30%。有创的DPL因特异性差而逐渐被FAST和CT检查所取代,但DPL对腹腔积血非常敏感,对FAST阴性的血流动力学不稳定者仍然有一定价值。

(2)腹部穿透伤:腹部穿透伤患者应仔细检查患者全身皮肤以免遗漏,不必区分枪击伤的入口或出口,重要的是确定伤口的数量,奇数的伤口意味着弹头可能存留在体内。因确定弹头轨迹的需要,拍摄X线片前伤口处应用不透X线的标记物标记。背部或季肋区刺伤可行口服、静脉注射、直肠灌注造影剂三重造影CT检查评估。DPL被用于评估腹部刺伤,灵敏度高,但也增加了非治疗性的剖腹探查率。

（3）腹部创伤护理评估：严密监测患者意识情况及 P、R、BP、CVP、尿量、肢体温度、颜色，注意有无休克的表现；观察气道是否通畅，注意呼吸的形态及频率；观察腹痛的特征、无腹膜刺激症，判断是实质脏器损伤还是空腔脏器损伤；观察患者的体位及局部软组织损伤、肢体活动情况。

（4）腹部创伤护理措施：保持呼吸道通畅：清除呼吸道分泌物及异物，吸氧，必要时行气管插管或气管切开，予以人工呼吸；迅速补充血容量：快速建立静脉通道 2~3 条，以上肢静脉为宜（1路扩容输血输液、1 路滴注或推注各种药物），必要时行深静脉置管；体位：抬高下肢 15°~20°；合并休克者，取休克卧位（抬高头胸部 10°~20°，抬高下肢 20°~30°）；遵医嘱立即行备皮、皮试、配血、导尿、胃肠减压等，协助做好术前准备。

3.腹部创伤紧急救治

（1）急救和术前准备

创伤患者的初始评估从气道、呼吸和循环开始。根据患者入急诊科时血流动力学状况和致伤机制决定紧急救治流程，伤情评估和紧急救治同时进行。对于潜在腹部创伤的患者应该开放膈上静脉通道（如锁骨下、颈内静脉或肘窝静脉）；对于高度怀疑胸腹部同时受损的多发伤患者，需确保膈上和膈下静脉通道同时开放。给以广谱青霉素或三代头孢菌素等针对革兰阴性菌和厌氧菌的广谱抗生素。放置鼻胃管或口胃管、导尿管，备血，必要时启动大量输血预案。一旦确定行腹腔探查术，应直接快速将患者送到手术室，切记对于血流动力学不稳定患者首要的目标是控制出血，建立静脉通道、输液、留置尿管等操作都不能延迟或终止尽快进入腹腔控制出血的手术操作。近 20 年来，除胰腺损伤外，对血流动力学稳定的肝、脾和肾等实质性脏器钝性伤倾向于非手术处理，包括动态的腹部体格检查和 Hb 水平监测。

（2）腹部损伤的腹腔探查指征

钝性伤腹腔探查指征，体格检查阳性发现，如伴明显腹膜刺激征，或腹部膨胀伴低血压；影像学检查阳性发现，如 FAST 阳性的血流动力学不稳定者，游离气体，膈肌破裂，腹部 CT 检查显示腹腔内损伤需要修复等；DPL 和（或）腹腔穿刺结果强阳性。

应注意实质性脏器和空腔脏器损伤的相关性，实质性脏器损伤仅 0.3%合并小肠损伤。损伤的实质性脏器数目越多，伴有空腔脏器损伤的可能性越大。CT 检查显示 1、2 和 3 个实质性脏器损伤，伴随空腔脏器损伤的概率分别为 7.3%、15.4%和 34.4%。空腔脏器穿孔处理延迟将增加患者病死率、脓毒症和伤口裂开发生率，而早期探查并控制污染可以显著降低患者并发症发生率和病死率。钝性伤患者单纯地依靠体格检查，腹腔脏器损伤漏诊率可达 45%。

（3）穿透伤腹腔探查指征

枪击伤伴腹膜穿透；刺伤伴内脏脱出、低血压和腹膜刺激征。80%~95%的腹部枪击伤需行剖腹探查。FAST 和 CT 在评估腹部枪击伤时作用有限，但对于伴多体腔伤口的低血压患者，影像学检查有助于确定救治策略。对于枪击伤限于右季肋区仅累及肝脏的患者，可在严密监护和精确影像学评估后行非手术处理。腹部枪弹切线伤，尤其是左季肋区，血流动力学稳定者可行腹腔镜评估腹膜、膈肌和腹腔内脏器。血流动力学稳定的刺伤患者，可动态评估腹膜刺激征，结合体温、脉搏和白细胞计数的变化情况，确定是否行腹腔探查。前腹壁刺伤可先行局部伤口探查,证实腹膜穿透后再行腹腔探查。若有匕首等刺入体内的物体,则应稳固地保持在原位,待到手术室开腹后直视下取出。

4.腹部创伤腹腔探查

止血和控制污染是腹腔探查的目标。血流动力学不稳定者的消毒铺巾范围包括整个前外侧颈部、两侧胸部、腹部、腹股沟和膝上大腿部分。

(1)腹部损伤的腹腔镜探查

近20年来腹腔镜技术得到了高速发展,已成为腹部创伤患者诊断与治疗中必须考虑的方法。腹腔镜探查时患者取截石位或平卧位,必要时局部垫高、调整体位显露损伤脏器。钝性伤者通过脐下缘套管置入腹腔镜,穿透伤者可直接从伤口置入套管,或另做小切口置镜。根据腹壁及腹内脏器的损伤情况及程度,确定辅助套管、显示屏及术者位置。吸净腹腔内出血及肠液,必要时冲洗,腹腔镜观察全腹腔情况,先确定壁层腹膜完整性;然后反 Trendelenburg 位从左向右观察腹上区脏器;接着平卧位逐段探查全小肠、结肠;再取 Trendelenburg 位探查盆腔膀胱、直肠及女性生殖器官;必要时经胃结肠韧带探查小网膜囊内胃后壁、胰腺、横结肠及胰脏等。根据探查情况确定损伤脏器及程度后,应遵循损害控制策略,决定是在腹腔镜下治疗还是中转开腹手术。

(2)腹部损伤的剖腹探查

剖腹探查仍然是怀疑腹部脏器损伤患者的首选手术。大的中线切口可快速进腹并满足充分暴露的需要。迅速吸除积血,按压4个象限控制出血来源。钝性伤应快速填塞肝和脾,并快速钳夹肠系膜的出血部位。穿透伤应填塞肝和后腹膜,并快速钳夹出血的肠系膜血管。使用肠钳、Allis 钳、切割缝合器快速暂时性或确定性控制胃肠内容物的流出。控制出血和污染后才开始全面探查腹腔。对仍在出血的部位需要首先探查并确保完全止血,通常的顺序是:肝、脾、胃、右结肠、横结肠、降结肠、乙状结肠、直肠、小肠,从屈氏韧带一直到回肠末端,仔细探查小肠壁和肠系膜;然后打开网膜囊探查胰腺 ;如果疑有十二指肠损伤,需行 Kocher 切口探查十二指肠;最后探查两侧的膈、后腹膜腔、膀胱和直肠等盆腔结构,注意后腹膜血肿的位置、大小,应探查有腹膜裂伤的后腹膜腔。如果污染严重或长时间低灌注,腹部切口可二期关闭;如果腹部内容物水肿妨碍关闭腹腔,可行暂时性腹腔关闭;如果存在多种复杂性损伤,或伴随严重失血所致的低体温、凝血功能障碍、酸中毒等死亡三联征时,应行简明的损害控制性开腹手术。

5.腹部损伤的救治原则

腹腔创伤的救治应遵循"挽救生命第一,保存功能第二,微创效果第三"的原则。手术的决定是基于损伤累及的特定脏器及其严重程度,对潜在的肠道、血管和腹膜后损伤应保持高度警惕,避免遗漏或延迟腹腔探查仍然是首要任务。

6.腹部损伤的术后护理

(1)做好基础护理,预防感染,病室定期通风换气,留置氧气管、胃管、导尿管按相应常规护理;口腔护理2次/d,协助翻身、拍背,指导咳嗽咳痰,及时吸痰,防止肺部感染。

(2)饮食护理,根据患者具体病情指导饮食。

(3)心理护理,鼓励、开导患者树立战胜疾病的信心。

根据麻醉方式,采取必要的体位,6h后可取半卧位;遵医嘱准确给药、补液,维持水电解质平衡;严格记录24h尿量,观察尿量、颜色,并做好护理记录;切口护理:定时观察敷料,是否有出血及不正常分泌物,敷料被浸湿时注意其颜色、性质及量,并及时更换敷料保持干燥,并做好记录;疼痛护理:如采取合适体位、遵医嘱使用止痛剂、辅助疗法等;引流管的护理:明确各种引流管的位置及作用,妥善固定和保护引流管,保持引流管通畅,密切观察引流物的颜色、性质、量,并做好记录;定时更换引流袋。

(4)评估肠蠕动恢复情况,根据情况鼓励患者适当活动。

7.腹部损伤的健康指导

做好患者及家属的心理疏导,减轻焦虑情绪;适当休息,注意锻炼,促进康复;告知患者饮食注意事项;告知患者若有不明原因的发热或腹痛腹胀、肛门停止排气排便等不适应及时就诊。

十一、腹部损伤控制性外科

当今社会的发展,机动车辆的普及、超高层建筑的增多、化工爆炸、煤矿塌方等突发灾难事件的无法预测性,使得创伤发生率居高不下,因致伤因素的动能明显加大,严重创伤和多发伤的比例显著增加。此类伤员由于伤情复杂、机体内环境严重紊乱,死亡率极高。部分伤员被送达医疗单位时已经处于重度失血性休克等"命悬一线"的危急状态,手术干预刻不容缓。此时如按常规进行复杂、费时、创伤性大的确定性手术,往往带来灾难性的结局,即使伤员不在手术中死亡,术后也极易出现多器官功能障碍综合征(MODS)甚至多器官功能衰竭(MOF),存活机会极小。如何为此类伤员制定更为合理的治疗策略,是20世纪后期临床外科医师所面临的重大挑战。近年来,损伤控制外科(damage control surgery,DCS)理念作为严重创伤和多发伤治疗的新策略日益受到重视。

1.腹部创伤DCS理念的历史沿革及概念

DCS理念的最早产生是来自于严重腹部创伤的治疗,而腹部创伤DCS理念的起源应追溯到1906年,Schroeder等报道了肝损伤后填塞止血和早期终止剖腹手术的方法。1955年文献报道填塞术后组织坏死、感染及再出血等并发症,"填塞"不再作为主流外科技术而逐渐弃用。1981年Feliciano等采用该技术治疗10例严重肝损伤大出血的伤员,存活率达90%,肝周纱布填塞技术又逐渐获得认可。1983年Stone等最早提出了损伤控制概念,他们总结了31例剖腹手术过程中出现凝血障碍的伤员,发现采用常规输血补液、确定性手术的14例伤员中仅存活了1例,而以简单快捷的方法控制出血和消化道破裂、积极纠正凝血障碍后再次进腹完成确定性手术的17例中,11例得以存活。Rotondo等于1993年更加明确地使用了"损伤控制"这一表述,认为早期施行DCS,可以挽救原来认为无法挽救的危重伤员。近年来,随着更多的临床实践,人们一致认为DCS是指针对严重创伤伤员进行阶段性修复的外科策略,旨在避免由于低体温、酸中毒、凝血障碍互相促进而引起的不可逆生理损害,是救治严重创伤的一种明智之举。其中,腹部创伤DCS包括3个不同的阶段:①采用快速临时的措施控制出血与污染,随后快速关闭腹腔;②进行致死性三联征的进一步纠正;③最后进行有计划的再次手术对损伤脏器以确定性修复。

2.腹部严重损伤后 DCS 治疗的病理生理基础

严重腹部创伤时,机体病理生理改变的基础是大量失血,加上复苏时大量的输血、输液,易导致全身生理内环境的紊乱。因此 kashuk 等提出"血性恶性循环(bloodyviciouscycle)"的概念,即伤员的生理状态呈螺旋式恶化,这一恶性循环的特征是机体低温、代谢性酸中毒和凝血障碍三联征,进一步加重机体多器官功能的损害。此时机体处于生理极限耗竭状态,这些并不是创伤的起始原因,而是伤员在分子学、细胞学和血流动力学平衡失调的相对晚期表现。一旦出现上述情况,伤员已经面临着死亡和出现严重并发症的危险。

(1)机体低温指机体中心体温<35℃。由于受创机体产能适应性减少,尤其是打开腹腔后大量的热量逸散,加上大量的输血、输液等抢救治疗,加之多数外科医师容易忽视手术室升温、伤员躯体保温、输注液体及腹腔冲洗液加温等环节,故严重腹部创伤伤员普遍存在机体低温。低体温抑制血小板功能,损害凝血机制,增加纤溶蛋白的活性,导致凝血障碍,还可造成致死性心律失常、全身外周阻力增加、心输出量减少、呼吸抑制、神志模糊、凝血障碍及氧离曲线的左移而降低组织间氧的释放。burch 等通过动物实验证实开腹手术时的热量蒸发是造成低温的重要原因,迅速终止剖腹手术后马上可减少腹腔热量丧失,恢复温度敏感性凝血功能,这正是 DCS 的理论依据。

(2)代谢性酸中毒腹部创伤致严重失血时,全身组织发生持续性灌注不足和继发性"氧债",无氧酵解取代有氧分解而产生大量乳酸,导致乳酸性代谢性酸中毒。血乳酸水平高低与伤员愈后相关,乳酸清除可反映伤员复苏后氧传送和消耗的情况。目前普遍采用血乳酸清除率作为氧输送、并发症发生率、死亡率及复苏成功的预后指标。abramson 的资料显示,如果伤员能够在 24h 内清除血乳酸,存活率可达 100%,而 48h 内清除者的存活率仅 14%。因此酸中毒的程度可以作为伤员预后的一个精确的预测因子。

(3)凝血障碍多种因素均能影响严重腹部创伤伤员的凝血功能,特别是体温过低的伤员,机体凝血过程的各个环节都受到不良影响。体温每下降 1℃,伤员的凝血促凝血酶原时间(prothrombintime,pt)和活化部分凝血促凝血酶原时间(activatedpartial thrombopl astintime,aptt)均显著延长,血小板的功能也明显受影响。因此 37℃时进行的标准凝血功能测定,不能反映低温伤员的实际凝血状态。动物实验表明,大量输液、休克和低体温激活纤溶系统,同时低温时血浆中血栓素水平降低;对温度敏感的丝氨酸酯酶活性降低,血小板功能障碍及内皮功能异常,从而影响凝血功能。加之大量输血补液(超过伤员血容量的 1 倍)后的稀释反应引起血小板和第、因子减少,从量和质上影响凝血反应,使凝血因子产生减少。在血液稀释和酸中毒状态下,低温对凝血的影响更大,有的还可出现弥漫性血管内凝血。因此,在低温、酸中毒和凝血障碍三者恶性循环下,创伤伤员不能耐受长时间的确定手术。

3.腹部严重损伤后 DCS 治疗的手术原则

大多数腹部创伤伤员可按常规手术方式处理,只有少数行大而复杂的外科手术将超过伤员生理机能极限,才须采取 DCS 模式处理。与常规手术相比,腹部 DCS 处理模式有逻辑含义差异,如纱布填塞止血、临时阻断破裂消化道近、远端以阻止消化液溢出污染、关腹等以及术后医疗护理处置上的差异。死亡三联征虽然意义重大,但临床决策过程却要复杂得多,还要考虑到诸多因素。

(1)腹部创伤 DCS 适应证:选择应根据损伤情况,高能量的腹部钝伤、多发性腹部穿透伤、血流低动力状态(包括低血压、心动过速、心动过缓、精神状态的改变等)、凝血障碍、低体温;合并复杂损伤。腹部重要血管损伤、多发内脏损伤(如严重肝及肝周血管伤、复杂胰十二指肠伤等)、多灶或多腔隙出血并内脏损伤,须优先处理的多区域损伤;严重的代谢性酸中毒、低体温、复苏和手术时间大于 2h、凝血障碍和大量的输液而定。而对于手术时机的选择,重要的是手术医师应有全局观点,审时度势,果断决策,越早期决定行 DCS,预后越好。

并非所有创伤病人都需施行损伤控制手术(DCS),有学者将 DCS 适应证数据化,便于指导治疗和选择。

将 ISS 大于 16 分,预计手术时间超过 2h 的患者按"损伤控制"进行手术。

纳入条件:

严重酸中毒,pH 小于 7.3;体温低于 35℃;凝血障碍 PT 大于 16 秒,PTT 大于 50 秒;复苏中循环不稳;内脏高度肿胀,腹腔无法关闭;大量失血,预计输血超过 10 单位;

创伤部位有 AIS 大于 16 的损伤;胰十二指肠损伤;腹部大血管损伤。对合并颅脑损伤和(或)胸部严重创伤、大血管损伤,应视危及生命程度及后果采用优先手术原则;对严重脑挫裂伤、脑室明显受压、有脑疝趋势者优先开颅。对心脏大血管损伤、进行性血胸、气管支气管裂伤等优先开胸;对腹部开放式穿透伤、腹内大出血优先剖腹。如果出现 2 个部位需同时手术,则需分组同时手术。需 DCS 患者大多为以腹部损伤为主的严重多发伤,数小时至数天后行确定性手术治疗。

(2)腹部严重损伤后 DC 实行损伤控制手术的指征:损伤控制(damagecontrol)一词最早源于美国海军,意思是指一般船承受损害和维持完整性的能力。损伤控制外科(DCS)这一概念是 1983 年首先由 Stone 等提出,并逐步建立 DCS 三阶段原则:初始简化手术、复苏和确定性手术。近年来 DCS 从早期集中于腹部创伤逐渐发展到胸心外科、颅脑外科、血管外科、骨科,特别是严重多发伤的临床救治,有效降低了严重创伤病人的病死率。但并非所有创伤病人都需要实行 DCS,实行 DCS 既取决于患者创伤的严重程度,如危及生命的多个系统损伤,或受制于可利用资源,如群体性灾害事故、战场救治等。因此,预先做出判断而不是等到伤情恶化,病人处于极端状态下再决定 DCS 非常重要。参照 Moore 和 Asensio 等提出的损伤控制纳入条件,尽早确立是否实施 DCS。手术者应避免过于自负,要及时认识到 DCS 的必要性,一期手术就是救命手术,实行 DCS 后也应避免进行不必要的检查。

(3)液体复苏与出血控制:创伤休克主要是低血容量性休克,液体复苏与出血控制实质上就是创伤救治的两个方面。在活动性出血未控制前给予液体复苏,如果复苏不足,大量失血可导致组织器官缺血缺氧,甚至直接引起心脏停跳。倘若大剂量复苏,固然可使循环趋于稳定、增加组织灌注,但却可能使损伤部位出血增加,大量输血输液还可引起凝血机制障碍,导致后续治疗的困难。倘若合并颅脑伤或肺挫伤,晶体输入量更要科学限制,以防脑水肿、肺水肿,甚至脑疝形成。必要时可使用血管活性药物维持基本血压。在液体复苏的同时,紧急手术,控制出血是DCS的第一目的。腹腔填塞(abdominal packing,AP)对腹腔内未查明原因的出血是最确切有效的措施,进腹后立即按"右上象限——左上象限——左下腹——右下腹"顺序用温盐水大纱条填塞,再找出血点处理。以最简单、有效、省时的方法控制出血,尽快纠正休克和减少组织的缺血再灌注损伤,为后续治疗赢得主动。

(4)腹部严重损伤后DCS治疗后预防术后感染:预防术后感染为DCS第2个主要目的。复杂的肠管多处损伤或合并输尿管损伤,为制止肠液、胆汁和尿液等的外渗,可结扎、钳闭破裂或断裂肠管的两端而不做修补、吻合或造口。胆道、膀胱和输尿管损伤可置管引流而不做修补或吻合。较大或多支肠系膜血管损伤结扎止血后,即使有大段肠管出现血供障碍,也暂不行切除术而留待24~48h后再处理。对难以关腹者,为避免腹腔间隙综合征(abdominal compartmentsyndrome,ACS)可利用补片等修复材料暂时关闭,避免体热、体液丢失和腹腔二次污染,这也是损伤控制外科的重要目的之一。

(5)腹部严重损伤后DCS治疗后重症监护治疗:严重多发伤所致的休克可出现严重的生理功能紊乱和机体代谢功能的失调,患者出现低体温、凝血功能障碍和酸中毒三联征,并相互影响,形成恶性循环,导致生理功能的恶化,往往预后极差。I期手术后,在EICU重症监护生命体征,应重点针对上述三联征。创伤后早期实施DCS,在止血救命的同时,可迅速稳定机体的内环境,避免造成脏器组织的不可逆损害。Abramson等发现乳酸水平与病死率之间存在明显的相关性,酸中毒的程度可以作为复苏效果的一个精确预测因子,乳酸清除率可预测严重创伤患者的存活情况。严重损伤患者的乳酸水平高于一般损伤病人。

4.严重腹部损伤的DCS治疗程序

DCS通常由三部分组成,包括首次简短剖腹手术、SICU复苏和后期确定性手术,有时可能需增加"计划外再手术"。损伤控制的实施需要多学科密切配合、相互协作才能完成。由于实施DCS的伤员通常濒临生理耗竭,急救复苏从现场接触伤员的第一时间起一直扩展到手术室,包括搬运途中、急诊室救治及手术室的处理。

(1)简短剖腹探查:根据上述损伤控制的适应证,可以在剖腹后的几分钟内做出实施损伤控制的决定,避免在尝试决定性手术失败后才想起中止手术。此时,需麻醉科医师、洗手护士及巡回护士的通力合作,争分夺秒。

(2)主要操作要求

出血控制:简短剖腹探查的首要任务是控制致命性出血。

破裂空腔脏器的控制:空腔脏器破裂的治疗主要是迅速控制肠内容物、胆汁、尿液等的漏出,避免耗时的切除和吻合,通畅地引流腔内容物、避免腹腔内进一步污染。

暂时性关闭腹腔:可快速连续缝合皮肤(不缝筋膜层)或用巾钳迅速关闭,避免创伤引起的腹腔间室综合征(ACS),同时为再次确定性手术做好准备。

(3)SICU复苏:一旦腹腔临时关闭,应立即开始SICU复苏,包括液体复苏、机械通气、复温、纠正酸中毒及凝血障碍。如下情况须行计划外手术:进行性出血、残留消化道损伤导致SIRS和休克、ACS。此时目的在于控制出血和污染,必要时须行腹腔减压。

(4)确定性手术:伤员血流动力学稳定,体温恢复,无凝血功能障碍,即可考虑进行确定性手术,通常在首次手术后 24~48h 进行,但这个时限不是唯一的。手术目的包括清除填塞物,充分腹腔探查并重新评价损伤程度,广泛冲洗并放置引流,恢复胃肠道的连续性,建立肠内营养通路等。

5.腹部重要脏器严重创伤的 DCS

(1)腹部重要大血管损伤:腹腔内重要大血管的损伤往往需采用损伤控制方法,尽早中止手术。腹腔内大静脉的损伤如髂静脉、下腔静脉可用暂时压迫或填塞法来达到止血的目的,但大动脉的损伤常需复合修复才能控制出血。对功能特别重要的脏器还可采用暂时性腔内血液转流,以维护重要脏器的功能。

(2)肝脏损伤控制性手术:肝脏损伤后伤情往往较重,易发生失血性休克和胆汁性腹膜炎,死亡率和并发症发生率都较高。对严重创伤性肝破裂,DCS 理念尤为重要,应当贯穿于治疗的全过程。手术开始后,及时的控制出血、彻底清创、有效保存健康肝脏组织和功能、消除胆汁溢漏、充分引流及恰当处理合并伤是肝脏创伤手术的最根本的原则。严重肝创伤的 DCS 应力求简单有效:创面有效清创;局部褥式缝扎,尽量缝闭创面断裂胆管;对于肝包膜下血肿,应切开 Glisson 包膜,显露深层肝脏创面;凡士林或干纱垫填塞创面;如有肝外关键大血管破裂则行修补术,术区低位放置三腔三套引流管;如有需紧急处理的其他器官合并伤,亦按相应损伤控制性手术原则处理。这些术式可作为伤员生命体征平稳,能耐受时的确定性手术。

SICU 复苏后,对于不同部位和不同程度的肝脏损伤,再次手术方式不同,主要有:

深层褥式缝合+大网膜填塞;

规则或不规则性肝叶切除:对于广泛粉碎性、星芒状肝创伤并大片肝组织失活等,可采用此法。

合并手术方式:选择性肝动脉结扎、胆总管探查"T"管引流以及肝管空肠吻合术。

(3)胆道创伤控制性手术:胆管创伤变化快,病情危重,由于胆汁外溢腹腔,往往早期即可出现急性胆汁性腹膜炎及难以纠正的休克,病死率高,是导致伤员死亡最常见原因之一。损伤胆管面初步清创,对于损伤胆管适当修补,行"T"管支撑引流,意义较大,以避免术后胆总管壁水肿致胆管内径缩小,无法行再次确定性手术修补或胆肠吻合。对于胆汁性腹膜炎,大量生理盐水冲洗腹腔后,于温氏孔处放置三腔三套管通畅引流,亦可明显减少胆管破烂修补处由于胆汁浸泡所致的水肿及化脓性炎症,为再次确定性手术打好基础。SICU 复苏后,再次确定性手术的选择如下:

对肝外胆管损伤 2/3 以上的行肝门部胆管整形,Roux-y 胆肠吻合术,并于吻合口处放置气囊支撑管,术后 7d 按照逐步扩张的原则打气,气囊支撑管留置 6~10 个月。

肝外胆管损伤 1/3~2/3 的情况,可用带蒂的胆囊瓣或带蒂的全层空肠片进行胆管修补术,修补处必须无张力,支撑"T"管在修补处上方引出,亦可建议放置气囊支撑管,以减少术后胆管狭窄的发生率,拔管前行"T"管造影,若出现胆管狭窄,可再次手术,行肝门整形,Roux-y 胆肠吻合术。

　　肝外胆管损伤 1/3 以下,无需行胆肠吻合术,用"5-0"线修补胆管,行胆总管探查术,放置支撑"T"管,并于术区低位放置三腔三套管,永久关腹。

　　严重创伤病人有时不能承受长时间的确定性手术,即使勉强完成手术,术后也可能出现严重并发症。于是,20 世纪 80 年代初有人开始主动地实施分期手术,并提出了损害控制外科(damgecontrolsurgery,DCS)的概念。DCS 最早发源于腹部创伤,目前已经用于各种创伤和非创伤手术,其基本内容包括初始简化手术、复苏、确定性手术 3 个连续阶段:

　　①初始简化手术

　　适应证与禁忌证:下列情况之一应该考虑损害控制(DC):

　　术前检查发现如下严重创伤,特别是创伤积分>35 分时:高能量闭合性躯干创伤;多发伤性躯干穿透伤;严重创伤性出血,估计需大量输血(>2000mL)。

　　手术中探查发现下列情况时:胰头损伤需要切除胰头者;肝后下腔静脉损伤;骨盆血肿破裂;开放性骨盆骨折;严重肝脏创伤;严重腹部血管创伤合并多发内脏损伤;内脏损伤合并多灶性或多腔性出血;常规止血法难以控制的出血;内脏水肿致胸腔、腹腔不能无张力关闭。

　　在术前、术中病人出现下列病理生理变化时:严重代谢性酸中毒(pH<7.3);低温(T<35℃);凝血功能障碍[凝血酶原时间(PT)>16~19s,部分凝血酶原激酶时间(PTT)>50~60s 或大于正常值 50%];复苏过程中血流动力学状态不稳,如低血压、心动过速、呼吸过速、意识改变。关于DCS 的禁忌,Morris 等认为下列病人不宜实施 DC:年龄>70 岁;致命性闭合性颅脑损伤;闭合性创伤引起的院前心搏骤停。

　　②基本措施

　　止血:创伤院内早期(<4h)死亡的主要原因是出血。因此,止血是首要任务。直接压迫是控制外出血的最有效方法。实质性组织、器官,如肝脏贯通伤弹道出血可以采用球囊或 Sengstaken-Blackemore 管止血。骨盆骨折膨胀性血肿及严重肝脏创伤出血时,可进行血管栓塞。胸、腹腔内脏器损伤出血用常规方法难以控制或可能很费时时,应该主动采用填塞。血管损伤要求采用最简单且安全有效措施,如侧面修补、结扎、暂时性腔内插管分流。复杂的血管重建技术浪费时间,应尽可能避免使用。

　　防止污染:防止肠内容物、胆汁或尿液污染,是初始简化手术又一个目的。单纯肠管穿孔可单层连续缝合修补。复杂肠管损伤应以纱布条结扎,或吻合器关闭远、近端。结肠穿孔应按复杂肠管损伤处理,避免外置造口。十二指肠、胆道、胰腺损伤应该放置外引流,胆总管可以结扎,胆道可经胆囊造口引流。输尿管损伤不宜直接缝合,代以插管引流。膀胱损伤也推荐置管引流,经尿道或耻骨上均可。

　　暂时关闭胸、腹腔(temporary closure,TC):初始简化手术后体腔应该关闭,以防止体液、体热丢失。常规方法既无必要,又浪费时间。如无明显张力,可以巾钳钳夹、皮肤单层连续缝合;组织严重水肿、张力明显时,应以修复材料(如输液袋)填补胸、腹壁缺损。

第二节　腹部损伤各论

一、脾破裂

脾脏位于左侧上腹部,位置深藏,因为脾脏是一个血供丰富而组织脆弱的实质性脏器,被与其包膜相连的诸韧带固定于左上腹后方,虽然有胸壁及肋骨的保护,但外伤暴力很容易使其破裂出血。脾破裂仍然占腹腔脏器损伤的首位。距统计脾脏损伤约占腹腔脏器损伤的40%~50%,脾脏损伤的诊断和治疗在腹部损伤外科中占有重要的地位。

（一）脾破裂概述

脾脏是腹部内脏最易受损的器官,其发病率占各种腹部损伤的40%~50%。有慢性病理改变的脾脏更易破裂。发生于左下胸部及左上腹的闭合性或开放性损伤均容易导致脾脏破裂,而原有脾肿大的患者更容易发生。脾脏实质脆弱,血运丰富,受外力作用时,极易出现脾脏破裂出血。临床上将暴力造成的脾脏损伤称之为外伤性脾破裂。外伤性脾破裂又可以分成开放性和闭合性脾破裂。

开放性脾破裂多由锐器致伤,而闭合性脾破裂则由直接和间接暴力致伤。脾脏是腹部损伤患者中最常见的腹腔内脏器损伤,腹部损伤的患者诊断时首先要考虑有没有脾脏损伤的可能,尤其患者存在病脾时更容易发生脾脏损伤。占腹部损伤的40%~50%。由于脾脏参与免疫系统的生理活动,因此对于儿童的脾破裂宜尽量修补或部分脾切除,也可以自体脾组织移植。保证脾功能,防止脾切除术后的爆发性感染的发生。

（二）脾破裂分型

1.中央型破裂（破裂位置在脾实质深部）　脾脏损伤时,出血被限制在脾脏实质内,可在脾脏内形成血肿,导致脾脏在短时间内明显增大。因此临床上没有血腹及明显的出血症状,很容易漏诊。如果脾脏损伤没有被发现,其预后存在两种可能,部分患者可在脾脏内形成血肿,如形成的血肿不大,且停止出血,那么血肿可被吸收,逐渐机化,临床治愈;脾脏实质内的血肿也有可能引起继发感染,形成脾脏周围炎,脾脏脓肿或脾脏囊肿;还有部分患者,因为血管破损处凝血块的溶解和吸收发生继发性出血现象,可能转为脾脏的真性破裂,此时的脾脏破裂临床上通常称之为延迟性脾脏破裂,多数患者发生在损伤后两周,甚至数月后发生,临床诊治中需要引起注意。真正的中央型脾脏破裂很罕见。多数中央型脾脏破裂将逐渐发展为被膜下破裂,甚至完全破裂。

2.被膜下破裂（破裂部位在脾实质周边部分）　脾脏被膜下破裂,同中央型脾脏破裂临床表现类似,很少出现血腹和明显的出血症状。不同的是,发生延迟性脾脏破裂的概率比中央型脾脏破裂要高。脾脏被膜下破裂如果出血没能停止,继续出血将导致血肿内的张力过大,患者恢复活动将使被膜破裂的可能性加大,发生腹腔内急性出血。血肿较小时可能会被吸收,形成囊肿或者形成纤维化的包块。

3.真性破裂(破裂部位损伤脾脏实质并累及被膜)　占85%,最常见,发生腹腔内大出血,破裂部位通常位于脾脏上极及膈面,如果发生部位位于脾脏脏面特别是临近脾门时,有可能引起脾蒂的撕裂,出现影响生命的大出血。出血量的大小与破裂的程度有关,小裂口,出血缓慢,临床上常常表现为进行性贫血,有时破裂口被血凝块堵塞,出血停止,被血凝块堵塞的裂伤,因为血压的升高、体位移动或血块溶解,会再次出血。脾脏破裂的症状和体征,由出血多少,出血速度的快慢、破裂的性质以及是否合并有其他脏器的损伤控制。仅存在被膜下破裂或者中央型破裂者主要的临床表现为左上腹疼痛,呼吸时疼痛加重,脾脏可表现出肿大,可触及疼痛,而腹肌紧张可不明显,很少伴有恶心、呕吐现象。一旦转为完全破裂,病情将迅速恶化,出现腹膜刺激征。出血缓慢时腹痛可局限在左季肋部;如果出血量出血较多将引起弥漫性腹膜炎,但疼痛仍然以左季肋部最为显著呕吐比较常见。随着短期内大量出血会出现口渴、心慌、血压下降、神志不清等症状。出血刺激左侧膈肌,可以引起左肩部的放射痛,深呼吸时加重,通常称之为 Kehr征。查体时可以发现腹部存在腹膜刺激征,且以左上腹为重,左季肋部脾脏浊音区常常增大。如果积血大量集聚,查体时可以出现移动性浊音。因为破裂脾脏周围常常被血凝块填充、包裹,所以行移动性浊音检查时,出现左侧卧位时,右侧腰部呈鼓音,右侧卧位时,左侧仍为固定性的浊音,这种现象称之为 Ballance 征。

(三)脾脏破裂的临床分类

1.脾脏破裂　外伤后即刻发生、腹腔内出血、失血性休克,严重时可以因为急性大出血,很快死亡。占外伤性脾脏破裂的80%~90%。

2.延迟性脾破裂　又称之为迟发性脾脏破裂。约占闭合性脾脏破裂的10%,是外伤性脾破裂的特殊表现形式。外伤后脾脏发生被膜下或实质内破裂,出血未停止,随后发生真性脾脏破裂,到出现大出血。其时间间隔常常在48h以上。无症状期又称之为 Baudet 潜伏期。

3.隐匿性脾脏破裂　脾脏外伤后仅有被膜下出血或轻微的裂伤,症状不明显,有时无法追问到受伤病史。等到出现贫血。左上腹部肿块、脾脏的假性囊肿或破裂、腹腔内大出血时才被发现。在闭合性脾脏破裂中所占比例不足1%。

(四)脾脏破裂病程的临床表现

脾脏破裂的临床表现以内出血及血液对腹膜引起的刺激为主。病情与出血速度密切相关。出血量大而速度快的出血很快就会出现低血容量性休克,伤情危急;出血量少出血速度很慢的患者症状可以轻微,除了上腹部轻度疼痛外,无明显其他体征,不容易诊断。随着时间的推移,出血量越来越多,出现休克的前期表现,继而发生休克。血液对腹膜的刺激出现腹痛,始于左侧上腹部,慢慢波及全腹部,但仍以左上腹部明显,同时腹部有压痛、反跳痛和腹肌紧张。有时因为血液刺激左侧的膈肌而出现左肩牵涉痛,深呼吸时疼痛加重,临床上称之为 Kehr 征。实验室检查可以发现红细胞、血红蛋白和红细胞压积进行性降低,提示有内出血存在。脾破裂早期为休克阶段,腹部外伤后发生的休克。继而开始出现出血,左季肋部疼痛,但临床表现往往不明显,严重的贫血症状还没有出现,仅仅表现为局部疼痛、压痛、肌肉痉挛、局部不明显的肿块、腹部略微膨隆,肩部放射痛还没有出现。属于脾脏破裂的隐匿阶段。临床上需要密切观察。随后随着出血逐渐增多,脾脏破裂的临床表现和体征渐次出现,此时应当开始高度怀疑脾脏破裂,积极术前准备,不要等到脾脏破裂的诊断成立后,患者情况已经恶化后才开始备术。提前预判对患者生命的救治和术后的康复有着显著的帮助。

脾破裂一经诊断,原则上应紧急手术处理。腹腔内血块较多的部位,常是出血的部位所在,应首先从该处探查。

术后出现爆发型感染:目前随着对脾脏功能的了解、认知的深化,为预防脾脏切除术后发生的凶险感染,应该坚持把抢救生命放在第一位,尽可能保留脾脏,尤其是小儿患者。

"第六届全国脾脏外科学术研讨会"制定的脾脏损伤分级标准:

Ⅰ级:脾脏被膜下破裂或被膜及实质轻度损伤,脾脏裂伤长度≤5cm,深度≤1cm;

Ⅱ级:脾脏裂伤长度长≥5cm,深度≥1cm,未累及脾门或脾段血管;

Ⅲ级:脾脏破裂伤及脾门、脾部分离断,或脾叶血管受损;

Ⅳ级:脾脏广泛破裂,脾蒂、脾动脉、脾静脉主干受损。

脾脏破裂的诊断:诊断依据应包括明显的外伤病史;临床表现为内出血及出血引起的腹膜刺激征;腹腔诊断性穿刺穿出不凝血。

开放性腹部损伤的患者需要早期进行剖腹探查手术。需要注意的问题在于,伴有腹腔出血的腹部损伤,应列为紧急手术的范畴。此时就诊断脾脏破裂往往很困难,也没有必要,即便合并空腔脏器损伤,优先处理的还应该是腹腔的内出血。而对于闭合性腹部损伤的患者来说,根据明显的左上腹和左季肋部的外伤病史,结合局部的软组织挫伤或肋骨骨折,伤后出现的腹膜刺激症状,腹部存在的移动性浊音,左下腹腹腔穿刺抽出的不凝血,诊断上并不困难。诊断困难的病例在于不全或轻度裂伤的脾脏破裂和被血凝块填塞暂时停止出血的脾脏破裂。原因在于患者刚刚自早期休克中恢复,此时贫血并不明显,患者处于中期隐匿阶段。对很难诊断的可以病例,唯有提高警惕密切观察,才能防止延误病情。观察的项目包括疼痛的范围有没有扩大?腹壁紧张是不是加重了?是否出现了左肩部的放射痛?腹部有没有膨隆?肠鸣音有没有减弱?脉搏是否逐渐加快?血常规检查血色素有没有进行性下降?通过观察判定腹腔内是否存在内出血的情况。还可以通过辅助检查诸如X线、B超、CT检查等。判定有内出血情况,还可以通过剖腹探查确定治疗和诊断。

(五)脾脏破裂的辅助检查

1.血常规检查　检查时发现红细胞和血红蛋白进行性下降,白细胞总数升高,是机体急性出血的反应。

2.X线检查　脾脏破裂时可以显示出脾脏周围的阴影增大,左侧膈肌抬高,原因在于血凝块在破裂的脾脏周围聚集;肠袢间隙增宽,是因为腹腔肠袢间有血液间隔;如果发现腹腔游离气体,则提示合并有空腔脏器损伤。

3.B超检查和CT检查　可以发现腹腔积血,脾脏周围血肿,脾脏破裂征象,同时还可以了解其他实质性脏器的损伤情况。B超检查因为操作简单,方便,经济,可以动态监测脾脏损伤发展的进程,因此在临床上列为动态观察脾脏损伤的首选检查方法。

4. 核素扫描 方法安全,因为受到扫描所需药物限制,不常使用。

5. 选择性腹腔动脉造影 是一种侵入性检查,操作复杂,有一定的危险性。不过诊断脾破裂的准确度高,可以显示脾脏受损动脉和实质部位。仅用于伤情稳定而其他方法未能明确诊断的闭合性损伤。

6.脾脏损伤的鉴别诊断

需要与肋骨骨折、左肾损伤等来鉴别。骨折可以通过 X 线拍片诊断。左肾损伤通过简单尿常规或静脉肾盂造影可以确定。但要注意,需要鉴别的损伤可能和脾脏破裂同时存在。即便确定了需要鉴别的损伤诊断,也不能排除脾脏破裂的可能,因为这可能延误脾脏破裂的救治,影响患者的预后。

(1)肝破裂:肝破裂在各种腹部损伤中占 15%~20%,右肝破裂较左肝常见,肝破裂的致伤因素,病理类型,临床表现都与脾破裂极为相似。肝、脾破裂的主要表现都包括腹腔内出血和出血性休克,脾破裂时血性腹膜炎所致的腹膜刺激征通常不明显。但是肝破裂后可能有胆汁进入腹腔,因此腹痛和腹膜刺激征常常较脾破裂引起者更为明显。肝破裂后血液有时通过胆道进入十二指肠,患者出现黑便或呕血。B超检查和 CT 检查是鉴别肝脾破裂的首选方法。

(2)肋骨骨折:患者受到损伤后导致肋骨的连续性或完整性部分或全部中断,在胸部创伤患者中发生率约占 35%~40%,是最常见的胸部损伤。单根或数根肋骨单处骨折时对呼吸影响不大;如果尖锐的肋骨断端内移刺破胸膜和肺组织时,可以导致血、气胸、皮下气肿、血痰、咯血等。如果刺破肋间隙的血管,尤其是前侧胸的肋骨骨折时可以引起大量的出血,导致病情迅速恶化。临床表现为骨折部位疼痛。深呼吸、咳嗽或体位改变时加重;部分患者可有咯血症状。多跟肋骨骨折患者,可以出现气促、呼吸困难、发绀和休克。受伤的胸壁肿胀、可能有畸形、局部压痛、有时可以触及骨折断端、部分患者可有皮下气肿、甚至反常呼吸。诊断不难,胸部 X 线拍片就可以明确。但要牢记,肋骨骨折时脾破裂的可能性仍然存在。创伤患者的诊断中,不可用一元论代替所有损失的诊断。

(3)肾脏的损伤:左肾损伤可以通过简单尿常规或静脉肾盂造影可以确定。同样肾脏损伤与肋骨骨折,脾破裂常常同时存在。即便是确定了肾脏损伤的存在,也不能够直接排除脾破裂的可能。尤其是腹部闭合性损伤的患者,需要进行保守治疗时更是如此。需要密切观察病情的变化。

(六)脾破裂处理原则

1.脾破裂保守治疗 既往共识,认为脾脏血供丰富,组织脆弱,止血困难,脾脏切除手术是各种脾脏破裂的唯一选择。如今随着对脾脏功能的了解加深,特别是对脾脏切除术后可能发生的凶险感染风险的认知,临床医师都在摸索保脾的方法。确立了抢救生命第一,保留脾脏第二;年幼患者尽力保脾;保留的脾脏必须具备足够的脾脏功能理念。

被膜下破裂的脾脏,如果出血不多,生命体征稳定,血流动力学稳定,经 B 超、CT 证实脾脏损伤程度较轻,动态观察积血没有增加,血肿没有增大,脾脏分级在 Ⅰ 级或 Ⅱ 级,无其他腹腔内脏器损伤的合并症,年龄在 55 岁以内的患者,除外病理性脾脏破裂,无凝血功能障碍,具备中转手术和重症监护条件时可以考虑进行非手术治疗。血流动力学稳定是最重要的观察内容,也是决定是否进行保守治疗的先决条件。但保守治疗期间应当密切观察病情的改变,如若病情恶化则应当好不犹豫的中转为手术治疗。对脾脏损伤的保守治疗即使在具备条件的综合医院也必须要持有谨慎态度,应严格掌握适应证。虽然保留脾脏的功能,对患者的益处不言而喻,但对于脾脏破裂的患者而言,保受治疗,保留脾脏的风险极高。脾脏切除手术治疗远比保守治疗安全系数高,而保守治疗失败中转手术即延长了治疗周期,又给患者增加了痛苦和经济负担,潜在的医疗风险,可能增加医患纠纷,因此不宜过分提倡。

2.脾破裂手术治疗　对血流动力学不稳定,经 CT 证实脾脏损伤程度较重,脾脏存在病理性改变;腹腔内合并有其他的脏器损伤;保守治疗期间病情发生改变,恶化时需要进行手术干预。出血量大的:边抗休克,边紧急手术,术中可以通过血液回收机回收血液,进行血液回输;牢记手术原则即,保命第一,保脾第二,微创第三。

(1)保脾手术:脾脏破裂严重的情况下,保脾手术手术成功率很低。不宜采用保脾手术。根据术中情况可以选择生物胶粘合止血、脾脏修补术、脾脏部分切除术、脾 A 结扎、对小儿患者脾切除后凶险性感染 OPSI,可以施行脾脏自体移植术,将大约 1/3 脾脏组织切成薄片置于大网膜前后两叶之间。

对于延迟性脾脏破裂活受条件限制,脾脏破裂原则上应行脾脏切除术。

脾破裂保脾治疗最新进展:可以通过腹腔镜进行操作,腹腔镜镜下治疗,保脾。

脾破裂术后并发症:脾脏继发感染出血,胰腺损伤致发生胰瘘。

(2)保脾手术方式

脾破裂保留脾脏手术:如前所述手术方式很多,需要根据术者的技术水平和所在的医院的条件综合脾脏损伤的情况来决定。原则上保留的脾脏体积不能低于患者脾脏的 1/3,才能有效地维持正常的脾脏功能。

局部使用生物胶和物理止血:进行剖腹探查后,对破裂裂口较小且浅的脾脏破裂,可以采用明胶海绵和生物胶填塞破裂处压迫止血,使用网罩技术,捆扎破裂的脾脏,电凝烧灼等。选择适应证方法得当,可以保留脾脏。

缝合修补术:因为脾脏破裂的裂口大多数情况下都是横向的裂口,与脾脏内的大血管走行一致,选择的裂口小,未伤及大血管的脾脏破裂没有伤及叶间血管主干而是小梁血管。因此对裂口小,局部物理和生物胶止血失败后,可以进行缝合修补。该项操作对术者的技术要求较高,不可反复尝试,延长手术时间,否则可能因为出血过多为及患者生命。

脾动脉结扎及术中栓塞术:脾动脉结扎后脾动脉压力下降 50~60mmHg,因为脾脏的血运可以由周围韧带中的血管进行代偿,一般不会引起脾脏坏死。结扎脾动脉后,脾脏缩小,便于缝合,达到止血的目的。术中脾动脉栓塞,栓塞范围很难控制,临床上很少采用。脾动脉结扎后出血、感染等并发症的发生率并没有明显的降低,对其治疗价值仍然存在争议。

部分脾脏切除术:适用于脾脏破裂情况不严重的情况,如脾脏部分破裂严重之处,难以保留时。需要对按着脾段分布的损伤血管进行游离结扎,结扎之后有,与正常脾脏组织即可显露清晰的分界线。在分界线处,使用可吸收缝线贯穿正常组织后,间断缝合或者连续锁边缝合。利用电刀切除失活的脾脏组织,断面的出血点需确切止血,大网膜覆盖残端。还有学者使用微波组织凝固技术在脾脏的预定切除线形成凝固带,之后利用手术刀分离,切除部分脾脏,此方法操作简单,止血比较确切,效果令人尚满意。

腹腔镜保脾术:腹腔镜技术的发展,不仅可以明确诊断,还有利于损伤程度的判断。腹腔镜下使用明胶海绵填塞、生物胶喷洒、电凝止血,亦可将大网膜填入破裂处后,再行缝扎。观察局部若无出血,放置引流管结束手术。

自体脾脏组织移植:虽然通过保脾手术,可使部分患者保脾成功,但仍有相当大的比例患者必须行脾切除手术,才能控制出血,挽救生命。对不能保留脾脏的患者或保脾失败的患者,均需要施行自体脾组织移植,以期脾脏功能得到补偿。临床上目前脾脏自体移植,最常选用的移植部位是大网膜内移植。先将切除脾脏的正常脾组织,制成 2.0cm×2.0cm×0.5cm 大小的待移植脾块,将待移植脾块固定于大网膜血运丰富的地方,将大网膜游离缘折叠,缝合,固定。由于脾脏自体移植成活率及通过移植成活的脾脏组织发挥的效应都很难界定,因此脾脏损伤的患者应遵循保命的前提下,尽量保脾,只有对必须行脾脏切除的患者才应该考虑脾脏自体组织移植。脾脏自体移植的体积最少要在患者原脾脏体积的 1/3 以上。

脾脏切除术:保脾术与脾脏切除术相比,不但手术操作烦琐,而且术后又有再出血的可能。因此脾脏损伤、破裂行脾脏切除术是较为安全的手术方法。全脾脏切除的手术适应证包括:老年病患;严重的脾脏破裂;伤情危重;保脾术不能有效止血;术者缺乏保脾技术和经验。完善的术前准备对于手术是必需的。术前如果没有明显的休克现象,脉搏不超过 100 次/分,收缩压不低于 100mmHg 者没有必要提前输血;如果术前已经有休克现象,则需迅速建立静脉通道,补液输血,救治休克和改善微循环;如患者已经发生休克,应当边抗休克,边手术。期待血压回升后手术治疗,有可能丧失手术机会,也就意味着患者生命走到尽头。手术中如果经过探查腹腔内无其他脏器损伤,腹腔内积血无明显污染,可收集积血,过滤后行自体血液回输。脾脏破裂的患者,其预后取决于脾脏破裂损伤的程度、是否合并其他损伤、处理得当与否。单纯脾脏破裂的患者,只要及时抢救,手术处理得当,死亡率一般并不高。

(3)脾破裂的护理:脾脏破裂的患者存在手术后的营养失调、疼痛、活动时乏力、呼吸道清理低效、潜在的合并症等问题。手术后的处理围绕存在的问题进行治疗。

营养失调:禁食期间予以静脉补液,维持水、电解质平衡。患者肛门排气,肠蠕动恢复后,根据病情尽早给予低脂、高热量的食物,少食多餐,逐渐恢复正常饮食。做好口腔护理,保护患者的食欲。定期复查血常规、血生化。了解患者的营养状态。

手术后的疼痛:与手术及损伤密切相关。生命体征平稳后,患者取低半卧位,降低手术切口的张力减轻伤口疼痛。做好患者的心理护理,指导深呼吸以缓解疼痛,转移注意力。适当使用止痛剂,使用外固定。

活动时的乏力:应当加强营养支持,根据患者情况逐渐由床上活动、床旁活动过渡到室内活动,循序渐进,最后过渡到室外活动。在锻炼过程中需要有人陪护,以免患者跌倒和意外的发生。

呼吸道清理低效:患者常常因为合并有肋骨骨折,加上手术后的疼痛,不愿意咳嗽、咳痰,容易导致肺部术后的感染。针对此种情况,不仅需要向患者及陪员交代咳嗽、咳痰的必要性和意义,还要适当使用止痛剂减轻患者的痛苦,通过超声雾化吸入化痰,结合拍背加强呼吸道的清理。

（4）潜在的合并症及并发症

出血:手术后严密观察生命体征,特别是血压和脉搏的变化,如果患者出现面色苍白、四肢厥冷、心率超过 120 次/分,应高度怀疑再出血的可能。同时要注意保持腹腔引流管的通畅,严密观察引流量、引流液的颜色、性质。引流管从某种意义上可以说是外科医师的另一只眼睛。如果引流液引流量突然增多,颜色鲜红就要考虑内出血的可能。

感染:手术后注意患者的体温变化、脉搏的变化以及腹部症状的转归。合理使用抗生素。如果患者手术后 3d,体温升高不降、白细胞总数增高,腹部症状加重就要考虑感染发生的可能。需要强调的是再强力的抗生素代替不了手术中、手术后的无菌技术以及手术中的无创技术。针对因为损伤的打击,患者的免疫功能下降,需要加强免疫功能的支持和营养的支持。

创伤性湿肺:鼓励患者有效的咳嗽,超声雾化吸入 4~6 次/d,控制输液速度,,注意患者尿量的变化,保持出入平衡。

血栓:预防的办法不外早期活动四肢,动态了解血小板的变化,必要时使用抗凝药物。如出现不明原因的发热,腹痛加重,或者下肢肿胀则提示深静脉血栓形成。深静脉血栓形成后如果没有发现或没有及时的处理,可能会引起重要脏器血管的栓塞,引起的后果可能导致所有的前期处理,前功尽弃。

焦虑:做好患者的心理疏通,同时也要做好患者家属的沟通,帮助患者树立战胜疾病的信心,能够积极配合治疗。当然不能忽视创伤引起的心理功能障碍,仅仅疏导是不够的,需要专职心理卫生人员介入,配合药物治疗。

附:美国创伤外科学会（AAST）脾脏损伤程度分级标准

1 级:包膜下血肿,不扩展,表面积小于 10%,包膜撕裂不出血,深度小于 1cm。

2 级:包膜下血肿,不扩展,表面积 10%~50%,或实质内血肿不扩展,血肿直径小于 5cm,包膜撕裂有活动性出血,或实质裂伤深度 1~3cm 但未伤及脾小梁血管。

3 级:包膜下血肿为扩展型,或者表面积大于 50%;包膜下血肿破裂有活动性出血,实质内血肿直径大于 5cm,或为扩展性;实质裂伤深度大于 3cm 或伤及脾小梁血管但未使脾段失去血供。

4 级:实质内血肿破裂有活动性出血,裂伤累及脾段或脾门血管,导致大块脾脏组织（25% 以上）失去血供。

5 级:脾脏完全破裂,脾门血管损伤,全脾脏失去血供。

二、肝破裂

肝破裂在各种腹部损伤中约占 15%~20%。肝硬化等慢性病变时发病率较高。右肝破裂较左肝为多。处理原则：彻底清创、确切止血、消除胆漏、通畅引流。动脉性出血可行肝脏固有动脉或其分支结扎（对原有肝脏疾患者应慎重），损伤较大止血不满意，又无条件行大手术，可予缝合后行纱布填塞，术后 5d 起抽取，7~10d 抽完。1~2 周取出，可大大减少继发性出血的概率。肝破裂特点：右肝发生率>左肝发生率，因为含有可以引起强烈腹膜刺激的胆汁，腹膜炎较明显。中央型肝脏破裂可能会继发为肝脓肿，引起胆道出血。与脾破裂不同，胆汁溢入腹腔，腹痛和腹膜刺激征较脾破裂严重。

（一）肝破裂的病理分类

肝破裂、肝包膜和实质均裂伤；包膜下血肿，实质裂伤，但包膜完整。

正常情况下，肝脏大部分在右上部腹腔，受右侧的季肋部保护，位于膈下，不易受到损伤。但是由于肝脏体积较大，组织又较脆弱，因此胸腹部损伤时容易波及。腹部闭合性损伤中，其发病率仅比脾脏损伤的概率略低。肝脏损伤时，常常发生大出血与休克，胆汁溢出，造成胆汁性腹膜炎，其死亡率和并发症发生的概率较高。肝脏损伤也分为开放性肝脏损伤和闭合性肝脏损伤。开放性肝脏损伤，多由锐器致伤，往往伴有胸前或腹腔的开放性损伤。而闭合性肝脏损伤，则由钝性暴力致伤，也有部分患者由间接暴力致伤，如高处坠落导致的肝脏破裂。闭合性肝脏损伤一般都合并有多个脏器的损伤。

（二）肝脏损伤分类和分级

1.肝脏损伤分类　肝脏损伤同脾脏损伤是一样的，一般根据严重程度的不同，进行如下分类：

被膜下破裂：包括表浅的肝脏组织在被膜下破裂而被膜完整和中央破裂。中央破裂指的是，肝脏实质的中央部分破裂，表层的肝脏组仍然完整，常常局部形成巨大的血肿。单纯的被膜下肝脏破裂临床上很少见。

真性破裂：也称为完全性破裂，肝脏实质和被膜均有破裂。

2.肝脏损伤分级　美国创伤外科协会于 1994 年修订的肝脏损伤评级系统被采纳为评估肝脏损伤的标准。

Ⅰ级：被膜下撕裂，肝实质裂伤深<1cm，被膜下血肿范围小，含小的包膜下血肿，小于肝脏表面积的 10%。

Ⅱ级：肝实质裂伤深裂伤深 1~3cm，裂伤长度小于 10cm，包膜下血肿直径小于 10cm，占肝脏表面积的 10%~50%。

Ⅲ级：肝实质裂伤深>3cm，包膜下血肿范围广，被膜下血肿大于肝脏表面积的 50%或正在扩展，包膜下或实质内的血肿破裂。

Ⅳ级：肝实质裂伤累及肝叶 25%~75%或在一叶内累计 1~3 段。

Ⅴ级：肝实质裂伤累及肝叶大于 75%在一叶内累计 3 个以上肝段。同时，伴有肝旁静脉的损伤。

Ⅵ级:肝脏撕脱。

3.肝脏破裂的诊断　肝脏破裂的主要临床表现就是腹腔内出血和胆汁性腹膜炎。开放性肝脏损伤的诊断同开放性脾脏损伤一样诊断上不困难,多能早期诊断。但需要注意的一点,右胸的穿透伤科贯穿膈肌引起肝脏的损伤。而闭合性肝脏损伤的诊断有时很困难。真性大出血时表现为面色苍白、四肢厥冷、呼吸急促、大汗淋漓、脉搏增快、血压下降、口渴少尿等休克症状,严重时可以因为循环衰竭而死亡。因为腹腔内内出血和外溢的胆汁刺激,可以出现腹部剧烈的疼痛,膈肌受到刺激后可以引发右肩部的放射痛和呃逆症状。而中央型肝脏破裂或是被膜下肝脏破裂,如果损伤较轻,出血不多,局限在肝脏被膜内,则不会出现腹膜刺激征,仅仅表现为右季肋部的疼痛和压痛,很少出现全身症状。而伤后出血没有停止,血肿逐渐增大,距离伤后数小时,甚至数天可以因为张力大的肝脏被膜下血肿的破裂而出现肝脏延迟性破裂。此时最主要的临床表现就是,出现急性腹部疼痛和因内出血而导致的全身症状。腹部检查时需要注意开放性伤口的位置、大小、深浅度,判定入口的方向后诊断肝脏损伤一般困难不大。闭合性肝脏损伤如为肝脏真性破裂,结合明显的内出血征象、腹膜刺激征、腹部移动性浊音、腹腔穿刺结果发现胆汁和 B 超检查诊断上也没有难度。而肝脏中央型破裂和被膜下破裂,除了局部压痛外,没有明显的内出血症状和腹膜刺激征,就很难与腹壁的单纯挫伤鉴别,并且腹腔穿刺往往出现阴性的检查结果。诊断上比较困难。此时 B 超检查对是否存在肝脏的损伤及损伤程度有很大的帮助,而且简便易行,可以重复检查,因此临床上列为首选的辅助检查。除此之外,CT 检查和 MR 检查是特异性和敏感性都高的无创检查,合理使用 CT 检查和 MR 检查对判断肝脏破裂、破裂部位、破裂程度、甚至肝脏破裂的愈合进程都有很大的帮助。

附:肝脏损伤的六项检查

1. 诊断性腹腔穿刺,利用诊断性腹腔穿刺可以诊断腹腔内脏器破裂,尤其是对实质性脏器损伤破裂价值极高。一般抽得不凝血液即可确认内脏损伤。但是出血量少时可能有假阴性结果,因此依次穿刺的阴性结果不能除外内脏损伤。必要时可以在不同部位、不同时间反复穿刺,或行腹腔穿刺做诊断性灌洗以帮助诊断。

2. 动态观察红细胞、血红蛋白和红细胞压积变化,如果出现血色素进行性下降,提示存在内出血。

3. B 超检查,不仅能够发现腹腔内积血,而且对肝脏被膜下血肿和肝内血肿的诊断也有帮助,临床上常使用。

4. X 线检查,如果有肝被膜下血肿或肝内血肿,X 线拍片后可发现肝脏阴影扩大和膈肌抬高。如果同时发现膈下游离气体,则提示合并空腔脏器损伤。

5. 肝放射性核素扫描,诊断尚不明确的闭合性损伤,怀疑肝被膜下血肿的患者,如果病情不紧急,患者情况允许时,可以考虑做同位素肝扫描。有肝内血肿时,可出现放射性缺损区域。

6. 选择性肝动脉造影,对一些诊断确实困难的闭合性损伤,如怀疑肝内血肿,如果病情不紧急,患者情况允许时,可以进行本项检查。可以发现肝内动脉分支动脉瘤形成或造影剂外溢等有助于诊断意义的征象。本检查时一种有创检查,操作比较复杂,只能在一定条件下进行,不能列为常规检查。

（三）肝损伤的治疗

肝脏损伤治疗的关键在于准确评估病情,采用合理的治疗措施。对于血流动力学稳定的肝脏损伤患者来说大部分可以经过非手术治疗而痊愈。治疗过程中需要 B 超检查和 CT 检查,确定肝脏损伤的部位,明确损伤的严重程度,除外合并有其他的腹部脏器损伤,辅助监测。而对于血流动力学不稳定的患者要迅速地扩容,紧急术前准备,积极剖腹探查。

1. 非手术治疗　保守治疗的患者选择要慎重。入院时患者神志清楚,能正确回答医师提出的问题和配合进行体格检查;血液动力学稳定,收缩压在 90mmHg 以上,脉率低于 100 次/分;无腹膜炎体征;B 超或 CT 检查确定肝损伤为轻度,Ⅰ~Ⅱ级肝脏损伤;未发现其他内脏合并伤。在保守治疗过程中,还必须明确如下两点:

经输液或输血 300~500mL 后,血压和脉率很快恢复很快恢复正常,并保持稳定。反复 B 超检查,证实肝损伤情况稳定,腹腔内积血量未增加或逐渐减少。但是对于非手术治疗指征不确切或把握不大时,一定要慎用。

2. 手术治疗　肝脏损伤经过积极扩容后血流动力学仍然不稳定时,手术是必然的选择。手术要尽早进行。病情危重的患者,需要紧急手术,应当避免不必要的检查,边抗休克边手术。手术的目的在于止血,清除失活的肝脏组织和充分的引流。腹部损伤行剖腹探查术时,开腹速度要争分夺秒,为抢救生命创造有利的条件,减少并发症的发生。初步控制肝脏出血的方法不外两种,肝门阻断和填塞压迫。通常肝门阻断是简单,有效的方法,如果肝门阻断后出血没有明显减轻的趋势,那说明可能存在下腔静脉的损伤,不能排外血管变异的情况。出血初步得到控制后,探查腹腔以及肝脏损伤的情况,为进一步处理肝脏损伤提供依据。行肝门阻断时需要注意,常温下阻断时间一次不能超过半小时,肝脏存在器质性病变诸如肝硬变时,阻断时间相应缩短,不能超过一刻钟。不过恢复入肝血流数 min 后可以再次阻断肝门。肝破裂的手术处理原则,暂时控制出血,尽快查明病情;在肝外伤的处理中,常温下阻断入肝血流是最简便、最有效的暂时控制出血的方法。

肝单纯的裂伤,裂口深度小于 2 厘米,可不必清创,予以单纯缝合修补即可;肝损伤较严重,清创性肝切除术,尽可能多地保留正常肝组织;纱布填塞法仍右一定的应用价值。

（1）暂时控制出血,尽快查明伤情:方法包括上述的肝门阻断和填塞。

（2）肝脏缝合术:肝脏破裂时常用的治疗手段。对浅显的破裂损伤可以间断缝合;对于破裂较深的裂伤,首先要缝扎损伤的胆管和血管,再间断缝合,需要注意的是要兜底缝合,消灭死腔,缝合困难时可以考虑止血纱布,大网膜填塞后缝合。

（3）肝动脉结扎术:肝脏破裂经缝合后创面仍然出血时,可以考虑选择性肝左动脉或肝右动脉结扎,因为结扎肝总动脉虽然安全,但是止血效果并不好。而选择性肝左动脉或肝右动脉结扎效果肯定。术中需要注意一点,结扎肝右动脉时应切除肝右动脉供血的胆囊,以免术后胆囊坏死,给手术留下隐患。

（4）损伤肝脏切除术：与正规肝脏肝段、肝叶切除不同，手术的目的去除所有的失活肝脏组织，减少术后再出血、胆汁瘘和肝脓肿的形成。手术中需要注意以不规则切除失活肝脏组织为要，结扎损伤的胆管和血管，尽力保留正常的肝脏组织，放置引流管，充分引流。损伤肝脏组织切除术适用于严重的肝脏破裂伴有大量肝脏组织坏死的病例。此类患者，缝合效果往往不确切。

（5）纱布填塞法：通过上述种种止血手段，无法控制出血，并且患者血流动力学不稳定时，或者是因为术者的技术水平所限，无法处理肝脏出血时，可以考虑肝脏周围填塞纱布，暂时止血。为转入上级医院创造条件。填塞的纱布可以在术后 1~2 周再取出。这样将减少纱布取出造成的继发性出血的概率。

（6）肝损伤累及主肝静脉或下腔静脉的处理：此类损伤处理上比较困难，死亡率居高。通常需扩大或者胸腹联合切口以改善显露，采用带蒂大网膜填塞后，用粗针线将肝破裂伤缝合、靠拢。如此法无效，则需实行全肝血流阻断后，缝补静脉破损口。

（7）肝脏移植：是肝损伤治疗的最后选择，但局限性很大，可操作性太小。

3. 术后并发症

术后出血：手术后出血常见于肝周填塞取出纱布时、肝内血肿感染引发的继发性出血、凝血功能障碍引起的出血、手术缝合线脱落等。凝血功能障碍引起的出血，应立即输注新鲜的冰冻血浆或血小板来纠正。

术后感染：原因在于损伤造成的坏死失活组织、填塞的异物、引流不通畅等。因此预防感染的关键在于彻底清创，清除失活组织，通畅引流，预防性使用抗生素。

术后胆汁瘘：发生的主要原因是手术中遗漏结扎较大的胆管，失活的肝脏组织液化、坏死或是胆管结扎线脱落。如果引流通畅，大多数胆瘘都可以愈合，而合并积液时可以考虑 B 超引导下穿刺引流。还有一少部分患者需要再次手术治疗。

胆道出血：常见的出血原因是损伤处的动脉因为坏死、液化、感染破溃进入胆道。出现黑便、周期性腹痛、黄疸。介入治疗是个不错的选择。效果确切，创伤小。可作为胆道出血治疗的第一选择。

4. 肝脏损伤相关的常识

70%肝损伤剖腹探查中发现出血已经停止；

手术治疗的病人输血与并发症明显多于非手术治疗者；

如今非手术治疗已经达到80%；

迟发并发症占到总病人的 10%~25%，包括：出血（2%~6%）、肝脓肿（1%~4%）、胆汁瘤（<1%）。

三、胰腺损伤

（一）胰腺损伤概述

胰腺损伤占腹部损伤的 1%~2%，损伤的原因：往往是由于车把、汽车方向盘等撞击上腹部所致。如暴力直接作用于上腹中线,损伤常在胰的颈、体部;如暴力作用于脊柱左侧,则多伤在胰尾。腹部开放性火器贯通伤和锐器刺伤多伴有胰腺和其他脏器的合并伤。常并发胰瘘;胰损伤的死亡率在20%。单纯胰腺损伤临床较少见,仅占胰腺损伤病例的10%左右,而大多数胰腺损伤合并其他腹腔脏器的损伤及身体其他部位的损伤如颅脑损伤、胸部损伤或大血管的损伤,胰腺损伤的症状和体征常常被其他脏器损伤的症状和体征所掩盖,特别是伴有颅脑损伤或大血管的损伤,同时与损伤的程度及病理类型有关。

1. 轻度胰腺损伤 大多数症状轻微。如为腹部闭合性损伤,可见局部皮肤挫伤、瘀血;若为开发性损伤,可见腹部伤口及出血。病人可有轻度上腹不适,轻微的腹膜刺激症状;或无任何症状,而数周、数月或数年后,因为胰腺假性囊肿所致出现上腹肿块或胃肠道梗阻症状。有的患者并发慢性胰腺炎、胰腺纤维化等,出现长期上腹不适、低热及肩背疼痛等症状。

2. 严重胰腺损伤 大多出现上腹部剧痛,恶心、呕吐、呃逆,由胰液溢入腹腔所致。部分患者外溢的胰液局限于腹膜后或小网膜囊内,出现肩背部疼痛,而腹痛并不明显。疼痛及内出血可引起休克,出现烦躁,神志不清,面色苍白,肢端湿冷,呼吸短促,脉搏增快,血压下降。体格检查发现腹胀,腹式呼吸明显减弱或消失;腹部压痛、反跳痛及肌紧张,移动性浊音阳性,肠鸣音减弱或消失。腹腔穿刺抽出不凝血。

3. 穿透性胰腺损伤 可根据伤口的部位、方向及深度推测有无胰腺损伤的可能。穿透性损伤往往合并其他脏器的损伤,胰腺的损伤可能被忽视。因此上腹部的损伤若无大量失血但有明显的休克表现时,应考虑有胰腺损伤。

4. 手术所致胰腺损伤 一般诊断困难,因其临床表现颇不一致。大多表现为术后早期出现持续性上腹疼痛,呕吐;发热,脉搏增快;腹部压痛,肌紧张,肠鸣音迟迟不能恢复;上腹部出现包块,伤口引流多,皮肤腐蚀糜烂。若引流液或包块穿刺液中淀粉酶水平很高,则诊断可以确定。

5. 闭合性腹部损伤 胰腺的位置相对固定,其后紧邻坚硬的脊椎体,因此,当钝性暴力直接作用于上腹部时,胰腺因受挤压易导致挫裂伤或横断伤。如车祸发生时病人在毫无防备的情况下方向盘或扶手挤压上腹部、高空坠落时上腹部撞于横杆上等。

6. 开放性腹部损伤 切割伤,刀具等锐器直接切割胰腺,常伴有其他腹腔内脏器如肝、胃、十二指肠的损伤。枪弹伤,战时多见,上腹部或腰部被子弹、炮弹弹片穿透,伤及胰腺。枪弹爆裂或多块弹片可造成胰腺组织的碎裂伤,处理颇为复杂,预后很差。医源性损伤,较少见,某些腹腔脏器手术如胃、十二指肠、脾脏及结肠的手术,可损伤胰腺组织。

7. 胰腺损伤的特点 胰腺位置较深,比邻有其他脏器覆盖,有小网膜和胃覆盖,属于腹膜后脏器,前有肋弓后有脊椎的保护,因此胰腺的损伤不常见,损伤后因为上述的原因不容易早期诊断。造成处理不及时,预后自然很差。胰腺损伤可以分为开放性损伤和闭合性损伤。需要注意的是手术操作引起的医源性胰腺损伤并不少见。因此在胰腺周围手术时,小心解剖,注意保护,多数的胰腺损伤可以避免。胰腺损伤的大约发生率大约1%~2%,死亡率20%左右,而当合并有腹膜后十二指肠破裂者,死亡率可高达40%~50%。常常引起胰瘘、肠瘘、腹腔感染、出血等原则并发症,其发生率约 40%。当暴力来自椎体右侧时,挤压胰头引起胰头损伤,常常合并有肝脏、胆总管和十二指肠的损伤;上腹正中的暴力作用于横跨椎体的胰腺,常常引起胰腺体部的横断伤;而来自左侧的暴力常常引起胰腺尾部的损伤。可能合并有脾脏破裂。胰腺损伤因为其复杂的解剖比邻关系,而且常常合并有腹内脏器及大血管的损伤,其损伤的表现容易被掩盖。有下列情况时,应警惕胰腺损伤的可能:上腹部严重挤压伤,特别是暴力作用于上腹中线,可使胰腺挤压于脊柱,造成胰头,胰体的断裂伤;胰体断裂后胰液外渗可早期出现腹膜刺激征,部分伤员因膈肌受刺激出现背部痛;腹腔穿刺液胰淀粉酶含量升高。胰腺损伤的症状早期往往不明显,常常没有典型的临床表现,其原因在于胰腺损伤的早期,胰腺损伤后胰腺的分泌暂时受到抑制或胰酶释放尚没有被激活,出血和外渗的胰液局限于腹膜后,小网膜内,症状和体征比较轻微,少数患者待假性囊肿形成后才被确诊。即使在手术中探查也因为满足于一个诊断的确立而忽视胰腺的损伤,诊断很困难。外伤性的胰腺损伤较轻时症状会更轻微,容易忽视。而严重的胰腺损伤,很快出现内出血、腹膜刺激和腹膜炎的表现,患者常常表现出上腹部的剧烈疼痛,肩部的放射痛,恶心,呕吐等消化道症状。局部明显的压痛,腹腔内可以出现积液。医源性胰腺损伤因为临床表现不典型,更难以被主管医师察觉,大多的患者手术后就开始出现长期的呕吐和上腹部疼痛,体温可以升高,脉搏可以增快,腹部紧张,压痛明显,与通常术后患者的恢复进程不同。

(二)胰腺损伤的临床表现

胰腺损伤的典型临床表现是与体征不相称的腹痛,由于胰腺位于腹膜后,常无腹膜刺激症状。胰腺损伤较重者胰液可积聚于网膜内而表现为上腹部明显压痛和肌紧张,还可以因腹肌受刺激而出现局部疼痛。外渗的胰液经网膜孔或破裂的小网膜进入腹腔后,可很快出现弥漫性腹膜炎,因而容易考虑到胰腺损伤的可能。而单纯胰腺挫伤,临床表现不明显,因而延误诊断,甚至直到形成假性囊肿时才被发现。腹腔液积血清中淀粉酶升高对诊断有一定价值,但不是胰腺损伤的特异性指标,如胃十二指肠和上段空肠破裂时腹腔液及血清中淀粉酶部分病例也可明显升高。

(三)胰腺损伤的病理生理

1.损伤程度　根据胰腺损伤的病理程度,可分为轻度挫伤、严重挫伤和部分或完全断裂伤等。胰腺损伤的病理程度是胰腺外伤病理分型的基本依据。

轻度挫裂伤:仅引起胰腺组织水肿和少量出血,或形成胰腺被膜下小血肿。有时少量胰腺腺泡及小胰管也可能遭到破坏,致少量胰液外溢及轻度的胰腺组织自身消化,临床上可表现为外伤性胰腺炎。无较大胰管损伤的胰腺表浅小裂伤应归为轻度挫裂伤。这种损伤一般不引起严重后果,多能自行愈合。

严重挫裂伤:胰腺局部挫裂严重,部分胰腺组织坏死失去活力,同时有比较广泛或比较粗的胰管破裂致大量胰液外溢。外溢的胰液中消化酶被激活后,又可将胰腺组织自身消化,引起更多的胰腺组织进一步坏死及胰腺周围组织的腐蚀、皂化等。若消化酶腐蚀胰周的较大血管破裂,可引起严重的内出血。若胰液外溢比较缓慢,且被周围组织所包裹,可形成胰腺假性囊肿。比较大的胰腺裂伤或可能伴有大胰管损伤得比较深的胰腺裂伤(如刀刺伤),虽然没有广泛和严重的胰腺组织局部挫裂、坏死，也应归于严重挫裂伤。

小于胰腺周径 1/3 裂伤：归于严重挫裂伤，超过胰腺周径 1/3 的裂伤归于部分断裂伤，超过胰腺周径 2/3 的裂伤归于完全断裂伤。断裂的部位一般位于脊柱前方、肠系膜上血管的左侧，即胰颈或胰体近侧，有时也可发生于胰体尾交界处。部分断裂部位可在胰腺的背侧或腹侧，若在胰背侧时，术中不易被发现。接近断裂平面的胰腺组织可能挫裂、坏死不很严重，表现为断面整齐的断裂，也可能比较严重，这种胰腺损伤的主要问题是累及大胰管（主胰管或较大的副胰管），使其部分或完全断裂，致大量胰液外溢。胰管断裂部位越接近胰头侧胰液外溢越多，其所导致的继发性自身组织消化和感染也越严重。

2.损伤部位　同样病理程度的胰腺损伤发生于胰腺的不同部位，对生命的威胁程度、合并症的发生率及预后均不同，因而其严重性不同，需采取的外科手术术式也不同。如仅累及胰尾的严重性裂伤，行简单的胰尾切除术即可，预后多良好。但胰头的严重挫裂伤，其处理就比较复杂。根据胰腺损伤的部位可分为胰头部损伤、胰颈体部损伤和胰尾部损伤。

3.是否合并十二指肠损伤　根据是否合并十二指肠损伤，可分为单纯胰腺损伤和胰头十二指肠合并伤。胰头十二指肠合并伤多由右上腹直接外伤所致，常累及胰头及十二指肠，是胰腺损伤中比较严重的情况。损伤后胰液、十二指肠液和胆汁三者混合，大量外溢于腹腔，胰酶迅速激活，对其周围组织有极强的消化作用，病死率较高。上述的 3 种因素可随机组合，表现为复杂的类型。

（四）胰腺损伤的病因

闭合性腹部损伤：胰腺的位置相对固定，其后紧邻坚硬的脊椎体，因此，当钝性暴力直接作用于上腹部时，胰腺因受挤压易导致挫裂伤或横断伤。如车祸发生时病人在毫无防备的情况下方向盘或扶手挤压上腹部、高空坠落时上腹部撞于横杆上等。

（五）胰腺损伤的诊断

由于胰腺位于腹膜后，位置深而隐蔽，损伤后症状及体征不明显，且胰腺损伤多合并其他脏器或组织的损伤，在开放性胰腺外伤中，肝、胃和大血管合并伤分别占 53%、50% 和 42%，而在钝性胰腺损伤中，肝、脾、十二指肠和大血管合并伤分别占 26%、20%、13% 和 9%。因此胰腺损伤的早期诊断较困难，为此对胰腺损伤的诊断应注意以下几点：对腹部损伤的患者，不管是闭合性还是开放性损伤，都应考虑到胰腺损伤的可能，特别是上腹部损伤的患者更应想到这一点；患者有上腹部损伤，出现腹部剧痛、恶心、呕吐；查体有腹膜刺激症状、肠鸣音消失；化验血清淀粉酶和腹腔穿刺液或灌洗液淀粉酶持续升高；影像学检查发现胰腺肿大、变形、密度不均、胰腺周围积液征象，胰腺损伤的诊断可能性大；临床上胰腺损伤大多合并腹腔多发脏器损伤，可掩盖胰腺损伤的表现；部分胰腺损伤的患者，由于胰液积聚在腹膜后或网膜囊内，且胰腺损伤早期胰液分泌受抑制，外溢的胰液中胰酶未被激活等原因，致使早期症状和体征不明显，此时不应轻易排除胰腺损伤的诊断，而应进行动态观察，注意患者症状及体征的变化，血清淀粉酶浓度的动态变化及影像学检查结果的变化；腹部损伤的患者，如果有剖腹探查的指征，应尽早行剖腹探查术，探查应全面细致，原则上应先探查肝、脾等实质性肝器，同时探查膈肌有无破损；接着是胃、十二指肠第一部、空回肠及其系膜、盆腔脏器;再后则切开胃结肠韧带显露网膜囊,检查胃后壁和胰腺,如有必要还应切开后腹膜探查十二指肠二、三、四段。探查胰腺时必须显露胰头、胰体尾部,进行细致的检查。

明显的受伤病史,上腹部暴力传递至上腹,传递至胰腺,传递至脊柱,对胰腺造成挤压,使胰腺损伤。主要的症状表现为上腹疼痛,出现严重影响损伤或主胰管破裂时,可以出现上腹部剧烈的疼痛,放射至肩背部,伴有恶心、呕吐和腹胀,肠鸣音减弱或消失,因为内出血和体液的大量丢失可以出现休克,有时可以发现脐部皮肤瘀斑;查体时可以发现,上腹部压痛、肌紧张,甚至出现弥漫性腹膜炎;化验检查,血、尿淀粉酶和腹腔穿刺液检查淀粉酶明显升高,对确定有没有胰腺损伤具有重要的临床意义,但是需要注意的是,在胰腺损伤的患者中,约半数的胰腺损伤患者血清淀粉酶升高,不过血清淀粉酶的升高程度与胰腺损伤的严重性并不一致,还有部分胰腺损伤的患者,血清淀粉酶正常,血清淀粉酶的测定的敏感性并不高。一般胰腺损伤在短期内,腹腔液体较少,穿刺往往阴性,因此穿刺结果阴性不能排除胰腺损伤,腹腔穿刺液测定淀粉酶对诊断有一定价值;腹部 X 线拍片可以显示腹膜后肿块,十二指肠襻增宽及胃和横结肠异常移位;B 超检查不仅简单易行,而且可以重复检查,其缺点是容易受到胃肠内的气体干扰而影响诊断,可以发现胰腺回声不均,胰周积液有积液等,内镜超声不受气体干扰,对诊断有较大价值。CT 检查对诊断胰腺损伤的敏感性和特异性较高,被临床视为首选的检查方法,也是判断胰腺损伤最有价值的检查方法,因为 CT 检查具有无创和快速的特点,显示胰腺实质优于 B 超,可以用于胰腺损伤后并发症和术后患者的监测。但是 CT 检查对主胰管损伤的诊断价值不大,因此不能完全依赖 CT 检查结果指导治疗。CT 检查可以发现胰腺是否肿大,胰腺的密度改变,轮廓是否完整,胰周有无积液,积液的范围,胰周脂肪层是否增厚,是否模糊,尤其是增强 CT 检查可以发现胰腺不规则的低密度坏死区以及断裂的部位。CT 检查对诊断胰腺损伤后的血肿、形成的假性囊肿和胰腺损伤的程度、损伤类型、胰腺周围的浸润范围、是否合并其他实质性脏器损伤具有巨大的应用价值。

(六)胰腺损伤的分级和分类

目前,国内外尚无统一的胰腺外伤分型标准,文献中可见下述的数种分型体系。

1.胰腺损伤的分级

(1)美国创伤外科学会分型

Ⅰ小血肿无大的胰管损伤的浅表挫伤撕裂无胰管损伤的浅表撕裂伤;

Ⅱ较大血肿无大的胰管损伤或组织丢失的较重挫伤撕裂,无胰管损伤或组织丢失的较重撕裂伤;

Ⅲ撕裂远端横断或有胰管损伤的实质挫伤,有大的胰管损伤;

Ⅳ撕裂肠系膜上静脉右侧,近端横断,累及壶腹的实质性损伤,有大的胰管损伤;

Ⅴ撕裂胰头严重毁损,有大的胰管损伤。

(2)Lucas 将胰腺外伤分为 4 型

Ⅰ轻度挫伤或裂伤,无大胰管损伤;

Ⅱ胰腺远侧部分的挫裂或断裂,可疑有大胰管损伤,或胰腺近侧部分即胰头的挫裂伤,无大胰管损伤;

Ⅲ胰腺近侧部分即胰头的挫裂伤或断裂,可疑或有大胰管损伤;Ⅳ严重的胰腺和十二指肠损伤。

（3）Smego 认为有无胰管损伤是治疗成败的关键,其提出的胰腺外伤分型为:

Ⅰ胰腺挫伤或被膜下血肿;

Ⅱ无大胰管损伤的胰实质内血肿;

Ⅲ胰实质性断裂,可能有大胰管损伤;

Ⅳ严重挫裂伤。

（4）日本真荣诚提出的分型:

Ⅰ轻度挫伤;

Ⅱ裂伤;

Ⅲ重度挫伤;

Ⅳ横断伤。

（5）国内安东均提出的分型:

Ⅰ度:胰腺轻度挫裂伤,包括被膜下血肿,胰实质小面积表浅挫裂伤,无主胰管损伤;

Ⅱ度:胰腺重度挫裂伤,包括胰实质较深的挫裂伤或大面积浅裂伤及可疑主胰管损伤;

Ⅲ度:主胰管损伤;

Ⅳ度:胰头十二指肠合并伤。

2.胰腺损伤的分类

单纯胰腺挫伤:胰腺被膜可以完整亦可以破裂。前者为单纯性胰腺损伤。胰腺被膜破裂的损伤程度较胰腺被膜未破裂的损伤重,但胰腺内无明显血肿也没有胰管的断裂,挫伤可以发生在胰腺的任何部位。

胰腺深部裂伤:伴有胰腺实质内血肿、液化,不过没有胰管的损伤。胰腺撕裂指的是胰腺断裂或折断,大于胰腺直径的 1/2 以上;或者胰腺中心的贯通伤;胰腺导管的损伤;胰腺严重的挤压碎裂伤。

胰腺头部的挫伤:因为胰腺头部解剖位置的特殊性,将其独立分类。十二指肠的损伤指的是创伤性破裂。大多数的色织厂损伤位于前内侧壁,少数患者可以出现十二指肠第二段后壁的破裂,而后壁大的破裂,比较容易诊断,小的破裂很容易漏诊。

（七）胰腺损伤的实验室检查

1.血液检查　红细胞计数减少,血红蛋白及血细胞比容下降,而白细胞计数明显增加,早期白细胞计数增加是炎症反应所致。

2.血清淀粉酶测定　目前尚无特异的实验室检查能准确诊断胰腺损伤。胰腺闭合性损伤血清淀粉酶升高较穿透者多,但文献报道血清淀粉酶测定对诊断胰腺损伤的价值仍有争论。部分胰腺损伤的病人早期测定血清淀粉酶可不增高,目前大多认为血清淀粉酶超过 300 苏氏单位,或在伤后连续动态测定血清淀粉酶,若出现逐渐升高趋势,应作为诊断胰腺损伤的重要依据。

3.尿淀粉酶测定　胰腺损伤后 12~24h 尿淀粉酶即逐渐上升,虽然晚于血清淀粉酶升高,但持续时间较长,因此尿血清淀粉酶测定有助于胰腺损伤的诊断。对疑有胰腺损伤的患者进行较长时间的观察,若尿淀粉酶>500 苏氏单位有一定的诊断意义。

4.腹腔穿刺液淀粉酶测定　在胰腺损伤早期或轻度损伤的患者,腹腔穿刺可为阴性。胰腺严重损伤的患者,腹腔穿刺液呈血性,淀粉酶升高,可高于血清淀粉酶值。有人认为超过 100 苏氏单位可作为诊断标准。

5.腹腔灌洗液淀粉酶测定　对疑有胰腺损伤的患者,腹部症状及体征不明显,全身情况稳定,若腹腔穿刺为阴性,可行腹腔灌洗后测定灌洗液中淀粉酶的浓度,对胰腺损伤的诊断有一定价值。

(八)胰腺损伤的非手术治疗

目前胰腺损伤非手术治疗基本上局限于无主胰管损伤及合并伤的Ⅰ、Ⅱ级胰腺损伤;在进行 ERCP 检查过程中发现胰管不完全断裂的情况下可以放置支架引流;生长抑素可以抑制胰腺的分泌,是非手术治疗胰腺损伤的不可或缺的药物,使用后可以降低胰瘘、胰腺假性囊肿的发生;非手术治疗过程中应当定期复查 B 超、CT 检查胰腺的动态变化,如果胰腺肿胀及发现胰周积液可以在 B 超引导下置管引流。经非手术治疗,症状进行性加重,不能排除主胰管损伤的患者要及时中转手术,剖腹探查。

(九)胰腺损伤手术方式的选择

对于胰腺损伤的部位、程度,术前多难于准确估计。目前主张对怀疑有胰腺损伤时,除无腹膜刺激征的伤情较轻的病人可行保守治疗外,凡有明显腹膜刺激征者,均需积极地进行手术探查。以手术治疗为中心的综合疗法是胰腺外伤最主要的治疗手段,及时的手术探查是减少并发症、提高治愈率的关键一环。对于怀疑有胰腺损伤的病人应采用全身麻醉,保证腹部肌肉的充分松弛以进行广泛的腹腔内探查。全身麻醉亦可保证术中充分的供氧及有效的气体交换,对某些重危的外伤患者也是必需的。

胰腺外伤患者的手术前准备与一般严重腹部外伤患者的手术前准备相同,若有创伤失血性休克存在,应给予积极的抗休克处理,包括快速输入晶体和胶体溶液。胰腺外伤可能合并腹部大静脉损伤,故最好采用上腔静脉系统的血管输液。如有可能,应行上腔静脉插管,在保证输血输液速度的同时可监测中心静脉压。经积极处理,在休克有所缓解后手术,可增加手术的安全性。若休克无好转或反而加重,也应紧急手术,以处理可能存在的内出血。术前即应开始使用广谱抗生素,有助于预防术后腹腔内感染及败血症。对于胰腺外伤的探查性手术,最好选用上腹部旁正中切口或经腹直肌切口,此类切口可向上、下各方向延长以保证术中充分的探查。经腹直肌切口能够更方便地延为胸腹联合切口,是其优点,但有时对于对侧腹腔脏器损伤的处理略感不便。应根据腹部体征最明显的部位及影像学检查提示的胰腺损伤部位选择切口。上腹部横切口影响可能合并的下腹脏器损伤的探查和处理,似不便采用。

1.胰腺外伤的手术探查　胰腺外伤的手术探查包括 3 方面的内容,即一般性探查、对胰腺的直接探查和胰腺损伤程度的判定。

（1）一般性探查：进入腹腔后应遵循一般腹部外伤的探查原则和程序。在一般性探查过程中，不可满足于已发现的肝、脾或空腔脏器的损伤而忽略下一步对胰腺的直接探查。当探查中首先发现胰腺损伤时，也不可放弃对于全腹腔的一般性探查，还需注意是否合并存在其他器官损伤，如胰头损伤合并十二指肠损伤，胰体尾部损伤合并脾损伤以及胃、结肠和胰周血管损伤等。特别是对于探查中见胰腺出血不明显，而腹腔积血较多者，更需注意多脏器损伤的问题。

（2）对胰腺的直接探查：因上腹内脏损伤行剖腹探查术，胰腺损伤或腹膜后十二指肠破裂有可能被遗漏。在一般的探查过程中若发现下述现象，提示有胰腺损伤的可能性，需要进行胰腺各部分的直接探查：腹腔内有血性液或棕色液体而未发现出血来源；网膜或肠系膜有脂肪坏死皂化斑；横结肠挫伤、横结肠系膜根部或小肠系膜根部血肿；腹膜后十二指肠旁血肿、水肿或见局部胆汁黄染及积气等。胰腺的手术显露途径有数种，可根据需要选用其一或联合应用。显露胰腺后，应先吸净积血，控制出血，在直视下认真检查有无胰腺损伤及损伤程度、多处损伤、复合伤等。首先切断右侧的肝结肠韧带，将结肠肝曲向右下方游离，然后在胃大弯血管弓外分束结扎切断胃结肠韧带至脾门前方（经胃结肠韧带途径），将胃向上、横结肠向下牵拉，即可满意地显露全部胰腺的前表面。此时若发现胰头部有损伤，或十二指肠旁血肿、局部胆汁黄染及积气等需切开十二指肠外侧腹膜（Kocher 切口），用手指钝性充分游离十二指肠及胰头后面，直至腹主动脉前方，使整个十二指肠及胰头翻向内侧和左下方。向下牵拉结肠肝曲，继续将结肠系膜从十二指肠水平部钝性分离，可在直视下充分检查十二指肠及胰头的前、后面，也可用双合触诊法检查胰头深部组织及胆总管下端。若发现胰腺前表面的被膜下血肿，须切开胰腺被膜清除血肿以明确损伤程度。位于胰体尾的损伤，需切开胰体尾上、下缘的后腹膜，将胰体尾充分松动以检查其后表面，必要时可将脾脏一并游离后移至切口外。有时亦可由横结肠上分离大网膜，从横结肠上缘进入小网膜腔进行探查。对于胃下垂的病人，经肝胃韧带途径最为方便，可充分显露整个胰腺的前面及上下缘。在探查胰腺的过程中，要特别注意十二指肠下曲外侧、横结肠系膜根部和十二指肠上皱襞附近有无血肿、水肿、积气及局部胆汁黄染等胰头十二指肠损伤的间接征象。十二指肠下曲外侧的腹膜后血肿可能来自胰头十二指肠损伤，也可能是右肾挫裂伤的表现。应切开后腹膜探查，可避免遗漏致命的十二指肠损伤。

（3）胰腺损伤程度的判定：胰腺损伤程度的判定主要指胰腺损伤临床病理分型的判定，包括对于是否有大胰管损伤的判定。大胰管的损伤直接影响手术术式的合理选择及病人的预后，因此在决定术式前必须正确判断有否大胰管损伤。术中见下述情况之一者，可认为有大胰管损伤：胰腺完全横断；在胰腺断裂面可清楚见到大胰管裂伤或断裂者；胰腺断裂、撕裂大于胰腺直径 1/2，特别是胰颈、胰体中上部断裂；胰腺中心较大穿透伤；胰腺组织严重挫裂已接近碎裂。有时在术中判定严重胰腺挫伤是否伴有大胰管损伤常常很困难，如胰腺挫伤后明显肿胀，胰腺被膜下血肿及胰腺出血，难于确定有无大胰管损伤；或肉眼仅见胰腺被膜下血肿，但同样可有大胰管的断裂伤。在不能判断有无大胰管损伤时，可用 1mL 亚甲蓝（美蓝）加入 4mL 生理盐水，注入损伤远端的正常胰腺组织内，亚甲蓝可从损伤的胰管溢出。若仍不能判断则可切开十二指肠降部前壁,经十二指肠乳头肝胰壶腹插入一细小的塑料管或硅胶管,注射稀释的亚甲蓝溶液观察有否外溢,并注意外溢的部位,常可明确有否大胰管损伤。有时亦可经十二指肠乳头的插管注射稀释的造影剂进行术中的逆行胰管造影。

2.胰腺外伤手术处理的基本原则

(1)胰腺创面严密止血:胰腺损伤最常见的合并症是术后继发出血,因而手术时对每个出血点必须严密止血。丧失生机的组织(色泽黑暗、无出血)须清除并暴露出血的血管,因胰腺的血供丰富,血管细而壁薄,胰腺组织较脆弱,故胰腺的出血点不能钳夹止血,也不能作大块结扎,必须用不吸收的细线作多个间断与创面平行的褥式浅缝合,缝线打结也不能过紧,否则结扎线往往易割裂胰腺组织。深缝扎易误伤大的胰管而导致并发症,应注意避免。小的出血点可用电凝固止血,对渗血有时可用纱布压迫止血。肠线可被胰液消化而很快融解,不适用于胰腺外伤手术。

(2)合理切除已失去生机的胰腺组织:在术中必须兼顾充分清创与尽可能多地保留胰腺功能两方面的问题。若清创不彻底,遗留已失去生机的胰腺组织,术后必然发生胰瘘、胰周脓肿等合并症,有时是术后死亡的直接原因。当胰腺损伤严重时,需切除部分胰腺,但要考虑到胰腺内、外分泌功能的保护。广泛的胰腺切除(如在肠系膜上静脉右侧的胰体尾切除)可伴发暂时性或永久性胰腺功能不全。当两者不能充分兼顾时,彻底清创和切除已失去生机的胰腺组织、防止术后发生致命的胰瘘和胰周脓肿等更为重要。

(3)胰周充分引流:胰腺损伤后必然有某些小胰管破裂,即使手术探查极其细致,小的裂伤仍可被忽略,致术后形成胰瘘,而漏出的胰液若被包绕或局限则可形成胰腺假性囊肿或脓肿。严重的胰腺损伤,由于大量胰液、十二指肠液等消化液的强烈刺激,可致腹腔及腹膜后严重渗出和炎症,加上手术创伤、不可避免地发生腹腔积液、继发感染和胰瘘。胰腺损伤手术后的各种严重并发症及死亡大多与胰液外溢及腹腔继发感染有关。充分有效的腹腔及胰周间隙引流,是保证胰腺损伤治疗效果、防治并发症的关键性措施之一。引流虽不能防止胰瘘,但可以减少外溢胰液在胰周的积聚,减轻胰液对自身组织的消化腐蚀,可以预防腹腔内的严重感染及胰周脓肿和胰腺囊肿的发生,并可使小的胰瘘早期闭合,免除再次手术治疗。引流的种类和方法很多,有时必须同时使用几种引流,常选用较粗的硅胶管或双套管引流管。根据胰腺损伤的部位、程度及所采用的术式,可应用一枚或多枚引流管。引流管可置于胰头十二指肠后、胰体尾上下缘或后方、肝下、膈下及盆腔等处。术后务必保证引流管通畅,必要时用生理盐水反复冲洗。根据引流液的性状及引流量,决定保留引流管的时间。胰周的引流管一般至少保留5~7d。如疑有胰瘘、十二指肠瘘或胆瘘发生,引流管可保留更长时间。若已发生胰瘘,则此引流管成为胰瘘的治疗手段,有时可能需维持数月之久,直至胰瘘完全闭合或决定再手术治疗为止。多枚引流管应分次逐个拔除,每一枚引流管亦应分次逐渐拔除。也可使用负压吸引,促进液体的排出。但负压吸引力不应过大,负压过大可使引流管各开孔与引流处的组织紧贴而闭塞,适得其反。负压过大也易致局部出血。若术中已发现有腹腔内或腹膜后间隙严重感染,可在双套管旁另置入细导尿管或塑料管,用滴注有效抗生素溶液冲洗脓腔,有利于控制感染。

（4）较严重的胰腺损伤应补加胆道减压手术：由于胆总管和主胰管往往有"共同通道"，为了降低胰管内压力，并防止胆汁逆流于胰管内激活胰酶，诱发外伤性胰腺炎，有学者提倡用胆囊造口术或胆总管 T 管引流术。对于严重胰头及胰头十二指肠合并伤所常采用的十二指肠憩室化手术，胆总管 T 管引流术即是此术式的一个组成部分。大部分胆汁经旁路引出体外，可减少胰液的分泌，肯定有利于胰腺损伤的愈合。但胆囊造瘘术有时对于胆道减压不确切，胆道不扩张情况下的胆总管 T 管引流术有时可致晚期的胆道狭窄，因此需权衡两者的利弊。

（5）正确处理其他内脏及血管的合并损伤：胰腺损伤常合并上腹部内脏损伤如肝、脾或消化道破裂及大血管损伤（如门静脉、肠系膜上静脉、脾静脉、下腔静脉及肝动脉等），并发腹腔内大出血及休克；如治疗不及时可因失血性休克死亡，因而早期及时处理出血休克，合理处理内脏合并伤及血管损伤，是防止患者早期死亡的关键。如有多发性腹部脏器损伤，胰腺损伤可留在最后处理。即首先处理正在出血的损伤，如血管损伤的结扎或修补、肝脾破裂的修补或切除等。然后处理对于腹腔污染较重的消化道破裂，最后处理胰腺损伤。

（6）延误手术时机时的处理：部分患者可能因伤情危重而延误诊断等原因，在外伤后数天才得以行开腹手术探查。此时胰腺组织呈炎性充血水肿，质地脆弱，并与周围组织广泛粘连，略加分离便严重出血，致使无法游离胰腺，更无法施行其他复杂的手术。对此，可将损伤坏死组织清除并细致止血后，用细丝线将胰腺断裂处行褥式缝合，并在局部放置多枚引流管。经此处理，术后胰瘘几乎不可避免。若注意保持引流通畅，调节水、电解质平衡，加强营养支持疗法，胰瘘仍有自愈的可能。胰瘘经久不愈者，可行再次手术治疗。

3.胰腺外伤的术式选择

（1）胰腺轻度挫裂伤的术式选择：胰腺轻度挫裂伤（Ⅰa 型胰腺损伤）不伴有较大胰管的损伤，包膜完整者多发生于轻度上腹部挫伤后，产生所谓外伤性胰腺炎。手术探查确定后，如无其他脏器损伤，仅在损伤部位的胰周放置引流即可，但应仔细探查并排除胰腺被膜下的裂伤。有胰腺被膜破裂或浅裂伤者，可用细丝线缝合。如发现胰腺被膜下的小血肿，则需切开被膜，清除血肿，局部用细丝线缝合止血。如有明显胰腺组织缺损而不能将其被膜对合，但无大的胰管损伤时，也可在控制出血后仅做充分有效的引流术。无论胰腺的损伤多么轻微，损伤处胰周或小网膜腔的引流都是必要的。单纯引流处理后，虽部分病例可发生胰瘘，但只要能充分引流，经一段时间后胰瘘可自愈。超过半年不愈者可行手术治疗。

（2）胰腺严重损伤的术式选择：胰腺严重损伤包括胰腺严重挫裂伤（Ⅰb 型胰腺损伤）和胰腺部分或完全断裂伤（Ⅰc 型胰腺损伤）。胰腺严重挫裂伤可伴有或不伴有大胰管的损伤，在难以确认的情况下，一般应按有大胰管损伤处理。胰腺断裂伤一般都伴有胰管不同程度的损伤，甚至胰管的完全断裂。

主要累及胰尾部的严重胰腺损伤：发生于胰尾部的严重胰腺损伤，包括胰腺严重挫裂伤、胰尾部的部分或完全断裂伤及胰体尾交界处部分或完全断裂伤等，均应采用胰尾部切除术加胰头侧断端缝合修补。此手术简便易行，术后并发症少。胰头侧胰腺断面或切断面的部分胰腺组织可能遭受严重挫伤而已失去生机，如不适当处理术后易并发胰瘘及假性囊肿等。故对于胰头侧胰腺断面应予以适当的清创,其基本原则仍与一般清创术相同。术中可用手指捏压接近胰腺断面处的胰体,在控制活动性出血的情况下清除坏死和可能坏死的胰腺组织,保存未受损和血运良好的胰腺组织。清除过程中如能找到主要的胰管,以细丝线单独结扎更为理想。但此时胰管多半已较细小,术中不易解剖清楚。近侧胰腺断面的活跃出血点以细丝线结扎或缝扎。清创后将胰腺上下缘用细丝线间断褥式缝合。如同时合并有较明显的胰体部挫伤,怀疑胰头侧段胰管的完整性已遭破坏、影响胰液向十二指肠内引流时,在切除胰尾同时,可行胰头侧断端与空肠吻合术,以免发生胰瘘。由于胰尾与脾脏的解剖关系密切,传统的胰尾切除或胰体尾切除术都是将脾脏一并切除。近年来由于发现脾切除术后可能引起严重暴发性感染(OPSI),使脾脏对机体的免疫功能受到重视。对于非因恶性肿瘤所施行胰尾或胰体尾切除术时,在可能条件下均争取保留脾脏。保留脾脏的胰尾或胰体尾切除术有两种基本术式,即脾动静脉结扎切断和不结扎切断的两种术式。

主要累及胰体部的严重胰腺损伤:对于广泛的胰体部严重损伤已涉及胰尾部,包括累及大部胰体尾组织的挫裂伤、胰体尾的多处断裂等,只能采用胰体尾部切除术加胰头侧断端缝合修补,或加行胰头侧断端与空肠 Roux-en-Y 吻合术。对于发生于胰腺颈体部的局限性严重挫裂伤(损伤虽重但仍较局限),可试行将损伤部分切除,使之成为胰颈体部的完全断裂伤,然后参照下述的胰颈体部断裂伤处理原则处理。胰腺的部分或完全断裂伤多发生于肠系膜上血管之左侧,于胰体部或胰颈与胰体交界处。多由于突然暴力将胰腺挤在脊柱上而造成的。这类胰腺损伤国外报告约占 8.5% 左右,国内有报告达 40%,对于胰颈体部断裂伤,有多种术式可供选择。

胰管吻合、胰腺断裂缝合修补术:若断裂伤局部组织挫裂不严重,最理想的术式是胰管一期吻合,胰颈体部断裂处缝合修补,恢复胰腺的连接。为防止胰管吻合处发生狭窄或胰液外溢,可将一细塑料管或硅胶管置入胰管中,导管一端剪数个侧孔,另一端通过胆胰壶腹引入十二指肠,再经腹壁引向体外。Martin 曾用此术式治疗 2 例儿童胰颈部断裂伤获得成功。但非梗阻状态下的胰管非常细,插管不易成功,故此术式的技术难度相当大。若胰管内置管成功,则此术式效果良好。

胰头侧断端缝合修补、胰体尾切除术:最简单安全、合并症少的处理方法是将断裂的胰腺远端段切除(胰体尾切除),胰头侧断端胰管双重结扎,丝线间断缝合断面。这种术式简单有效,但若较多地切除有功能的胰腺组织,会引起胰腺内、外分泌功能的不足。一般认为健康的胰腺可切除 70%,不致影响胰腺的功能。但也要考虑到胰岛主要分布在胰体尾部,切除胰腺体尾侧 70%,保留胰腺头侧的 30% 可能会导致胰腺内分泌的不足。若术后保留的胰腺组织因胰瘘、感染等发生慢性炎症,则胰腺分泌功能障碍不可避免。此术式不应作为胰颈体部断裂伤的首选术式。

胰头侧断端缝合修补、胰体尾侧断端与空肠 Roux-en-Y 吻合术:对此类胰腺损伤目前国内外文献都推荐选用胰头侧断端缝合修补、胰体尾侧断端胰空肠 Roux-en-Y 吻合术。应用此术式处理胰颈体部断裂伤为 Letton 和 Wilson 于 1959 年首次报告,该报告胰颈部完全断裂伤 2 例,将胰头侧断端胰管结扎后行断端缝合修补,胰体尾侧断端行胰空肠 Roux-en-Y 吻合术,术后经过顺利,其后该术式被广泛应用。胰体尾与空肠 Roux-en-Y 吻合术是胰腺外科的一种基本术式,应用此术式处理胰颈体部断裂伤时需注意下述几个问题:胰头侧断端的胰腺组织可能有较严重的挫伤,部分组织已失去生机,需行认真的清创,最好将主胰管寻找出来,予以单独结扎,胰腺断面用丝线间断褥式缝合;为防止胰腺空肠吻合处发生胰瘘,可在胰体尾侧断面上将主胰管游离出来,插入硅胶管经空肠腔内穿出肠壁和腹壁引出体外;胰腺空肠吻合口的下方和后面应放置 1-2 根硅胶引流管。经左侧腹壁相当于腋前线引出。

胰体尾侧断端与十二指肠吻合术:胰头侧断端缝合修补,胰体尾侧断端与十二指肠升部行端侧吻合,为一种简单的胰腺损伤内引流方法。

胰体尾侧断端与胃吻合术:胰头侧断端缝合修补后,将胃前后壁沿长轴切开,将胰体尾侧断端通过胃后壁植入胃腔内,用丝线将胃后壁与胰腺吻合,再缝合胃前壁,此术式有发生胰管逆行感染的机会。

上述的几种术式均是胰体尾部侧断端与消化道间的内引流术。有学者认为胰头侧断端缝合修补后仍有发生胰瘘等合并症的危险,推荐在胰腺断裂的两侧断端与消化道间均行内引流术。此类术式增加了一个胰腺吻合口,手术侵袭和技术难度较大,可适用于胰头侧组织同时有较严重的挫伤,其近端胰管的回流可能受影响时。文献中可见 3 种术式,简要介绍如下:游离一段带血管弓的空肠(两端切断,保留肠系膜),此段空肠的近端与胰体尾侧断端行端端吻合,再将空肠远段提上与胰头侧断端行端端吻合,然后再作空肠与空肠间的两个端侧吻合;在标准的胰体尾侧断端与空肠 Roux-en-Y 吻合术的基础上,再增加胰头侧断端与此肠襻较远处侧壁间的端侧吻合;在胰腺两断端之间插入一空肠襻,将空肠断端封闭,利用空肠的同一水平面向两侧与胰腺两断端吻合。

主要累及胰头部的严重胰腺损伤:单纯胰头损伤较少见,多伴有十二指肠损伤。单纯累及胰头的轻度损伤的处理可见前述。单纯累及胰头部的严重挫裂伤和胰头断裂,其治疗比胰体尾伤困难而复杂,可有以下几种处理方法:

胰头部挫裂伤,已证实有主胰管损伤时,如有可能,最好在清创止血后行胰管吻合修补及胰腺组织修补术。与胰颈体部断裂的胰管吻合修补术一样,为防止胰管狭窄或胰瘘等,可将一细塑料管或硅胶管置入胰管中,经十二指肠腔引向体外。但由于严重创伤,胰腺组织和胰管被胰酶腐蚀消化和炎症水肿,术后胰瘘、胰管狭窄等并发症较多,且手术技术相当困难,此术式不易成功。若挫裂处的伤口位于胰腺前面,胰腺背侧组织无损伤,也可将损伤处与空肠行胰空肠 Roux-en-Y 吻合术。

有时胰腺损伤处创面渗血,形成血肿难以判断损伤的程度,在清创过程中亦未能明确主胰管是否损伤,或在病情严重,各种手术条件欠缺的情况下,可用细丝线细致对合胰腺断端,局部放置引流。术后即使发生胰瘘,但仍有部分病例可自愈,对不能自愈者,再按胰瘘处理。

胰头部严重碎裂伤伴有胰管损伤难以修复而未累及十二指肠时,可考虑行胰头大部切除术。结扎近端胰管,胰体尾侧断端行胰空肠 Roux-en-Y 吻合术。在切除胰头时,须在十二指肠内侧保留 1~1.5cm 厚的胰腺组织,以保证十二指肠的血液供应,否则会发生十二指肠坏死。

胰头十二指肠合并伤的术式选择:轻型胰头十二指肠合并伤时(Ⅱa型胰腺损伤),胰头及十二指肠两者的损伤均不严重,可分别行缝合修补及外引流术。

重型胰头十二指肠合并伤(Ⅱb型胰腺损伤):是指胰头及十二指肠的损伤或两者中任一器官的损伤属于严重挫裂伤、部分或完全断裂伤等,其中又包括3种情况:胰头损伤重,十二指肠损伤轻;胰头损伤轻,十二指肠损伤重;胰头与十二指肠的损伤均很严重。对于胰头损伤重,十二指肠损伤轻者,胰头的损伤可按单纯累及胰头部的严重挫裂伤和胰头断裂伤的处理原则处理,十二指肠的损伤予以缝合修补加引流术。对于胰头损伤轻,十二指肠损伤重者,胰头的损伤可予以缝合修补加外引流术,而十二指肠的损伤按其严重程度予以适当的处理。当胰头及十二指肠两者的损伤均很严重时,其处理最为困难。由于胰头十二指肠与胆总管及其周围大血管关系紧密,此种胰头十二指肠合并伤常常同时合并胆总管及周围大血管损伤,患者早期可因门静脉、肠系膜上静脉、肝动脉等破裂大出血而死亡。胰头及十二指肠局部组织的水肿出血易导致胰液、胆汁引流受阻,胆胰管破裂使胆胰液大量外溢进入腹腔。胰酶被十二指肠液激活,迅速发生组织消化坏死,导致危及生命的肠瘘、胰瘘、腹腔内感染及大出血等。对于此种重型胰头十二指肠合并伤如施行较保守的单纯缝合修补加外引流手术,术后难免发生有关的严重并发症。若施行积极的胰头十二指肠切除术,在伤情严重的急诊条件下作此复杂手术亦很难成功。因此这种损伤的处理十分困难,其病死率很高。

十二指肠憩室化手术:Berne于1968年首次报告使用十二指肠憩室化手术治疗严重的胰头十二指肠合并伤或单纯十二指肠损伤。Berne最初报告16例,3例死亡,均于术后24h内死于合并的多发外伤。其后此术式被较广泛地应用于严重的胰头十二指肠损伤,获得满意的效果,目前已成为治疗严重胰头十二指肠合并伤的一种标准术式。十二指肠憩室化手术包括几个基本部分,即胃窦部切除、迷走神经切断、胃空肠端侧吻合、十二指肠断端缝合闭锁加置管造瘘、十二指肠破裂修补缝合、胰头损伤局部清创及缝合修补、胆总管T管引流、腹腔内置多根引流管等,有时尚补加高位空肠营养瘘。设计此术式的原理为:胃窦部切除、胃空肠吻合使食物不再通过十二指肠,有利于十二指肠损伤的愈合;胃窦部切除、迷走神经切断使胃酸分泌减少,低胃酸减少十二指肠液和胰液的分泌,使胰酶激活受到抑制,同时防止应激性溃疡和边缘性溃疡的发生;十二指肠造瘘可减低十二指肠腔内压力,使十二指肠损伤缝合修补处的张力减低,并使一个损伤的十二指肠侧瘘变成一个较容易自愈的端瘘;胆总管T管引流可减低胆总管的压力,有利胰液引流,减轻胰腺损伤处的胰液外溢和组织自身消化。与胰头十二指肠切除术相比较,十二指肠憩室化手术的外科技术简单,手术侵袭小,并发症少。

改良的十二指肠憩室化手术:Cogbill于1982年报告了改良的十二指肠憩室化手术,即切开胃窦前壁,经胃腔内用可吸收缝线行荷包缝合闭锁幽门,再将胃窦切口与空肠吻合,使胃内容物由吻合口进入空肠,而不再切除胃窦部及迷走神经,这样可缩短憩室化手术的时间,减少手术的侵袭,适用于一般状态比较危重的患者。

胰头十二指肠切除术:当严重的胰头与十二指肠的损伤累及范围非常广泛,伴有明显的血运障碍或坏死时,只能考虑施行胰头十二指肠切除术。急症行胰头十二指肠切除术具有一些特点:患者多有创伤失血性休克、处于严重的应激状态,增加了手术的风险和术后的有关并发症;患者可能同时有腹腔内其他脏器损伤,如肝、脾或肠破裂等,增加了手术损伤的复杂性和侵袭程度;患者多无胰、胆管扩张,胰肠吻合与胆肠吻合均很困难,术后易发生胰瘘及胆瘘等。因此,在胰头十二指肠损伤的急症胰头十二指肠切除术的手术死亡率很高,可达 30%~40%。所以,不能认为胰头十二指肠切除术是治疗严重胰腺损伤的一个适宜术式,只能在上述的任何一种术式均难以实施时,作为最后的一种选择。消化道重建可按 Whipple(按胆管–胰–胃的顺序与空肠吻合)或 Child 法(按胰–胆管–胃的顺序与空肠吻合),目前多主张采用 Child 法。

4.术后处理

胰腺损伤的术后一般处理多与其他外科手术或胰腺手术相同,不再赘述。与胰腺损伤及胰腺损伤手术有直接关系的某些特殊问题讨论如下:

(1)严重胰腺损伤多属于重危创伤范围,容易合并成人呼吸窘迫综合征(ARDS)或多脏器功能障碍(MOBS)等,术后近期需注意生命体征的监护与呼吸的管理,如有明显指征和条件,应在 ICU 接受危重症监护治疗。

(2)术后进食不宜过早,即使肠蠕动已恢复,也应将进食时间延至术后 7~10d。术后较长时间禁食可减少胰液分泌量,有利于胰腺损伤的修复及减少胰瘘的发生。

(3)广泛的胰腺组织损伤及切除可致胰岛功能不足,在严重的创伤和手术后的应激过程中,更易发生相对的内源性胰岛素分泌不足。术后应定期监测血糖和尿糖,根据血糖和尿糖的监测结果,考虑是否需给予外源性胰岛素并调节胰岛素的剂量。

(4)可以应用抑制胰液分泌的药物,如氟尿嘧啶及近年商品化生产的生长抑素等,或应用抑制胰酶活性的药物。

(5)必须保证各引流管通畅,达到有效引流的目的,避免过早滑脱,必要时可用生理盐水或含抗生素液体冲洗引流管。在引流期间必须注意保持引流管周围皮肤干燥,可用氧化锌油膏、鞣酸软膏涂于引流管周围的皮肤或予以局部皮肤红外线照射,防止皮肤被胰液腐蚀消化,发生皮肤糜烂。

(6)患者多处于严重应激或高分解代谢状态,较长时期的禁食、胃肠减压及术后发生的胰瘘、肠瘘及腹腔内感染等各种并发症加重了负氮平衡,体内大量的结构蛋白质被作为供能物质消耗掉。长期的严重消耗,会导致重度的混合型营养不良。术后的营养支持疗法是保证手术成功,患者痊愈的一个重要措施。在临床上可根据患者的条件及病情,采用经深静脉插管的全肠道外营养或通过空肠造口管及鼻胃管的管饲要素饮食等。

5.胰腺损伤手术后的并发症

胰腺损伤的外科治疗原则包括控制出血、切除失活的胰腺组织、对较严重的胰腺损伤应当进行胆总管切开、探查 T 管引流术;处理合并伤;处理破裂、损伤的胰管;给予通畅的引流。剖腹探查时发现,胰腺被膜完整时可行局部引流术;胰腺部分破裂、主胰管未断,可行胰腺修补术;胰腺颈部、胰腺体尾挫裂伤,可将胰近端封闭,胰远端切除;而当胰腺头部挫裂伤时,胰腺头端封闭,远端与空肠性 R–Y 吻合术。术后常见并发症为胰瘘。

（1）Ⅰ、Ⅱ型胰腺损伤:手术治疗时应当清除坏死的胰腺组织及血肿,若无明显的胰管损伤,可以严密止血后放置外引流,一般不做缝合修补。

（2）Ⅲ型胰腺损伤:可行部分切除术,并根据具体情况决定是否保留脾脏。切除时需要考虑到胰岛的数量,防治术后出现胰腺功能不全。在行 ERCP 检查过程中,如果发现胰管损伤,可以进行介入治疗。

（3）Ⅳ形胰腺损伤:可关闭近侧端,远侧端与空肠行 Roux-en-Y 吻合术;如果断端近侧有足够的胰腺组织可以保留,可以将远端胰腺直接切除;如果术中怀疑近端胰管存在回流障碍,远近端可以分别与空肠吻合;累及壶腹部的损伤则应当按Ⅴ型胰腺损伤处理;合并有十二指肠损伤的胰腺损伤,要进行十二指肠旷置术或者改良的十二指肠旷置术,避免食物通过十二指肠,减少胃液和胰液的分泌,促进十二指肠损伤的恢复。

（4）Ⅴ型胰腺损伤:根据具体情况采用十二指肠旷置术或胰十二指肠切除术。

（5）胰腺损伤手术中的注意事项:胰腺损伤伴周围大血管损伤,伤情凶险。剖腹后应迅速的探查查明损伤的大血管,予以相应的处理。注意出血的胰腺组织不能钳夹止血,不可以缝扎,尤其是深部缝扎,以免损伤大的胰管;正确估计损伤的程度、范围、有没有胰管断裂;合理切除损伤的胰腺组织,尽可能保留健康的胰腺组织,以减少对内、外分泌功能的影响;防止胰液外溢的胰酶被激活;正确使用内引流和外引流;防止胰瘘,胰腺假性囊肿、胰腺脓肿等并发症。

（6）术后处理:充分的引流;使用生长抑素,减少消化液的分泌;营养支持。

6.胰腺脓肿

（1）胰腺脓肿的基本概念:多见于重症胰腺炎病程中,胰腺损伤后也可以出现。胰腺周围的脂肪坏死液化,引流不畅时继发感染。合并严重感染时是导致患者死亡的主要原因。偶尔可以出现恶心、呕吐等消化道症状。少数患者还可能出现糖尿病的表现。

（2）胰腺脓肿的主要临床表现:临床表现可以出现原有的症状和体征加重,持续性的心动过速、呼吸增快、肠麻痹和腹痛加剧,同时伴有腰背部疼痛、白细胞升高、患者中毒症状明显、体温升高。体格检查显示上腹部或全腹压痛,可以触及包块。部分患者可无发热仅仅表现为心动过速、食欲减退、肺不张和肝功能的轻度损害。

（3）胰腺脓肿的化验检查:白细胞显著升高,出现肝功能,肾功能不全的化验改变。血液培养可以出现阳性结果,血清及尿淀粉酶持续升高,可达一周以上。

（4）胰腺脓肿的辅助检查:腹部 X 线平片可以显示局限性胃后气泡征、胃和横结肠之间气泡征。肠管外气体伴胃向前移位、小网膜囊内气液平面的改变。可见左侧膈肌抬高、左侧肺不张甚至明显的胸腔积液。钡餐透视检查可以发现胰腺局部增大征象,十二指肠环增宽,根据脓肿的部位,和大小不同,胃和横结肠有不同程度和不同方向的移位。磁共振成像可显示胰腺增大和胰腺脓肿部位血管稀疏征象,缺点是费用较高。B 超和 CT 检查是确定诊断的主要手段,B 超检查可以显示胰腺脓肿的大小、数目和位置,B 超引导下经皮穿刺抽取胰液不仅可以确定诊断,而且抽取的脓液可以进行细菌培养和药敏试验,为合理使用抗生素提供有力的证据。同时脓液的存在、合并少量或无坏死的胰腺组织、真菌培养阳性是诊断胰腺脓肿的可靠依据,可与胰腺感染鉴别。诊断准确率可达 90%~95%。但是 B 超检查对早期急性重症患者的检查有一定的局限性。CT 检查显示液体的积聚特别是积聚液体中存在的气体,而气体是脓肿形成的病理特征。

(5)胰腺脓肿的诊断:结合病史、体格检查、辅助检查和化验检查,确定诊断不困难。

(6)胰腺脓肿的治疗:近年来随着对胰腺脓肿的了解不断加深,对胰腺脓肿的治疗也逐渐达成共识。内科治疗是胰腺脓肿治疗的基础,,但仅有内科支持和抗生素治疗是不够的,因为可能会导致脓肿的破溃和全身感染,外科手术或引流是决定性的治疗手段。

胰腺脓肿的内科治疗:是胰腺脓肿治疗的基础,积极抗感染可以预防全身感染、脓肿并发症的发生,当外科手术后或是穿刺引流后,需要积极的抗感染治疗。根据穿刺液培养及药敏结果合理选择有效的抗生素,还需要根据药代动力学,应用可以透过血胰屏障的抗生素。常用的抗生素包括喹诺酮类药物或者三代头孢霉素。细菌培养和药敏结果未回报是一般选用联合用药。除此之外需要使用强效的胰抑制剂、给予全身支持治疗、补充蛋白质及脂肪电解质等。

经皮穿刺引流:在 B 超或 CT 引导下经皮穿刺脓肿,放置引流管可作为一项脓肿初期或单个脓肿治疗。其缺点是,经皮穿刺放置的引流管较细,很难将坏死的组织碎屑和浓稠的脓液引出,常常需要放置多跟引流管,引流成功率仅仅约 9%~15%,不能替代外科手术引流。

胰腺脓肿的外科治疗:通常采用的手术是清创手术。手术时应当充分暴露整个游戏、十二指肠和结肠后区,甚至有时需要检查小肠系膜根部和后腹膜。手术方法主要是清除坏死组织。清创要彻底,尽可能的清除坏死的胰腺组织,手术中冲洗局部,于小网膜囊和清创部位放置多根引流管,保持引流通畅,手术后每天以数千毫升盐液或稀释的抗生素溶液冲洗腹腔,直到灌洗液涂片无细菌为止。手术的重点在于必须强调充分暴露腹腔包括游离结肠、十二指肠、胰头和胰尾,引流要通畅。引流不畅是脓肿复发的主要原因。引流管大约 10d 左右可以拔除。胰腺脓肿的手术治疗非常复杂,需要在专科医院由有经验的医师进行手术。胰腺脓肿病情凶险,死亡率极高,如果不手术几乎全部死亡,即便手术的患者也有三成以上的死亡率。手术的效果取决于胰腺脓肿诊断是不是及时,如果诊断延迟,死亡率将显著增加。死亡的常见原因是胰腺脓肿引起的全身感染及其合并症。术后引流、灌洗、抗生素的使用以及支持治疗可以治愈胰腺脓肿。胰腺脓肿的预后与手术早晚和引流是否彻底、通畅密切相关。胰腺脓肿常常腐蚀邻近脏器引起肠瘘和出血,是胰腺脓肿引起的主要并发症。原因在于胰腺脓肿可以导致结肠系膜血栓形成、加上胰酶的消化作用、胰腺和脓肿壁的血管坏死出血致胰腺脓肿腔内压力增高压迫结肠壁、炎症浸润破坏很容易发生结肠的穿孔。而结肠脾曲与胰腺邻近,血供又不丰富,因此临床上常常发生结肠内瘘后并发出血。此时临床表现为高热、腹痛加剧、腹部包块、便血;腹腔内的大出血因胰腺脓肿浸蚀血管引起,浸蚀的血管可能包括脾动脉、胃左动脉、胃十二指肠动脉、肠系膜上静脉,也是胰腺脓肿的并发症之一;腹腔的多发脓肿也是胰腺脓肿并发症,可以因为胰腺脓肿沿腹膜后扩散,向上可至膈下,向下可沿结肠旁沟或腰大肌达腹股沟部引起。除此之外,胰腺脓肿还可以引起小肠瘘、胃瘘,胰瘘、胃排空延迟、糖尿病等。

7.胰瘘的治疗

局部加强有效的引流;全身治疗重点在于维持水电解质平衡、营养支持、使用生长抑素,口服胰酶治疗;胰腺外瘘绝大部分可以愈合,经久不愈的外瘘,可以通过造影发现,外瘘常常来自于胰管,往往近端狭窄或者发现不通畅者,经过3~4月的对症治疗,待周围水肿、炎症消退,囊壁成熟后行手术治疗。手术方式根据具体情况而定。

（十）胰腺损伤的特殊辅助检查

1. X线平片　可见上腹部大片软组织致密影,左侧腰大肌及肾影消失,腹脂线前凸或消失,为胰腺肿胀和周围出血所致;若合并胃十二指肠破裂,可见脊肋角气泡或膈下游离气体。

2. B超检查　可判断腹腔内实质性器官(肝、肾、胰腺等)的损伤和部位、程度、范围以及创伤后腹腔内局限性感染、脓肿。能发现胰腺局限性或弥漫性增大,回声增强或减弱,血肿及假性囊肿形成,并可定位行诊断性穿刺。断裂伤可见裂伤处线状或带状低回声区,但该检查易受肠道积气的影响。

3. CT检查　CT对胰腺损伤的早期诊断有很高的价值,因其不受肠胀气的影响。CT表现为胰腺弥漫性或局限性增大,胰腺边缘不清或包裹不全的非均匀性液体积聚,CT值在20~50Hu,胰腺水肿或胰周积液,左肾前筋膜增厚。在增强CT片上可见断裂处呈低密度的线状或带状缺损。合并十二指肠损伤者还可见肠外气体或造影剂。

4. 内镜逆行胰胆管造影(ERCP)　ERCP检查,根据文献报道ERCP诊断胰管损伤的准确率和特异性可以高达100%,堪称完美,对于血流动力学稳定的患者可以急诊进行ERCP检查。ERCP不仅可以用于胰管损伤的诊断,还可以对胰管部分破裂的患者,进行治疗,诸如胰管内置入支架等。但是多数患者入院时,病情往往较重不允许行ERCP检查及治疗,因此目前应用比较少,而且因为需要插管操作,有很多的并发症可能出现。该检查有时对急性腹部损伤导致的胰腺损伤有一定的诊断价值,可发现造影剂外溢或胰管中断,是诊断有无主胰管损伤的可靠办法。但该检查能出现4%~7%的并发症,病死率为1%,而且上消化道改建手术、食管胃十二指肠严重狭窄及病情危重者不能耐受此项检查。腹部闭合性损伤的患者度过急性期后行该检查,能够明确胰管的病理情况,对手术方案的确定有重要的价值。

5. 磁共振胰胆管造影(MRCP)　磁共振胰胆管造影即通常所说的MRCP检查,在诊断胰腺损伤方面与CT检查相同,在检测主胰管损伤方面是一种无创、敏感性、特异性较高的检查方法。怀疑有胰腺损伤的患者,进行MRCP检查,可以清晰地显示主胰管,对判定胰管损伤及损伤程度有较大的帮助。而且可以避免ERCP引起的一系列并发症。但MRCP检查亦存在很大的不足之处,只能作为单纯的诊断手段,无法进行介入性操作。而且由于难以发现胰管有无胰液外渗,不能确认胰管与胰腺周围的积聚液液体相通。MRCP是一种最新的、无创的观察胰胆系统解剖和病理形态的技术,它可以显示胰胆管形态和组织结构的自然状态,无注射造影剂压力的影响,能够与ERCP互补,是胆胰系统疾病的重要诊断手段之一。

6. 诊断性腹腔镜探查　近年来在腹部损伤中使用腹腔镜诊断的报告逐渐增多,对胰腺损伤的诊断也有很大的价值。由于胰腺的解剖位置及合并伤的存在,其应用受到限制。病情危重症一般不考虑应用。腹腔镜的优势在于,可以直视下直观的明确胰腺损伤及损伤程度。对胰腺损伤较重的患者,可以初步明确损伤的类型,对是否进行手术治疗及手术方式的选择有一定的指导意义。而对于损伤较轻的患者,可以在腹腔镜下清除坏死的胰腺组织,进行置管引流。可以发现有无其他脏器的损伤。看好腹腔镜的应用前景。腹腔镜探查的优点是可直接观察损伤脏器并判断有无活动性出血,不但可提供准确诊断,有利于选择适宜的治疗方案,同时避免了不必要的剖腹探查术,减少了手术所致的并发症和病死率,可使54%~57%的患者避免手术探查;但它仍属侵入性诊治手段,对腹膜后脏器的诊断不及CT检查,肠道的损伤有可能漏诊,已有大量内出血及明显腹膜炎时还会耽误手术时机,因此合理选择病例非常重要。有报道认为电视腹腔镜探查术适用于高度怀疑而无法排除腹腔内脏器损伤或已经证实有腹腔内脏器损伤,但血流动力学相对稳定的腹部创伤者;不同程度意识障碍致临床表现和体征模糊,需排除严重腹内脏器损伤;不能解释的低血压等。腹腔内大出血致血流动力学极不稳定、既往有腹部手术史、妊娠、有腹疝的腹部创伤属禁忌证。在普外科诊断性电视腹腔镜探查术并发症的发生率为0~3%,主要的并发症有空腔脏器穿孔、皮下气肿、大网膜气肿、切口感染等。

7. 剖腹探查术　剖腹探查术仍然是胰腺损伤最可靠的诊断方法。对怀疑胰腺损伤的患者原则上均应进行剖腹探查,探查时首先处理危及生命的损伤。术中应当仔细、系统、有序的探查腹腔脏器,对腹膜后血肿、积气、皂化斑、十二指肠周围组织的黄染等应当高度怀疑胰腺损伤的可能,需要切开胃结肠韧带进入小网膜囊,全面、仔细的探查胰腺;探查中注意胰腺包膜是否完整,有无出血点和血肿;必要时需要打开十二指肠侧腹膜,探查胰头。主胰管损伤术前诊断往往很困难,术中探查也不容易发现。手术中探查主胰管,应充分游离胰腺,探查胰腺前后两面。如果发现白色液体,则可以确定主胰管的损伤,此现象越靠近胰头表现越明显,对怀疑主胰管损伤的患者,术中可以进行胰管造影或者亚甲蓝注射法进一步诊断。

(十一)胰腺损伤的并发症

胰腺损伤后并发症的发生率较高,为20%~40%,并发症的发生主要与胰腺损伤的部位、范围、临床病理类型、有无休克、是否合并其他脏器的损伤及其严重程度、手术方式、术者的临床经验及技能有关。主要的并发症有:

1. 胰瘘　是胰腺损伤后最常见的并发症,也称为胰外瘘或胰皮肤瘘。胰头部损伤发生胰瘘者比胰体尾部损伤者多见。这与胰头部主胰管较粗,胰管内引流的胰液量大及胰头损伤的手术不易彻底有关。正常胰腺损伤后发生胰瘘较多见,而有慢性胰腺炎或胰腺有纤维化的病人发生胰瘘则相对较少。

2. 腹腔脓肿　腹腔脓肿的发生率约为25%,它与胰腺损伤的程度、范围、合并胃肠道损伤、腹腔引流不畅及胰瘘有关。

3. 腹腔内出血　近期出血多来自胰腺创面出血,晚期出血多由于腹腔内大血管被胰液腐蚀破裂所致。偶见持续的胰瘘及腹腔内感染的同时发生腹腔内出血,这种情况很难处理,病死率极高。

4. 创伤性胰腺炎　胰腺损伤后患者出现上腹痛,伴麻痹性肠梗阻的体征,血清淀粉酶浓度增高,应考虑创伤性胰腺炎。

5. 胰腺假性囊肿　发生率为20%,大多由于手术中未发现胰管损伤或胰液积聚于裂伤的胰腺实质中未得到充分引流所致。

6. 胰腺功能不全　于胰腺损伤严重或切除过多,可发生胰腺功能不全。外分泌不足主要表现为腹胀、脂肪泻;内分泌不足表现为高血糖、高尿糖。

(十二)胰腺损伤的 CT 诊断

CT 检查能清楚显示胰腺轮廓是否完整及周围有无积血、积液,对胰腺损伤诊断帮助颇大。胰腺损伤较少见,其发生率占腹部外伤的 5%。CT 检查可以确定胰腺损伤的存在,了解胰腺损伤的程度,为临床诊断治疗提供可靠的依据。胰腺损伤的机制胰腺位于腹膜后,背靠脊柱,前有腹壁、胃和横结肠,因而不易受到损伤。近年来由于交通事故的增多,胰腺外伤有增多趋势。胰腺损伤多为暴力突然发生,腹肌未能及时收缩,使胰腺撞击脊柱受损。

Northrup 和 Nimmons 提出受伤机制是:外力直接作用于脊柱右侧,致胰头损伤;外力直接作用于上腹部正中胰腺可完全或不完全断裂;外力直接作用于脊柱左侧,导致胰尾部挫伤及撕裂伤。故多数研究人员认为,凡上腹部损伤应详细询问受伤的情况,了解外力和脊椎致伤关系,有助于胰腺损伤的诊断。

胰腺损伤的 CT 征象:胰腺损伤分胰腺挫伤及胰腺断裂。直接征象:①胰腺挫伤表现为胰腺实质内灶性低密度区,混杂斑片样高或稍高密度出血灶,挫伤区边界模糊,胰腺完整性存在;②胰腺断裂表现为胰腺完整性中断,常在胰颈、体部出现与胰腺长轴相垂直的低密度线或带,导致胰腺分隔为两部分或以上。间接征象:①网膜囊积血、积液,胰腺与网膜囊的特殊解剖关系,胰腺损伤后胰液或血液可直接积聚于网膜囊;②左肾前筋膜增厚,多见于胰体尾损伤,胰液的渗出直接刺激左肾前筋膜增厚;③外伤性假性囊肿,通常在外伤后数天才出现,偶尔数月或数年才被发现。

CT 检查在胰腺损伤中的价值:CT 检查能清楚显示胰腺轮廓是否完整及周围有无积血、积液,对胰腺损伤的诊断帮助颇大。此外,腹部外伤常常可为多组织、多器官的复合外伤,此时 CT 的作用就远远超过其他检查方法,由于处于急诊状态常带有抢救的意义,此时行 MRI 检查常常是不太可能的,因此 CT 检查的重要性就明显突出。对于严重腹部外伤及有典型胰腺受伤机制的患者均有胰腺损伤的可能,CT 检查应作为首选影像学手段。

CT 和 MRI 在胰腺疾病的诊断价值及进展:

随着 CT 和 MRI 的发展,特别是成像速度的加快,胰腺疾病的诊断准确率在不断提高。CT 是目前胰腺疾病诊断的最重要的影像检查方法,超声包括腔内超声和 MRI 成像在胰腺疾病诊断上的价值进一步提高。

CT 和 MRI 对胰腺疾病诊断价值:CT 能清楚显示胰腺正常或异常的形态结构,区分囊性与实性病变,明确病变的大小、部位、范围及其与周围脏器的关系。

(十三)药物性胰腺炎概况及发病概况

药物性胰腺炎(drug-inducedpancreatitis,DIP)是指由于药物本身或其代谢产物,或机体特异质反应引起的超敏反应导致的胰腺损伤,与药物性肝损伤(drug-inducedliverinjury,DILI)都是由药物不良反应导致的。DIP 极少表现为慢性胰腺炎,常表现为急性胰腺炎,因其缺乏特异的临床表现和检测指标,往往很难与其他疾病导致的胰腺炎相鉴别,部分 DIP 可误认为是特发性胰腺炎,忽视了对相关药物的警惕,致使患者 DIP 再发。

1. 发病概况 既往认为 DIP 发病率低,为少见病。近年来的研究表明,随着药物的广泛应用,DIP 发病率为 0.3%~5.3%,约占急性胰腺炎病因的 2%。虽然报道的发生率明显要低于 DILI,有研究认为 DIP 多数情况下以单发病例出现,缺乏大规模前瞻性研究和一致的报道,且部分情况下误以为是胆石症或饮酒所致,致使所报道的发病率降低,其真正发病率可能不止如此。自从 1955 年首次报道糖皮质激素引起急性胰腺炎后,不断有国外文献报道原本未发现引起胰腺炎的药物可引起 DIP,而我国关于 DIP 病例报道较少,表明 DIP 尚未引起国内医生的普遍重视。

2. DIP 易感人群 儿童、老年人、女性、人类免疫缺陷病毒(HIV)感染、炎症性肠病(IBD)患者、免疫抑制剂治疗及复合用药患者是 DIP 高危患病人群。

3. 引起 DIP 的药物分类及常见药物 不断有新的病例报道提出引起 DIP 的药物,鉴于伦理考虑,很多未进行激发试验。为提高对明确引起 DIP 药物的认识,进一步按照药物种类进行分类,此外,尤其要警惕消化系统用药可引起 DIP,常见于炎症性肠病患者服用硫唑嘌呤/6-巯基嘌呤以及 5-氨基水杨酸等药物。

4. 诊断流程及临床处理 DIP 诊断较困难,目前国内外均无统一诊断标准,临床医师对 DIP 认识不足,可能导致急性胰腺炎的药物数量众多,且从首次用药到胰腺炎出现的时间不同增加了诊断的困难性,与 DILI 诊断类似。

(1)DIP 诊断标准包括:满足急性胰腺炎的诊断标准;排除其他可能导致急性胰腺炎的病因;用药史;服药致发病的时间是否与多数文献报告的潜伏期一致;停药后胰腺炎症状及胰酶下降情况;再次服药后临床表现及胰酶升高(激发试验阳性),但激发试验涉及伦理问题,需征得患者同意,并在利大于弊的情况下方可小心使用。

(2)DIP 临床处理过程包括:

符合急性胰腺炎诊断标准:上腹痛符合急性胰腺炎腹痛的特点;血清淀粉酶或脂肪酶大于正常上限的 3 倍;CT、MRI 或 B 超检查显示胰腺炎特征性改变。

(3.)仔细分析病史

排除常见病因如大量饮酒、胆石症、高脂血症等,可能病因如自身免疫性胰腺炎、胰腺癌、腹部外伤、手术史。再次,排除以上病因后,考虑特发性胰腺炎的患者要仔细询问患者用药史,尤其是最近加用的药物,包括非处方药物和植物素。如考虑患者服用任何引起胰腺炎的药物,病情许可情况下,暂停服用;如不能停用,优先选择其他类别的药物代替,否则选择同类别的其他药物。停服可疑药物后如症状缓解,诊断 DIP 较合理。再次使用该药物须谨慎,仅在收益大于风险并考虑风险可能为重症胰腺炎,经患者同意后方能使用。如再次使用药物后胰腺炎再次发作,该药物即为明确引起胰腺炎的药物,应停用。后续治疗措施与胰腺炎诊治指南相同,对轻、中度急性胰腺炎,予禁食水、补液、抑酸和抑制胰酶分泌,纠正水、电解质紊乱等支持治疗,防止局部及全身并发症;重度急性胰腺炎,收入重症监护病房密切监测生命体征,进行液体复苏,维护脏器功能,营养支持,处理并发症。

5. 预防 DIP

预防 DIP 首先要识别引起 DIP 的相关药物,要特别警惕证据水平高的 I 类药物。其次,要识别 DIP 的高危人群,例如使用免疫抑制剂硫唑嘌呤/6-巯基嘌呤治疗的 IBD 患者,使用明确引起 DIP 的药物是必须十分谨慎,对既往发生过 DIP 的患者,避免使用引起 DIP 的药物及同类的药物。

6. 与 DILI 比较

DIP 与 DILI 均属于药源性消化道疾病,从病因及发病机制上有一些相似性。此外,部分药物可同时引起 DIP 和 DILI,如对乙酰氨基酚是常见的引起 DILI 的药物,但也有文献报道它可以起胰腺假性囊肿形成。病情较严重时,两者可共存,如严重的 DILI 可引起重症胰腺炎;而 DIP 病情较重引起多器官功能衰竭也可合并 DILI。

(十四)胰腺损伤检查护理

1. 实验室检查 血清磷脂酶 A（SPLA）C 反应蛋白 α-抗胰蛋白酶 α-巨球蛋白多聚胞嘧啶核糖核酸(poly-(c)-specifiRNAase)血清正铁血红蛋白血浆纤维蛋白原等这些项目的检查均有较好的参考价值但尚未普及使用。

2. B 型超声及 CT 检查 可见小网膜囊积液胰腺水肿等因胰腺的损伤病理变化是进行性的因此影像检查亦应做动态观察但有时与腹膜后血肿易于混淆。

3. 腹腔灌洗或腹腔穿刺 胰腺损伤的早期腹腔内液体可能很少穿刺往往阴性因此除掌握好腹腔穿刺时间外多次穿刺方能达到明确诊断。

四、胃十二指肠损伤

胃十二指肠损伤是指因各种致病因子造成的胃及十二指肠的破裂和穿孔。十二指肠损伤是一种严重的腹内伤,占腹内脏器伤的 3%~5%。十二指肠与肝、胆、胰及大血管毗邻,因此,十二指肠损伤常合并一个或多个脏器损伤。十二指肠破裂后,多数患者立即出现剧烈的腹痛和腹膜刺激征,常见症状表现为剧烈的腹痛,腹膜炎,右上腹或腰背部痛,放射至右肩部、大腿内侧,低血压、呕吐血性胃内容物等。

上腹部穿透性损伤,应考虑十二指肠损伤的可能性。钝性十二指肠损伤术前诊断极难,十二指肠破裂后,多数患者立即出现剧烈的腹痛和腹膜刺激征。因此术前确诊的关键在于应考虑到十二指肠损伤的可能,尤其对于下胸部或上腹部钝性伤后,出现剧烈腹痛和腹膜炎,或病人在上腹部疼痛缓解数小时后又出现右上腹或腰背部痛,放射至右肩部、大腿内侧。由于肠内溢出液刺激腹膜后睾丸神经和伴随精索动脉的交感神经,可伴有睾丸痛和阴茎勃起的症状。伴低血压、呕吐血性胃内容物,直肠窝触及捻发音时,应怀疑有十二指肠损伤。少数患者损伤后症状和体征不明显,有些病人受伤后无特殊不适,数日后发生延迟性破裂,才出现明显症状和体征。腹腔穿刺和灌洗是一种可靠的辅助诊断方法,腹穿阴性也不能排除十二指肠损伤。腹部 X 线平片如发现右膈下或右肾周围有空气积聚、腰大肌阴影消失或模糊、脊柱侧凸,则有助于诊断。口服水溶性造影剂后拍片,如见造影剂外渗就可确诊。

十二指肠损伤分为穿透性、钝性和医源性损伤三种。钝性损伤引起十二指肠破裂的机制包括:直接暴力将十二指肠挤向脊柱;暴力而致幽门和十二指肠空肠曲突然关闭,使十二指肠形成闭襻性肠段,腔内压力骤增,以致发生破裂,引起腹膜后严重感染。损伤部位以十二指肠第二、三部最为多见,倘若十二指肠损伤只限于黏膜下层的血管破裂则形成十二指肠壁内血肿,比较罕见。

(一)十二指肠损伤概述

十二指肠大部分位于腹膜后,损伤的发病率很低。如果发生,多见于十二指肠二部、三部。十二指肠周围解剖关系复杂,生理学上又极为重要,一旦损伤,处理上常较其他脏器的损伤为难。十二指肠损伤主要有两大原因,即腹部外伤与医源性损伤。前者分为闭合伤和开放伤两大类。后者常因内镜检查和治疗以及右半结肠切除术、胆囊切除术、右肾切除术等手术时误伤所致。因腹部挫伤所致闭合性十二指肠损伤的机制一般认为是,外力直接将十二指肠管挤压于腰椎椎体上而造成。受伤部位以十二指肠降部为主。在十二指肠、空肠交界处,十二指肠处于固定位置,而与之相连的空肠则游离,受伤时空肠上端被突然扯动时,所产生的剪力造成十二指肠远端处的破裂。也有人认为十二指肠空肠曲为锐角,受伤时如幽门括约肌紧闭,十二指肠即有可能成一闭襻,外力作用于肠管使腔内压力骤增,促使肠管爆裂。十二指肠所受外力的程度不同,可表现出不同类型的损伤:轻者为肠壁挫伤形成血肿,十二指肠之间血肿可能存在于黏膜下、肌肉内或浆膜下,以浆膜下最多见。较大的血肿可阻塞十二指肠,临床上出现高位肠梗阻症状如呕吐胆汁,导致脱水和电解质紊乱。重者则破裂穿孔,由于十二指肠前半部在腹腔内,后半部在腹膜外,故其破裂穿孔可以发生在腹腔内,亦可发生在腹膜外。发生在腹腔内的破裂穿孔,因肠内容物大量溢入腹腔,因而引起腹膜炎,临床症状和体征均很明显;发生在腹膜外的破裂穿孔,则会造成腹膜后间隙感染,临床症状和体征不是很明显或延迟出现,胰腺与肝胆管因其解剖关系常合并损伤。部分病例可损伤十二指肠大血管而致大出血。以上诸多原因均可导致病人发生休克。

(二)十二指肠损伤的临床表现

十二指肠损伤是一种严重的腹部内脏损伤,约占腹内脏器损伤的 2.5%~5%。十二指肠具有独特的解剖结构和生理特性,与胃、胆道系统、胰腺的关系密切。十二指肠液刺激性强,一旦发生十二指肠损伤,往往病情严重,死亡率极高。由于十二指肠有一部分位于腹膜后,因此非穿透性暴力引起的十二指肠破裂有时很难发现,即便是进行了剖腹探查手术,有时也很难发现,以致漏诊情况的发生不在少数,特别是闭合性十二指肠损伤,术前诊断比较困难尤其是腹膜后的损伤早期诊断非常困难。腹膜后发生率低,多见于十二指肠二、三部;如果系十二指肠前壁破裂,同样因为消化液进入腹腔,其临床表现与通常的胃肠破裂区别不大。伴有右侧腹部剧烈的疼痛、呕吐甚至出现休克的临床表现。体格检查时可以发现腹壁压痛、腹肌紧张等腹膜刺激征、肠鸣音减弱或消失、出现移动性浊音和肝浊音界缩小等现象。如果系十二指肠的腹膜后部分破裂,则早期症状可能不明显,诊断上存在困难,临床表现不典型。早期可能仅仅表现为右季肋下的腹部的压痛和腹肌紧张,疼痛有时可扩展至肾区,后期腹膜刺激征逐渐加重,脉搏逐渐加快,呕吐等消化道症状进行性加重,不能缓解,全身炎症反应症状逐渐明显,体格检查时右侧腹部的浊音区扩大,肾区甚至出现疼痛、肿胀,红肿等炎症反应,有时可能误诊为肾周脓肿。十二指肠损伤后腹胀是最突出的表现。有时十二指肠损伤后可以出现右侧睾丸的牵涉痛。因此如果腹部损伤后出现明显的,无明显原因的腹胀时必须高度怀疑十二指肠损伤的可能。剖腹探查时如果发现十二指肠附近有腹膜后血肿;周围组织被胆汁染黄;横结肠系膜根部有捻发音,应当高度怀疑十二指肠腹膜后破裂。除此之外医源性十二指肠损伤,大多可以在术中发现并被处理,通常不会造成严重后果;部分患者在术中未被发现,将造成十二指肠液的外溢,在后腹膜形成脓肿,给进一步的治疗带来困惑。损伤在腹膜内,有腹膜炎易诊断。损伤在腹膜后,早期常无明显症状、体征不明显,易漏诊。危险性极高,死亡高达 10%~27.8%。<24H 手术死亡率 5%~11%,>24H 手术死亡率 40%~50%。因此保持警惕,越早确定诊断,针对治疗就越到位,对患者越有利,救治率越高。闭合性十二指肠损伤术前诊断困难,术前诊断率不到 10%,术中探查漏诊率据文献报道,可高达 25%~30%。诊断性腹腔穿刺如穿出含胆汁的消化液,对诊断有重要的价值;血清淀粉酶升高对诊断有一定价值;影像学检查诸如腹部 X 线平片、B 超检查、CT 检查,是术前诊断十二指肠损伤的主要手段,其中尤以 CT 检查诊断阳性率最高;上腹部穿透性损伤,应考虑十二指肠损伤的可能性。钝性十二指肠损伤术前诊断极难,十二指肠破裂后,多数患者立即出现剧烈的腹痛和腹膜刺激征。因此术前确诊的关键在于应考虑到十二指肠损伤的可能,尤其对于下胸部或上腹部钝性伤后,出现剧烈腹痛和腹膜炎,或病人在上腹部疼痛缓解数小时后又出现右上腹或腰背部痛,放射至右肩部、大腿内侧。由于肠内溢出液刺激腹膜后睾丸神经和伴随精索动脉的交感神经,可伴有睾丸痛和阴茎勃起的症状。伴低血压、呕吐血性胃内容物,直肠窝触及捻发音时,应怀疑有十二指肠损伤。

(三)十二指肠损伤检查及影像学表现

1. 腹腔穿刺和灌洗　是一种可靠的辅助诊断方法,倘若抽得肠液、胆汁样液体、血液表明有脏器伤,但非十二指肠损伤的特征,由于十二指肠部分为腹膜间位器官,后壁损伤可以腹穿阴性。

2. 腹部 X 线平片　可以发现右肾及右膈脚周围有游离气体、右腰大肌及肾脏阴影模糊不清,经胃管注入造影剂可以发现造影剂自十二指肠损伤破裂口处外溢,如见造影剂外渗就可确诊。

3. B 超检查　常见阳性发现为腹腔部分有低回声影,间或强光点,显示腹膜后低回声,间或强光点。

4. CT 检查　十二指肠与右肾前旁间隙有游离气体和液体积聚,右肾周围脂肪囊阴影模糊,十二指肠扩张,造影剂中断。

(四)十二指肠损伤的诊断

上腹部穿透性损伤,应考虑十二指肠损伤的可能性。钝性十二指肠损伤术前诊断极难,损伤后症状和体征不明显,有些病人受伤后无特殊不适,数日后发生延迟性破裂,才出现明显症状和体征。腹腔穿刺和灌洗是一种可靠的辅助诊断方法,腹穿阴性也不能排除十二指肠损伤。腹部 X 线平片如发现右膈下或右肾周围有空气积聚、腰大肌阴影消失或模糊、脊柱侧凸,则有助于诊断。口服水溶性造影剂后拍片,如见造影剂外渗就可确诊。

1. 右上腹或腰部持续性疼痛,阵发加剧,右肩或右睾放射。

2. 上腹明显固定压痛,右腰部有压痛。

3. 腹部体征相对轻微而全身情况不断恶化。

4. 血清淀粉酶升高。

5. 平片见右肾及腰大肌轮廓模糊,时见腹膜后花斑改收变(积气)并逐渐扩展。

6. 胃管内注入水溶性碘剂可见外溢。

7. 直肠指检时可在骶前扪及捻发感。

8. 手术见十二指肠附近腹膜后有血肿,组织染黄/肠系膜根部捻发感。

(五)鉴别诊断

应与十二指肠溃疡所造成的穿孔相鉴别。

(六)并发症

常并发十二指肠瘘。

(七)十二指肠损伤的治疗

十二指肠损伤治疗的关键在于,早期诊断,对症治疗和手术方式的选择。其中早期诊断尤为重要。需要准确掌握剖腹探查的指征,而手术方式的选择需要结合十二指肠损伤的部位、损伤的程度、损伤的时间、局部组织的状况、有没有其他合并的内脏损伤、患者的全身情况合理选择。十二指肠损伤经手术处理后,应当继续进行有效的胃肠减压、静脉补液、积极抗感染、营养支持、合理使用生长抑素、禁食水等治疗。也可通过术中放置的空肠营养管进行肠内营养支持。除此之外,引流管的放置必须确切。

腹部损伤只要有剖腹探查指征就应立即手术。重要的是术中详尽探查,避免漏诊。

1. 十二指肠损伤的治疗概述

(1)十二指肠壁内血肿而无破裂者,可行非手术治疗,包括胃肠减压,静脉输液和营养,注射抗生素预防感染等。多数血肿可吸收,经机化而自愈。若 2 周以上仍不吸收而致梗阻者,可考虑切开肠壁,清除血肿后缝合或作胃空肠吻合。

(2)十二指肠裂口较小,损伤时间短,边缘整齐可单纯缝合修补,为避免狭窄,以横形缝合为宜。损伤严重不宜缝合修补时,可切除损伤肠段行端端吻合,若张力过大无法吻合,可远端关闭,近端与空肠作端侧吻合。

(3)对于十二指肠缺损较大,裂伤边缘有严重挫伤和水肿时可采用转流术。目的在于转流十二指肠液,肠腔减压以利愈合。转流方法分两种:一种是空肠十二指肠吻合,即利用十二指肠破口与空肠作端侧或侧侧 Roux-en-Y 吻合术,为最简便和可靠的方法;另一种方法是十二指肠憩室化,即在修补十二指肠破口后,切除胃窦,切断迷走神经,作胃空肠吻合和十二指肠造口减压,使十二指肠旷置,以利愈合。适用于十二指肠严重损伤或伴有胰腺损伤者。

（4）对于诊断较晚，损伤周围严重感染或脓肿形成者，不宜缝合修补，可利用破口作十二指肠造瘘术，经治疗可自行愈合。如不愈合，待炎症消退后可行瘘管切除术。

（5）十二指肠、胰腺严重合并伤的处理最为棘手。一般采用十二指肠憩室化或胰十二指肠切除术，只有在十二指肠和胰头部广泛损伤，无法修复时采用。

2. 十二指肠损伤的手术治疗

（1）十二指肠损伤单纯修补术：适用于单纯的十二指肠前壁小破裂口，边缘整齐、局部水肿不明显的患者。可以使用间断缝合或是荷包缝合，缝合表面可以大网膜覆盖。多采用间断横行缝合，以避免术后的狭窄，必要时游离部分十二指肠，减少张力。连续缝合很少采用的原因是，缝合线脱落一针，可能使缝合部位全部松脱。临床上常常在剖腹探查时发现，十二指肠损伤的患者，浆膜层连续性完整，肠壁有血肿，粘膜完整时可行浆膜切开血肿清除术，无法除外十二指肠有破裂伤存在时，对此类患者不可存侥幸心理，需要切开浆膜层，取出血凝块，仔细检查处理破裂口。如遇见十二指肠腹膜后有血肿、气泡或胆汁渗出，高度怀疑腹膜后破裂。则需要将十二指肠游离，掀起探查，吸净胆汁和肠液，查明损伤情况予以修补。

（2）带蒂肠片修补术：因为十二指肠解剖及生理上的原因，十二指肠消化液腐蚀性强烈、十二指肠相对固定、十二指肠的血运相对较差、部分十二指肠裸露区没有腹膜覆盖，切除毁损严重的肠管组织后，很难单纯缝合和端端吻合，即便能够缝合，缝合部位张力较高，术后容易引起缝合口和吻合口的愈合困难，甚至缝合处缝线脱落，形成高位瘘，严重威胁患者的生命。因此此类患者不能采用单纯缝合，而需要行带蒂肠瓣修补术。适用于十二指肠破裂口较大、缺损较大、局部挫裂伤明显或横断的患者。带蒂肠片修补术有其局限性，虽然修补效果尚满意，但是操作比较复杂，对受伤时间超过10h的患者，不是理想的选择。操作方法是截取一段带肠系膜血管的回肠壁，在其对系膜缘将肠管纵型劈开，剔除粘膜，形成带蒂肠壁用以覆盖需要修补之处，肠片面积要大于需要修补缺损的面积，理论上需超过修补缺损处边缘，0.6cm以上，以免收缩造成挛缩和狭窄，可以理解为带血运的补片。

（3）Roux-en-Y 吻合术：如果十二指肠缺损比较大，无法通过直接修补缝合时，可以利用空肠襻的侧壁与缺损处作 Roux-Y 吻合修补缺损。具体方法是距屈氏韧带 25~35cm 处选择空肠襻，切断远端穿过横结肠系膜，如十二指肠缺损没有超过空肠断端的直径，可直接将空肠远侧端与缺损处周围组织行双重浆肌层内翻缝合，空肠近侧端与空肠侧壁行段侧吻合，即 Roux-en-Y 吻合。如果十二指肠肠壁的缺损超过空肠断端的直径，则将要吻合的空肠对系膜缘适当切开后再吻合。如遇无法吻合的十二指肠横断伤，则闭合远侧断端，近侧断端与空肠行 Roux-en-Y 吻合。

（4）十二指肠憩室化手术：又称为 Berne 手术。适用于十二指肠损伤毁损严重或者患者病情危重，无法耐受复杂的手术、受损处污染、感染严重的患者。手术时先修补十二指肠破裂处或造口减压，置引流管，再行胃窦部切除、Billroth Ⅱ 胃空肠吻合术，胆总管切开 T 管引流术。十二指肠憩室化手术后胃内容物不进入十二指肠，减少了十二指肠的张力以及胆汁和胰液的分泌，有利于损伤处的愈合，即使发生瘘，消化液的丢失也将减少，可以尽早进食。不足之处在于手术时间较长,切除了正常的胃窦部。

(5)胰十二指肠切除术:合并有严重的胰头损伤时可以考虑行胰十二指肠切除术。仅限于十二指肠和胰头部严重的组织失活及十二指肠乳头部、胰头部或胆总管损伤。因为急诊状态下行胰十二指肠切除术,手术死亡率极高,有文献报道可以高达30%以上。

五、小肠、结肠损伤

小肠占据着中、下腹的大部分空间,易受伤;腹部外伤史;腹膜炎症状;气腹征。但无气腹并不能否定小肠穿孔的诊断。当小裂口不大,或穿破后被食物渣、纤维蛋白素甚突出粘膜所堵塞者,可能无弥漫性腹膜的症状。

(一)小肠损伤、结肠损伤概述

1.小肠损伤概述　发生率较高;诊断容易;弥漫性胰膜炎早期即可出现。手术方式多以修补为主;术后并发症很少出现。有以下情况时,应采用部分小肠切除吻合术:裂口较大或裂口边缘肠壁组织挫伤严重;小段肠管有多处破裂口;肠管大部分或完全断裂;肠系膜损伤影响肠壁血液循环。

2.结肠损伤概述　结肠损伤发病率较小肠为低,结肠壁薄、血液供应差,结肠内容物液体成分少而细菌含量多,故腹膜炎出现得较晚,但较严重。一部分结肠位于腹膜后,受伤后容易漏诊,常常导致严重的腹膜后感染。结肠损伤发生率相对较低;诊断比较困难;弥漫性胰膜炎往往出现的比较迟;手术方式选择上,当右半结肠损伤时可修补、部分毁损结肠切除吻合;而左半损伤时需要注意除了修补、切除损伤结肠以外,应结合造瘘、结肠外置、结肠灌洗。常见术后并发症包括结肠瘘。手术方式以简单修补为主,一般采用间断横向缝合以防修补后肠腔狭窄。治疗原则:结肠壁薄,血供差,含菌量大,故结肠破裂的治疗不同于小肠破裂。除少数裂口小,腹腔污染轻,全身情况良好的病人,可考虑一期修补或一期切除吻合(限于右半结肠)外,大部分病人需先采用肠造瘘术。结肠损伤占腹部损伤的2.5%~5.7%,绝大多数为开放性损伤,且多伴有其他脏器损伤。对任何腹部损伤的病人均应考虑到结肠损伤的可能性。临床表现为内出血及腹膜炎。如腹内粪便污染严重,伤后数小时即可出现侵袭性感染的症状与体征,如发烧、腹痛、白细胞增多及腹膜刺激征。手术方法的选择应根据术中发现的结肠、直肠损伤情况而定。

3.直肠损伤概述　直肠上段在盆腔底腹膜反折之上、下段则在反折之下、损伤后表现是不同的。

(1)直肠损伤在腹膜反折以上:腹膜炎症状,腹痛、腹肌紧张、反跳痛;有消化道穿孔的气腹征;

(2)直肠损伤在腹膜反折以下:主要表现为肛周感染,直肠周围感染,直肠检诊可以扪及直肠破裂口,待3~4周后病人情况好转时,再行二期手术。

上段损伤临床表现与结肠破裂基本相同,下段损伤将引起严重的直肠周围感染。直肠上段破裂应剖腹进行修补,同时行乙状结肠双管造瘘术。下段直肠破裂时,应充分引流直肠周围间隙以防感染扩散,同时行乙状结肠双管造瘘术。

（3）盆底腹膜反折

直肠周围感染；

肛门排血、排尿；

会阴部伤口溢粪；

尿中带粪；

指检带血、破口；

直肠镜。

Ⅱ期手术：2~3个月后闭合造口。

（4）治疗原则：根据病情行剖腹探查手术、注意预防感染。

（二）肠道的开放性损伤

腹部的开放性损伤，多为锐器致伤。腹壁可见明显的穿透伤，往往伴有肠道和腹部其他脏器的损伤。诊断相对容易，有时甚至出现肠管自创口疝出，肠内容物自伤口流出。根据腹壁伤口的位置和方向，通常可以判定腹内脏器损伤的部位和性质，需要注意的是，有时入口并不在腹部。因此位于胸部，臀部和背部的伤口，也可能出口在腹部。与受伤时的体位密切相关。

1. 肠道开放性损伤的诊断　临床表现，早期主要表现可能是明显的休克症状，而晚期可以表现为内出血或弥漫性腹膜炎症状。一般情况下诊断不困难，如果入口不在腹部，容易漏诊。腹部有没有压痛、肠鸣音的改变，有时并不可靠，受患者的主观影响比较大，腹部立位平片检查，可能提供有价值的诊断依据。但需要注意的是，即便肠破裂也有大约20%的患者，没有游离气体表现，因此游离气体阴性不能除外小肠的损伤。有时也可以发现腹腔内的异物。

2. 开放性肠道损伤的治疗　一旦确定腹部开放性损伤的诊断，比如可见肠袢、网膜脱出时如无其他合并症，剖腹探查术均应该尽早进行，即便探查结果是阴性结果也一样。因为保守治疗一旦失败，后果很严重。治疗费用激增不说，医患纠纷亦增加。保守治疗要严格控制。术中对脱出肠管，网膜的处理，不应立即还纳，而应当清创消毒后还纳，还纳前要注意用无菌纱布覆盖保护，避免被污染和继发损伤。如病情允许，先清创缝合处理其他部位的伤口，因为开腹后再搬动患者俯卧或侧卧风险较开腹前大大增加。原则上不扩大伤口进行剖腹探查，而通常选择经右侧腹直肌切口或右侧旁正中切口，也就是临床上所谓的剖腹探查切口。可能的话尽量行修补手术，而不是切除吻合术，只有多处穿孔，或术后可能发生肠狭窄的情况下才考虑行肠切除吻合手术。创伤治疗中，牢记能用简单方法解决的问题，就不用复杂的办法；能一次手术解决的问题，不再进行第二次手术。前提是预后没有明显差异的情况下。这将大大降低患者的死亡率。结肠损伤时单纯破裂可修补，肠壁血运较差时可行一期切除吻合或肠外置术；腹膜后结肠破裂必须行腹膜后引流，且引流要通畅。

（三）闭合性肠道损伤

1. 闭合性肠道损伤概述　闭合性肠道损伤指的是，腹壁没有穿透性损伤，而肠道损伤存在。日常发生的肠道损伤以此类型最多见。造成闭合性肠道损伤的主要原因是各种钝性的暴力。根据作用原理可以分成三类。直接损伤：暴力直接作用于腹腔，如挤压伤、以切线方式作用于腹壁撕裂肠系膜及肠管等。间接损伤:体位突然变化可能造成肠管及其系膜的撕裂。如高空坠落情况。肌肉收缩:腹肌的强力收缩可以造成腹压的突然增高,引起肠道破裂和系膜撕裂。

2. 闭合性肠道损伤的病理　腹部闭合性损伤主要表现为挫伤和破裂两种形式。受伤部位可以是肠管也可以是肠系膜。肠管损伤可以表现为完全破裂或是不全破裂。破裂的肠管往往粘膜外翻,平滑肌收缩,致肠管直径变小,加上肠蠕动受抑制,肠内容物早期溢出受限,因此伤后3~4h 的早期治疗可以最大限度地减少全身中毒症状,使并发症发生的概率下降。

结肠的损伤有其特殊性,因为结肠近端有回盲瓣,远端有肛门括约肌,形成一个相对的闭襻,加上结肠肠壁较薄,血运差,部分结肠在腹膜外,肠内容物对腹膜的刺激小,但富含细菌,因此结肠损伤时破裂的机会较多,早期的症状往往轻微,愈合能力差,容易被忽视,晚期感染的风险严重。腹部闭合性损伤时常常伴有小肠系膜、大网膜和结肠系膜的损伤。轻度的损伤仅仅出现血肿,可以自行吸收,无须特殊处理;严重的可以撕裂或撕脱,引起大出血,与肠管完全分离,致供血的肠管坏死。

3. 闭合性肠道损伤的临床表现　肠道损伤的临床表现通常情况下取决于肠道损伤的严重程度、是否合并有其他内脏损伤、距受伤时间长短。受伤的早期常常表现出局部腹膜刺激征象,不同程度的创伤性休克。晚期则表现为明显的腹膜炎和全身中毒症状。

(1)早期表现:初期多有面色苍白、皮肤厥冷、脉搏细速、呼吸急促、血压下降等不同程度的休克表现。经过治疗多有好转,如果症状未见好转则有合并内出血和腹膜炎的可能。查体表现为腹膜刺激现象,常常有明显的持续性腹痛,逐渐局限于损伤处。即便压痛,腹肌紧张涉及全腹,也以损伤部位最重。但当肠道仅有挫伤而没有破裂、患者处休克状态、病情发展至弥漫性腹膜炎、肠胀气明显时腹肌紧张反而不明显。患者伤后经过保守治疗,除非伤情严重,一般都能从伤初休克状态中恢复。

(2)晚期临床表现:伤后 6~12h,腹腔内如果有出血、肠管破裂。即便对症保守治疗,病情也将恶化。有内出血的患者出现脉搏增快、血压下降、面色苍白等休克症状,同时伴有消化道症状恶心、呕吐。体格检查可以发现腹痛、压痛、反跳痛范围再度扩大,出现移动性浊音,血色素进行性下降,腹腔穿刺可抽出不凝血;早期的腹膜炎症状表现为进行性加重,腹膜刺激征更为明显,肠鸣音甚至消失,叩诊全腹呈鼓音,而且出现移动性浊音。肛门指诊可以有触痛。腹部立位平片可见到游离气体等。

4. 闭合性肠道损伤的诊断　肠道损伤早期因为没有典型症状,诊断不易。晚期虽然诊断容易,但是手术的风险和死亡率却也大大地增加了。提早诊断的益处显而易见。早期诊断的关键在于严密观察,保持高度的警觉,牢记任何腹部的损伤都可能引起肠道的严重损伤,详细了解受伤病史,结合系统查体和辅助检查多能尽早诊断。需要重点关注的是,高度可疑的患者不能确定诊断时应当严密观察,生命体征监测每半个小时一次,观察病情的变化。观察 3~4h 病情没有明显好转,腹部持续疼痛、压痛、反跳痛进行性加重,立即中转手术。

5. 闭合性肠道损伤的治疗　高度怀疑肠道损伤或肠道损伤一经确诊原则上应立即剖腹探查手术治疗。

6. **肠道损伤的术前准备** 闭合性损伤的患者入院后大都伴有不同程度的休克症状。术前准备应积极进行抗休克等治疗,全身情况好转后再进行手术治疗,如果经过积极治疗症状改善不明显,表明病情较重,需要边抗休克边积极手术治疗。

7. **肠道损伤的麻醉选择** 需要即达到腹肌松弛,而又不加重休克为原则。通常选用全麻插管,辅以肌松药。

8. **肠道损伤的手术方法的选择** 通常选择剖腹探查术,根据探查结果选择相应的处理措施。选用经右侧腹直肌或右侧旁正中切口,切口中点在脐部,可根据术中需要向上或向下延长切口。探查顺序先实质性脏器,后空腔脏器。先处理出血,后处理肠道损伤。如发现系肠系膜出血,止血后要观察肠襻的血运。逐次探查,发现肠道破裂处暂时使用血管钳夹闭,待探查结束后再处理,避免进一步对腹腔的污染。肠道破裂,可修剪创缘后间断缝合,修补。如果探查结果提示,肠襻挫伤严重,失活、肠系膜裂伤后所属肠管变色、肠壁有巨大的破裂口、集中的多个破裂口等情况,简而言之,如果考虑到术后有可能发生肠坏死或者明显的肠狭窄,发生再出血,单纯的修补不牢靠时应当行部分病变肠管切除吻合术。除非病情紧急,小肠的损伤以修补缝合和切除吻合为主,不宜外置造瘘。而结肠的损伤则由于肠壁的血运较差,愈合能力薄弱等特点与小肠损伤的处理不同。严重结肠的损伤更多地采用外置造瘘。

结肠细小的破裂口可以选择单纯修补术;较大的结肠破裂,如其血运良好,也可以选择修补缝合术,但应当在修补结肠的近端行结肠造瘘术,待修补处愈合腹内感染控制后,二期闭合造瘘口;如果穿孔部位位于腹膜外,经处理后,必须在腹膜后间隙放置引流,防止感染在腹膜后扩散;如果结肠损伤明显,肠壁活力较差,患者病情不允许,可将结肠外置行造口术,不宜行一期切除吻合术。否则就不是治病救人,而是杀人了。肠道闭合性损伤是个严重的损伤,如果不能及时合理的治疗,预后大多不良。伤后6h内能够进行手术者,死亡率不超过10%,目前肠道闭合性损伤的死亡率接近40%。

六、肾脏损伤

肾脏是人体的重要器官,肾脏损伤可以导致休克、血尿、肿块等症状,严重者甚至可能死亡。肾脏损伤的病情轻重不一。如果肾脏损伤,应当及时就医。肾脏损伤的临床表现不典型,与其他腹内脏器损伤同时存在时,肾脏损伤的症状往往不易察觉。腹部损伤后有下位肋骨骨折、腰部疼痛及腰肌紧张、肉眼血尿。需要注意的是,肾蒂断裂者可无血尿。肾脏损伤的诊断需要详细的病史,体格检查,特殊的实验室检查和X线检查。查明损伤的机制非常重要,任何提示肾脏损伤的临床表现,如安全带的印痕,腰部挫伤,低位肋骨骨折等,初始的血压和红细胞压积以及血尿都有诊断价值。诊断从X线检查,密切观察或手术探查着手。所有的血流动力学稳定的患者都应该进行放射影像检查,以利于准确地评估肾脏损伤的程度。除非是钝性损伤后,血液平稳,镜下血尿并且没有腰部损伤的成年患者。肾脏损伤影像学检查的选择必须与主管医师合作,根据患者病情决定。腰部外伤后有下位肋骨骨折,腰部疼痛及腰肌紧张。多伴有肉眼血尿,肾蒂断裂者可无血尿。开放性损伤可自伤口渗出尿液;局部肿块,伤侧腰部或腹部出现肿块;伤情严重、出血过多时可出现失血性休克。肾脏损伤的最常见原因有钝器伤,如交通事故、跌落、运动性外伤。枪弹和刺伤可以引起肾脏损伤。致伤原因分为直接暴力和间接暴力;后腰部或上腹部撞击或挤压可造成肾脏损伤,暴力来自后方或前方可使肋骨突然前移或肾脏突然后移、作用于肾脏而招致损伤。多见于交通事故,土墙倒塌或从高处坠落腰腹部着力于硬物之上,直接暴力为最常见的损伤原因;高处跌落,足部或臀部着地及急剧刹车所产生的减速性损伤,这种间接暴力可以引起肾蒂的撕裂或肾盂输尿管交界处的破裂。肾脏损伤的临床表现多样,轻微的肾脏损伤仅仅引起镜下血尿;而严重的肾脏损伤可以引起肉眼血尿;如果肾脏损伤严重时血液和尿液可波及肾周组织;肾脏损伤伤及肾蒂,可以引起大出血、休克和死亡。体外震波碎石术常常发生一过性血尿,通常不严重,不需要进行治疗,可以自愈。

(一)肾脏损伤的分型

1. **肾脏轻度挫伤** 损伤仅限于部分肾实质,形成实质内出血、血肿或局部包膜下小血肿,也可以涉及肾集合系统而有少量血尿。因为损伤部位的肾实质分泌尿液功能减低,因此很少尿液外渗。一般症状轻微,愈合迅速。包膜完整,一般不累及集合系统,仅限于肾实质内损伤或包膜下血肿。血尿这种轻微,X线腹部平片和尿路造影无异常发现,B超或CT检查可以发现肾实质内的血肿及其大小和部位。

2. **肾脏挫裂伤** 肾实质挫裂伤如果伴有肾包膜破裂,可致肾脏血肿,如肾盂、肾盏粘膜破裂,则可见明显的血尿。但一般不引起严重的尿外渗,内科保守治疗大多可以治愈。肾实质有一处或多处较深的裂口,裂口如果与肾盂盏相通,血尿严重,如伴有包膜破裂,血液及尿液外渗至深圳周围形成血肿,腹膜同时破裂的患者,血液及尿液可进入腹腔。X线平片可见肾影增大,密度不均,尿路造影常见造影剂外溢。B超可见肾实质被血肿分割。此类伤严重者可以导致休克。

3. **肾蒂损伤** 肾蒂血管破裂时可致大出血、休克。如果肾蒂完全破裂,大量出血,常来不及抢救,损伤的肾脏可以甚至可以被挤压通过破裂的膈肌进入胸腔。锐器刺伤肾血管可导致假性动脉瘤、动静脉瘘或肾盂静脉瘘。对冲伤常造成肾动脉在主动脉开口处的内膜受牵拉破裂,导致肾动脉血栓形成,使肾脏失去功能。较小血管断裂可以自行栓塞,动脉造影肾实质不显影。

4. **病理性肾脏破裂** 有时引起肾破裂的暴力不易被察觉,又称为自发性肾破裂。轻度的暴力可使有病理改变的肾脏破裂。

5. **肾脏全层裂伤** 肾实质严重挫伤时可伤及肾包膜,肾盂、肾盏的粘膜,此时常常伴有肾周血肿和尿外渗如肾周筋膜破裂,外渗的血尿可以沿后腹膜外渗。血肿破入集合系统,那么将引起严重的血尿。有时肾脏一极可以完全撕裂、肾脏严重的裂伤有时呈粉碎状,此类肾脏损伤症状明显,后果严重,需要手术治疗。肾实质连同包膜碎成数块,集合系统也一同破裂,出血和尿液外渗均较严重尿路造影随着不显影或显影迟缓,大量造影剂外溢。肾动脉造影显示肾血管分支不显影。伤情严重,如果不积极救治常常导致患者死亡。单纯的肾盂破裂少见,常常伴有肾实质的损伤,表现为尿液外渗的体征。

(二)肾脏损伤的临床表现

1. **休克** 早期的休克多由剧烈疼痛引起,而后期则与大量出血有关。休克程度取决于伤情和失血量。除了血尿可以引起失血以外,肾周筋膜完整时血肿局限于肾周筋膜;若肾周筋膜破裂,血液外渗到筋膜外形成腹膜后的血肿;如果腹膜破裂大量的血液流入腹腔,病情可迅速恶化,短时间迅速发生休克,快速输血,补充 2 单位仍然无法纠正休克,意味着存在严重的内出血。伤后 2~3 周尚可以出现晚期继发性出血,有的甚至在 2 个月后出现。

2. 血尿　90%以上的肾脏损伤患者有血尿出现。轻者仅仅表现为镜下血尿。大多表现为肉眼血尿。出血严重时,可解出血块,出现肾绞痛,有大量出血。多数患者的血尿是一过性的,开始血尿量多,几天后逐渐消退。活动、继发感染、腹压增高可以引起继发性血尿。多见于伤后 2~3 周;还有些患者血尿可以迁延数月,没有血尿并不能除外肾脏损伤的存在,如肾脏血管损伤、输尿管断裂或完全堵塞时,无血尿;出血量的多少不是判定损伤的范围和损伤程度的标准。如果尿标本系通过导尿获得,需要与导尿本身引起的损伤出血鉴别。

3. 疼痛与腹壁强直　伤侧肾区疼痛、压痛和后腹壁强直。移动身体时疼痛加重。疼痛多考虑是由于肾实质损伤和肾被膜张力增高所引起。腹壁的强直影响体格检查,但有时仍然可以扪及肾脏周围出血形成的触痛肿块。疼痛通常局限于腰部和上腹部,有时可以扩散至全腹,甚至疼痛放射至背部、肩部、髋部或者腰骶部。此种表现多见于孩童。

4. 腰部的肿胀　肾脏破裂时血液和尿液外渗在腰部形成不规则的弥漫性肿块。如果肾周筋膜完整,则肿块比较局限,否则外渗的血液和尿液可在腹膜后间隙形成弥漫性肿块,逐渐向皮下渗出浸润,出现皮下瘀斑。此种肿胀即使在腹肌紧张的情况下也可以触及。从肿胀的情况可以初步推测肾脏损伤的严重程度。患者为了缓解腰部的疼痛,常常向患侧侧弯,导致脊柱侧突。需要与肝脏破裂和脾脏破裂引起的触痛包块相鉴别。

（三）肾脏损伤的诊断

肾脏损伤的患者多有明确的受伤病史,伤后出现血尿是诊断肾脏损伤的主要依据,但血尿的程度与损伤的程度并不一致,不但如此还有约 40%的患者无血尿症状。因此对怀疑肾脏损伤但无血尿者应进一步检查,不能单凭血尿程度来判定损伤的程度。初步诊断肾脏损伤后,常用的检查手段有 IVU、B 超和 CT 等。B 超具有快捷,无创等优点。可以初步了解肾脏损伤及腹膜后血肿大小,可以作为肾脏损伤的常规检查,可以起到筛选的作用,同时可以发现原有的肾脏疾患。但是 B 超不能了解肾脏的功能,而且如果肾脏周围血肿巨大,则不能判断肾脏的损伤程度。IVU 对非休克患者的肾脏损伤可以了解其肾功能及有无尿液外渗。尤其是大剂量静脉造影可以获得良好的效果。Miller 等认为肾脏损伤影像学检查适应证应当包括:腰部的穿透伤;钝性伤伴肉眼血尿或镜下血尿伴有休克者;严重的腹内脏器损伤和幼儿的肾脏损伤。对肾脏的钝性损伤伴镜下血尿而没有休克和严重腹内脏器损伤患者没有必要做影像学检查。CT 检查能够准确地对肾脏损伤进行分类诊断并且可以确定尿液外渗和血肿的范围,还可同时发现胸腹其他脏器的损伤情况,因此对危重患者可作为首选检查。诊断需要详细的病史、体格检查、特殊的实验室检查和 X 线检查。详细的病史询问需要包括腰部有无损伤、有没有低位肋骨骨折;血尿、血压及血球压积的动态变化;密切观察或者手术探查;血流动力学稳定的患者进行进一步的检查;准确的评估肾脏损伤的程度;影像学检查必须根据患者情况确定;静脉尿路造影和 CT 检查可提供双肾的损伤情况;在多发性损伤的患者,CT 更为便当,血管造影随着 CT 检查的普及很少被采用,但可能有助于在栓塞前发现血管出血。

(四)肾脏损伤常用的影像学检查

1. X 线检查　腹部平片可见下位肋骨或脊椎横突的骨折、肾区阴影增大、肾盂静脉造影可见肾脏形态扩大、肾盂、肾盏充盈缺损、肾脏不显影或造影剂外溢可明确肾脏损伤的情况。静脉尿路造影可准确定位和确定损伤的范围。有时需要更广泛的影像学检查。

2. CT 检查　可以了解肾脏的形态、损伤的类型、肾脏周围血肿及尿液外渗的范围等情况,可准确定位和确定损伤的范围。

3. 肾动脉造影　了解肾脏血运及有无肾脏动脉和肌膜的损伤。

(五)肾脏损伤的治疗

肾脏损伤的治疗从输血或血浆代用品开始,以防止和控制休克。目前认为对轻度肾脏的损伤如肾脏挫伤,轻微的肾脏裂伤患者行非手术治疗,对重度患者如肾脏碎裂伤、肾蒂损伤应当手术治疗。不过对中度肾脏裂伤的患者治疗仍然有争议,可以先行保守治疗,治疗的同时必须严密观察病情的改变,如果出现经积极输血,补液后不能控制休克或者休克纠正后再次出现休克症状;血尿进行性加重,血色素、红细胞、血红蛋白和红细胞压积进行性下降;腰部肿块逐渐增大时果断中转手术。手术应尽可能地保留正常的肾组织,减少并发症和后遗症。肾脏损伤尤其是开放性肾脏损伤多合并其他脏器的损伤,原则上应当优先处理危及生命的损伤,再处理其他合并症或者肾脏的损伤。对有腹腔脏器损伤者,应当积极剖腹探查,同时处理合并伤。病理性肾脏损伤是在原有肾积水、多囊肾等疾病基础上发生的肾脏损伤,病情许可时先保守治疗,待病情稳定后再治疗原发病。肾脏损伤的处理要点,肾脏损伤伴有休克表现时,应争取时间尽快做出伤情判断和必要的辅助检查;应当在积极抗休克的同时迅速进行剖腹探查手术;建立两条静脉通道;腹膜后血肿在决定探查时要避免迅速切开肾周筋膜,使血肿内压力快速降低,导致难以控制的大出血,再近肾门处打开后腹膜直达肾蒂血管,可以快速地控制出血;手术切口通常选择正中切口或是旁正中,能够迅速通常并处理腹腔内实质性脏器损伤。肾脏重建技术需要按照受伤类型及程度采用不同的方法,处出血血管进行缝扎,并关闭集合系统,对肾实质表面的出血,必要时可以采用止血纱布等止血材料压迫,肾实质边缘可以使用可吸收缝线将肾包膜及肌肉垫缝合,如果肾及被膜破裂,可以用大网膜覆盖肾被膜缺损处,,提供的组织可以帮助肾实质切口愈合,减少出血及尿液的外渗的发生率。肾脏部分切除的创面也可以用肾被膜或大网膜覆盖。腹膜后的引流管应该放置于肾重建区域,同时也应当放置烟卷引流。

1. 防治休克　无论有无休克,入院时均应尽快建立输液通道、镇静、止痛、止血、绝对卧床休息。有休克者多系伤情严重,在抗休克的同时,积极检查,确定伤情、酌情处理。维持正常的血压和尿量。必要时可内进行适当的 X 线检查以确定损伤的特点。轻微的肾脏损伤,如体外震波碎石引起的损伤,常常仅需仔细控制体液平衡及卧床休息。严重外伤引起的不能控制的出血和大量尿液渗入肾周组织,则需要手术干预处理。肾脏组织与机体其他组织一样需要血液供给营养,如果肾脏供血不足,肾组织就会坏死由疤痕组织爬行替代。此种改变常常在肾脏损伤后几周或几个月后引起高血压。一般来讲,及时的诊断和治疗大多数肾脏损伤的患者预后良好。

2.保守治疗　适用于肾脏挫伤或轻度的撕裂伤。处理措施包括绝对卧床休息、抗感染、使用止血药物等。严格限制活动至少两周,保持大便通畅,预防呼吸道感染,避免腹压突然增高因素导致继发性出血。

3.手术治疗

(1)手术指征:开放性肾脏损伤;伴有腹内脏器损伤,或疑有腹腔内大出血或弥漫性腹膜炎;抗休克治疗血压不能回升或不稳定,提示有内出血;尿路造影等检查有明显的造影剂外溢,有较大的肾脏实质破裂或肾盂损伤;肾动脉造影显示有肾动脉损伤或栓塞;保守治疗过程中肾区肿块不断扩大,持续肉眼血尿,血色素进行性下降;肾脏周围明显的感染。

(2)手术方式:先控制肾蒂,制止出血,清除肾脏周围的血肿及尿外渗后再推迟处理肾脏。肾脏裂伤修补术,适用于肾脏裂伤范围局限,肾脏血运无障碍者;肾脏部分切除术,适用于肾脏的一级严重损伤,其余肾脏组织无损伤或虽然裂伤但可以修补者;肾脏血管修补或肾脏血管重建术,适用于肾蒂血管破裂、断裂、血栓形成者;肾脏切除术,适用于肾脏严重碎裂伤,无法修补者、严重的肾蒂损伤无法修补或重建、肾脏损伤后肾内血管广泛形成、肾脏损伤后感染、肾脏坏死、继发性大出血。术中需要注意在切除肾脏前,必须明确对侧肾脏功能良好。

(3)肾脏损伤的护理:饮食要注意清淡、富于营养、注意膳食平衡;忌辛辣刺激食物;要多食用蔬菜和水果,因为新鲜的蔬菜和水果中含有大量人体需要的营养成分。多食用提高免疫力的食物。

七、腹膜后血肿(Retroperitoneal hematoma)

腹膜后血肿为腹腰部损伤的常见并发症,可因直接或间接暴力而损伤。常见的损伤原因是骨盆及脊柱骨折;还有腹膜后脏器如肾脏、膀胱、十二指肠和胰腺等破裂及大血管、软组织损伤也可以引起。因为腹膜后血肿常常合并有严重的复合伤、出血休克等,死亡率可达35%~40%。腹膜后脏器(胰、肾、十二指肠)损伤,多系高处坠落、挤压、车祸等所致。骨盆或下段脊柱骨折和腹膜后血管损伤。腹膜后间隙血肿,并可渗入肠系膜间。引起失血性休克。巨大血肿的失血量多达3000~4000mL。腹膜后血肿临床特点:多由腹膜后脏器损伤、骨盆或下段脊柱骨折和腹膜后血管损伤引起。在腹膜后间隙扩散形成巨大血肿,还可渗入肠系膜间。

(一)腹膜后血肿概述

腹膜后血肿缺乏特征性临床表现,并且随着出血程度、出血范围有很大差异。腹痛为最常见症状。部分患者有腹胀和腰背痛、合并出血性休克。血肿巨大或渗入腹腔的患者可以出现腹肌紧张和反跳痛、肠鸣音减弱或消失。典型表现:内出血、腰背痛、肠麻痹、有腹膜炎表现、腹穿阳性。因为腹部大血管损伤引起的腹膜后血肿,绝大部分由穿透伤引起。进行性腹胀和休克是诊断的依据,必须积极抗休克治疗的同时紧急剖腹探查,控制出血。腹膜后血肿因出血程度与范围各异,临床表现并不恒定。腰胁部瘀斑(GreyTurner征),内出血征象、腰背痛和肠麻痹,伴尿路损伤者有血尿。

血肿进入盆腔者可有里急后重感,并可借直肠指诊触及骶前区伴有波动感的隆起。

B超或CT检查:可以发现血肿及腹主动脉瘤。但是不易区别是血肿、还是脓肿或者是其他如尿液的积聚。CT检查可以清楚地显示血肿以及血肿与其他组织间的相互关系,增强扫描时衰减值增加,是出血的有利证据。

腹腔穿刺或灌洗:腹膜破损而使血液流至腹腔内。

(二)腹膜后血肿的检查

1. X线检查和双重对比造影 可以显示腹膜腔出血的病变,如骨折、腹主动脉瘤、泌尿系或胃肠道的疾病、腰大肌轮廓不清及边缘部分的中断等。

2. B超检查 可以发现血肿及腹主动脉瘤。但是不易区别是血肿、还是脓肿或者是其他如尿液的积聚。

3. CT检查 可以清楚地显示血肿以及血肿与其他组织间的相互关系,增强扫描时衰减值增加,是好东西出血的有利证据。

4. 血管造影和同位素扫描 可以提示出血的位置。

5. B超或CT检查引导下穿刺 抽吸可以明确诊断。

6. 化验检查 早期白细胞计数略高甚至正常,红细胞和血红蛋白略低,随后白细胞计数明显增高,嗜中性粒细胞增高。胰腺损伤时血淀粉酶及尿淀粉酶均增高。肾挫裂伤时可以出现血尿和蛋白尿。

(三)腹膜后血肿的诊断

凡是有腹痛和腰背痛、出血性休克、腹肌紧张和反跳痛、肠鸣音减弱或消失的腹部、脊柱和骨盆损伤的患者都要考虑腹膜后血肿的可能。X线检查,可以从脊柱或骨盆骨折、腰大肌阴影消失、肾影异常等表现推断腹膜后血肿的可能。B超检查和CT检查可以提供可靠的诊断依据。诊断性腹腔穿刺常常可以与腹腔内出血鉴别,腹腔穿刺时需要注意,穿刺针不可过深,以免刺入腹膜后血肿内,得出错误的信息,误以为腹腔内出血而进行评分通常手术。

(四)腹膜后血肿的治疗

1. 穿透性腹部损伤并发腹膜后血肿 处理腹腔损伤的脏器之后,应当进一步通常血肿。上腹部腹膜后血肿通常是腹膜后十二指肠或胰腺损伤的特征,需要做Kocher切口,向左翻起十二指肠和胰头,探查十二指肠第1、2段,切断Treitz韧带,进一步探查十二指肠第3、4段及全胰腺。对稳定型肾周血肿没有伴发休克和严重血尿的患者可以采用非手术治疗。必要时静脉肾盂造影明确诊断,仍然不能确诊或者出血不止。肾动脉造影不失为诊断肾动脉及肾损伤的可靠方法,而且可以兼行栓塞治疗,控制出血。保守治疗无效时,果断中转手术。

2. 大血管损伤所致的腹膜后血肿 探查血肿前应当做好充分的术前准备,包括输血、血管阻断以及修复吻合等等。为使手术野显露充分,可以沿着左侧结肠旁沟无血管区切开侧腹膜,将降结肠、脾脏、胃、胰尾及左肾一起向右侧翻起。采用胸腹联合切口,能够良好的显露主动脉下端和肾以上的主动脉。迅速探明血管损伤的情况后,阻断裂口近远端的血流,进行修补。穿透伤常常贯穿血管的前后壁,如果无法将血管翻转,可以先通过前壁裂口修补后壁,最后修补前壁裂口。后腹膜并未破损但血肿有所扩展,则应切开后腹膜,寻找破损血管,予以结扎或修补;无扩展,可不予切开;后腹膜已破损,则应探查血肿。

3.应尽力找到出血点并予以控制　无法控制时,可用纱条填塞,静脉出血常可因此停止。填塞的纱条应在术后4~7d内逐渐取出。血肿位置主要在两侧腰大肌外缘、膈脚和骶岬之间。血肿可来自腹主动脉、腹腔动脉、下腔静脉、肝静脉、肝后腹膜外部分、胰腺,应切开后腹膜,予以探查,以便对受损血管或脏器作必要的处理。

八、膀胱破裂

(一)膀胱破裂概述

泌尿系损伤中膀胱破裂,占10%~15%左右。膀胱破裂的发生与骨盆骨折关系密切,骨盆骨折中10%合并有膀胱破裂。特别是有很明显的骨盆骨折移位及游离骨碎片的更容易引起膀胱破裂。膀胱破裂大多数发生在膀胱充盈的状态下,此时膀胱壁紧张,膀胱体积增大,高处高于耻骨联合,此时缺少周围组筋膜组织、肌肉、骨盆及其他软组织的有效保护,除了贯通伤或骨盆骨折以外,还可以为外界暴力直接损伤。膀胱破裂是指膀胱壁发生裂伤,尿液和血液流入腹腔所引起的以排尿障碍、腹膜炎、尿毒症和休克为特征的一种膀胱疾病。临床症状多表现为尿急、尿痛、血尿等。

(二)膀胱破裂的病因

1. 闭合性损伤所致的膀胱破裂　过度充盈或原发病存在的膀胱,如膀胱的肿瘤、溃疡、炎症、憩室等容易受外界的暴力损伤而发生破裂。多见于猛击、踢伤、坠落以及交通事故等。当骨盆骨折时骨折碎片有可能刺破膀胱。尤以酒醉状态更容易引起膀胱破裂,其原因在于,酒醉时膀胱充盈明显,腹部肌肉松弛。任何可能引起膀胱潴留的病变如尿道狭窄、膀胱结石、膀胱肿瘤、前列腺肥大、神经源性膀胱都可能使膀胱受到外伤后破裂的可能性大大增加。酒醉或者膀胱本身具有原发病时,即使无明显的外界暴力,膀胱破裂也可能发生,有人称之为自发性膀胱破裂。自发性膀胱破裂的特点是几乎都是腹膜内型的膀胱破裂。

2. 开放性损伤所致的膀胱破裂　开放性损伤多见于战时,由火器伤和锐器引起,常常合并有其他脏器损伤,如直肠损伤和骨盆的损伤。从臀部、会阴或股部进入的弹片或锐器致伤导致的膀胱破裂多为腹膜外型;经腹部的穿透伤引起的膀胱破裂多为腹膜内型。

3. 医源性损伤所致的膀胱破裂　多见于膀胱镜检查、碎石、膀胱腔内的B超检查,经尿道的前列腺切除、膀胱颈部的电切除,分娩、盆腔和阴道手术等。主要原因在于操作不当,同时膀胱本身的病变也增加了膀胱破裂的可能。由于近年来膀胱镜检查、碎石、膀胱腔内的B超检查,经尿道的前列腺切除、膀胱颈部的电切除等经尿道的各种操作增多,导致操作造成的膀胱穿孔发生率增高。盆腔手术、妇科手术、产科手术、直肠的损伤操作、疝修补手术都可能造成膀胱的损伤。由于膀胱底部与子宫下段及阴道上部相连紧密,子宫下段破裂时可波及膀胱,引起膀胱阴道瘘。因为妇科手术量多,引起医源性膀胱破裂的概率相对较高。

(三)膀胱破裂的发病机制

造成膀胱破裂的原因多种多样,从膀胱损伤的程度及与腹膜的关系可以分成几类。

1. 膀胱创伤 约占膀胱损伤的50%~80%。外伤时膀胱仅仅在粘膜层和肌层出血不同程度的挫伤,膀胱壁并没有破裂。可以出现血尿,但没有尿液的外渗,引不起严重的后果。

2. 膀胱破裂 膀胱的连续性遭到破坏,有尿液的外渗,伴有相应的腹部症状。膀胱破裂按照破裂口与腹膜的位置关系分成腹膜外型膀胱破裂;腹膜内型膀胱破裂;混合型膀胱破裂。

(1)腹膜外型膀胱破:膀胱壁破裂,腹膜完整。多见于合并骨盆骨折时,破裂口通常位于膀胱底部,尿液外渗到膀胱周围组织及耻骨后间隙,可以延伸到前腹壁的皮下,沿骨盆筋膜到盆底,或沿输尿管周围疏松的组织蔓延到肾区。多位于膀胱的前壁。

(2)腹膜内型膀胱破裂:多见于膀胱充盈时,在薄弱的膀胱颈部破裂,膀胱壁破裂,同时腹膜破裂,膀胱壁裂口与腹腔相通,尿液渗入腹腔,引起腹膜炎。损伤部位多见于膀胱后壁和颈部。

(3)混合型膀胱破裂:同时兼有腹膜内型和腹膜外型的损伤。一般来说病情很严重,其特点常常合并有其他多种脏器的损伤。

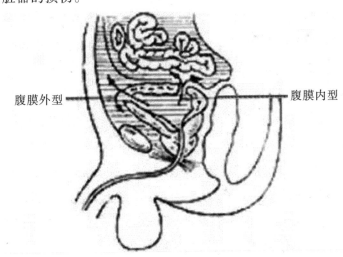

图15-3 混合型膀胱破裂

(四)膀胱破裂的临床表现

因为损伤程度的不同,临床表现存在差异。

1. 膀胱挫伤的临床表现 膀胱挫伤的损伤较轻,由于膀胱壁的连续性没有收到破坏,可以没有明显的临床表现,仅仅表现为下腹部的隐痛、不适和轻微的血尿,有时因为膀胱粘膜受到刺激,可以出现尿频症状,无须特殊治疗,短期内可以自愈。

2. 膀胱破裂的临床表现

休克:膀胱破裂合并其他脏器损伤或骨盆骨折出血严重时,容易发生失血性休克,发生腹膜内型膀胱破裂时,外渗的尿液刺激腹膜引起腹膜炎,产生剧烈的腹痛。如果尿液感染,刺激作用会更加的强烈,也可以引起休克。休克的发生率约60%。

腹痛:腹膜内型膀胱破裂时,尿液渗入腹腔,疼痛由下腹部开始随着尿液扩散至全腹部,出现腹肌紧张、压痛、反跳痛等腹膜炎症状。而腹膜外型膀胱破裂时外渗的尿液与血液一起积于盆腔内膀胱周围,患者下腹部膨胀,疼痛位于骨盆部及下腹部,出现压痛及肌紧张,有时疼痛可以放射至直肠、会阴及下肢。合并骨盆骨折时疼痛尤为剧烈。

排尿困难、血尿:膀胱破裂的患者尿液和出血常常一起自破裂口向外溢。外渗的血液及尿液可以引起尿频的症状,不过一般不能自尿道口排除尿液或仅仅排除少量的血尿,很少出现大量的血尿。

尿瘘:开放性膀胱损伤的患者可见尿液自伤口流出,如果同时可以见到伤口处有气体溢出或粪便排出,或者直肠及阴道内有尿液流出则可以确诊膀胱直肠瘘或膀胱阴道瘘。

(五)膀胱破裂的诊断

1. 病史 膀胱损伤的患者,常有明确的外伤病史,如骨盆部或下腹部的暴力或刺伤病史,伤后出现腹痛,有尿意但不能排尿或仅仅排出少量血尿。严重的患者可以出现休克。自发性膀胱破裂虽然没有明确的外伤史,但有膀胱原发病病史或下尿路梗阻病史,且多在用力排尿、排便等腹压突然升高的情况下发生。医源性膀胱破裂会有相关的病史。

2. 体格检查 膀胱挫伤的患者通常没有明显的体征。膀胱破裂患者体检时可以发现相应的体征如下腹部压痛、腹肌紧张、叩诊可以有移动性浊音的存在、直肠指诊时可以发现直肠前壁饱满,触痛,提示腹膜外型膀胱破裂。全腹部出现压痛、反跳痛就提示腹膜内型膀胱破裂。而发现尿液自伤口处溢出,毫无疑问可以诊断开放性的膀胱破裂。

3. 膀胱破裂的实验和辅助检查

(1)血常规检查:提示白细胞增高;尿常规检查提示红细胞满视野或尿潜血试验阳性。尿素氮、肌酐升高。

(2)导尿及注水试验:导尿时可见膀胱空虚,少量血尿。如果导出的尿液清亮且多于300mL,可以初步排除膀胱破裂;如果仅仅导出少量尿液或血尿,那么膀胱破裂的可能性会较大。可以注入生理盐水300mL,停留5min,如果能够抽出300mL左右的液体,可以排除膀胱破裂;如果仅仅抽出少量的液体,则要高度怀疑膀胱破裂的可能。

(3)膀胱造影检查:置入导尿管之后,注入对比剂250mL,行前后位拍片检查,如果无对比剂外溢,再次注入对比剂150mL,行前后位拍片,放出对比剂后再次拍片。根据对比剂有无外溢来诊断有无膀胱破裂、破裂的类型及程度。

(4)膀胱破裂的B超检查:可以探测膀胱的形状,膀胱破裂时膀胱即无法充盈,膀胱的形态也会改变。配合注水试验,可以探测膀胱能否充盈,液体的流动,可以诊断膀胱破裂的损伤类型。可以探测到腹腔积液,对腹膜内的膀胱破裂的诊断有一定的帮助。

(5)腹腔穿刺检查:怀疑患者有腹水及腹膜内膀胱破裂时应行腹腔穿刺,患者腹胀明显时腹腔穿刺应慎重。穿刺抽到的穿刺液,可以行常规检查,测定尿素氮含量与血尿素氮和尿尿素氮对比来判定是否尿液渗入腹腔。

(6)CT检查:具有图像清晰、分辨率高的特点,可对脑、胸、腹部及盆腔的脏器结构、轮廓、损伤加以显示。对脏器组织的形态、大小、部位及比邻能够准确地判断,尤其是复合伤时对多脏器损伤可以做出全面及时的诊断,具有安全、无创等优点。根据病情可以选择检查的部位。怀疑尿路损伤的可以进行肾脏和膀胱的检查。一般膀胱检查,要求膀胱充盈。如果膀胱空虚,可置入尿管注水或注入造影剂检查。可直观显示膀胱的形状、膀胱的周围结构、有无尿液外渗、判断尿液外渗的范围。一般不作为常规的检查,除非膀胱造影检查不能明确诊断,才考虑 CT 检查。

（7）核磁共振成像（MRI）检查:核磁共振成像检查还是属于计算机成像。所有的成像都是体层图像。可以直接做出横断面、矢状面、冠状面和各种斜面的图像;没有 CT 图像中的伪影;没有电离辐射,对机体无任何的影响;不需要注射造影剂,即可以使心脏和血管腔、尿路显影。对尿路而言,可以不用注射造影剂,即可以清楚地显示类似静脉尿路造影的影像。如果有尿液外渗,血管损伤以及其他部位的损伤,特别是有脏器、血管、神经系损伤时,可以及时做出诊断,

（六）膀胱破裂的鉴别诊断

1.尿道损伤 通常因为骨盆骨折或骑跨伤致伤。患者可以有休克、排尿困难、尿道滴血症状,但不会有腹痛、腹胀、肠麻痹、腹肌紧张等症状。体格检查时膀胱充盈,导尿或耻骨上区穿刺检查尿液清亮,无血尿。骨盆骨折导致膜部尿道断裂时,直肠指诊可触及前列腺尖部后移,且有漂浮感。可以与单纯的膀胱破裂相鉴别。

2.急性腹膜炎 有腹痛、腹胀、腹肌紧张、压痛、反跳痛。与尿液漏入腹腔引起的腹膜刺激征有相似之处。不过急性腹膜炎很少有外伤病史,常常继发于胃、十二指肠溃疡穿孔、急性阑尾炎穿孔等疾病。一般先有原发病的临床表现,以后陆续出现急性腹膜炎的表现。通过排尿困难、血尿症状,通过导尿、膀胱内注水试验或膀胱造影可以鉴别。

3.腹腔脏器损伤 主要为肝破裂、脾破裂,表现为腹痛、出血休克等危急症状。有明显的腹膜刺激征。无排尿困难和血尿症状。腹腔穿刺可抽出血性液体,尿液检查无血尿。导尿、膀胱内注水试验或膀胱造影有助于鉴别诊断。

4.卵巢破裂 多见于 14~30 岁的女性,主要表现为剧烈的下腹痛、下腹坠胀伴有尿意及里急后重感。可以出现腹膜刺激征。严重的可以引起出血性休克。多发生于排卵期和排卵后,无停经史,无排尿困难、血尿及尿外渗的表现。经导尿、膀胱内注水试验或膀胱造影检查可以鉴别。

5.卵巢囊肿或肿瘤蒂扭转 表现为突发的剧烈腹痛、局限性的腹肌紧张等腹膜刺激征;与膀胱破裂尿液渗入腹腔引起的腹膜刺激征相似。不过卵巢囊肿或蒂扭转通常因为体位改变或妊娠期子宫位置改变而引起。,无外伤和手术病史,无排尿困难、血尿或尿液外渗的临床表现。妇科检查可发现明显的压痛、张力大的肿块。经导尿、膀胱内注水试验或膀胱造影检查可以鉴别。

（七）膀胱破裂的治疗

1. 紧急处理膀胱破裂合并骨盆骨折或多发脏器开放性损伤 合并休克的患者要积极抗休克:如输液、输血、镇静及止痛。尽早使用广谱抗生素预防感染。

2. 膀胱破裂的保守治疗 对于轻度的膀胱闭合性损伤,或者经尿道电切手术引起的,医源性损伤的膀胱损伤,通常可以通过留置导尿,持续引流膀胱,使用抗生素预防感染,而治愈。保守治疗期间应密切观察有没有盆腔血肿感染,持续出血和血块阻塞膀胱现象。

3. 膀胱破裂的手术治疗 膀胱破裂伴有出血和尿液外渗,病情严重时,应尽早手术治疗。完全尿流改道、充分引流外渗尿液、闭合膀胱壁破损是膀胱破裂手术治疗的原则。

腹膜内膀胱破裂:所有的开放性损伤和大部分闭合性损伤所致的腹膜内膀胱破裂都需要手

术探查,修复破裂的膀胱。取下腹部正中切口,探查腹内脏器,如有损伤则相应的处理。清除腹腔内尿液,缝合腹膜,于膀胱外修补破裂口,然后做膀胱造口,放置引流管引流。

腹膜外膀胱破裂:对任何原因引起的开放性损伤所致的腹膜外膀胱破裂原则上都要进行剖腹探查术。切开膀胱探查膀胱内损伤的情况,如果有游离骨片或其他异物要清除,膀胱内肠线缝合破口,同时行膀胱造口术。清除膀胱周边的血肿,探查有无其他损伤,建立通畅的引流,防止盆腔脓肿的形成。而对闭合性损伤引起的腹膜外膀胱破裂,则需要根据损伤程度进行处理。为避免感染,通常闭合性损伤时,膀胱周围的血肿一般不做切开引流。

4. 膀胱破裂并发症的处理　盆腔积液和脓肿可以在B超引导下穿刺抽液,必要时可以腔内注入抗生素治疗。腹腔内脓肿和腹膜炎要尽早探查引流,同时使用足量的抗生素控制感染。少见的并发症还有漏尿和膀胱痉挛。

（八）膀胱破裂的护理

1. 协助完善相关的检查和手术前的准备。

2. 主动关心患者,向患者及家属解释手术的必要性、大致的手术方式。

3. 手术后,密切观察患者的生命体征。

4. 加强腹腔引流管、膀胱造瘘管、盆腔引流管、尿管护理。妥善固定管道,保持引流通畅,引流袋的位置不能高于伤口,告知患者及家属引流管的重要性,避免管道脱落、打折、扭曲。观察并记录引流液的颜色、性质、量,经常挤压引流管避免引流管堵塞。

5. 腹腔、盆腔引流管的护理　引流腹腔、盆腔的液体,促进伤口的愈合。引流管一般3~5d拔出,盆腔引流管7d拔出。如果盆腔引流管3~4d后引流量增多就要考虑有尿液外渗。

6. 尿管及评估造瘘管　保证评估的低张力,利于伤口愈合,定时挤压,避免血块造成引流管的堵塞。保持会阴部清洁,避免感染。

7. 生活护理　管道多,协助生活护理,防止下肢静脉血栓形成。

8. 饮食　手术后暂禁食,待肛门排气后予以半流食,进食高纤维、高蛋白、高营养物,少量多餐,保持大便通畅,戒烟酒。

9. 合理使用抗生素,避免感染的发生。

10. 适当使用止痛剂。

九、膈肌破裂

（一）膈肌破裂概述

膈肌破裂不罕见,闭合性损伤和开放性损伤均可以引起。有枪弹或锐器刺入引起的膈肌损伤多为胸腹联合伤,常常在手术时发现,并进行修补。而胸腹挤压伤,减速伤或撞伤引起的膈肌破裂,由于缺乏典型的临床征象,加上有合并伤的存在,损伤早期往往不易及时做出正确诊断,是所有胸部损伤中最易漏诊的损伤。临床上凡是低于第四肋骨、侧胸第六肋骨和后背第八肋骨的胸部贯通伤或盲管伤就应当怀疑膈肌破裂的可能。

（二）膈肌破裂的临床表现

膈肌破裂的临床表现主要与膈肌破裂的大小,进入胸腔内脏器的种类及多少以及是否发生梗阻及绞窄有关。

1. 急性型　伤后早期,腹内脏器进入胸腔,使同侧肺萎陷,纵隔被推向健侧,引起患者呼吸和循环功能紊乱。临床上表现为呼吸困难、发绀、心跳加速,甚至出现休克。检查时可见伤侧胸部膨隆,纵隔向对侧移位,叩诊呈鼓音,听诊呼吸音减弱,有时可以闻及肠鸣音。如果进入胸腔的胃和肠管受到膈肌破裂口的压迫那么将出现胃肠梗阻的表现。

2. 迁延型　经过抢救病情平稳或趋于恢复的患者。如果膈肌破裂口不大,被大网膜封闭,可以不出现任何症状。如果部分腹腔脏器进入胸腔内但没有形成梗阻和绞窄,患者仅仅表现为腹部不适,也可以有恶心、呕吐、胸骨后疼痛。疼痛常常发生至肩部,饱食后症状加重,可能被误诊为溃疡病、胆道疾病,甚至是心梗。

3. 梗阻或绞窄型　进入胸腔的腹腔脏器可发生梗阻或绞窄,出现严重的胸痛、腹痛、呕吐等症状,可以在伤后数小时、数月甚至数年后发生。因此对有胸腹联合伤病史的肠梗阻患者,要怀疑有无膈肌破裂的可能。

(三)膈肌破裂的相关检查

1. X 线检查　对膈肌破裂的患者的诊断有价值。急性期患者,可以胃肠减压后拍片检查。

2. 造影检查　口服或经胃管注入造影剂证实胃在胸腔内可以确诊。

3. CT 检查　对诊断有帮助。

4. 胸腔镜检查　可疑病例行胸腔镜检查可明确诊断,且可在胸腔镜下行破裂口修补手术。

5. X 线钡餐检查　如果患者病情稳定或进入迁延期,X 线钡餐检查可以确定诊断。

(四)膈肌破裂的诊断

根据受伤病史,临床表现和辅助检查确定诊断不难,关键在于怀疑膈肌破裂,是先决条件。

(五)膈肌破裂的治疗:

一旦确定诊断,应及早手术。

1. 术前准备　纠正水、电解质及酸碱平衡,内环境稳定行胃肠减压,借以减轻进入胸腔的腹腔内脏器对心脏的影响,避免麻醉诱导时的呕吐,备血,术前用药。

2. 手术方法　急性期如果没有其他需要开胸的指征,多主张经腹部切口入腹,其优点显而易见,早期腹腔没有明显的粘连,进入胸腔的腹腔脏器容易还纳腹腔,便于处理腹腔内脏器的损伤,缺点是缝合膈肌时暴露困难;损伤时间较长,不伴有腹腔脏器的损伤,可经胸手术,尽力避免采用胸腹联合切口。手术时将进入胸腔的脏器还纳腹腔后需要修剪破裂的膈肌边缘,无张力情况下粗丝线间断全层缝合,缝合的边距距缺损边缘 1cm,如果缺损过大,可以采用自体组织游离置入或人造材料修补。术后应持续胃肠减压,防止腹胀,积极防治肺部并发症,令塌陷的肺及时复张。

十、骨盆骨折

(一)骨盆骨折概述

骨盆骨折是严重的外伤。占骨折总数的 1%~3%,多由高能外伤所致,半数以上有合并症或多发伤,致残率高达 50%~60%最严重的并发症是创伤失血性休克及盆腔脏器损伤,救治不当有很高的死亡率,可达 10%。致伤原因中交通事故占 50%~60%,被行人碰撞占 10%~20%,摩托车外伤占 10%~20%,高处坠落致伤占 8%~10%,挤压伤占 3%~6%。

(二)骨盆骨折的分类

低能创伤所造成的骨盆骨折多为稳定性骨折,多发生于老年人跌倒及低速的车祸,或是未成年人及运动员髂前上棘或坐骨结节撕脱骨折,高能外力造成的骨折多为不稳定骨折。

1. Young&Burgess 分类 此分类的优点有助于损伤程度的判断及对合并损伤的评估,可以指导抢救,判断预后。分离型骨折合并损伤最严重,死亡率最高;压缩型次之;垂直型较低;根据出血量多少排序,也是分离型最多。

分离型(APC):由前后挤压致伤,常见耻骨联合分离,严重时造成骶髂前后韧带损伤,约占骨盆骨折的 20%。根据骨折的严重程度分成Ⅰ、Ⅱ、Ⅲ型。

压缩型(LC):由侧方挤压所致,常常造成骶骨骨折及半侧骨盆内旋,占骨盆骨折的 50%。根据骨折的严重程度也分成Ⅰ、Ⅱ、Ⅲ型。

垂直型(VS):剪切外力损伤,由垂直或斜行外力致伤,常常导致垂直或旋转方向不稳定的骨盆骨折。约占 6%。

混合外力(CM)侧方挤压伤及剪切外力伤,导致骨盆前环及前后韧带的损伤。约占骨盆骨折的 14%。

2. Tile's/AO 分类

A 型:稳定,轻度移位;

B 型:纵向稳定,旋转不稳定,后方及盆底结构完整;B1 前后挤压伤,外旋,骶髂前韧带和骶棘韧带损伤,骨联合分离大于 2.5cm;B2 侧方挤压伤,内旋;

C 型旋转及纵向均不稳定:C1 单侧骨盆;C2 双侧骨盆;C3 合并髋臼骨折。

(三)骨盆骨折的临床表现

1. 患者有严重的外伤史,尤其是骨盆受挤压的外伤史。

2. 疼痛广泛,活动下肢或坐位时加重。局部压痛、瘀血,下肢旋转、短缩畸形,可见尿道口出血,会阴部肿胀。

3. 分离型骨折时可见脐棘距增大;压缩型骨折时可见脐棘距减少;压缩型骨折时髂后上嵴可有增高、分离型骨折时髂后上嵴可有降低、垂直型骨折时髂后上嵴上移。

4. 骨盆分离挤压实验、4 字征、扭转实验阳性,严重的骨折患者应当避免该项检查。

(四)骨盆骨折的相关检查

对于大多数的骨盆骨折来说,通过 X 线正位拍片就可以诊断,决定急救方案,其他的影像学检查有助于骨折分类及指导最终的治疗方式。

1. X 线检查

骨盆正位拍片:是常规检查,90%的骨盆骨折可经骨盆正位拍片检查发现。怀疑骨盆骨折时,骨盆正位拍片检查是必需的。

骨盆入口位拍片:可以更好地观察骶骨翼骨折骶髂关节脱位、骨盆前后及旋转移位、耻骨支骨折、耻骨联合分离等。

骨盆出口位拍片:可以观察骶骨、骶孔是否有骨折,骨盆是否有垂直移位。

2. CT检查　CT检查对于骨盆骨折来说是最准确的检查方法。一旦患者病情平稳,应尽早进行CT检查。对于骨盆后方的损伤,尤其是骶骨骨折及骶髂关节损伤,CT检查更为准确,伴有髋臼骨折时也应进行CT检查,CT检查三维重建,可以更真实的显示骨盆的解剖结构及骨折之间的位置关系,形成清晰逼真的三维图像,对于判断骨盆骨折的类型和决定治疗方案有很高价值。CT检查还可以同时显示腹膜后及腹腔内出血情况。

(五)骨盆骨折的并发症

1. 出血性休克　骨折断端的出血及后方结构损伤造成骶前静脉丛破裂是休克的主要原因,大血管破裂较少见,其他原因还有开放的伤口、血气胸、腹腔内出血、长骨骨折等。

2. 腹膜后血肿　骨盆主要为松质骨,盆壁附着的肌肉较多邻近又有许多动脉丛和静脉丛,血液供应丰富,盆腔与后腹膜间隙由疏松结缔组织构成,有潜在巨大的空间可以容纳出血,因此骨折后可以引起广泛的出血。巨大的分泌后血肿可蔓延至肾区、膈下或肠系膜。患者常常伴有休克、腹痛、腹胀、肠鸣音减弱及腹肌紧张等腹膜刺激症状。为了与腹腔内出血相鉴别,可以进行腹腔诊断性穿刺,需要注意的是,穿刺不宜过深,以免进入腹膜后血肿,误以为是腹腔内出血,造成误诊。必须严密观察,反复检查。

3. 尿道和膀胱损伤　对骨盆骨折的患者应考虑到下尿路损伤的可能性,尿道的损伤远较膀胱损伤多见。患者可以出现排尿困难,尿道口溢血现象。双侧耻骨支骨折及耻骨联合分离时,尿道膜部损伤的概率大大增高。

4. 直肠损伤　骨盆骨折合并会阴部开放性损伤时,直肠损伤是常见的并发症,直肠破裂如果发生在腹膜反折上,可以引起弥漫性腹膜炎;发生在腹膜反折以下,则可能发生直肠周围感染,感染多为厌氧菌感染。

5. 神经损伤　多在骶骨骨折时发生,组成腰骶神经干的S1及S2最容易损伤,可以出现臀肌、腘绳肌和小腿腓肠肌群的肌力减弱,小腿后方及足外侧部分感觉丧失。骶神经损伤严重时可以出现跟腱反射消失,但很少出现括约肌功能障碍,预后与神经损伤程度有关,轻度损伤预后良好,一般一年可以恢复。

(六)骨盆骨折的治疗

1. 骨盆骨折的急救　主要是对休克及各种危及生命的合并症进行处理。骨盆骨折合并多发伤的约30%~70%,休克的发生率高达30%~60%。严重骨盆骨折的死亡率为25%~40%,都是由直接或间接骨盆骨折出血引起。因此骨盆骨折的早期处理一定要遵循高级创伤生命支持的基本原则,首先抢救生命,稳定生命体征后再对骨盆骨折进行相应的检查和处理。一旦确定休克系骨盆骨折出血所致,就应根据骨盆骨折的抢救流程来进行救治。早期外固定对骨盆骨折引起的失血性休克的抢救意义不凡,有效的外固定方法有固定前环的外固定架,固定后环的C形钳,如果缺乏固定器械,简单地用床单、胸腹带等包裹及固定骨盆也能起到一定的骨盆固定和止血作用,如果血压仍然不能维持,则应采取开腹填塞压迫止血或血管造影动脉栓塞。

2. 骨盆骨折的手术治疗

手术时机:最好在伤后一周内进行,最晚不超过两周,否则复位难度将大大的增大,畸形愈合及不愈合发生率也明显增高。

根据骨折分类选择治疗方法:AO 分类中 A 型骨盆骨折属于稳定性骨折,一般采用保守治疗,卧床休息 4~6 周,早期下地行走锻炼;B 型骨折为前环损伤,仅仅需要前方固定;C 型骨折为后环或前后联合损伤,需要行骨盆环前后联合固定。

骨盆骨折的手术指征:闭合复位失败;外固定术后残存移位;耻骨联合分离大于 2.5cm 或耻骨联合交锁;垂直不稳定性骨折;合并髋臼骨折;骨盆严重旋转畸形导致下肢旋转功能障碍;骨盆后环结构损伤,移位大于 1cm,或耻骨移位合并骨盆后方不稳,患肢缩短大于 1.5cm;无污染的开放性后方损伤;耻骨支骨折合并股神经、血管损伤;开放骨折。

(七)骨盆骨折的手术方式

1. 前方固定　用于固定不稳定的前环,常用于耻骨联合分离及耻骨支骨折。手术指征为:耻骨联合分离大于 2.5cm;耻骨联合交锁;耻骨支骨折合并股神经、血管的损伤;开放性耻骨支骨折;合并骨盆后方不稳。主要固定方式为:外固定架、耻骨重建钢板、空心拉力螺钉。

2. 后方固定　固定不稳定的后环,常用于骶髂关节分离、骶骨骨折等。手术指征为:垂直不稳定骨折;骨盆后环结构损伤移位超过 1cm;无污染的开放性后方损伤;合并髋臼骨折。主要固定方式为:C 型钳、骶前钢板固定骶后骶骨螺栓、骶骨钢板骶骨拉力螺钉固定。

3. 骨盆骨折的手术入路及固定方式

外固定架:用于前方固定。外固定架多数情况下用于不稳定骨盆骨折的临时固定,或与其他固定方式联合应用固定严重不稳定的骨盆骨折,不能作为常规的最终固定选择。常用的固定方法是双钉法,即在两侧髂嵴各打入两枚螺钉;当病情危重时也可各打入一枚螺钉,如果需要长期固定可以选择髂前下棘上方(髋臼上缘)打入螺钉。置钉前可先用床单兜紧骨盆。手术要点,髂前上棘后方 2cm 小切口;沿髂骨翼方向由前向后钻孔,仅钻透外侧的皮质;置入第一枚螺钉,位于第一枚螺钉后方 2~3cm,置入第二枚螺钉;对侧置入螺钉;使用短杆连接螺钉;长杆连接短杆;调整外固定架复位骨折。需要注意的是髋臼上缘置入螺钉时应向后指向骶髂关节方向,应在透视下操作,避免打入髋臼。

C 形钳后方固定:直接对骶髂关节加压,用于后方不稳定骨折的临时固定,操作简便,可在急诊室进行。骨折有移位应在牵引及下肢内旋状态下放置固定架。手术要点:进钉点位于髂前上棘垂线与股骨干纵轴线的交点;锤击固定钉进入髂骨;用扳手紧固固定钉并加压。

耻骨重建钢板:用于耻骨联合分离及耻骨支骨折。体表的解剖标志为脐、髂前上棘、耻骨联合,切口位于髂前上棘上方两横指,可延长至髂嵴,,固定合并的髂骨翼骨折或骶髂关节分离。显露腹外斜肌和腹直肌筋膜,向上下锐性分离腹外斜肌和腹直肌筋膜表面的脂肪组织,显露腹白线一侧腹直肌从耻骨联合撕脱较常见,有时看见腹直肌筋膜撕裂。钝性分离腹直肌,保护头端的腹膜及尾端的膀胱。电刀分离腹直肌后保护膀胱将腹直肌牵向外侧电刀清理耻骨上支的软组织。内旋双下肢可部分复位分离的耻骨联合。放置点状复位钳复位耻骨联合,复位钳置于腹直肌的表面,选用5孔重建钢板,在钢板两头预弯,使钢板适合耻骨的弧度,固定加压。耻骨联合后方放置负压引流。

骶前钢板固定:用于骶髂关节脱位及髂骨翼骨折。其优点在于,显露简单,骶髂关节可以直视,便于麻醉监护,可以延长切口固定合并的耻骨联合分离及髋臼前柱骨折,缺点是不能用于骶骨骨折,有时复位困难。

骶骨后方固定:适用于骶骨压缩性骨折、骶髂关节脱位、骶骨骨折脱位等。

经皮骶骨螺钉固定。

(八)骨盆骨折的术后处理

1. 预防下肢静脉血栓 骨盆骨折患者如无明显的出血倾向,可给予低分子肝素皮下注射,使用弹力袜、下肢血运仪等措施预防血栓形成。

2. 预防伤口感染 常规使用广谱抗生素。使用48~72h。骶后切口固定的伤口容易发生感染和皮肤坏死,应注意观察。

3. 手术后拍片 常规正位、入口位及出口位X线拍片,骶骨钉固定则需要行CT检查以了解螺钉是否进入骶管。

4. 手术后功能锻炼 手术后应尽早开始肺部通气和换气功能训练及患肢不负重的功能锻炼。负重锻炼:健侧肢体3d后开始负重锻炼;B型骨折手术后6周开始部分负重,C型骨折手术后8~10周开始部分负重,完全负重一般在手术后12周以后。双侧骨盆不稳定手术患肢术后12周,损伤较轻的一侧开始部分负重。

5. 内固定拆除 耻骨联合及骶髂关节的内固定可于6~12个月拆除,但不是必须。其他部位内固定一般不需拆除。

6. 复查 术后1个月、3个月、6个月、12个月时进行复查,了解愈合情况及功能恢复情况。

7. 骨盆骨折的手术并发症

(1)术后感染:发生率0~25%。

(2)深静脉血栓:盆腔静脉的损伤及制动是导致血栓发生的主要危险因素。

(3)神经损伤:骨盆骨折神经损伤发生率10%~15%。

(4)畸形愈合:因为治疗不当造成,表现为慢性疼痛,下肢不等长和坐姿不正、跛行、腰痛等,垂直移位大于2.5cm需要手术治疗。

(5)不愈合:发生率约3%,多发生于35岁以下的患者,需要重新固定并植骨。可能与过早负重有关。

8.腹腔清理引流:一般认为下列情况需要引流:

①肝脏损伤、胆道或胰腺损伤以及泌尿系损伤;②十二指肠、结肠的腹膜外损伤以及直肠损伤,因肠壁愈合的能力差、腹膜外组织抵御感染的能力弱;③伤处尚有渗血不止者;④肠管损伤

经缝合后可能愈合不良者。

八、腹腔内异物

（一）腹腔内异物的病因

1. 在外伤时，异物(子弹、弹片、衣服碎屑等)可以从外部穿过腹壁进入腹腔。

2. 器官穿破时，异物(胃穿孔的食物块、胆囊穿孔的胆石)可以从胃肠道进入腹腔。

3. 手术时的异物，如纱布、器械。

（二）腹腔内异物的病理

1. 异物常引起弥漫性或局限性的腹膜炎。有时在异物周围形成的脓肿可向体外或空腔脏器中破溃，异物也能随着脓液排出。异物不排出，炎症可能不会完全消除，甚至导致感染迁延。、

2. 异物主要引起腹膜的增生性反应，常在异物周围形成纤维包块。

3. 手术时的异物，是一个严重问题，引起一系列的后遗症或并发症：腹绞痛，肠梗阻，肠道穿破，腹腔脓肿或肠瘘，甚至死亡。异物周围可能继发感染且形成脓肿，也可能直接向肠腔内或腹壁外蚀破致发生肠瘘，患者往往因此痛苦不堪，甚至衰竭死亡。

（三）腹腔内异物的诊断

金属异物可作 X 线检查来确定诊断。其他异物的确诊很困难，注意既往病历，结合临床症状(粘连性肠梗阻的症状，腹内包块等)和 B 超及 CT 等影像学检查，必要时开腹探查方能确诊。

（四）腹腔内异物的预防

异物的遗留多发生在复杂而冗长的手术，特别手术过程不顺利时更易发生。应该强调，异物遗留的根本原因还在于手术组人员麻痹大意，也可能因操作困难而慌张急躁，助手在手术过程中注意力不集中，护理人员特别是记录和清点器械时不认真所造成的。

（五）腹腔内异物的治疗

除了细小的，已被结缔组织严密包围的(如小弹片等)以及不引起严重症状的腹腔异物外，其余的异物均需摘除。手术后如发现纱布或器械的数目不符合而又不能肯定腹腔内有无遗留之可能者，应毫不犹豫地及时再打开腹腔进行检查，确认无误后方可结束手术。

九、腹部损伤影像学检查需要了解的相关知识

（一）腹部损伤影像学检查需要了解的相关知识

1. 肠损伤时，气腹可以是一个重要征象。但气腹不是肠损伤的特有征象，有许多假阳性，胸部外伤气胸病人胸腔内气体进入腹腔形成气腹是最常见的原因。

2. 常见的肠壁增厚、腹腔积液并不是小肠损伤特有的征象。弥漫性肠壁增厚常常是应激性活动出血所致的缺血或休克的结果。直接肠壁损伤通常导致肠壁增厚，但更多的是非直接损伤。

3. 口服对比剂或肠内容物外渗是肠壁破裂损伤的直接征象，这种情况很罕见。更常见的是腹腔积液、肠系膜纠集以及肠管局灶性增厚或隐窝积液，可以提示肠道损伤的可能。

4. 腹部创伤 CT 表现形式:腹腔积液;增强对比剂外溢,提示活动性出血;裂伤线形或斜行区;血肿,椭圆形或圆形区;挫伤:模糊的低密度影;气腹,器官全部或部分血运中断;包膜下血肿。

5. 50%脾损伤、80%肝损伤和几乎全部肾损伤均可采取非手术治疗,实践证明非手术治疗腹内脏器损伤有较好的效果。

6. CT 不仅可以用于闭合性损伤的初诊同时也用于对非手术病人的随访。

7. CT 具有较高的分辨率,可用于外伤的排查,有着重要的诊断价值;患者无须特殊准备。

8. CT 广泛地用于穿透伤检查并可作为手术评估。

(二)腹部损伤影像学检查方法

1. 闭合性损伤 CT 检查方法

一般性损伤,患者于门静脉期扫描整个腹部,随后延迟 3~5min 扫描,损伤早期可得到诊断。无须口服对比剂。

2. 开放性损伤 CT 检查方法

穿透伤患者大多数为侧面受伤,易导致肠道穿孔。判断急诊手术的适应证,在初次 CT(增强)检查后让病人口服对比剂(50 毫升对比剂 1000mL 盐水中)后再次扫描。对单纯左侧腹腔损伤,可以给 500 毫升,其他所有情况,都给 1000mL。

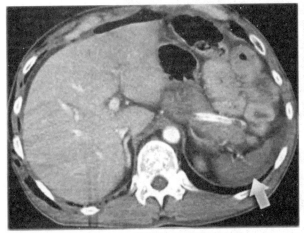

图 15-4　脾脏的血流灌注不足

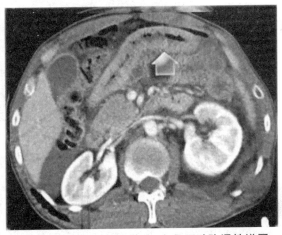

图 15-5　腹腔积液和气腹,多段肠壁弥漫性增厚

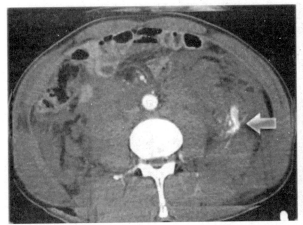

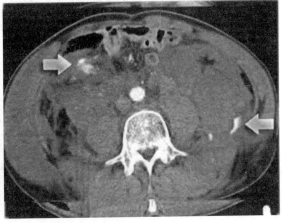

图 15-6　多处出现对比剂外渗

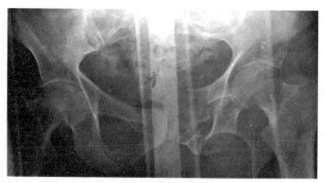

图 15-7 膀胱损伤：骨盆 X 线示耻骨骨折，膀胱区见游离骨片

该类病人存在盆腔动脉损伤及血肿形成以及直肠、阴道、膀胱损伤的危险。因此在常规 CT（增强）检查之后需要加做膀胱造影 CT 检查。

同一病人的 CT 常规增强检查：

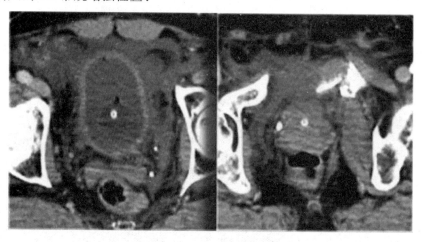

图 15-8 CT 常规增强检查

有一个指向膀胱的骨盆骨折碎片，膀胱直肠隐窝积液。

10% 骨盆骨折伴有膀胱破裂。

最初认为膀胱破裂都是由骨盆骨折引起，但现在知道只有 1/3 的膀胱破裂是因为游离碎骨片造成的，另外 2/3 是由于剪切伤作用于膀胱造成破裂。

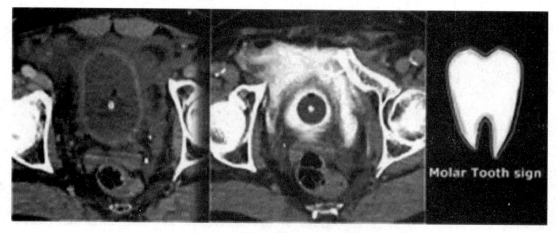

图 15-9 膀胱造影前后 CT 对比图像

膀胱中导尿管有对比剂,膀胱直肠隐窝中也有渗出的对比剂。"磨牙征"提示腹膜外膀胱破裂。

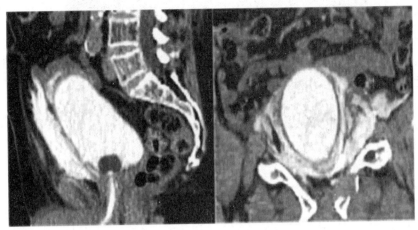

图 15-10　矢状和冠状重建图像

对比剂没有向腹腔内蔓延,膀胱 CT 造影敏感性和特异性较高,关键是膀胱充盈要好。

膀胱造影 CT 检查方法:

首先要排空膀胱,减少尿液和肾脏排泄的影响。

对比剂与口腔或直肠对比剂配比相同(即 1L 生理盐水中加入 50mL 对比剂)。

通过导尿管注入对比剂,满足下列三项之一即停止:

对比剂袋在病人上方 40 厘米停止流入;

对比剂注入量 350~400mL;

病人不能耐受。

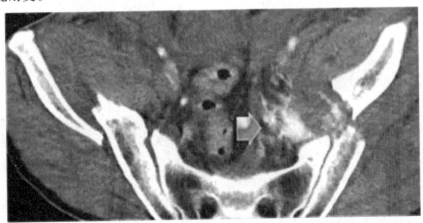

图 15-11　膀胱 CT 造影

如果患者一开始就进行膀胱造影检查,则很难判定高密度影是膀胱破裂渗出的对比剂还是活动性出血。因为此患者还没做膀胱造影,所以很明显这是动脉出血。较多的出血说明患者需要立即进行介入栓塞治疗。

膈肌损伤：

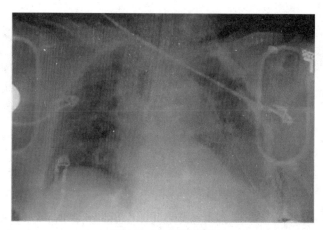

图 15-12 膈肌损伤

气管插管在右主支气管,胸腔有引流管,胃管盘绕在胃中。上纵隔增宽、模糊不清,需要重视。左侧膈肌边缘模糊、透亮度降低。

出现上述征象的有胸部血肿、肺挫伤、膈肌破裂或脾损伤。

基于胸片考虑主动脉损伤、肺挫伤以及膈肌、脾脏和左肾损伤的可能。

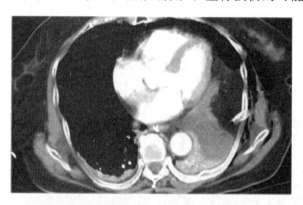

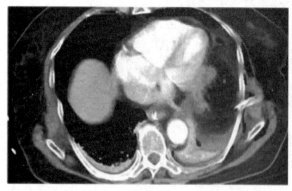
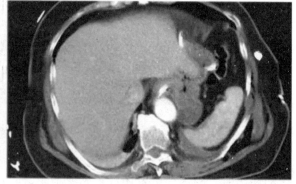

图 15-13

最重要的是在左下肺不张呈软组织密度影和周围低密度的脂肪影。这些提示膈肌破裂。要确诊膈肌破裂,可以通过内置胃管并注入对比剂充盈胃(下图):

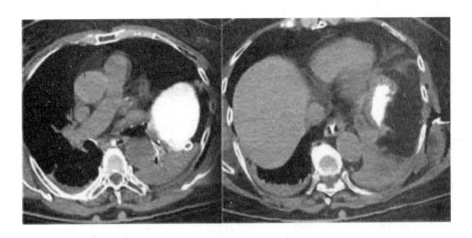

图 15-14 左:高位胃,右:胃体部呈现"领口征"

左图可见高位胃(即胸腔胃);右图示胃体部出现"领口征",为膈肌破裂的特征。

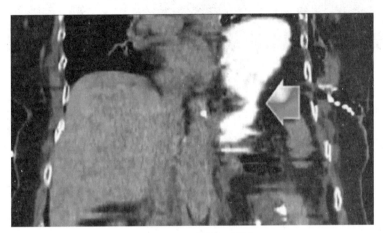

图 15-15 "领口征"

同一个病人的冠状重建图像显示胃通过膈肌裂孔形成的"领口征"。"领口征"是膈肌损伤的特异性表现。非特异性表现包括膈肌脚中断或增厚或"内脏依赖征"。

膈肌破裂显示"内脏依赖征":

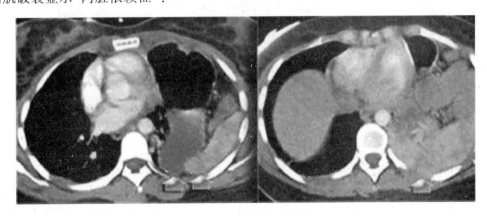

图 15-16 "内脏依赖征"

非特异性征象为膈肌脚中断。

左图示膈肌破裂后胃后移与脾紧贴。胃与脾紧贴后胸壁是不正常的表现。不像右图所示肝右叶与胸壁之间存在距离,这是由于胸膜的存在。

肝脏损伤:肝脏在后腹膜实质性脏器损伤中位居第二位,仅次于脾脏。肝损伤是最常见的死亡原因,这是因为它有丰富的大血管,如下腔静脉,肝静脉,肝动脉,门静脉等。肝右叶后段是最常受伤的部分。因为这部分无腹膜,是裸露的表面,将导致腹膜后出血,而不是腹腔。

同一病人不同类型的肝脏损伤:

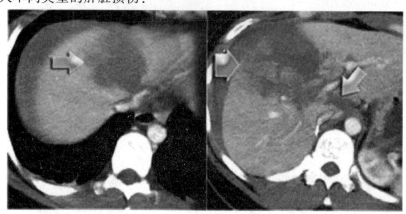

图 15-17 肝脏损伤

左图箭头:椭圆状低密度区符合血肿;

右图右侧箭头:线性形低密度区符合挫裂伤(注意此挫裂伤穿过门静脉左支);

右图左侧箭头:密度不均的低密度区符合挫伤;

肝周积液;

此患者肝脏损伤几乎涉及两叶,但两叶强化程度均匀一致,故血供还算正常。

肝损伤的 CT 分级,几乎与脾损伤相同。与脾脏唯一的区别是肝脏有两个叶。4 级只有一叶大于 10 厘米或离断的裂伤,而 5 级损伤是两叶的离断或撕裂。

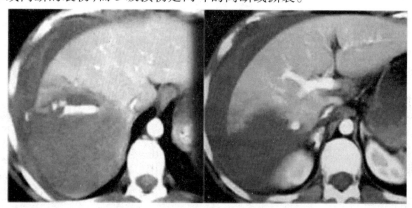

图 15-18 肝右叶门静脉中断

可见肝右叶门静脉中断(4 级);对比剂溢出肝脏外缘;腹腔积液。

活动性出血非手术治疗几乎是失败的。因此,每当发现有异常强化,我们都应提高警惕,特别要注意是否合并腹腔积血、积血量、出血是否与腹腔相通。

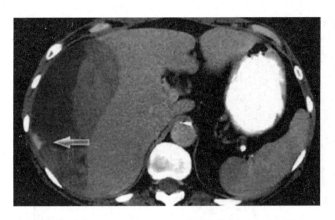

图 15-19　包膜血肿

CT 表现：

包膜下血肿大于 10 厘米（即 4 级损伤）；

CT 增强出现异常强化；

异常强化与腹腔无联系，无腹腔积液。

治疗：CT 分级为 4 级损伤合并对比剂外渗，但因为没有腹腔出血，该病人采用非手术治疗可能会更好。

对比剂外渗的重要性是观察它是否与腹腔相通。

多发撕裂伤：左侧裂伤表现为星状，右侧裂伤表现为树枝状。

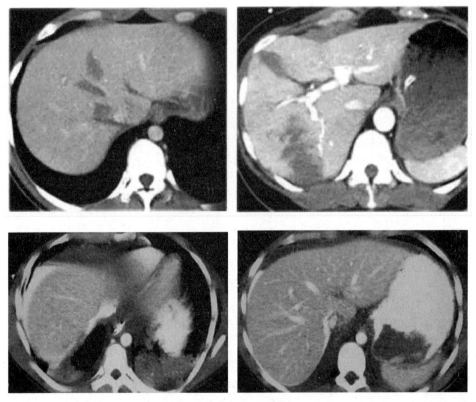

图 15-20　多发撕裂伤

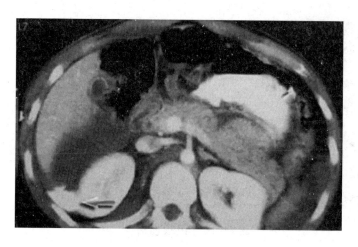

图 15-21　门静脉

所采集的是门静脉期图像,同时患者也口服了对比剂充盈胃腔。肝脏周围的对比剂可以是来自外伤造成的胃或肠穿孔,也可以是肝破裂的活动性出血。但患者无气腹,可排除胃肠道穿孔。因此,肝周对比剂应为活动性出血,且大量的对比剂渗出应认为这是一个巨大的裂伤。剖腹探查证实为肝右静脉破裂出血。肝大血管破裂死亡率为 90%~100%。传统肝损伤一般需要手术治疗,手术患者比起非手术患者需要更多的输血,并发症也更多。目前,约 80% 的病人采取非手术治疗。

第十六章　脊柱及四肢损伤

（王秉义）

骨与关节创伤占所有损伤的 50%~60%，是创伤学的一个主要组成部分。因此，正确的诊断与合理而及时治疗，应该得到每位骨科、创伤科医师的重视。

第一节　上肢骨创伤

一、锁骨骨折

1.损伤原因与机制　常见的损伤机制是侧方摔倒，手掌或肩部着地，暴力传导致锁骨发生斜形骨折。直接撞击常由胸上方撞击锁骨，导致粉碎性骨折，但较少见。骨折移位明显有压迫或刺伤锁骨下血管或神经可能。

2.骨折类型　按骨折部位可分为外 1/3 骨折、中 1/3 骨折和内 1/3 骨折。中 1/3 锁骨骨折最为多见，外 1/3 骨折次之，内 1/3 骨折甚少见。锁骨外端骨折常因肩部的重力作用，使骨折远端向下移位，近端则向上移位，移位程度较大者，应怀疑合并喙锁韧带损伤。

3.诊断　根据病史及相关影像学资料一般诊断不难。常见症状有疼痛、局部肿胀畸形、压痛及传导痛、功能受限，可能合并神经、血管等的损伤。

4.治疗　锁骨骨折以非手术治疗为主。对移位明显或伴有血管、神经损伤者可手术治疗。

（1）婴幼儿及儿童锁骨骨折：对青枝骨折和无移位的骨折，只需用颈腕吊带保护，限制患肢活动。6 岁以下儿童移位的锁骨骨折，一般不需特别复位，可用"8"字绷带固定 3 周即可。年龄较大的儿童锁骨骨折时，由于患儿活动量较大，需严格制动。一般骨折复位后以"8"字绷带固定，必要时需以石膏加固制动 4~6 周，伤后 3~4 个月内避免剧烈运动。

（2）成人锁骨骨折：对于无移位骨折可用三角巾悬吊患肢固定 3~6 周。对于移位锁骨骨折，一般应首选闭合复位"8"字绷带固定 6~8 周。去除"8"字绷带后再用吊带保 3~4 周。

（3）手术治疗手术指征：①合并有神经、血管损伤。②开放性锁骨骨折。③锁骨骨折合并同侧肩胛颈骨折，形成浮动肩。④锁骨远端骨折，合并喙锁韧带断裂。⑤锁骨粉碎性骨折，骨块间夹有软组织影响骨愈合或有潜在顶破皮肤的危险不能闭合复位。⑥多发损伤，肢体需早期开始功能锻炼。⑦陈旧骨折不愈合或晚期畸形影响功能或职业者等。

锁骨骨折手术治疗在开放复位后可酌情选择钢丝结扎术(斜行骨折)、克氏针+张力带钢丝固定术或钢板螺钉固定方式。选用克氏针固定时,针尾必须折弯,以免克氏针移位。可用小型动力加压钢板或小型重建钢板,钢板至少应有6~7孔,以保证固定效果,钢板最好置于锁骨上方。术后患肩以三角巾或外展架制动,并加强功能锻炼。

二、肱骨近端骨折

肱骨近端骨折是指包括肱骨外科颈在内及其以上部位的肱骨骨折,约占全身骨折的5%。骨折的发生率与骨质疏松有明显关系。女性患者发病率约为男性患者的2倍。

1.骨折类型　当今国际上广泛采用的分类方法有Neer分类和AO分类,这里主要介绍Neer分型。①NeerⅠ型骨折:Neer分类的主要依据是骨折移位的程度即以移位大于1cm或成角畸形大于45。为标准进行分类。只要来超过上述的明显移位的骨折则为轻度移位骨折,属Neer1型骨折。②NeerⅡ型骨折:是指某一主骨折块与其他3个部分有明显的移位。③NeerⅢ型骨折:是指有两个主要骨折块彼此之间以及与另两部分之间均有明显的移位。④NeerⅣ型骨折:是肱骨上端4个主要骨折块之间均有明显移位,形成4个分离的骨块。此时肱骨头成游离状态并失去血液供应。⑤骨折脱位Neer:对肱骨近端骨折脱位的诊断有明确、严格的定义。真正的骨折脱位是骨折伴有肱骨头脱出孟肱关节,而不能将肱骨近端骨折伴有的肱骨头向下半脱位或肱骨头的旋转移位混为一谈。

2.诊断　一般肱骨近端骨折均有明显的外伤史。伤后患肩疼痛、肿胀、活动受限。外伤24h以后肩部可出现皮下瘀血斑,范围可延及胸背部。由于肩部肿胀,局部畸形可不明显。诊断骨1/3骨折、中上1/3骨折、中1/3骨折、中下1/3骨折及下1/3骨折5种。

3.诊断　主要表现为局部疼痛、肿胀,上臂出现成角及短缩畸形、功能受限、异常活动等,有时可合并桡神经损伤。根据患者外伤史、症状、体征及相关影像学资料可做出诊断。

4.治疗　视骨折部位、类型及患者全身具体情况等不同,可酌情灵活掌握。

(1)非手术治疗手法复位后予石膏或小夹板

固定,有时可应用牵引固定。在石膏固定期间即开始做肩及手部的功能活动,拆除石膏后应加强肩肘部的功能锻炼,以防僵硬。

(2)手术治疗

手术适应证:保守治疗无法达到或维持功能复位的;合并其他部位损伤,如同侧前臂骨折、肘关节骨折、肩关节骨折等,伤肢需早期活动的;合并有其他系统特殊疾病无法坚持保守治疗的,如严重的帕金森病;合并有肱动脉、桡神经损伤需行探查手术的;多段骨折或粉碎性骨折;骨折不愈合;经过2~3个月保守治疗已出现骨折延迟愈合现象、开始有废用性骨质疏松;病理性骨折等。

手术治疗的方法:包括拉力螺丝钉固定、接骨钢板固定、带锁髓内针固定、Ender针固定及外固定架固定等多种方法。

三、肱骨远端骨折

肱骨远端扁而宽,前有冠状窝,后有鹰嘴窝,两窝之间骨质菲薄,故骨果上部易发生骨折。由于肱骨滑车低于眩骨小头 5~6mm,故肘关节伸直时前臂与上臂不在一条直线上,形成外翻角,即提携角,男性 5°~10°,女性 100°~150°(图 16-1)。图 16-1 肘提携角折的同时必须除外有无神经、血管的损伤。眩骨近端骨折的分型诊断必须依赖 X 线片。但是,详细的病史和体检对分析判断损伤的性质、合并损伤的诊断是非常重要的。

治疗:治疗原则是争取理想的复位,尽可能保留肱骨头的血液循环供应,保持骨折端的稳定,并能早期开始功能锻炼。但由于肩关节是全身活动范围最大的关节,因此一定程度的畸形,由于活动范围的代偿,一般不会造成明显的功能障碍。肱骨近端骨折中 80%~85%轻度移位骨折,一般均可采用非手术方法治疗,大多数 NeerⅠ型骨折也可应用非手术方法治疗,如手法复位后予三角巾或外展制动;而明显移位的结节骨折常需行切开复位内固定术或人造肩关节置换。

四、肱骨干骨折

肱骨干骨折一般系指肱骨外科颈以下 2cm 至肱骨髁上 2cm 之间的骨折,好发于骨干中部。多见子青壮年患者,发生率占全身骨折的 1%。眩骨干中下 1/3 骨折易合并槐神经损伤,下 1/3 骨折易致骨不连。

1.损伤原因与机制】主要由以下 3 种暴力所致:①直接暴力:暴力直接作用于眩骨干局部,包括重物撞击、压砸等,以致在受力处常可见一个底部在受力侧、尖部在对应处的三角形骨块。②间接暴力:因跌倒时手掌或肘部着地所致,骨折线多呈螺旋形或斜行走行。③旋转暴力:主要因肌肉收缩所致,好发于眩骨干的中下 1/3 处,主要由于肌肉突然收缩,引起肱骨轴向受力,因而其骨折线多里螺旋形,并伴有程度不同的移位。以掰手腕所引起的骨折最为典型。

2.骨折类型】按骨折部位一般分为眩骨干上 1/3 骨折、中 1/3 骨折、中 1/3 骨折、中下 1/3 骨折及下 1/3 骨折 5 种。

3.诊断】主要表现为局部疼痛、肿胀,上臂出现成角及短缩畸形、功能受限、异常活动等,有时可合并桡神经损伤。根据患者外伤史、症状、体征及相关影像学资料可做出诊断。

4.治疗】视骨折部位、类型及患者全身具体情况等不同,可酌情灵活掌握。

(1)非手术治疗手法复位后予石膏或小夹板

固定,有时可应用牵引固定。在石膏固定期间即开始做肩及手部的功能活动,拆除石膏后应加强肩肘部的功能锻炼,以防僵硬。

(2)手术治疗

手术适应证:保守治疗无法达到或维持功能复位的;合并其他部位损伤,如同侧前臂骨折、肘关节骨折、肩关节骨折等,伤肢需早期活动的;合并有其他系统特殊疾病无法坚持保守治疗的,如严重的帕金森病;合并有肱动脉、桡神经损伤需行探查手术的;多段骨折或粉碎性骨折;骨折不愈合;经过 2~3 个月保守治疗已出现骨折延迟愈合现象、开始有废用性骨质疏松;病理性骨折等。

手术治疗的方法:包括拉力螺丝钉固定、接骨钢板固定、带锁髓内针固定、Ender 针固定及外固定架固定等多种方法。

五、肱骨远端骨折

肱远端扁而宽,前有冠状窝,后有鹰嘴窝,两窝之间骨质菲薄,故骨果上部易发生骨折。由于肱骨滑车低于眩骨小头 5~6mm,故肘关节伸直时前臂与上臂不在一条直线上,形成外翻角,即提携角,男性 50~10,女性 100~150(图 16-1)。

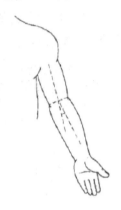

图 16-1 肘提携角

(一)肱骨髁上骨折

肱骨髁上骨折是指眩骨干与肱骨髁的交界处发生的骨折,为儿童常见肘部损伤,发生率占肘部骨折首位,占小儿肘部骨折中的 50%~60%。常发生在 5~12 岁小儿,6~7 岁为发病高峰。此损伤并发症颇多,可原发或继发血管神经损伤前臂肌肉缺血挛缩,治疗不当容易导致肘部畸形或关节僵硬,诊治时应注意。

1.骨折类型 通常将骨折分为伸展型、屈曲型。以伸展型多见,约占 95%。

1.诊断 儿童有手掌着地受伤史,肘部出现疼痛、肿胀、皮下瘀斑,肘部向后突出并处于半屈位,应想到肱骨髁上骨折的可能。检查局部明显压痛,有骨摩擦音及假关节活动,肘前方可扪到骨折断端,肘后三角关系正常。神经血管损伤应特别注意观察前臂肿胀程度、腕部有无桡动脉搏动、手的感觉及运动功能等。骨折移位大时可使神经血管挫伤或受压,伸展型骨折容易挫伤桡神经与正中神经,屈曲型骨折易损伤尺神经。一般通过临床检查多能做出初步诊断。肘部正、侧位X 线摄片不仅能确定骨折的存在,更主要的是准确判断骨折移位情况,为选择治疗方法提供依据。

3.治疗 手法复位、骨牵引及外固定受伤时间短、局部肿轻、无血循环障碍及神经损伤者,可根据不同骨折类型施行手法复位。全身麻醉或臂丛麻醉。对抗牵引下,先行远侧骨折端的侧方移位的整复,再整复前后移位。而伤后时间长、局部肿胀明显,不能立即手法复位时,可行尺骨鹰嘴持续牵引,待肿胀消退后,再行手法复位石膏固定。手术治疗合并血管损伤者应行血管损伤探查术;手法复位失败后施行切开复位内固定术;而陈旧性髁上骨折畸形愈合患者应手术矫形。

（二）肱骨外踝骨折

肱骨外踝骨折在儿童肘部骨折中较常见，约占儿童肘部骨折的 6.7%，其发生率仅次于肱骨髁上上骨折。常见于 5~10 岁儿童。

1.损伤原因与机制　多由间接复合外力造成，当摔倒时手掌着地，前臂多处于旋前，肘关节稍屈曲位，大部分暴力沿桡骨传至桡骨头，再撞击肱骨外踝骨骺而发生骨折，同时多合并肘内外翻应力以及前臂伸肌群的牵拉力，而造成肱骨外踝骨折的不同类型。

2.骨折类型　根据骨折块移位程度，分为 4 型（图 16-2）：Ⅰ 型：外踝骨骺骨折无移位；Ⅱ 型：骨折块向外后侧移位，但不旋转；Ⅲ 型：骨折块向外侧移位，同时向后下翻转，严重时可翻转 90°~100°，但肱尺关节无变化；Ⅳ 型：骨折块移位伴肘关节脱位。

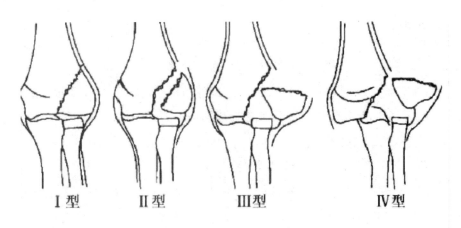

Ⅰ型　　Ⅱ型　　Ⅲ型　　Ⅳ型

图 16-2　肱骨外踝骨折及分型

3.诊断　肘关节肿胀，以肘外侧明显，局部疼痛，可发生肘外翻畸形、肘部增宽，肘后三点关系改变并伴肘关节功能障碍。肘部肿胀严重者，需要检查桡动脉的搏动情况以了解有无肘部筋膜下血肿压迫肱动脉的情况。对第 Ⅲ、Ⅳ 型骨折者要注意检查有无桡神经或尺神经牵拉损伤症状。行 X 线检查可得出明确诊断。

4.治疗　无移位的骨折肘关节屈曲 90°，长臂石膏托固定 3~4 周。侧方移位的骨折应及时采取手法复位方法后长臂石膏后托固定 4~6 周。应摄 X 线片证实复位情况。闭合复位后应密切观察，若再次发生移位或整复失败应切开复位。旋转移位型骨折脱位，当肱骨外踝骨折移位大于2mm 时就应选择手术治疗。常用方法有经皮或切开复位克氏针固定等。

五、尺骨鹰嘴骨折

尺骨鹰嘴骨折常发于成人，较常见。绝大部分骨折波及半月状关节面，属关节内骨折。治疗上要求解剖复位、牢固固定及早期功能锻炼。

1.损伤原因与机制　直接暴力与间接暴力均可导致鹰嘴骨折。直接暴力引起的骨折见于跌倒，肘部直接着地或肘后部的直接打击、碰撞。间接暴力引起的骨折常见于跌倒手撑地致伤，肱三头肌强烈收缩使鹰嘴骨折，骨折多为横形或斜形。

2.骨折类型　Oelee,JC（1984）将移位骨折分为 4 型：Ⅰ 型：A 关节内撕脱骨折，B 关节外撕脱骨折;Ⅱ型:横形或斜形骨折;Ⅲ型:粉碎性骨折;Ⅳ型:靠近冠状突水平的骨折,常造成前脱位。

3.诊断 伤后肘后肿胀、疼痛,皮下瘀血,局部压痛显著,有时可触及骨擦音,可扪及骨折线,肘后三角关系破坏。活动肘关节时有疼痛,注意检查能否主动抗重力伸肘,注意检查尺神经有否损伤。正侧位 X 线摄片,可以明确诊断,并帮助决定治疗方案。

4.治疗 治疗的目标为:恢复关节面平整和关节的稳定性,恢复肘的力量,保持关节的活动度,避免治疗的并发症。手法复位对无移位骨折用石膏外固定肘关节功能位 3~4 周。对轻度移位者则置肘关节伸直位,将骨折片按压复位。复位后伸直位固定 2~3 周,再改为屈肘位固定 3 周。切开复位移位性骨折采取非手术治疗,结果并不理想,骨折的对位不良不仅削弱了肱三头肌的肌力,也将造成创伤性关节炎。此外,伸肘位固定的结果必将造成肘屈曲功能障碍。

六、桡骨小头骨折

桡骨小头骨折多见于青壮年,发病率较高,治疗不及时可造成前臂旋转功能障碍。

1.损伤原因与机制 跌倒时肩关节外展,肘关节伸直并外翻,桡骨小头撞击肱骨小头,引起桡骨头颈部骨折,这种骨折常合并肱骨小头骨折或肘内侧损伤。由于桡骨头与其颈干不在一条直线上,而是偏向桡侧,故外伤时桡骨头外 1/3 易骨折。按 Mason 或 Johnston 分类法可分为 3 型:Ⅰ型:骨折无移位;Ⅱ型:骨折有分离移位;Ⅲ型:粉碎性骨折。

2.诊断 肘关节外侧疼痛、肿胀,压痛明显,肘关节屈、伸及旋转活动受限,尤以旋后功能受限明显。X 线检查可明确损伤的类型和移位程度,必要时可加照对侧肘关节 X 线片对比。

3.治疗 一是保守治疗,对Ⅰ型、Ⅲ型骨折无移位者,用石膏固定肘关节子功能位;对Ⅱ型骨折则采用手法复位,牵引后前臂旋前内翻,挤压桡骨头骨折复位,复位后石膏外固定 3~4 周。二是手术治疗,包括以下 3 种术式:①开放复位:适用于关节面损伤较轻,估计复位后仍可保持良好功能者;②桡骨小头切除:适用于Ⅱ型骨折超过关节面 1/3、对合不良,Ⅲ型骨折分离移位、脱位。合并肱骨小头关节面损伤及陈旧性骨折影响功能者。切除范围为桡骨头颈上 1~1.5cm。但对儿童则不宜行桡骨小头切除;③人造桡骨头颈置换术:适用于合并有肘内侧损伤或尺骨上端骨折者,因为人造桡骨头颈置换可保证肘关节的稳定性,有利于关节功能恢复。

七、桡骨干骨折

桡骨干单纯骨折者较为少见,约为尺桡骨骨干双骨折患者的 1/6,且以青少年为多见。

1.损伤原因与机制 无论是直接暴力或间接暴力,均可引起来桡骨干单纯骨折。以横形、短斜型及青枝型为多见,其中约半数伴有移位。由于桡骨干有 3 组旋转肌群附着,因而以旋转移位为多见。

2.诊断 一般均无困难,但应注意判定上、下尺桡关节有无同时受累,包括脱位等,故应常规摄包括上下关节的 X 线片。

3.治疗 依据骨折端移位情况分以下两种:①无移位者:予石膏管形固定,注意按前臂肢体的外形进行塑形,并将骨间膜撑开。消肿后应及时更换石膏,并再次塑形。②有移位者:按骨折近端的移位方向施以手法复位,以便远端对近端将其复位。要求与方法同前,应注意在石膏塑形时,将骨间膜分开。闭合复位失败的成年患者,多系斜形、螺旋形及粉碎型等不稳定型者,可行开放复位内固定或外固定架固定术。

八、尺骨干骨折

尺骨干骨折较前者为少见,在诊治方面一般多无难题。单独尺骨干骨折,多系直接打击所引起。

1.损伤原因与机制　多见于遭受突然袭击,患者举手遮挡头面部时被棍棒直接打击所致。此骨折线多呈横形或带有三角形骨块。因有桡骨支撑,加之附着肌群较少,因而移位程度亦多轻微。

2.诊断　方法与桡骨干单纯骨折,但应排除上下尺桡关节损伤。

3.治疗　其基本要求与前者相似,以非手术疗法为主。闭合复位失败的成年人,可行开放复位三角钉髓内固定术,钉尾留置于鹰嘴处的皮下或皮外,4~8周后拔除,再以外固定保护。

九、尺桡骨骨干双骨折

尺桡骨双骨折在前臂骨折中仅次于桡骨远端骨折而居第二位,且治疗较为复杂,预后差,为临床上的难题之一,应加以重视。

1.损伤原因与机制　主要由直接暴力、间接暴力或扭转暴力所致。

2.骨折类型　依据骨折的特点及临床治疗的要求不同,一般分为稳定型和不稳定型骨折。

3.诊断　诊断上多无困难,除注意一般骨折症状外,尚应注意有无血管、神经及肌肉组织的伴发伤。X线正、侧位平片检查不仅能明确诊断,且有助于分型、随访观察及疗效对比。

4.治疗

(1)手法复位:外固定此类骨折可发生多种移位,如重叠、成角及侧方移位等。由于肌肉牵拉,可出现典型的旋转移位。若治疗不当可发生尺、桡骨交叉愈合,影响旋转功能。因此治疗的目标除了良好的对位、对线以外,特别注意防止畸形和旋转。

(2)切开复位内固定手术指征:手法复位失败;受伤时间较短、伤口污染不重的开放性骨折;合并神经、血管、肌腱损伤;同侧肢体有多发性损伤;陈旧骨折畸形愈合。手术方法:包括髓内固定及钢板螺钉内固定等方法。康复治疗无论手法复位外固定或切开复位内固定,术后均应抬高患肢,严密观察肢体肿胀程度、感觉、运动功能及血循环情况,警惕骨筋膜室综合征的发生。术后2周即开始练习手指和腕关节屈伸活动,4周以后开始练习肘、肩关节活动。8~10周后摄片证实骨折已愈合,才可进行前臂旋转活动。

十、尺桡骨远端骨折

尺桡骨远端骨折主要指 Colles 骨折、Smith 骨折、桡骨远端骨骺后分离、桡骨茎突骨折及尺骨茎突骨折等。

(一)Colles 骨折

Colles 骨折指发生于桡骨远端 2.5cm 以内、骨折远端向背侧及桡侧移位者。为人体最常发生的骨折之一,占所有骨折的 6.7%~11%,常发生于中老年人,女性多于男性。

1.损伤原因与机制　多为平地跌倒,手掌撑地、腕关节处于背伸及前臂内旋位,以致暴力集中于桡骨远端骨松质处而引起骨折。

2.诊断　一般骨折的症状较明显,伤后腕部疼痛并迅速肿胀,常波及手背及前臂之下 1/3。典型者呈餐叉状畸形(图 16-3),如局部肿胀严重,则此种畸形可能被掩盖而不明显。活动受限。桡骨远端压痛。

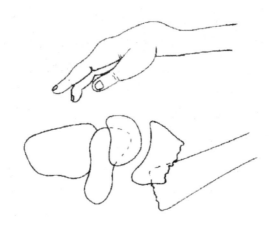

图 16-3　Colles 骨折的餐叉畸形

X 线片上,骨折错位组成一典型餐叉状畸形,使得掌倾角及尺偏角减小或呈负角,X 线片上常见合并有尺骨茎突骨折或三角纤维软骨盘的撕裂。

3.治疗　无移位的 Colles 骨折功能位石膏托制动 4 周即已足够;有移位的 Colles 骨折绝大多数均可采用闭合复位外固定的方法治疗。

(二)Smith 骨折

Smith 骨折是指桡骨远端 2.5cm 以内骨折、远折端向掌侧及尺侧移位者。此类损伤的畸形恰与 Colles 骨折相反,故亦称之为反 Colles 骨折。

1.损伤原因与机制　此类骨折多为跌倒,腕背着地,腕关节急骤掌曲致伤。但 Thomas (1957)、Flandream、Sweeney(1962)等认为,更容易发生此种骨折的机制是跌倒时手掌伸展,旋后位着地而造成。直接暴力也可造成,例如骑摩托车撞车时。

2.诊断　伤后腕部肿胀,疼痛,并出现腕部畸形,此畸形与 Colles 骨折的典型畸形相反。腕部活动受限。桡骨远端有明显压痛,并可感知骨擦音,尺桡骨茎突关系异常。X 线片上,典型的畸形是桡骨之远折端连同腕骨向掌、尺侧移位,尺骨茎突可受累或不受累。很少有嵌入骨折,掌侧骨皮质常有粉碎。

3.治疗　此种骨折手法整复较为容易,但维持整复的位置有时甚为困难。可于局部血肿内麻醉或臂丛神经阻滞下行闭合复位。闭合复位后,以短臂石膏托固定于轻度腕背伸位,前臂中立位,4~6 周。此种损伤也可采用小夹板加垫固定。对于一些极不稳定,整复后再次错位的骨折,可考虑行切开复位内固定术。术后不需任何外固定,可早期活动腕关节,有利于腕关节功能的恢复。

第二节　下肢骨创伤

一、髋臼骨折

1.分类

髋臼骨折目前有多种分类，其中以 Letournel 和 Judet 的分类最为常用。该分类方法将髋臼骨折作如下分类(图 16-4)。

(1)简单骨折

①后壁骨折:见于髋关节后脱位。髋臼后缘关节面发生骨折,后柱主要部分未受累及。②后柱骨折:多见于髋关节中心性脱位,少数见于髋关节后脱位。骨折线从髋臼顶后方进入髋臼关节面,但并不累及髋臼顶。③前壁骨折:见于髋关节前脱位。髋臼前缘骨折。④前柱骨折:见于自髋关节前脱位,髋臼前壁与自髋臼顶前部分离。⑤横形骨折:骨折线横行离断髋臼将自髋骨分为上方的髂骨与下方的坐骨和耻骨。

(2)复杂骨折指同时存在至少两种简单骨折

①T 形骨折:在横形骨折基础上又并发下方坐骨、耻骨的纵形骨折,这一纵形骨折可垂直向下劈开闭孔或斜向前方或后方,当纵形骨折线通过坐骨时闭孔可保持完整。与横形骨折相似的是,发生 T 形骨折时髋臼顶部多数不受累及。②后柱并发后壁骨折:后柱骨折片可以是一块或数块,而后壁骨折常为不完全性,明显移位。③横形并发后壁骨折:较为常见,多由后脱位所致,也可见于髋关节中心性脱位。

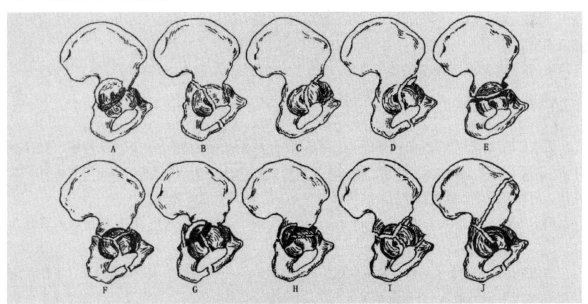

图 16-4　髋臼骨折 Letournel 和 Judet 分类

A:后壁骨折;B:后柱骨折;C:前壁骨折;D:前柱骨折;E:横形骨折;F:T 形骨折;G:后柱合并后壁骨折;
H:横形合并后壁骨折;I:前壁或前柱合并后半横形骨折;J:两柱骨折

（3）前壁或前柱并发后半横形骨折:指前壁或前柱骨折并发与横形骨折后半部分相一致的后柱劈裂骨折。

（4）两柱骨折:较为常见,骨折同时累及前柱和后柱,为髋臼骨折中最为严重的类型。

2.诊断

（1）症状与体征:主要表现为髋关节局部疼痛及活动受限,如并发股骨头脱位则表现为相应的下肢畸形与弹性固定。当发生髋关节中心性脱位时,其疼痛及功能障碍程度均不如髋关节前、后脱位,体征也不明显,脱位严重者可表现为患肢缩短。髋臼骨折时可能并发有盆腔内大出血、尿道或坐骨神经损伤以及骨盆环的断裂和同侧下肢骨折,应仔细检查,以防遗漏。应仔细检查患侧肢体的感觉和运动,必要时行肌电图检查,确诊坐骨神经是否有损伤;如确定有不能复位的股骨头或碎骨片卡压,则有早期手术的指征。

（2）影像学检查

X线检查:对怀疑有髋臼骨折的病例至少应摄骨盆前后位片、患侧髋关节的前后位片及斜位片。骨盆后前位片有助于诊断双侧髋臼骨折,并鉴别有无合并骨盆骨折。髋关节斜位片包括闭孔斜位片与髂骨斜位片,前者患者仰卧位,骨盆向健侧旋转45°,摄患侧髋关节前后位片。可显示前柱和髋臼后缘的骨折,但髂骨翼前后重叠。后者患者仰卧位,骨盆向患侧旋转45°,摄患侧髋关节前后位片。可显示后柱和髋臼前缘的骨折但无法显示闭孔。

CT扫描:CT扫描对髋臼骨折更直观,可信度更高。近年来,CT扫描图像的三维重建技术已被用于髋臼骨折的诊断,这对于X线平片和轴位CT扫描的发现无疑是一种补充,有助于对自髋臼骨折进行全面评价。

3.治疗

髋臼骨折多为高能损伤,并发胸腔、腹腔脏器损伤以及其他部位骨折比例较高,并常因大出血而导致出血性休克。因此,髋臼骨折的治疗应特别强调优先处理那些对于生命威胁更大的损伤及并发症。

（1）非手术治疗:无移位的髋臼骨折,其治疗主要是卧床休息6-8周同时行伤侧下肢牵引。对有移位的髋臼骨折,应进行整复与固定。

（2）手术治疗

适应证:牵引难以整复、髋臼骨折移位明显、骨折累及髋臼顶负重区或股骨头与髋臼对合不佳者,应行手术复位及内固定治疗。而在多发性骨折的病例为便于治疗和护理也可考虑行手术治疗。目前多数学者认为当骨折片移位超过3mm时一般应行手术治疗。

手术入路:包括Kocher-Langenbeck入路(髋后入路)、髂腹股沟入路、延长的髂股入路等方法。

（3）手术后处理:手术后伤口常规负压引流24~72h,尽早开始髋关节功能锻炼,有条件者应使用CPM器械进行锻炼。开始负重视骨折严重程度及内固定质量而定,但完全负重时间不应早于2~3个月。

二、股骨颈骨折

股骨颈骨折常发生于老年人。骨折后易引起骨折不愈合及股骨头缺血坏死，其发生率为10~%15%。早期解剖复位和坚强内固定有利于血液供应的恢复及骨折的愈合。

1.病因与分类

老年人由于骨质疏松，很小的暴力如平地跌倒或坠床即可发生股骨颈骨折。青壮年人一般需要较大暴力才能引起骨折，如交通事故伤、高处坠落等。因此青壮年骨折多为粉碎型，移位明显，血供破坏较重，预后较差。

（1）按骨折线部位分类：有股骨头下骨折、经股骨颈骨折、股骨颈基底骨折3种。

（2）Garden 分类法：根据正侧位 X 线片上骨折的移位程度将股骨颈骨折分为Ⅰ~Ⅳ型。Ⅰ型：骨折未穿过整个股骨颈，股骨颈上面骨皮质骨折，而下面骨皮质保持完好。此骨折无移位，相对稳定，近端保留一定血运，易于愈合；Ⅱ型：是通过股骨颈的完全骨折，骨折本身无移位，此型骨折有时在最初 X 线片上诊断比较困难，一般需受伤 10d 以后断端骨质吸收，出现明显的骨折线后复查 X 线片才能确定诊断；Ⅲ型：通过股骨颈的完全骨折，骨折端有部分移位，但仍保留部分接触，骨折远端向上移位；Ⅳ型：完全移位骨折，股骨头与股骨颈之间无连续性，近端发生旋转，此型对股骨头的供血血管损伤较重，易发生股骨头缺血坏死。

2.诊断

中、老年人有摔倒受伤史，伤后感髋部疼痛，肢活动受限，不能站立和行走，应怀疑患者有股骨颈骨折。检查时可发现患肢出现短缩和外旋畸形，一般 45°~60°。伤后少有出现髋部肿胀及瘀斑，可出现局部压痛及轴向叩击痛。肢体测量可发现患肢短缩。在平卧位，由髂前上棘向水平面画垂线，再由大转子与髂前上棘的垂线画水平线，构成 Bryant 三角。股骨颈骨折时，此三角底边较健侧缩短。在平卧位，由髂前上棘与坐骨结节之间画线，为 Nelaton 线。正常情况下，大转子在此线上，若大转子超过此线之上，表明大转子有向上移位。髋部正、侧位片检查可明确骨折的部位、类型、移位情况，是选择治疗方法的重要依据。当临床高度怀疑股骨颈骨折而 X 线片上骨折显示不明显或未发现骨折线时，仍应按股骨颈骨折来处理，嘱患者卧床，避免负重及行走，待10d 后骨折处部分骨质发生吸收后再摄 X 线片或 48h 后行锝骨扫描以便明确诊断。

3.治疗

（1）非手术疗法：无明显移位的骨折，外展型或嵌插型等稳定性骨折，年龄过大，全身情况差或合并有严重心、肺、肾、肝等功能障碍者，选择非手术方法治疗。可采用穿防旋鞋，下肢皮肤牵引或骨牵引，卧床 6~8 周，同时进行股四头肌等长收缩训练和踝、足趾的屈伸活动，避免静脉回流障碍或静脉血栓形成。卧床期间不可侧卧，不可使患肢内收，避免发生骨折移位。一般在 8 周后可逐渐在床上起坐，但不能盘腿而坐。3 个月后，骨折已基本愈合，可逐渐扶双拐下地，患肢不宜负重行走。6 个月后，骨已牢固愈合，可逐渐弃拐行走。

（2）手术疗法

手术指征：内收型骨折和有移位的骨折；股骨头下型骨折；青少年的股骨颈骨折应尽量达到

解剖复位,也应采用手术方法治疗;股骨颈陈旧性骨折不愈合或畸形愈合。

手术时机:股骨颈骨折早期复位内固定,可使骨折引起的血管扭曲、受压及痉挛得到迅速恢复,也能使血管的连续性得到尽快重建。因此,手术时间应是越早越好,有人认为伤后12h内行骨折复位及坚强内固定,其股骨头坏死及骨不连的发生率明显低于延迟手术者,而超过2周后手术者,其并发症的发生率明显增高。原则上手术时间不应超过伤后2周。

手术方法:可选择闭合复位内固定、切开复位内固定及人造关节置换术。

术后处理:术后常规摄髋关节正侧位X线片检查骨折复位情况及内固定物位置。常规应用抗生素。术后24h患者即可坐起,同时做患肢屈伸活动及股四头肌功能锻炼。一般术后6周即可允许扶拐下床活动,如患肢负重时不感到疼痛,则可逐步扶拐练习行走,直到半年后骨愈合才能弃拐。负重行走1周后应摄X线片检查内固定物是否有松动。以后每2~3个月复查一次X线片,骨折愈合后仍需每6个月复查一次X线片,直至术后5年,以便早期发现股骨头缺血坏死和塌陷。应用带蒂骨移植后应常规行患肢牵引3~4周。以后逐渐恢复活动。对于人造关节置换术者可在术后1周开始下地活动。

三、股骨转子间骨折

股骨转子间骨折是指从股骨颈基底部至小转子下缘之间区域的骨折,是老年人常见的损伤,其发病年龄常比股骨颈骨折高5~6岁。转子部血运丰富,骨折后极少不愈合,但转子部骨折易发生髋内翻畸形。

1.病因与分类　老年人骨质疏松,肢体活动欠灵活,突然跌倒,肢体过度外展,内收扭转或大转子部着地,均可引起转子间骨折。直接的肌肉牵拉,亦可引起骨折。附着在小转子的髂腰肌附着在大转子部的外展肌及外旋肌的突然收缩,可引起这些部位的撕脱骨折。骨折后股骨矩的完整性未受到破坏,为稳定性骨折;股骨矩不完整,为不稳定性骨折。转子间骨折有多种分类方法。参照Evans的分类方法,可将转子间骨折分为5型:

Ⅰ型:为单纯转子间骨折,骨折线由外上斜向下内,无移位;Ⅱ型:在Ⅰ型的基础上发生移位,合并小转子撕脱骨折,但股骨矩完整;Ⅲ型:合并小转子骨折,骨折累及股骨矩,有移位,常伴有转子间后部骨折;Ⅳ型:伴有大、小转子粉碎骨折,可出现股骨颈和大转子冠状面的爆裂骨折;Ⅴ型:为反转子间骨折,骨折线由内上斜向下外,可伴有小转子骨折,股骨矩破坏。

2.诊断　股骨转子间骨折多为老年人,女性多于男性,其比率约为2:1。主诉有外伤史,摔倒坠落或车祸。伤后髋部疼痛,不能站立或行走,患肢呈外旋短缩和外旋畸形,大转子升高,外旋可达90°。局部肿胀,可见皮下瘀斑,转子间压痛明显,活动受限,搬动肢体引起剧痛,叩击足跟部常引起患处剧烈疼痛。局部肿胀、疼痛和畸形的程度均较股骨颈骨折明显。而压痛点多在大转子部,股骨颈骨折压痛点多在腹股沟韧带中点外下方。无移位的外展嵌插型骨折或稳定性骨折,患者有时可以继续行走,甚至骑自行车,应仔细检查,以免漏诊。

患髋正位及侧位X线片,能够确定诊断,同时了解转子间骨折内、后壁粉碎情况,确定骨折类型,指导治疗方法及固定物的选择。

3.治疗 一般把非手术治疗作为首选治疗,但非手术疗法卧床时间长,容易引起全身并发症,国外文献报告的死亡率为30.7%,故一些学者强调手术治疗,以便患者尽早离床活动。

(1)非手术治疗:适用于所有类型的转子间骨折,用皮牵引或胫骨结节牵引,患肢尽量外展并防止外旋。早期重量稍偏大可为体重的1/10~1/7,拍片认为对位满意后以4~5kg维持牵引8~10周。牵引过程中,注意检查牵引效果,定期复查X线片,观察骨折复位的情况。

(2)手术治疗:对移位较多的不稳定性骨折,若患者不能耐受牵引治疗,可考虑手术治疗。方法包括闭合复位多根斯针内固定、钉板类内固定、Gamma钉固定及人造关节置换术。

四、股骨干骨折

1.病因与分类 股骨干骨折系遭受强大暴力后引起的骨折,约占全身骨折的6%。股骨干周围血运非常丰富,骨折后出血较多,易出现休克,也易发生脂肪栓塞综合征,严重挤压伤亦可引起挤压综合征。这些并发症在骨折早期易危及患者生命,因此,在早期诊治时需引起高度警惕。股骨干骨折可分为上1/3、中1/3和下1/3骨折。股骨干骨折常用的分类方法是根据骨折的形状分类:

(1)横形骨折骨折线与股骨干轴线的垂直线之间夹角小于30°,多由直接暴力引起;

(2)斜形骨折骨折线与股骨干轴线的垂直线之间夹角大于30°,多由间接暴力引起;

(3)螺旋形骨折骨折呈螺旋状,多由旋转暴力所致;

(4)粉碎性骨折骨折处有两块以上骨块,多由砸伤、压伤及火器伤所致;

(5)青枝骨折为不完全骨折,多见于儿童。

2.诊断 有明确外伤史,伤后患肢剧痛,活动障碍,大腿肿胀,皮下瘀斑。局部出现成角和短缩,远侧肢体多表现外旋,髋及膝关节不能活动。检查局部压痛,假关节活动,骨摩擦音,即可作出临床诊断。包括髋或膝关节的X线正、侧位摄片,可明确骨折的准确部位、类型和移位情况。在下1/3段骨折,由于远折端向后移位,有可能损伤腘动脉、腘静脉和胫神经、腓总神经,应同时仔细检查足背动脉、足趾活动及皮肤感觉。同时应注意检查髋关节及膝关节情况,以免漏诊这些部位同时存在的损伤,如髋关节脱位、股骨颈骨折、股骨骨果骨折及韧带损伤。股骨干骨折因失血量较多,可达到2000mL,出现休克临床表现,若合并多处骨折或双侧股骨干骨折,发生休克的可能性很大,应对患者的全身情况作出正确判断。

3.治疗 股骨干骨折治疗方法很多,大体上可分成非手术治疗及手术治疗两大类。

(1)非手术治疗:对比较稳定的股骨干骨折以及不能耐受手术的患者,可采用胫骨结节或股骨髁上骨牵引。成人的股骨干骨折一般需持续牵引8~10周。有条件时,也可在牵引8~10周后,改用外支架保护,早期不负重活动。近几年也出现了采用手法复位和外固定器固定的治疗方法。儿童股骨干骨折治疗上与成年人不同。因为儿童骨的再塑能力强,随着生长发育,逐渐代偿,至成人后可不留痕迹。因此一般以牵引治疗为主。3岁以内的儿童采用垂直悬吊皮牵引(Bryant牵引),将双下肢用皮肤牵引向上垂直悬吊,牵引重量以臀部稍离开床面为宜。一般牵引3~4周即可去除牵引。3岁以上的儿童的股骨干骨折多采用手法复位、小夹板固定,皮肤牵引维持方出治疗。

（2）手术治疗

手术治疗的指征:在以下情况需要用手术治疗:①非手术疗法失败。②同一肢体或其他部位有多处骨折。③合并神经血管损伤。④老年人的骨折,不宜长期卧床者。⑤陈旧骨折不愈合或有功能障碍的畸形愈合。⑤无污染或污染很轻的开放性骨折。

手术治疗方法:包括加压钢板内固定、交锁髓内钉内固定及外固定器固定等手段。近年来,由于交锁髓内钉技术的发展,越来越多的学者倾向于髓内钉内固定。而外固定器固定较适用于软组织及伤口污染严重的开放性股骨干骨折,股骨干火器伤或有感染骨髓炎的股骨干骨折及不能采用内固定治疗的老年股骨干骨折患者。对于4~12岁的儿童股骨干骨折患儿来说使用外固定器固定可避免对骨骺的损伤。

五、股骨远端骨折

股骨远端骨折一般指距股骨髁关节面7cm左右范围内的骨折。其发生率约占全身骨折的0.4%。股骨远端骨折的处理难度很大,不管采用何种治疗方式,由于严重的软组织损伤、骨折累及关节面及伸膝装置的受累都可导致临床疗效不满意,是骨关节创伤中治疗较为困难的问题之一。

1.病因与分类　股骨远端骨折多发生于年轻男性和老年女性。前者多由高能量损伤造成,交通伤多见,发生机制是屈膝位时来自前方的猛烈撞击,常导致开放或粉碎骨折。老年患者的骨质疏松是易患因素,屈膝位跌倒即可发生该部位的骨折。股骨远端骨折的分类方法很多,目前国内外应用较为广泛是AO分类法(图5-5)。各型的创伤严重度逐渐增加而预后渐趋恶劣。

2.诊断　外伤后局部肿胀、疼痛、畸形和异常活动,多数很容易判断。但其骨软骨骨折,临床症状较为隐匿,一般表现为局部血肿,膝关节活动时疼痛及膝关节交锁或假性交锁现象(膝关节伸直时疼痛,即非机械性假性交锁象)。此时,可屈膝30,检查压迫髌骨内侧是否出现疼痛,测量股四头肌力线与髌韧带力线在髌骨中点所形成的夹角Q角有无增加,并充分屈曲膝关节,检查股骨髁表面的压痛。

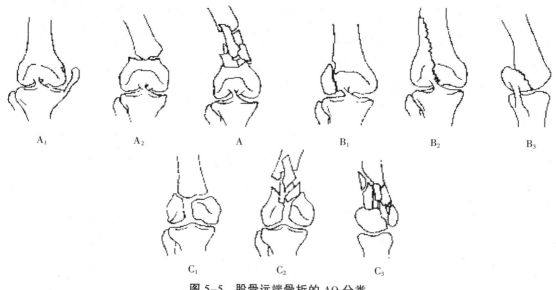

图5-5　股骨远端骨折的AO分类

A 型:关节外骨折,又可分为 2 个亚型

    A1:简单关节外骨折

    A2:伴干骺端楔形骨折的关节外骨折

    A3:伴干骺端复杂骨折的关节外骨折

B 型:部分关节内骨折,又可分为 3 个亚型

    B1:矢状面经外踝的部分关节内骨折

    B2:矢状面经内髁的部分关节内骨折

    B3:矢状面经后髁的部分关节内骨折

C 型:完全关节内骨折

    C1:伴干骺端简单骨折的简单的完全关节内骨折

    C2:伴干骺端粉碎骨折的简单的完全关节内骨折

    C3:关节内粉碎骨折

在股骨远端骨折中,应注意并发血管、神经损伤的表现,常规检查远端肢体足背动脉搏动,必要时进行彩色多普勒血管探测。同时还应警惕小腿筋膜间室综合征的出现。

X 线检查中除常规正侧位片外,对于股骨髁骨折,45°斜位片可能有助于分辨创伤范围。对于小儿股骨远端骨折,有时需摄对侧相应部位 X 线片以供比较。

3.治疗　治疗方法主要有保守治疗和手术治疗两种。骨折的良好复位和坚强固定是肢体功能恢复的先决条件,长时间肢体的制动对功能的保存和恢复极为不利,除无明显移位的骨折不需要切开复位外,均应实施手术治疗。

(1)保守治疗

保守治疗适应证:①骨折无明显移位;②骨折高度粉碎或严重骨质疏松等,无法实现坚强内固定;③患者的伤情或并发疾病不能耐受手术治疗;④缺乏手术治疗的设备或人员等必需条件。

保守治疗方法:石膏、支具固定及骨牵引。

(2)手术治疗:手术治疗可以恢复关节面的解剖复位,矫正骨折的轴线、长度,提供骨折可靠的固定和早期肢体功能活动,从而获得更好的疗效。

手术适应证:①有移位的关节内骨折;②开放性骨折需清创治疗;③伴有血管神经损伤;④同侧胫骨干骨折,形成"浮膝飞";⑤双侧股骨骨折,不能耐受长期卧床牵引治疗;⑥多发伤患者,早期骨折的稳定有利于多发伤的恢复及严重并发症的防治;⑦病理性骨折;⑧伴膝关节韧带伤,早期骨折稳定有利于韧带修复和关节功能保存;⑨严重不稳定骨折。

手术治疗方法:

①手术入路:有后外侧入路、前外侧入路、前方入路、内侧入路、前内侧入路等。其中后外侧入路较为常用。

②骨折复位固定方法:包括加压螺钉或螺栓内固定术、钉板系统内固定术、髓内针固定技术及外固定器技术。其中股骨髁上倒打交锁髓内针固定骨折可靠,是近年发展起来的较新型内固定方法。

③术后处理:术后常规使用抗生素预防感染,放置引流 24~48h。术后功能锻炼应根据具体伤情和骨折固定的稳定程度而分别对待。一般在骨折固定可靠的条件下,可即刻进行肌肉的等长收缩运动和肢体的免负重活动。术后 3d,伤口无炎性反应不伤口疼痛,开始应用 CPM 辅助锻炼,可防止股四头肌挛缩,减轻局部肿胀,促进软骨修复,保存关节功能。对固定不够牢靠的患者,适当的外固定保护是必需的,负重量和负重时间根据 X 线表现具体决定。经 X 线检查证实骨折初步愈合后,可开始部分负重锻炼,直到骨愈合(2~3 个月)。然后增加负重和抗阻力练习以尽早实现骨折的牢固愈合(4~6 个月)。

六、髌骨骨折

1.病因与分类　髌骨骨折是膝部最常见的骨折。髌骨骨折可由直接或间接暴力所造成。直接暴力如撞击伤造成者较少见,常引起粉碎性骨折,股四头肌扩张部和关节囊无撕裂或仅呈局限性撕裂,骨折常无显著移位。间接暴力造成髌骨骨折较为多见。如行走站立不稳或绊倒时,膝关节呈半屈曲位,股骨髁抵住髌骨,股四头肌突然猛烈收缩,常引起张力性骨折,一般为横形骨折,并有股四头肌扩张部和关节囊撕裂。

髌骨骨折根据移位程度分为无移位骨折、移位很少的骨折和移位骨折,通常认为两骨折块形成的间隙大于 3mm 或骨折块形成的台阶大于 1mm 为移位的骨折;根据骨折的形状又可分为横形骨折(包括上极、下极骨折)、斜形骨折、垂直骨折和粉碎骨折,以横形骨折为多见。

2.诊断　髌骨骨折多发生于 30~50 岁的青壮年。髌骨骨折为关节内骨折,伤后膝关节内积血,肿胀及疼痛,膝前皮下有瘀斑,膝关节功能障碍,伤肢不能抗重力伸膝功能减弱或丧失。由间接暴力所致之骨折多为横形,骨折块因受股四头肌收缩牵拉面相互分离,临床上可扪到骨折之间的凹陷。直接暴力产生的骨折,多为粉碎或星状骨折,骨折块移位不多。移位很少的骨折仅有疼痛和肿胀症状。临床检查时,局部有骨摩擦音,浮髌试验阳性。

膝关节的正、侧位 X 线摄片可明确骨折的部位、类型及移位程度。对髌骨纵形或边缘形骨折,则须拍摄切线位 X 线片进一步确诊。CT 或 MRI 一般只用于诊断髌骨脱位后骨软骨骨折或儿童的髌骨骨折。

3.治疗　对髌骨骨折的治疗,除了要求恢复伸膝装置的完整性外,还应当保持关节软骨面的平整、光滑,防止日后形成髌股关节创伤性关节炎。无移位和移位很少的髌骨骨折采用非手术方法治疗。早期冷敷,加压包扎,减少局部出血。

保持膝关节伸直位,用石膏托或下肢支架固定 4~6 周。一般认为,骨折片分离小子 3~4mm,关节面不一致少于 1~2mm 可接受非手术治疗。因膝关节很小的屈由活动也会引起骨块的分离,故 4 周内应进行 X 线摄片随访,以确定有无骨折再移位。

通常固定 6 周可获得较牢固的骨愈合,可逐渐进行下肢功能锻炼。骨折端有严重移位者,应早期切开复位内固定。手术达到解剖复位最符合膝关节的解剖和生理,可预防创伤性关节炎的发生,同时有利于关节功能的恢复。术后 2 周内可练习轻微的主动屈膝和被动伸膝活动,使伸膝正常,屈膝 90°,并允许伸直位负重。对于粉碎性骨折固定不牢固者,应在膝关节开始活动之前维持伸直位固定 4~6 周,直到骨折愈合证实之后,才可允许抗阻力训练。严重粉碎骨折,无法恢复髌骨软骨面完整性时,可将髌骨全部切除,术后长腿石膏托将膝关节固定于 160°~170°位 4~6 周。许多医师的经验证明,即使髌骨复位并不十分理想,但经适当的功能训练后,其关节功能仍能达到较好的水平。因此,尽量保留髌骨应是髌骨骨折处理中的重要原则。

七、胫骨平台骨折

1.病因与分类　胫骨上端膨大而形成两个髁,称为胫骨平台。胫骨平台骨折可由交通事故、严重撞击伤所致。骨折时常伴发膝关节周围韧带损伤,拍摄应力位膝关节 X 线片可以发现。

Schatzker 将腔骨平台骨折分为 6 型(图 16-6):

Ⅰ型:单纯劈裂骨折。典型的楔形非粉碎性骨折块向外下劈裂移位,此型骨折常见于无骨质疏松的年轻患者。

Ⅱ型:劈裂合并压缩骨折。侧方楔形骨块劈裂分离,并有关节面向下压缩陷入干骺,此型骨折最常见于老年患者。

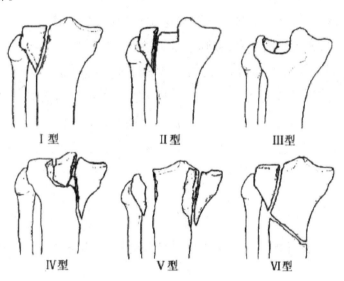

图 16-6　Schatzker 分类

Ⅲ型:单纯中央压缩骨折。关节面被压缩陷入平台,外侧皮质完整,易发生于骨质疏松者。

Ⅳ型:内髁骨折。此型骨折可以是单纯的斜形劈裂或是粉碎和压缩骨折,常累及胫骨嵴。

Ⅴ型:双髁骨折。两侧胫骨平台劈裂,干骺端和骨干仍保持连续性。

Ⅵ型:伴有干骺端与骨干分离的平台骨折,除单骨架或双骨架及关节面骨折外,还存在胫骨近端横行或斜行骨折。

Schatzker Ⅰ、Ⅱ、Ⅲ型为低能量骨折,SchatzkerⅣ、Ⅴ、Ⅵ为高能量骨折。

2.诊断　多见于中年男性,以外侧平台骨折多见。有明确外伤史,伤后出现膝关节肿胀、疼痛,内、外翻畸形及超常的内、外侧向活动。伴有血管损伤者足背动脉搏动减弱或消失,伴有神经损伤者出现胫神经和(或)腓总神经支配区域的感觉运动障碍。为了明确诊断,需拍摄前后位、侧位和双斜位 X 线片。

3.治疗

（1）非手术治疗无移位或移位不多的骨折一般韧带完整,采取保守疗法。治疗首先抽出关节内积血或积液,加压包扎,以长腿石膏管型固定,然后开始练习股四头肌活动,3~4周后除去石膏,练习膝关节伸屈活动。为防止粘连亦可行牵引治疗,牵引同时早日练习膝关节活动,4周后去除牵引。

（2）手术治疗

手术指征:多数胫骨平台骨折是需要手术治疗的,指征包括:①开放性胫骨平台骨折。②骨折伴骨筋膜间室综合征。③经关节骨折移位超过3~5mm,对于年轻或活动多者骨折移位超过2mm。

手术方法:单纯的劈裂骨折,没有粉碎的骨块,可以使用数枚6.5mm的空心螺钉,或者支撑钢板固定。在粉碎性骨折或骨质疏松病例中,必须加用"T"或"L"形支撑钢板,使用多枚螺钉支撑已经抬起的塌陷骨块。关节面上抬后所遗留下来的空腔骨缺损需要进行植骨,以预防后期关节面塌陷。严重的干骺端骨折,需要大而坚强的桥式钢板跨越这些粉碎区。当严重的软组织挫伤伴严重干前端粉碎性骨折时,关节面的复位必须采用微创技术固定,干骺端和骨干可以用混合型外固定支架固定,或者延期手术,直到软组织条件允许再进行手术。

术后处理:术后膝关节需要弹力绷带包扎,并放置充分的引流,至少保持24h。术后24~48h必须保证抗生素的使用。肢体抬高,术后第3d开始在CPM机上训练膝关节活动,通常7~10d膝关节至少要达到90°的屈曲活动,术后4周膝关节屈曲应达到120°。如果缝合口有明显的肿胀,须延迟物理治疗至肿胀消退。负重必须根据X线摄片上骨折的愈合情况来决定,一般完全负重应在12周以后。

八、胫腓骨骨折

胫腓骨骨折约占全身骨折的13.7%。其中以胫腓骨双骨折最多,胫骨骨折次之,单纯腓骨骨折最少。

1.病因与分类　胫腓骨骨折可由直接暴力或间接暴力造成。一般来讲,直接暴力以撞击、重物打击、踢伤、车轮碾轧伤等比较多见;间接暴力多为高处坠落,强力旋转扭伤或滑倒等所致的骨折。

胫腓骨骨干骨折可分为3种类型:胫腓骨干双骨折、单纯胫骨干骨折和单纯腓骨骨折。临床常用AO分型,分为A、B、C3型:

A型为简单骨折,又可分为3个亚型:A_1为螺旋形骨折,A_2为斜形骨折,骨折线与胫骨干的垂线成角≥30°,A_3位横断骨折,成角<30°。

B型为楔形骨折,骨折端形成楔形骨块,又可分为3个亚型:B_1为螺旋楔形,B_2为弯曲楔形,B_3为粉碎楔形。

C型复杂骨折,粉碎严重,又可分为3个亚型:C_1为骨折段形成2个内侧骨块,C_2为多段骨折,C_3为不规则粉碎骨折。

2.诊断

（1）症状：伤肢疼痛并出现肿胀，局部有压痛并出现畸形等。要注意有无重要血管神经的损伤，当胫骨上端骨折时，有时合并有胫前动脉、胫后动脉以及腓总神经的损伤；还要注意小腿软组织的肿胀程度，有无剧烈疼痛，有无小腿筋膜间室综合征的表现。

（2）体征：查体中应注意小腿肢体的外形、长度、周径及整个小腿软组织的张力；小腿皮肤的皮温、颜色；足背动脉的搏动；足趾的活动、有无疼痛等。此外，还要注意有无足下垂等。

（3）X线检查：小腿骨折要常规作小腿的正侧位X线摄片，如发现在胫骨下1/3有长斜型或螺旋形骨折或胫骨骨折有明显移位时，一定要摄全长的胫腓骨X线片，否则容易漏诊腓骨上端无骨折。

（4）特殊检查：疑及血管损伤时，可做下肢血管造影，以明确诊断。有条件的医院可做数字减影血管造影或超声血管诊断仪检查。疑有腓总神经损伤时应做肌电图检查。

3.治疗　胫腓骨骨干骨折的治疗目的是矫正成角、旋转畸形，恢复胫骨上、下关节面的平行关系，恢复小腿的承重功能。成年人应注意患肢缩短不能多于1cm，成角畸形角度不超过10°，两骨折端对位至少应在2/3以上。治疗方法应根据骨折类型和软组织损伤程度选择相应的治疗措施。

（1）非手术治疗：手法复位石膏外固定，无移位或整复后骨折稳定、无移位趋势的横断骨折、短斜形骨折等，行手法复位后，可考虑作长腿石膏固定。石膏固定时，膝关节应保持15°左右轻度屈曲位，待石膏干固后可扶拐练习以足踏地及行走，2~3周后可开始去拐练习持重行走。对于斜形、螺旋形或轻度粉碎性的不稳定骨折，单纯外固定可能发生再移位。如患者不愿意采用手术治疗时，可行跟骨牵引13周左右，待形成纤维愈合后，除去牵引，用长腿石膏继续固定直至骨愈合。

单纯胫骨干骨折：由于有完整排骨的支撑，多不发生明显移位，可石膏固定6~8周。

单纯腓骨干骨折：较少见，如不影响踝关节的稳定性，均不需复位，用石膏托或夹板固定3~4周即可。

（2）手术治疗：对不稳定骨折采用内固定者日渐增多，并可根据不同类型的骨折采用不同的术式和内固定方法。

手术指征：①不稳定的闭合性骨折。②严重粉碎性骨折或双段骨折。③污染不重，受伤时间较短的开放性骨折。④合并神经血管损伤的骨折。

手术方法：包括单纯螺钉内固定、钢板螺钉固定、交锁髓内钉固定、外固定器固定等。

（3）胫腓骨开放性骨折的处理：对胫腓骨开放性骨折，首先进行伤口的清创、局部引流冲洗及局部组织减压，然后对骨折进行固定，恢复骨的结构和保证骨折的稳定性，有助于软组织的修复。要根据不同的骨折类型、位置和软组织的条件，决定和选择使用固定方法。对Ⅰ、Ⅱ度的开放性骨折，在彻底清创的基础上，如无严重的软组织损伤，可选择钢板或交锁髓内钉固定。对严重的开放性胫腓骨骨折的处理，外固定器和简单内固定结合通常是最佳方法。

九、踝部骨折

1.病因与分类 踝部骨折多由间接暴力引起。大多数是在踝跖屈扭伤,力传导引起骨折。踝部骨折的分类方法很多,但从临床应用角度,将 Davis-Weber 和 Lange-Hanson 分类法结合的分类方法较为实用(图 16-7)。

(1)Ⅰ型内翻内收型:当踝关节在极度内翻位受伤时(旋后),暴力作用通过外侧副韧带传导至外踝,引起胫腓下韧带平面以下的外踝骨折。若暴力作用并未因外踝骨折而衰减,继续传导至距骨,使其撞击内踝,引起内踝自下而上的斜形骨折。

(2)Ⅱ型分为两个亚型

外翻外展型:踝关节遭受间接暴力,在极度外翻位受伤或重物打击外踝,使踝关节极度外翻,暴力经内侧副韧带传导,牵拉内踝而发生骨折。若暴力作用继续传导,距骨极度外翻撞击外踝和后踝,使外踝发生由下而斜向上外的斜形骨折,并同时发生后踝骨折,骨折多在胫腓下韧带平面。

内翻外旋型:暴力作用于外踝,首先导致外踝粉碎性骨折和后踝骨折,但胫腓下韧带完整。暴力继续传导,踝外旋力量使内侧副韧带牵拉内踝;导致内踝撕脱骨折。Ⅱ型骨折均为三踝骨折。胫腓下韧带完整,不发生踝关节脱位是此型骨折的特征。

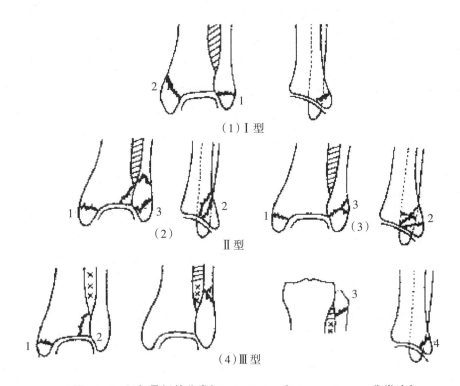

(1)Ⅰ型

(2) Ⅱ型 (3)

(4)Ⅲ型

图 16-7 踝部骨折的分类(Davis-Weber 和 Lange-Hanson 分类法)

(3)Ⅲ型外翻外旋型:踝关节遭受外翻(旋前)暴力时,使内侧副韧带紧张,导致内踝撕脱骨折。若暴力作用不衰减,使距骨撞击外踝,导致胫腓下韧带断裂,发生胫腓下关节分离。若暴力继续作用,经胫腓骨间膜传导,引起胫腓下韧带平面以上腓骨的斜形或粉碎性骨折,有时暴力传导可达腓骨上端,发生高位腓骨骨折,临床床上常因对这种损伤机制认识不足而漏诊。

2.诊断 50岁以前踝部骨折常发生于男性,50岁后则女性更为多见,踝部骨折在高龄女性中最为常见。踝部受伤后局部肿胀明显,瘀斑,出现内翻或外翻畸形,活动障碍。检查可在骨折处扪到局限性压痛。踝关节正位、侧位X线摄片可明确骨折的部位、类型、移位方向。对第Ⅲ型骨折,需检查腓骨全长,若局部有压痛,应补充拍摄X线片,以明确高位腓骨骨折的诊断。

3.治疗 一般的治疗原则是先手法复位,失败后则采用切开复位的方式治疗。治疗以恢复踝关节的结构及稳定性为原则,灵活选择治疗方案。主要治疗手段有:

(1)闭合复位:外固定踝部骨折后肿胀早且广泛,应及早复位固定。在踝关节内翻(内踝骨折时)或外翻(外踝骨折时)位石膏固定6~8周,固定期可进行功能锻炼。

(2)切开复位:内固定踝关节理想的手术时机是真正的水肿和骨折水泡出现以前。初期的肿胀是由血肿引起而非水肿引起。手术可减轻血肿,在无张力的情况下关闭切口。术后石膏固定6~8周。

第三节 四肢关节损伤

同肢关节损伤主要包括:四肢关节脱位、关节内骨折与软骨损伤、关节附属结构的损伤等。

一、关节脱位

即关节面失去正常对合关系。脱位的专有体征:关节畸形、弹性固定、关节空虚感。脱位的治疗原则:复位、固定、功能锻炼。按发生脱位的原因分创伤性脱位、先天性脱位、病理性脱位和习惯性脱位。按程度分完全脱位、不完全脱位或半脱位。按脱位发生时间分未满3周的新鲜脱位、超过3周的陈旧性脱位。在不同时期的主要并发症存在差异:早期主要是全身可合并多发伤、内脏伤和休克等局部合并骨折和神经血管损伤,晚期主要是可发生骨化肌炎,骨缺血坏死和创伤性关节炎等,应注意预防。

(一)肩关节脱位

肩关节脱位在四肢关节脱位中最常见,约占全身关节脱位的50%,这与肩关节的解剖和生理特点有关,如肱骨头大,关节盂浅而小,关节囊松弛,其前下方组织薄弱,关节活动范围大,遭受外力的机会多等。肩关节脱位多发生在青壮年,男性较多。

1.损伤机制 肩关节脱位按肱骨头的位置分为前脱位和后脱位。肩关节前脱位者很多见,常因间接暴力所致,如跌倒时上肢外展外旋,手掌或肘部着地,外力沿肱骨纵轴向上冲击,肱骨头自肩胛下肌和大圆肌之间薄弱部撕脱关节囊,向前下脱出,形成前脱位。肱骨头被推至肩胛骨喙突下,形成喙突下脱位,如暴力较大,肱骨头再向前移至锁骨下,形成锁骨下脱位。后脱位很少见,多由于肩关节受到由前向后的暴力作用或在肩关节内收内旋位跌倒时手部着地引起。后脱位可分为肩胛岗下和肩峰下脱位,肩关节脱位如在初期治疗不当,可发生习惯性脱位。

2.诊断 外伤性肩关节前脱位均有明显的外伤史,肩部疼痛、肿胀和功能障碍,伤肢呈弹性固定于轻度外展内旋位,肘屈曲,用健侧手托住患侧前臂。外观呈"方肩"畸形(图16-8),肩峰明显突出,肩峰下空虚。在腋下、喙突下或锁骨下可摸到肱骨头。伤肢轻度外展,不能贴紧胸壁,如肘部贴于胸前时,手掌不能同时接触对侧肩部。上臂外侧贴放一直尺可同时接触到肩峰与肱骨外上髁(直尺试验)。X线检查可明确脱位类型和确定有无骨折情况。

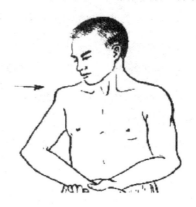

图 16-8 "方肩"畸形

应注意检查有无并发症,30%~40%合并大结节骨折,也可发生肱骨外科颈骨折或肱骨头压缩骨折,有时合并关节囊或肩胛盂缘自前面附着处撕脱,愈合不佳可引起习惯性脱位。肱二头肌腱或臂丛神经内侧束可因肱骨头压迫或牵拉,引起神经功能障碍,也可以损伤腋动脉。后脱位临床症状不如前脱位明显,主要表现为喙突明显突出,肩前部塌陷扁平,在肩胛下部可以摸到突出肱骨头。上臂略呈外展及明显内旋的姿势。肩部侧位X线片可明确显示肱骨头向后脱位。

3.治疗

(1)手法复位:脱位后应尽快复位,选降适当麻醉(臂丛麻醉或全麻),使肌肉松弛并使复位在无痛下进行。老年人或肌力弱者也可在止痛剂下(如75~100mg哌替啶)进行。习惯性脱位可不用麻醉。手法要轻柔,禁用粗暴手法以免发生骨折或损伤神经等附加损伤。常用复位手法有3种:

手拉足蹬法(Hippocrate法):患者仰卧,术者位于患侧,双手握住患肢腕部,足跟置于患侧腋窝,两手用稳定持续的力量牵引,牵引中足跟向外推挤肱骨头,同时旋转,内收上臂即可复位,复位时可听到弹响声(图16-9)。

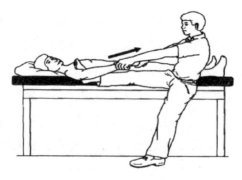

图 16-9 Hippocrate 复位方法

科氏法(Kocher法):此法在肌肉松弛下进行容易成功,切忌用力过猛,防止肱骨颈受到过大的扭转力而发生骨折。手法步骤:一手握腕部,屈肘到90°,使肱二头肌松弛;另一手握肘部,持续牵引,轻度外展,逐渐将上臂外旋,然后内收使肘部沿胸壁近中线,再内旋上臂,此时即可复位。复位日才可听到弹响声。

牵引推拿法:伤员仰卧,第一助手用布单套住胸廓向健侧牵拉,第二助手用布单通过腋下套住患肢向外上方牵拉,第三助手握住患肢手腕向下牵引并外旋内收,三方面同时徐徐持续牵引。术者用手在腋下将肱骨头向外推送还纳复位。二人也可做牵引复位。

复位后肩部即恢复钝圆丰满的正常外形、腋窝、喙突下或锁骨下再摸不到脱位的肱骨头,搭肩试验变为阴性,X线检查肱骨头在正常位置上。

如合并肱骨大结节撕脱骨折,因骨折片与肱骨干间多有骨膜相连,在多数情况下,肩关节脱位复位后撕脱的大结节骨片也随之复位。复位后处理:肩关节前脱位复位后应将患肢保持在内收内旋位置,腋部放棉垫,再用三角巾,绷带或石膏固定于胸前(图16-10),3周后开始逐渐作肩部摆动和旋转活动,但要防止过度外展、外旋,以防再脱位。后脱位复位后则固定于相反的位置(即外展、外旋和伸位)。

(2)手术复位:有少数肩关节脱位需要手术复位,其适应证为:肩关节前脱位并发肱二头肌长头肌腱向后滑脱阻手法复位者;肱骨大结节撕脱骨折,骨折片卡在肱骨头与关节孟之间影响复位者;合并肱骨外科颈骨折,手法不能整复者;合并喙突、肩峰或肩关节孟骨折,移位明显者;合并腋部大血管损伤者。

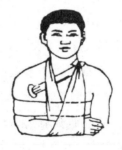

图 16-10 肩关节前脱位复位后的固定方法

陈旧性肩关节脱位的治疗:肩关节脱位后超过3周尚未复位者,为陈旧性脱位。关节腔内充满瘢痕组织,有与周围组织粘连,周围的肌肉发生挛缩,合并骨折者形成骨痂或畸形愈合,这些病理改变都阻碍肱骨头复位。

陈旧性肩关节脱位的处理:脱位在3个月以内,年轻体壮,脱位的关节仍有一定的活动范围,X线片无骨质疏松和关节内、外骨化者可试行手法复位。复位前,可先行患侧尺骨鹰嘴牵引1~2周。如脱位时间短,关节活动障碍轻亦可不作牵引。复位在全麻下进行,先行肩部按摩和作轻轻的摇摆活动,以解除粘连,缓解肌肉痉挛,便于复位。复位操作采用牵引推拿法或手拉足蹬法,复位后处理与新鲜脱位者相同。必须注意,操作切忌粗暴,以免发生骨折和腋部神经血管损伤。若手法复位失败或脱位已超过3个月者,对青壮年伤员,可考虑手术复位。如发现肱骨头关节面已严重破坏,则应考虑作肩关节融合术或人造关节置换术。肩关节复位手术后,活动功能常不满意,对年老患者,不宜手术治疗,鼓励患者加强肩部活动。

习惯性肩关节前脱位的治疗:习惯性肩关节前脱位多见于青壮年,究其原因,一般认为首次外伤脱位后造成损伤,虽经复位,但未得到适当有效的固定和休息。由于关节囊撕裂或撕脱和软骨盂唇及盂缘损伤没有得到良好修复,肱骨头后外侧凹陷骨折变平等病理改变,关节变得松弛。以后在轻微外力下或某些动作,如上肢外展外旋和后伸动作时可反复发生脱位。肩关节习惯性脱位诊断比较容易,X线检查时,除摄肩部前后位X线平片外,应另摄上臂60°~70°内旋位的前后X线片,如肱骨头后侧缺损可以明确显示。

对习惯性肩关节脱位,如脱位频繁宜用手术治疗,目的在于增强关节囊前壁,防止过分外旋外展活动,稳定关节,以避免再脱位。手术方法较多,较常用的有肩胛下肌关节囊重叠缝合术(Putti~Platt法)、肩胛下肌止点外(Magnuson法)和喙突肱二头肌转位术(Bristow法)。

(二)肘关节脱位

肘关节脱位发生率仅次于肩关节脱位。构成肘关节的肱骨下端呈内外宽厚,前后薄扁。侧方有坚强的韧带保护,关节囊前后部相当薄弱。肘关节的运动,主要为屈伸。尺骨冠状突较鹰嘴突小。因此对抗尺骨向后移动的能力要比对抗向前移动的能力差。所以肘关节后脱位远比其他方向的脱位常见。新鲜脱位经早期正确诊断及适当处理后,不会遗有明显的功能障碍。如早期未能得到及时正确地处理,则可能导致晚期严重的功能障碍。此时无论如何精心治疗,都难以恢复正常功能,而仅仅是得到不同程度的功能改善而已。

1.损伤机制　肘关节后脱位最为常见,大多发生于青壮年,由传达暴力和杠杆作用所造成。跌倒时用手撑地,关节在半伸直位,作用力沿尺、桡骨长轴向上传导,使尺、桡骨上端向近侧冲击,并向上后方移位。当传达暴力使肘关节过度后伸时,尺骨鹰嘴冲击肱骨下端的鹰嘴窝,产生一种有力的杠杆作用,使止于喙突上的肱前肌和肘关节囊前壁撕裂。肱骨下端继续前移,尺骨鹰嘴向后移,形成肘关节后脱位。由于暴力方向不同,尺骨鹰嘴除向后移位外,有时还可向内侧或外侧移位,有些病例可合并喙突骨折。肱前肌被剥离,以致形成血肿肘关节脱位可合并肱骨内上髁骨折,有时骨折片嵌在关节内阻碍复位,可有尺神经损伤。

2.诊断

(1)脱位的特殊表现:肘部明显畸形,肘窝部饱满,前臂外观变短,尺骨鹰嘴后突,肘后部空虚和凹陷。关节弹性固定于120°~140°,只有微小的被动活动度。肘后骨性标志关系改变,在正常情况下肘伸直位时,尺骨鹰嘴和肱骨内、外上髁三点呈一直线;屈肘时则呈一等腰三角形。脱位时上述关系被破坏,肱骨髁上骨折时三角关系保持正常,此征是鉴别二者的要点。

(2)肘关节脱位的并发症:后脱位有时合并尺神经伤及其他神经伤、尺骨喙突骨折,前脱位时,多伴有尺骨鹰嘴骨折等。

(3)X线检查肘关节:正侧位片可显示脱位类型、合并骨折情况,并与髁上骨折相区别。

(4)诊断要点:有外伤史,以跌倒手掌撑地最多见。患处肿、痛、不能活动,患者以健手托住患侧前臂,肘关节处于半伸直位,被动运动时伸不直肘部。肘后空虚感,可摸到凹陷处。肘部三点关系完全破坏,失去正常关系。X线检查可确诊。应与肱骨髁上骨折相鉴别。

3.治疗

（1）新鲜肘关节后脱位手法复位：多用牵引复位法。在臂丛麻醉下，术者一手握住伤肢前臂、旋后，使肱二头肌松弛后进行牵引，助手作反牵引，先纠正侧方移位，再在继续牵引下屈曲肘关节，同时将肱骨稍向后推，复位时可感到响声，如已复位，关节活动和骨性标志即恢复正常。如果一人操作，可用膝肘复位法或椅背复位法。

注意事项：复位前应检查有无尺神经损伤，复位时应先纠正侧方移位，有时要先将肘稍过伸牵引，以便使嵌在肱骨鹰嘴窝内的尺骨喙突脱出，再屈肘牵引复位，若合并肱骨内上髁骨折，肘关节复位后，肱骨内上髁多可随之复位。但有时骨折片嵌入肱尺关节间隙，可高度外展前臂，利用屈肌的牵拉作用将骨折片拉出。

复位后的处理：复位后，用石膏或夹板将肘固定于屈曲90°位，3~4周后去除固定，逐渐练习关节自动活动，要防止被动牵拉，以免引起骨化肌炎。

肘关节脱位合并肱骨内上髁骨折或桡骨小头骨折，手法复位失败者，可行手术复位、内固定，成人桡骨小头骨折严重可作桡骨置换或小头切除。

（2）陈旧性脱位：损伤在3个月以内，可试行手法复位，如不能复位时，切不可强力复位，应采取手术复位。如合并有尺神经损伤，手术时应先探查神经，在保护神经下进行手术复位，复位后宜将尺神经移至肘前，如关节软骨已破坏，应考虑作肘关节成形术或人造关节置换术。

（3）肘关节前脱位：手法复位时，应将肘关节呈高度屈曲位进行，一助手牵拉上臂，术者握前臂，推前臂向后，即可复位。复位后固定于半伸肘位4周，有时尺骨鹰嘴不能手法整复，需手术复位固定。

（三）桡骨小头半脱位

1671年由Fournier首先描述。是婴幼儿常见的肘部损伤之一。发病年龄1~4岁，其中2~3岁发病率最高，占62.5%。男孩比女孩多，左侧比右侧多。当肘关节伸直，前臂旋前位忽然受到纵向牵拉时容易引起桡骨小头半脱位。常见的是大人领患儿上台阶时，牵拉胳膊时出现。

1.诊断　半脱位时肘部疼痛，患儿哭闹，肘部半屈曲，前臂中度旋前，不敢旋后和屈肘，不肯举起和活动患肢，桡骨头部位压痛，X线检查阴性。

诊断要点：有上肢被牵拉病史，肘部疼痛，无肿胀和畸形肘关节有屈曲，桡骨头处有压痛。X线检查阴性。

2.治疗　复位时不用麻醉，先将前臂旋后，伸肘稍加牵引，拇指压肘前桡骨小头处，屈曲肘关节，必要时前后旋转前臂，可感到复位的响声，复位后肘部及前臂可活动自如。复位后用三角巾悬吊一周。如活动时疼痛或复发，宜用石膏屈肘90°固定2周，应注意勿提拉小儿手臂，防止复发。4~6岁后桡骨头长大，即不易脱出。

（四）月骨脱位和月骨周围腕骨脱位

月状骨形状特殊，掌侧宽背侧窄。近端与桡骨形成关节，远端与头状骨、一小部分钩骨形成关节，桡侧与舟骨、尺侧与三角骨形成关节。脱位后完全移向掌侧，月状骨的血运来自前韧带和后韧带。

1.损伤机制　脱位多由间接外力引起，手掌着地摔伤，腕部处于极度背伸位，外力自上而下之重力与自下而上的反作用力,使桡骨远端诸骨与头状骨相挤压桡骨与头状骨之间的掌侧间隙增宽,头状骨与月骨间的掌侧韧带与关节囊破裂,月骨向掌侧脱位,如月骨留于原位,而其他腕骨完全脱位时,即称为月骨周围脱位(图16-11)。

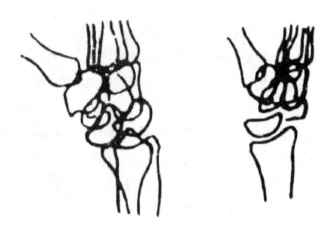

图16-11 月骨脱位和月骨周围腕骨脱位的腕关节侧位示意图

月骨脱位,根据损伤程度与位置分为3型:

(1)桡月后韧带撕裂或月骨后角发生撕脱骨折,向掌侧脱位后,凸面向后,凹面向前。

(2)后韧带撕裂后,月骨旋转270°,位于远端前部,凹面向后,凸面向前。

(3)外力更大,桡月前后韧带均断裂,月骨移位至桡骨远端掌侧,凸面向后,凹面向前。脱位的月骨与前韧带相连,则月骨有活力,如前后韧带均断裂,则可能发生坏死。

2.诊断 腕部肿胀。使患者双手握拳,当月骨脱位时,该侧第3掌骨头有明显的短缩。腕部活动受限,手指屈曲困难,腕关节不能背伸,掌腕横纹处有压痛,并可触到脱出的月骨。腕部向尺偏,叩击第4掌骨头时,有明显的疼痛。正中神经亦可受压而致手掌桡侧麻木。

月骨周围脱位者,月骨留在原位,其他腕骨向背侧移位,并向桡侧变位形成畸形。X线正位片显示,脱位的月骨呈三角形(正常月骨应为四方形)且投影与头状骨下端重叠。侧位像显示,月骨脱向掌侧,半月形凹面也转向掌侧。

3.治疗 新鲜月骨脱位,对1、2型脱位,应尽早手法整复。向远侧牵拉患手,腕关节背伸,再将月骨压回原位。将腕关节在掌屈45°位固定1周后再将腕关节放平固定2周。除去外固定后练习活动。对第3型脱位,因前后韧带已断裂,血运完全丧失,可能发生坏死,宜早行切除术。月状骨周围脱位,手法整复不困难,术后处理同前。

陈旧性月骨脱位。对1、2型脱位伤后3~4周者,手法复位,不易成功时应行切开复位。术后处理同前。术中如发现软骨已有退行性变时,则应切除。固定数日后即可开始活动。对第3型脱位者,则应予以切除。

(五)髋关节脱位

髋关节结构稳固,必须有强大的外力才能引起脱位,是一种严重损伤。在脱位的同时软组织损伤亦较严重,且常合并其他部位或多发损伤。因此患者多为活动很强的青壮年。一般分为前、后及中心脱位三种类型。脱位后股骨头位于髂坐线（髂前上棘与坐骨结节之连线，即 Nelaton-line）之前者为前脱位;脱位于该线之后者为后脱位;股骨头被挤向中线,冲破髋臼而进入骨盆者为中心脱位。三种类型中以后脱位最为常见,这种损伤应按急诊处理,复位越早效果越好。

1.损伤机制 脱位分为前脱位、后脱位和中心脱位三种类型,以后脱位最常见。后脱位是由于髋关节在屈曲、内收受到来自股骨长轴方向的暴力,可使韧带撕裂,股骨头向后突破关节囊而造成后脱位。若髋关节在屈曲和轻度内收位,同样外力可使髋臼顶部后缘骨折,股骨头向后脱位,如髋关节在中位或轻度外展位,暴力可引起髋臼骨折,股骨头沿骨折处向盆腔方向移位,叫做中心脱位,很少见。如髋关节处于外展位,股骨大粗隆与服臼上缘相顶撞,以此为支点继续外展,暴力沿股骨头长轴冲击,可发生前脱位。股骨头可停留在闭孔或耻骨嵴处。如在下蹲位,两腿外展,突然倒地时,也可发生前脱位(图 16-12)。

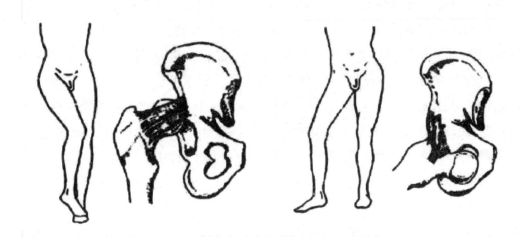

图 16-12 髋关节前、后脱位示意图

2.诊断

（1）后脱位

髋关节在屈由内收位受伤史;

髋关节疼痛,活动障碍等;

脱位具特有体征,如髋关节弹性固定于屈曲、内收、内旋位,足尖触及健侧足背,患肢外观变短,腹沟部关节空虚,髂骨后可摸到隆起的股骨头,大转子上移,高出髂坐线;

有时并发坐骨神经损伤,髋臼后上缘骨折。晚期可并发股骨头坏死,图 16-12 髋关节后脱位示意图;

X 线检查可确定脱位类型及骨折情况,并与股骨颈骨折鉴别。

（2）前脱位:髋关节呈屈由、外展、外旋畸形,患肢很少短缩,大粗隆亦突出,但不如后脱位时明显,可位于髂坐线之下,在闭孔前可摸到股骨头。

（3）中心脱位:畸形不明显,脱位严重者可出现患肢缩短,下肢内旋内收,大转子隐而不现,髋关节活动障碍。临床上往往需经 X 线检查后,方能确定诊断。常合并瞒臼骨折,可有坐骨神经及盆腔内脏器损伤,晚期可并发创伤性关节炎。

（4）诊断要点：有明显外伤史,患处疼痛明显,活动受限。患肢缩短,髋关节呈屈曲、内收、内旋畸形。可在臀部摸到脱出的股骨头,大粗隆上移明显。X线检查可确诊,常并发坐骨神经损伤。

3.治疗

新鲜脱位的治疗有以下几种方法：

（1）后脱位的复位方法

问号法（Bigelow法）：在腰麻下,病员仰卧,助手固定骨盆,髋、膝屈由至90°,术者一手握住患肢踝部另一前臂放在腘窝处向上牵引,开始先使髋关节屈曲、内收、内旋（使股骨头离开髂骨）,然后一面持续牵引,一面将关节外旋、外展、伸直、使股骨头滑入髋臼而复位（助手可协助将股骨头推入髋臼）。因为复位时股部的连续动作呈"?"形,似一问号,故称"问号法"复位,左侧后脱复位时,股部的连续动作如一个正"问号",反之,右侧后脱位为一反"问号"。

提拉法（Allis法）：患者仰卧,助手的动作和术者的位置同上法,复位时术者先将患侧髋和膝关节屈至90°,使髂股韧带和膝屈肌松弛,然后一手握住小腿向下压,另一前臂套住膝后部向上牵拉,使股骨头向前移位接近关节囊后壁破口,同时向内外旋转股骨干,使股骨头滑入髋臼,助手可同时将股骨头向髋臼推挤复位。复位时常可听到或感到一明显响声。此法比较安全。

复位后的固定：复位后可用单侧髋人字石膏固定4~5周（或平卧用砂袋固定患肢使呈轻度外展内旋位）,以后可架拐早期活动,但患侧不能负重,待6~8周后,进行X线检查,显示无股骨头坏死时再负重走路。

手术复位的适应证：手法不能复位,应考虑及时手术复位。髋臼上缘大块骨折,须手术复位并作内固定。

（2）前脱位治疗：原则同前,仅手法方向相反,复位后处理亦同。

（3）中心脱位：宜用骨牵引复位,牵引4~6周。

如晚期发生严重的创伤性关节炎,可考虑入造关节置换术或关节融合术。

髋关节陈旧性脱位的治疗因髋臼内充满纤维瘢痕,周围软组织挛缩,手法复位不易成功。可根据脱位时间、局部病变和伤员情况,决定处理方法。脱位未超过3个月者或试行手法复位。先行骨牵引1~2周,将股骨头拉下至髋臼缘,再在麻醉下试行轻缓手法活动髋关节,以松解粘连,获得充分松动后再按新鲜脱位的手法进行整复。但切忌粗暴,以免发生骨折。手法复位不成功或脱位已超过3个月者应手术复位。对关节面破坏严重者,可根据患者职业决定做髋关节融合术或人造关节置换术。

（六）习惯性髌骨脱位

多见于儿童,女性多于男性。创伤性髌骨脱位合并股骨外踝骨折,多由处理不当而引起。多数是患者膝关节局部结构发育异常,经轻微的外伤引起。而局部结构发育异常者,有膝外侧软组织挛缩,髌韧带附着点偏外侧,股外侧肌止点异常,髌骨发育小而偏平,股骨髁间凹浅外踝发育不良,膝外翻畸形等。

1.诊断　膝关节不明显的外伤或股四头肌强烈收缩,即可引起脱位。多数患者经常脱位,在屈膝时髌骨脱于股骨外踝外侧,伸膝时自然复位。股四头肌萎缩,伸膝无力,易摔跤。但无明显的疼痛。

2.治疗　习惯性髌骨脱位的治疗,年龄越小效果越好。不仅能解决脱位问题,还可避免继发畸形。如果治疗较晚,会出现髋、膝关节继发屈曲、腰前凸加大等畸形,甚至膝关节骨性关节炎,影响工作与生活。

实践证明,手术治疗能取得明显的效果。手术方法很多,归纳起来有以下几种:

(1)软组织手术包括:①膝内侧肌膜、关节囊、股四头肌扩张部分紧缩缝合术。②肌膜移位术(campbell),内侧肌膜、肌肉带蒂移位术(krougius)。③肌腱移位术,将内侧腘绳肌移位,加强肌回头肌内侧力量。

(2)股骨下端手术:对股下端内旋、膝内翻以及股骨外踝发育不良者,分别做股骨髁上截骨、股骨外踝抬高术(albee)。

(3)髌韧带移位术(houser):在儿童做半侧髌韧带移位术(goldthwait)。

(4)髌股关节成形术:修整髌骨外形,加深股骨髁凹,将周围软组织垫于其间。

孟继懋提出,习惯性髌骨脱位,局部结构发育畸形各有不同,不是某一种手术能解决的。应根据不同的畸形,采用综合手术治疗,并提倡用股内侧肌移位加强内侧牵拉力量。

(5)关节镜下手术:依据患者关节镜下脱位程度,首选髌骨外侧支持带松解术,然后进一步选择髌骨内侧支持带缝合加强术,若患者术前 X 线摄片测量存在高位髌骨,则依据术前测量行髌骨止点下移术。术后患者不需要外固定。

二、关节内骨折与软骨缺损

治疗不当易导致创伤性关节炎、关节不稳、和关节僵硬等不良后果,目前已成为导致肢体残障的重要原因,其治疗原则:骨折解剖复位、有效固定、早期功能锻炼。

(一)胫骨平台骨折

随着运动创伤和交通事故的增加,胫骨平台骨折发生率逐年增加。骨折波及胫骨近端关节面,这些关节内骨折往往存在骨质压缩与移位或合并有半月板、软骨、交叉韧带或侧副韧带等其他关节结构损伤,从而严重影响了膝关节的解剖对合、稳定性与运动功能。为了获得最大限度的恢复功能,处理这种骨折时,应根据损伤的严重程度、损伤的类型以及合并损伤的情况等,采用不同的治疗方法。

1.损伤机制　成人胫骨上端两侧为海绵质骨,外侧边缘下面无坚强的支持,成为骨的弱点而容易发生骨折。直接与间接外力均可引起胫骨平台骨折。直接外力常见的是汽车保险杠的撞击引起。间接外力多由于高处坠落双足着地,挤压胫骨平台而引起。或内外翻应力造成合并膝关节韧带损伤的骨折。垂直压缩力常引起 T 形或 Y 形双髁骨折。扭转应力亦可胫骨髁骨折可合并韧带损伤。

当膝关节伸直位受伤,多造成整个单髁骨折,而在屈由位受伤,则骨折多局限于胫骨髁中部或后部。目前国际上比较广泛的分型方法包括 Schatzker 分型（图 5-13）和 AO 分型。

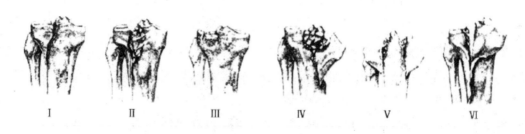

I　　　II　　　III　　　IV　　　V　　　VI

图 16-13　Schatzker 分型的示意图

2.诊断　膝关节有严重的外伤史。伤后出现膝关节疼痛及压痛,有功能障碍,不仅患侧小腿不能负重,而且不能主动伸屈活动。重者可有不同程度的关节内积血,并有广泛的或局限性肿胀。另外,还可出现不同程度的畸形。外踝骨折可出现膝外翻畸形。粉碎性骨折,可触到骨擦音。侧副韧带部位肿胀、压痛,说明有侧副韧带损伤,应做前后抽屉试验以除外交叉韧带的损伤。疑有胫骨上端骨折者必须拍摄正、侧位 X 线片,以了解骨折的程度与特点。显示受累的胫骨髁后方的轮廓拍摄斜位像很重要。手术前应详细询问损伤过程并进行体格检查,分析暴力作用机制,判断肢体神经和血管是否受损,是否合并侧副韧带和交叉韧带损伤,术前常规摄患膝前后位与侧位 X 线片,必要时应包括胫腓骨全长平片,

以了解小腿力线和避免遗漏远端骨折。常规进行三维 CT 图像重建以更详细了解骨折块数量、大小、移位或塌陷的方向与程度,从而有助于手术入路、复位和内固定方案的确定。应用四肢专用磁共振 ArtoscanC 常规进行膝关节扫描,协助判断半月板和交叉韧带损伤等。

3.治疗　传统的切开复位钢板内固定治疗,手术创伤较大,且难于处理关节腔内合并损伤等缺陷,而对关节面不平整的骨折进行消极的保守治疗,又容易较早地出现创伤性膝关节炎。目前越来越多的骨科或关节外科医生采用关节镜技术来治疗该骨折。治疗方法如下:

石膏托固定对无移位或轻度移位的劈裂骨折或压缩骨折不超过 1cm 者。石膏托固定 3~4 周,并早期开始股四头肌锻炼。切开手术对内外侧骨折,可以用骨螺栓内固定。对较小的劈裂骨折,可用松质骨螺钉内固定,对粉碎多块骨折,可采用多枚螺钉不同方向内固定。对压缩骨折撬拔复位,骨缺损处以松质骨或骨水泥充填。合并韧带损伤者,除处理骨折外,根据损伤情况加以修复。关节镜手术的进程如下:

术前准备:患肢妥善固定,并适当抬高,对早期创伤采用局部冰敷处理,闭合性骨折宜肿胀减轻后手术,一般患者手术时机为伤后 5~10d。

手术方法:

麻醉方式:首选神经阻止麻醉,亦可选硬膜外麻醉或全麻。

体位和"C"臂 X 线机准备:常规采用患者仰卧、患膝下垂 90°于手术床缘,控制室温 20℃,患肢大腿根部使用气囊止血带和固定架,止血带压力为 37.3~40kPa(280~300mmHg),首次使用时间不超过 90min,否则应放松 10min 后继续使用。健侧下肢外展置于托架上,连接"C"臂 X 线机,确保术中可以随时方便地进行患膝正侧位透视。然后常规消毒铺巾。

关节镜探查术:首先选择膝关节镜的前方内外侧标准切口进行关节腔探查。为了取得清晰的视野,应保持良好的冲洗灌注系统,但不主张应用关节镜泵,压力过大,灌注液将经过破裂关节囊和骨折处渗入小腿筋膜间隔,造成不良后果。在手术过程中,密切关注肢体肿胀情况,在某些不需要关节镜监视时,可以暂停关节腔灌注,以减轻液体外渗情况。探查时详细了解骨折块形态、移位方向和程度、软骨缺损程度、塌陷深度、塌陷软骨块位置以及是否存在半月板和前后交叉韧带损伤等。腔骨平台骨折处有时被半月板(尤其是盘状半月板)覆盖,需要用探钩牵开半月板或切除、修整半月板后进行观察,必要时可以临时使用缝线通过关节囊牵拉半月板以更好地显示骨折线。根据镜下观察进一步完善手术方案。首先进行关节腔合并损伤的处理,如半月板部分切除、修整或缝合,取出游离的骨或软骨碎片,清除骨折端血凝块等。

骨折处理步骤:①对移位骨折,可以在牵引作用下,依靠推挤骨折块和关节屈曲的磨合作用,初步复位骨折块,若关节面仍欠平整时,还可选用探钩或钝性骨膜剥离器进行拗拨复位,镜下确认复位满意后,转入 1.0mm 克氏针数枚暂时固定骨折块,"C"臂 X 线机正侧位透视进一步确认骨折块解剖复位,顺着克氏针旋入空心松质骨拉力螺钉;镜下监视螺钉不能侵及关节面,更不可进入关节腔,螺钉加压要恰当,既要达到关节面平整,又不致发生骨折块碎裂,若骨既未闭合时螺钉还不能通过骨骺,以避免骨骺早闭。②对交叉韧带撕脱性骨折,要在镜下解剖复位,并采用空心松质骨拉力螺钉或 2.0mm 克氏针进行有效固定,使交叉韧带维持一定的张力。③对合并交叉韧带损伤时,若交叉韧带挫伤而非完全断裂,可不予处理,若交叉韧带完全断裂,骨隧道经过骨折区可能导致界面螺钉固定不稳者,宜骨折愈合后进行二期韧带重建。④对合并的内侧副韧带损伤和外侧副韧带Ⅰ~Ⅱ度损伤可采用保守治疗,石膏或支具固定,对外侧副韧带皿度损伤应一期采用手术修补。⑤第三军医大学西南医院关节外科对复位后关节面骨折块塌陷超过 4mm 或 Schatzker Ⅱ型或Ⅲ型复位后,骨折块远端腔隙性骨缺损明显者,常规进行骨折块下方结构性植骨,优选自体髂骨,必要时补充同种异体骨块。⑥术毕常规留置关节腔负压引流装置,再次"C"臂 X 线机透视,以证实骨折复位后位置正确、固定良好,方可结束手术。

Schatzker Ⅰ~Ⅴ型骨折处理的初步体会。Schatzker Ⅰ型是相对简单的类型,在探查和处理合并损伤后,牵开外侧半月板清楚显示骨折线后,可以依靠推挤骨折块初步复位后,用克氏针或复位钳临时固定,透视确认后,在关节面下 1cm 旋入两枚空心螺钉即可。Schatzker Ⅱ型相对复杂,采用关节镜技术时恢复关节面平整和植骨是其关键内容,植骨通道可以在前交叉韧带重建定位器和公司专用定位器辅助下建立,根据病情灵活选用胫骨结节旁内侧或外侧开窗,依靠器械打夯骨折块至关节面平整,然后在骨折块下方结构性植骨,用克氏针临时固定,透视确认后,根据病情选用 6.5mm 或 7.3mm 空心螺钉固定骨折块,若骨折块偏小,亦可选用 4.5mm 或 3.5mm 螺钉,必要时还要对结构性植骨块固定。Schatzker Ⅲ型处理技巧类似于Ⅱ型。Schatzker Ⅳ型以上往往是高能量损伤的结果,要注意合并损伤的处理,该型骨折是较好的关节镜手术指征,内侧的骨折块在关节镜辅助下,可以较理想的复位,是否需要植骨尚存在争议,宜根据术中骨折块稳定情况而定,在骨折未骨性愈合前,不宜负重锻炼,以免日后出现内翻畸形。Schatzker Ⅴ和Ⅵ型骨折时,关节镜技术的应用价值相对局限,手术医生应备有随时开放手术的器械和方案。

（3）术后处理：①弹力绷带适度加压，并结合患膝冰敷 48h，以达到止血和减轻疼痛的目的，关节腔负压引流装置于术后 24~48h 拔出。②抬高患肢，并根据术中骨折块稳定情况，选用下肢长腿甲板或石膏托进行固定，时间不超过 2 周，嘱患者进行非制动关节活动，术后即练习股四头肌静力收缩，尽可能早地进行直腿抬高，防止股四头肌萎缩，同时利于患肢消肿，避免下肢血栓形成。③坚持"早锻炼、晚负重"的原则，膝关节屈曲锻炼要结合术中骨折块静态固定牢固情况及镜下观察在多大活动范围内固定仍牢固等情况，一般术后 3~5d 即开始逐渐无痛的主动屈伸患膝，下床扶拐行走时需夹板保护患肢，根据骨折损伤程度决定术后 2~3 个月开始逐渐负重锻炼。④其他，包括术后常规抗炎、止血和及时复查 X 线平片等。

第十七章　脊柱、脊髓和骨盆创伤

（王秉义）

第一节　脊柱骨折的分类及损伤机制

目前脊柱骨折的分类方法较多,受伤机制、伤后骨折表现以及伤后的临床症状等都是分类的基础。同时,由于脊柱形态和功能存在明显的分段特征,故脊柱骨折的分类也存在根据不同的节段作相应分类的情况。

一、上颈椎损伤的损伤机制及分类

由于上颈椎的解剖结构复杂,同时上颈椎椎管管径相对较大,存活患者神经损伤的严重程度相对下颈椎较小,所以与下颈椎损伤的损伤机制、临床表现及治疗等方面存在着许多差异。因此,对上颈椎损伤的分类,体现出不同的特点。创伤性上颈椎失稳是指外伤后颅底、上颈椎及其附属结构损伤,导致该区稳定性不足及功能异常,常见的有枕颈骨折及关节脱位、寰、枢椎骨折及关节脱位等以及同时伴有上述骨折脱位的韧带、附件损伤。

1. 枢椎创伤性滑脱占颈椎骨折脱位的 4%~7%,在交通事故中,此类骨折较常见。对于 Hangman 骨折,文献中较常应用的是 Levine-Edwards 分类法。

Ⅰ型:双侧椎弓根骨折,无成角,枢椎移位<3mm。

Ⅱ型:骨折有轻度成角,移位>3mm。

ⅡA 型:骨折有较严重成角,移位>3mm。

Ⅲ型:C2~3 骨折脱位。

治疗包括手术治疗及非手术治疗。非手术治疗的手段主要是颅骨牵引及 Halo 支架固定等。Levine Ⅰ型是稳定性骨折,骨折端移位小,通过硬颈围或颈胸支具外固定,非手术治疗疗效较好,文献报告愈合率近 100%。Levin Ⅱ治疗方式包括经牵引 C2~3 复位后行 Halo 支架固定。若存在多发伤或支具禁忌时,可行植骨融合内固定。对于ⅡA 型,需颈椎轻度后伸位牵引复位枢椎椎弓根拉力螺钉内固定等。Ⅲ型骨折是绝对不稳定性骨折,必须采用手术治疗,否则小关节突骨折和脱位若不能复位,将导致持续性颈痛。

Ⅱ型及ⅡA 型骨折均属不稳定性骨折,应根据 MRI、颈椎动力侧位 X 线片以及是否合并伴随损伤决定手术方式。

2.成人齿状突骨折 Anderson 根据齿状突骨折发生的部位将齿状突骨折分为 3 型：

Ⅰ型为较为稳定的齿尖骨折,发生率较低,约 4%。

Ⅱ型为齿状突与枢椎椎体连接处的骨折,占齿突骨折的 65%。

Ⅲ型为枢椎体部骨折。

由于Ⅰ型骨折较稳定,Ⅲ型骨折相对稳定,且骨折端血循环好,接触面积大,采用非手术治疗(如颅骨牵引、Halo 装置)等骨愈合率较高。对于Ⅱ型齿状突骨折的治疗方法依骨折的形态、粉碎程度、合并损伤、患者的年龄、伴随疾病而异,主要有齿状突中空螺钉固定术,前路寰枢椎经关节螺钉内固定术,后路寰枢椎钢板、椎板钩固定加植骨融合术,关节突螺钉及后路 C1~2 经螺钉内固定融合术等。

3.横韧带断裂不伴有齿状突骨折的寰枢椎脱位多由横韧带断裂所致,这是一种十分严重的创伤,伤后极易发生寰椎前脱位,常伴有上颈髓的损伤,可立即死亡,其分型如下：

Ⅰ型为韧带本身的断裂,分两个亚型:Ⅰa 为韧带中部的断裂,Ⅰb 为韧带附着部的断裂。

Ⅱ型为韧带附着部骨性的断裂,亦有两个亚型:Ⅱa 为有寰椎侧块的粉碎骨折,Ⅱb 则不伴有侧块的骨折。

对横韧带断裂,早期的手术治疗可稳定寰枢椎,以避免迟发性神经损伤。手术多采用后路寰枢椎固定术,如 Gallie1 法和 Brooks 法,术后给予 Halo 支架固定,多可获得良好治疗效果。枕颈融合术较少用于此类损伤中,只有当寰椎后弓缺损或骨折不愈合时才被采用。有作者认为Ⅱ型断裂,通过非手术治疗,大部分可获愈合,但Ⅱb 型不愈合的可能性很大,仍需手术治疗。

4.寰椎骨折:寰椎骨折是一种较少见的脊柱损伤,其发生率占上颈椎损伤的 25%,颈椎损伤的 10%,脊柱损伤的 2%。1920 年,Jefferson 最早描述了寰椎骨折的一种类型,即单纯的轴向应力所致的寰椎爆裂骨折(前后弓多处骨折),临床上被称为 Jefferson 骨折。寰椎骨折当时被认为是致命的,但随着对寰椎骨折研究的不断深入,人们逐渐意识到这种损伤的预后一般是比较好的。寰椎骨折的分类对于明确损伤机制和选降正确治疗有重要意义,通常分为 3 种类型：

Ⅰ型:为孤立的前弓或后弓骨折。

Ⅱ型:为前、后弓双骨折,包括典型的 Jefferson 爆裂骨折。

Ⅲ型:侧块骨折,骨折线可延及前弓或后弓,但不是同时累及。

多数不伴有神经损伤的单纯寰椎骨折,通过保守治疗,如颅骨牵引、Halo 环外固定,骨折多可愈合良好,预后也较好。多数学者认为对不稳定的寰椎骨折予以早期手术治疗,早期手术的目的是为了重建上颈椎的稳定,避免骨折不愈合及其他晚期并发症的发生。手术指征包括:寰椎骨折合并神经损伤, 合并齿突骨折并伴有超过 5~6mm 的移位,Jefferson 骨折合并有齿状突Ⅱ型骨折,寰椎爆裂骨折合并有横韧带损伤。手术的方式包括寰枢融合及枕颈融合,也可通过侧块螺钉直接固定骨折断端,这样可避免上颈椎的融合。如伴有其他脊柱损伤时,通常按照合并伤的治疗方案处理。

创伤性上颈椎失稳的原因复杂,可涉及骨性结构及韧带组织,治疗难度大,风险高,术前良

好的影像学评估对上颈椎稳定性及失稳的原因的判定非常重要。许多上颈椎骨折如 Anderson
Ⅰ、Ⅲ型齿状突骨折,Levine Ⅰ、Ⅱ型 Hangman 骨折等经保守治疗均可获得满意的临床疗效。手
术治疗应严格掌握适应证,最大可能地减少融合节段,从而减少手术融合对颈椎活动度的影响,
获得满意疗效。

二、下颈椎及胸、腰椎损伤的损伤机制及分类

(一)按受伤机制与形态相结合分类

1.屈曲压缩骨折 受屈曲纵向暴力而引起,又可分为Ⅲ度(图 17-1)。

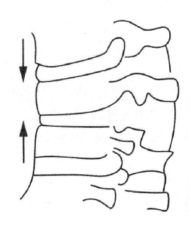

图 17-1 屈曲压缩骨折损伤机制图解

Ⅰ度:前柱压缩<1/2,后柱结构完整。

Ⅱ度:前柱压缩>1/2,棘上、棘间韧带断裂,前后柱均不稳定,但中柱完整。

Ⅲ度:前柱压缩程度不一,椎体后上缘有一三角形骨碎块进入椎管,后柱可有或无韧带损
伤。如有损伤则三柱均不稳定。

2.屈曲牵张骨折 前柱受屈曲压缩暴力而呈楔形改变,后、中柱受牵张暴力造成后部韧带
断裂或骨折分离。从而形成前柱压缩,中、后柱张开。典型的称 Chance 骨折或安全带损伤(图 17-
2)。

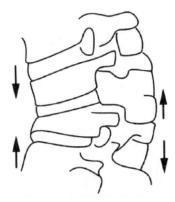

图 17-2 屈曲牵张骨折损伤机制图解

3.爆裂骨折 为垂直暴力所致前、中柱压缩,椎体变扁。X 线平片可见椎体横径及前后径均

增大,可伴有椎板或椎弓根骨折(图17-3)。

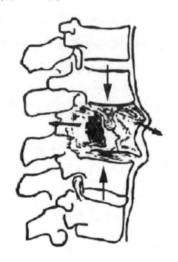

图17-3　爆裂骨折损伤机制图解

4.屈曲旋转骨折　脱位前柱受屈曲压缩暴力,中、后柱受旋转暴力致骨折脱位。特点是椎体上份有一薄骨折片随上位椎体向前移位。有的经韧带结构脱位。三柱均遭受破坏(图17-4)。

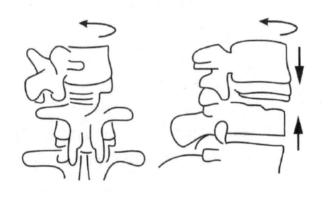

图17-4　屈曲旋转骨折脱位损伤机制图解

5.伸展骨折　胸腰椎过伸损伤。特点是伤椎或椎间隙前部张开,椎板压缩骨折碎片进入椎管或上位椎体向后移位或骨折脱位(图17-5)。

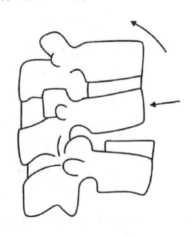

图17-5　伸展骨折损伤机制图解

6.水平剪切骨折　受水平暴力所致,如汽车从前/后方撞伤。骨折线横贯前后或经骨质或经韧带结构,多有移位,少数也可无移位。如移位>1/4,则三柱均不稳定(图17-6)。

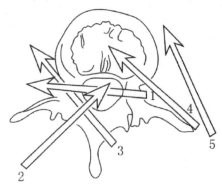

图17-6　水平剪切骨折损伤机制图解

（二）AO分类

AO的脊柱骨折分类方法,是目前应用较为广泛的一种。该分类主要基于脊柱损伤的病理形态学特点,损伤的类别取决于损伤的病理形态是否一致。

1.AO分类方法针对脊柱骨折的3个主要损伤类型进行分类。主要由易于识别的影像学特征来判定其中简单的机制可作为常见的损伤类型:①压缩外力,它引起压缩性和爆裂性损伤。②牵张外力,它引起的损伤伴有横向结构的损伤。③轴向扭转外力,它引起旋转性损伤。形态学的依据用来将每一主要类型进一步分为不同的亚型,利用更详细的形态学所见可再分为次亚型,甚至可以更进一步地划分,以达到对几乎所有创伤的精准描述。

按照AO分类方式,脊柱骨折可分为A、B、C3型。A型损伤的特点是椎体骨折,后柱基本没有损伤。B型损伤描述的是一种使前方(B3)或后方(B1,B2)椎体结构间距离增大的横贯伤。此外,B1及B2亚型损伤主要依靠其前方损伤的类型进行划分,这可能是椎间盘损伤或是A型椎体骨折,这些B型损伤主要根据后方是否损伤进行诊断,但进一步分型则根据前方损伤的情况。C型损伤的特点是轴向扭转外力造成的损伤模式,通常基于A型或B型损伤的基础上,因此A型和B型损伤是大多数C型损伤进一步分类的基础。此外,剪切力并伴有扭力的损伤也包括在C型损伤中。A型损伤仅累及前柱,而B型和C型损伤则累及前后两柱(图17-7)。

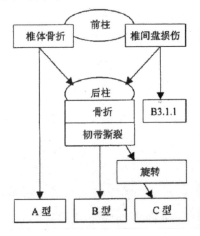

图17-7　胸腰椎损伤的分类原则

2. 损伤类型的发生率及分布 A 型骨折占所有损伤的 2/3,B 型和 C 型损伤虽然也有多种类型,但两者一共只占总数的 1/3。而仅仅是稳定的 A 型骨折就超过了总数的 1/3。而且,A 型骨折的发生率从头向尾端逐渐减少,而 C 型骨折则多发生在腰椎,B 型骨折多出现于胸腰交界处。同时,在 A 型骨折中,一些类型的损伤水平也有其特定的节段,如分离型骨折仅出现在 T10 以下,爆裂骨折多数在 T12 以下,而分离—爆裂型骨折仅出现在 T11 以下。

3. 神经损伤的发生率在 1212 例(见表 17-1)骨折的病例中,神经损伤从单一神经根的损伤到完全瘫痪均有发生,总的发生率是 22%,随着分类的进展,神经损伤的发生率明显的随之增高。神经损伤在 A1 及 A2 骨折中很少出现,A1 骨折中的神经损伤可能由于胸椎多节段楔形骨折所引起的后突畸形造成。然而也有可能是有些模型骨折中隐含着 B1、B2 型骨折,这种骨折的后方损伤在普通的 X 线片上并不显示。A2 及 A3 型骨折的神经损伤率的显著差别可能是由于 A3 型骨折中严重的爆裂性骨折较多,因此,A3 型骨折的神经损伤的发生率类似于 B1 及 B2 型骨折,这种类似性出现的原因可能是因为伴有神经损伤危险较高的前脱位很少发生在胸腰段脊柱。从 C2 到 C3 型骨折神经损伤发生率降低,其原因是在 C3 型骨折中,神经损伤可能性最大的切片样骨折所占的比例较小。

表 17-1　1212 例骨折神经损伤的发生率

骨折类型	例数	神经损伤率(%)
A 型	890	14
A1	501	2
A2	45	4
A3	344	32
B 型	145	32
B1	61	30
B2	82	33
B3	2	50
C 型	177	55
C1	99	53
C2	62	60
C3	16	50
总数	1212	22

4. AO 分类对于临床治疗的指导意义

(1)A 型:根据椎体的损伤程度,在压缩方面的稳定性可以是完整的、损害的或丢失的。在屈曲方面的稳定性可以是完整的或因椎体的压缩而降低,但绝不会完全丧失,因为从定义上来说,A 型损伤的后方韧带结构是完整的。真正的稳定性损伤只出现在 A 型。不稳定的程度从稳定的 A1 骨折到极不稳的 A3-3 爆裂骨折逐渐加重。在水平面上的横惯性损伤不出现在 A 型损伤中。

(2)B 型:重要的指征是在丢失轴向压缩稳定性的基础上,部分或完全丧失脊柱的张力强度,矢状面的贯通损伤既可以出现在前方,也可以出现在后方。

B1 及 B2 型损伤:由于后方的横贯性损伤,屈曲上的稳定性完全丢失,有时同时丢失在前方剪切上的稳定性。如果后方的损伤同时伴有 A 型骨折,这些不稳定中还会有轴向压缩上的不稳定。伸展上的稳定性通常是存在的,因为前纵韧带在多数情况下从椎体前方剥离。前方的脱位或半脱位可以发生,如果不出现的话,应考虑到有前方矢状面贯通伤的可能。应用后方牵引可能导致后突甚至过牵。因此稳定这类骨折应包括后方加压并重建前柱的、抗压缩结构,这可以通过保守或手术方式解决。

B3 型损伤:这类损伤在伸展时不稳定,而在轴向压缩时至少在其复位后是稳定的,后方韧带结构完整的损伤在屈曲时也是稳定的。此外,伴有后方结构的损伤,如后脱位及某些剪切样骨折脱位,则完全没有抗张力及抗剪切力。真正意义的前脱位可以在剪切样骨折脱位中发现,而在过伸性滑椎中仅有椎体向前移位。后方移位则是典型的后脱位。因为所有的 B3 型损伤中均有椎间盘损伤,因此均需手术治疗,包括植骨融合。前方融合加张力带样固定或术后在轻度屈曲位上固定可以用于屈曲稳定性还存在的损伤的治疗上。后脱位及一些剪切样骨折脱位需要前方和后方联合手术或前方手术加其他固定系统

C 型损伤:这类损伤在轴向扭转上不稳定。在多数情况下,轴向扭转的不稳定更加重了 A 型或 B 型损伤上已有的不稳定。轴向扭转的不稳定是由一组损伤引起,它包括椎体骨折本身,附着的软组织撕脱(例如椎间盘、韧带、肌肉)及骨结构的骨折(例如横突、肋骨),这些结构控制旋转。有些不完全损伤例外,临床所见的大部分 C 型损伤是最不稳定的损伤,神经损伤发生率最高。不管影像学的表现如何,都可能出现在各方向水平面上的横贯性损伤,因为这在影像学上可能不被发现。

以间盘韧带为主的旋转损伤极不稳定并且愈合能力很差,应该选降手术治疗。在 A 型和 B 型损伤的治疗中,内固定必须能够抗短缩,屈曲或伸展有时需要抗矢状面的剪切力,用于旋转损伤的内固定系统必须在此基础上,还要能抗轴向扭力及在任何水平面上的剪切力。

第二节　脊髓损伤的机制及分类

脊髓损伤(spinalcordinjury,SCI)为脊柱骨折脱位的严重并发症。发病率占脊柱损伤的 16%~40%,死亡率约为 6%。我国 SCI 所致的截瘫发病率为 6.7~23/百万人。随着交通、建筑业的迅猛发展,重症脊柱损伤的患者趋于增加,其特点多为多发性损伤增多,伤势较为严重。脊柱各部位骨折或骨折脱位均可伴发 SCI,但以胸腰段最为常见,约占半数以上。SCI 的临床表现包括两个方面:一方面是 SCI 的全身反应和损伤部位的局部症状;另一方面是 SCI 所表现出的神经症状。SCI 后临床症状的严重程度主要取决于损伤的性质、程度和损伤的部位与其同一平面神经根受累情况,同时也取决于脊髓的继发性损伤。对 SCI 的诊断,要求明确损伤部位,损伤程度和损伤性质,尤其后者对估价预后非常重要,是长期以来被人们所关注的难题之一。近年来,计算机断层扫描(CT)和磁共振(MR)等诊断技术的应用和体感皮质诱发电位(SEP)的研究对早期诊断脊

髓损伤部位、程度和性质有着很大的帮助。中枢神经再生非常困难,尽管许多新的方法如神经营养因子、生长抑制因子阻滞剂、电刺激、神经移植、神经干细胞移植、嗅鞘细胞移植、基因治疗等均在动物实验中取得可喜进步,但真正应用于临床尚待时日。迄今为止,以减轻急性 SCI 的神经损害程度为目的的临床治疗仍收效甚微。SCI 的治疗应以正确诊断为依据,积极进行综合性治疗,努力挽救不完全损伤的脊髓功能,恢复脊柱的稳定性,积极预防和治疗并发症,把康复的概念贯穿于整个治疗过程中,竭力提高患者生活和工作能力。

一、脊髓损伤的损伤机制

脊髓损伤由两种不同的机制所引起:原发性损伤和继发性损伤。脊髓组织遭受机械外力损伤后瞬间引起一系列病理、生化、解剖的变化,使组织结构破坏、功能丧失,称为原发性损伤。由此激发的一系列由病理因素参与的组织进行性、自毁性破坏过程称为继发性损伤。原发性损伤病因包括机械性破坏、出血和电解质从受损细胞中外溢。继发性损害通过更为复杂的机制,包括水肿、炎症反应、局部缺血、生长因子、细胞因子、再灌注、钙离子溢出及过氧化基团对脊髓产生的毒害作用。

二、脊髓损伤的病理改变

(一)原发性病理改变

1.脊髓轻微伤或脊髓震荡　仅脊髓中央灰质有少量小出血灶,神经细胞、神经纤维水肿,基本不发生神经细胞坏死或轴突蜕变,2~3d 后渐恢复,组织学上基本恢复正常,神经功能可完全恢复,是一种可逆性功能紊乱。患者伤后立即出现感觉和运动功能障碍,神经系统的功能障碍与脊柱损伤平面相符合,通常在 72h 内完全恢复。

2.脊髓休克

指脊髓组织遭受严重损伤后远端脊髓失去高级中枢的调控或脊髓本身的超限抑制而使脊髓功能处于暂时性的抑制状态。表现在脊髓损伤平面以下神经功能大部分或完全丧失,具体临床表现在损伤平面以下感觉、运动、反射和大、小便功能丧失,外周血管扩张,血压下降,但与完全性截瘫不同的是脊髓休克时肛周感觉,肛门反射及球海绵体反射可保留。脊髓休克的持续时间可从数小时、数周至数月不等,一般为 1~6 周。脊髓休克恢复过程中,原始简单的反射先恢复,复杂高级的反射后恢复。反射活动中最早出现的是球海绵体反射及肛门反射,并从尾端向头端方向恢复。

脊髓休克与脊髓震荡的鉴别见表 17-2。

表 17-2　脊髓休克与脊髓震荡鉴别表

鉴别要点	脊椎休克	脊椎震荡
1.脊髓损伤类型	严重脊髓损伤	轻微脊髓损伤
2.神经功能改变	感觉、运动、反射三者全部消失	感觉、运动、反射三者可消失,但有所保留

续表 17-2：

鉴别要点	脊椎休克	脊椎震荡
3.截瘫程度	完全性截瘫	不完全性截瘫
4.肛周及肛门深感觉	可保留	保留
5.肛门外括约肌自主收缩	可保留	保留
6.球海绵体反射及肛门反射	可保留	保留
7.全身性反应	有低血压、低体温、心动过缓、心排血量下降、呼吸受限等	无明显全身性反应
8.恢复时间	较长，数天或数月	短暂时间一般不超过 48h
9.恢复标志	球海绵体反射及肛门反射最早出现，其次为腱反射，从慨段向近端恢复	随意运动出现，感觉、反射恢复
10.最终结局	不完全性脊髓损伤可恢复到不全瘫，完全性脊髓损伤仍为完全性瘫	恢复至正常水平

3.脊髓挫裂伤　最为常见，表现为脊髓外观连续但内部发生变性坏死。脊髓血液侧支循环不很丰富，中段更为缺乏。脊髓损伤后的水肿、血循环障碍引起一系列病理变化：挫伤区髓内出血、血肿、血管痉挛形成栓塞，呈紫红色，各层脊膜出血，脊髓血管萎缩；镜下可见灰质内广泛出血并向白质扩散。有些神经纤维髓鞘消失，轴索裸露、断裂回缩成球状，神经节细胞染色质溶解，Nissl 物质消失和胞核移向外周或消失；不完全性损伤为可逆性变化，损伤可获得部分或大部分恢复。完全性损伤呈进行性改变，晚期出现脊髓坏死、软化、囊腔，被胶质所替代，如经早期有效治疗，有可能部分挽回脊髓功能。

4.脊髓断裂　是脊髓最严重的损伤，包括神经纤维束的撕断和髓质内神经细胞胶质成分连续性的破坏。多见于椎体严重骨折、骨折脱位，骨折片嵌于椎管内损伤脊髓，造成脊髓中央进行性出血性坏死，血管痉挛、轴浆外溢、溶酶体释放。溶酶体导致的脊髓自溶病变过程约 3 周，脊髓断裂自溶、坏死，最后断端中间形成空腔或为瘢痕组织所填充。

(二)继发性脊髓损伤的病理

1.微循环障碍微循环障碍　是 SCI 后脊髓继发性损伤的主要机制，是脊髓组织发生不可逆转的进行性变性、坏死的主要原因。自由基的大量产生，单胺类物质、血小板激活因子、肽类物质的大量释放及内源性一氧化氮的失活等因素共同作用、相互影响构成了 SCI 后的微循环紊乱。

2.脊髓水肿　伤后脊髓因缺氧及受压突然解除时，都可能出现不同程度的水肿。微血管内皮细胞发生变性，与基底膜分离，细胞间的连接增宽、断裂，基底膜外露，微血管的通透性增加，引起组织水肿及缺血变性坏死，脊髓发生水肿使脊髓内组织压力增高，加重了微循环障碍。

3.脊髓受压　脊髓压迫伤及脊髓缺血损伤的病理改变，都是脊髓灰质出血至白质出血。轻者为可逆性，当压迫因素很快解除时其功能可全部或大部恢复。重者为不可逆性，脊髓因缺血缺氧而坏死液化，最后形成瘢痕或出现萎缩等继发性变化，使其功能永远不能恢复，但很少出现坏死软化灶，基本不形成囊腔，而是胶质化，质地变细变硬。

4.出血　SCI 后出血是脊髓损伤的重要环节，可由外伤直接所致，受损伤血管供应的神经细胞由于缺血缺氧而变性坏死。如果脊髓中央动脉损伤,可发生大范围的脊髓灰质的坏死。伤后持续出血,可形成血肿,使受累范围扩大。

三、脊髓损伤的病理生理改变

脊髓损伤的病理生理变化是一个动态过程,Smith 等人将其分为 4 期:急性期(损伤后 24~48h 内)、亚急性期(损伤后 48h 至 1~2 周)、中间期(损伤后 1~12 周)、慢性期(损伤后 3 个月以上)。大量的研究表明,SCI 后脊髓的缺血缺氧可进一步引起生化改变,如:Ca^{2+}内流、氧化磷酸化的解耦联、ATP 生成减少、膜磷脂酶的激活、自由基的形成等一系列的变化造成脊髓功能的进一步损伤。神经损害表现取决于损伤的平面、范围、程度,主要临床表现为受损平面以下的感觉、运动、反射和括约肌功能的障碍。

四、脊髓损伤的分类

(一)根据发病的缓急以及发展的快慢分类

1.急性脊髓损伤多　指损伤暴力直接作用于脊柱,造成脊柱损伤,继而累及脊髓。常见暴力因素有:高处坠落、车祸、重物撞击、挤压、枪弹伤、损伤飞刀刺伤等。

2. 慢性脊髓损伤　主要原因包括脊柱和脊髓的肿瘤造成的脊髓慢性压迫;脊髓的血管意外、血管畸形、动脉硬化、血液病等;脊髓栓系综合征、脊柱裂引起的硬脊膜膨出等。这些因素可造成脊髓的慢性损伤。

(二)按受伤性质分类

1.开放性损伤　指伴有蛛网膜下隙或脊髓与外界相通,多见于战时,由火器或刀戳所造成。在各节段脊髓损伤中,以马尾神经、腰段脊髓损伤恢复较好,胸段和颈段脊髓损伤恢复较差。

2. 闭合性损伤　蛛网膜下隙或脊髓与外界不相通,为脊柱直接或间接受到暴力打击所引起,常伴有脊柱的骨折脱位。

(三)脊髓损伤的病理分类

1.脊髓横断解剖学上远近端分离,是最严重的脊髓损伤。包括神经纤维束的断裂和髓质内神经细胞的破坏。脊髓完全横断后,断面以下首先表现为脊髓休克,骨骼肌紧张性降低甚至消失,外周血管扩张,血压下降,无汗,粪、尿潴留,躯体和内脏反射均减退或消失。脊髓休克是暂时现象,一般需数周或数月恢复。最后断裂中间形成空腔或为瘢痕组织所填充。

2.脊髓完全性损伤解剖学上连续,但其传导功能完全丧失,脊髓内的病变是进行性加重,从中心出血至全脊髓出血水肿,从中心坏死到全脊髓坏死,损伤平面以下感觉、运动障碍,肛周感觉丧失,排便功能障碍,患者呈完全瘫痪;后期损伤脊髓为瘢痕组织所代替。对于完全性脊髓损伤,只有在早期数小时内进行有效治疗,才有可能挽回部分脊髓功能。

3.不完全脊髓损伤脊髓连续性完好,传导功能部分丧失,呈不完全性瘫痪。伤后灰质出血较少,白质无改变,此病呈非进行性,是可逆的。由于不完全脊髓损伤的程度有轻重差别,重者可出现坏死软化灶或胶质代替,保留部分神经纤维;轻者仅中心小坏死灶,保留大部分神经纤维,因此不完全脊髓损伤可获得部分或大部分恢复。

4.轻微损伤脊髓神经元及其纤维暂时性功能受损,表现为不完全瘫痪,感觉和括约肌功能仍可存在,在伤后数分钟或数小时脊髓功能即开始恢复,在大体和显微镜下均无明显病理变化。大部分脊髓功能可恢复。

（四）脊髓损伤的临床分类

1.根据解剖学分类

（1）颈髓损伤:

上颈髓损伤（C1~C4）:上颈髓为延髓的延续。损伤后因波及呼吸中枢而致呼吸麻痹、呼吸困难,可迅速致命;存活者损伤平面以下四肢呈痉挛性瘫痪;伴有延髓受损者表现血管运动和其他内脏功能严重紊乱。

中颈髓损伤（C5~C7）:为颈膨大部。表现为四肢瘫痪,上肢弛缓性瘫痪,肩胛抬高上臂外展,前臂内收,下肢呈痉挛性瘫痪;C5 以上损伤上肢反射亢进。

下颈髓损伤（C8~T1）:为颈髓和胸髓的连续部分,属颈膨大的下端,主要表现为下肢瘫痪及手的小肌肉变化。

（2）胸腰髓损伤:大部分由胸椎骨折、脱位造成,损伤平面以下的运动、感觉、膀胱和直肠功能障碍。早期下肢呈弛缓性瘫痪,反射消失或减弱,后期呈痉挛性瘫痪。

（3）腰骶段及马尾损伤:本节段损伤包括 L3~骶骨骨折、脱位致马尾神经损伤。马尾神经损伤大多为不完全性瘫痪。此节段损伤常出现圆锥综合征和马尾损伤综合征。

2.根据损伤程度分类

（1）完全性脊髓损伤:损伤平面以下深、浅感觉完全丧失,肌肉完全瘫痪,浅反射消失或亢进,二便潴留。以上体征持续到脊髓休克期已过,出现由松弛性瘫痪变为肌张力增高、腱反射亢进、病理反射阳性的痉挛性瘫痪。

（2）不完全性脊髓损伤:损伤平面以下尚保留部分功能,又可分为以下几类:

中央型脊髓损伤综合征:简称中央脊髓综合征（central cordsyndrome）。该综合征几乎只发生在颈脊髓损伤,感觉及运动均为不全损害,骶部感觉未受损,运动瘫痪上肢重于下肢,手部最重,多伴有括约肌障碍。

脊髓半切损伤综合征（Brown-Sequard syndrome）:系一侧脊髓损伤。表现为:同侧运动丧失,出现痉挛性瘫痪,深反射亢进,有病理反射,同侧本体感觉、振动觉及触觉丧失,感觉过敏;损伤对侧痛、温觉消失,但触觉不受影响。

前脊髓综合征（anteriorcordsyndrome）:脊髓前侧受损,包括全部灰质及中部以前的白质,损伤平面以下运动丧失为主,浅感觉如痛、温觉减退或丧失。后索白质保存即深感觉、本体感觉存在,多见于爆裂骨折。

后脊髓综合征（posterior cord syndrome）:表现损伤平面以下的深感觉、深压觉、位置觉丧失,而痛温觉和运动功能完全正常。多见于椎板骨折,少数病人出现椎体束征。

脊髓圆锥综合征（conus medullaris syn-drome）:系脊髓骶段相当于 L1 椎体节段损伤,此处圆锥与骶神经根共存。当两者均受损时截瘫平面在 L1,损伤平面以下运动功能丧失,呈弛缓性瘫痪,痛温觉功能丧失,触觉存在。

马尾综合征(cauda equina syndrome):脊髓在 L1 以下缩小呈圆锥形,称为脊髓圆锥,以下主要为马尾神经。严重的骨折错位才能引起马尾神经挫伤或断裂。损伤后其瘫痪症状多不完全,轻度损伤时可以完全恢复。如完全断裂则于其分布区出现肌肉的弛缓性瘫痪,腱反射消失。

(3)暂时性神经功能抑制:如脊髓震荡伤,是由于脊髓神经细胞受强烈刺激而发生超限抑制,脊髓功能暂时处于生理停滞状态。大体标本上看不到明显的器质性改变或仅有轻度水肿。

(五)特殊类型脊髓损伤

1. 无影像学异常的脊髓损伤(spinal cord in jury wi thout radi ographic abnormality,SCIWO-RA) 多见于颈脊髓损伤,亦可见于胸脊髓损伤,X 线片及 CT 片上未见异常,而发生脊髓损伤,但 MRI 检查可发现有椎间盘突出压迫脊髓。大多为全瘫,特别是胸椎损伤者。儿童多见,青壮年亦有发生。

2.上升性脊髓缺血损伤(ascending ischemic injury of spinalcord,AIIOSC) 多见于下胸椎及胸腰段损伤,脊髓内血管栓塞致脊髓缺血坏死,并向上蔓延至中胸段或上颈段。可因呼吸中枢麻痹而死亡。脊髓传导障碍,早期下肢呈软瘫。

3. 不连续多节段脊髓损伤 是由不连续多节段脊柱骨折(multiple-level noncontinuous spinalfracture,MNSF)所致,指脊髓损伤多于一个节段且彼此之间不相邻,被正常的脊髓节段分隔。此类损伤多发生在交通事故和高处坠落所致的多发性损伤,大都发生在胸段或腰段。

第三节　脊柱、脊髓损伤的临床表现及诊断

一、临床表现

(一)脊柱和脊髓损伤的总体表现

单纯脊柱骨折,除伤后局部疼痛,脊柱活动受限,出现脊柱畸形等以外,一般少见昏迷或创伤性休克。有昏迷或休克者,应考虑是否合并颅脑、胸、腹脏器或大血管伤。

若在受伤当时脊髓即遭到损伤,患者可立即瘫痪,不能移动。也有少数患者在伤后肢体尚能活动,但经过不适当的搬运或经过一段时间后出现瘫痪,表明脊髓的损伤是由于椎体、椎板或异物发生移位或伤后椎管内血肿、水肿使脊髓受到挤压而引起的继发性损伤。

(二)脊髓各节段完全性损伤的临床特点

1.上颈节(C1~C4)完全性损伤可引起高位瘫痪。由于隔神经(C3~C4)的麻痹,可出现膈肌麻痹,患者呼吸困难。

2.颈膨大(CS~T2)完全性损伤颈膨大损伤时,两上肢表现下运动神经元性损伤症状最为突出。双上肢呈弛缓性瘫痪,后期有下肢痉挛性瘫痪,两侧受累程度对称。可以建立反射性膀胱,

阴茎勃起和射精反射,并可出现总体反射。损伤平面越高,呼吸功能受累越重,有时需行气管切开术。由于交感神经中枢受累,可出现双侧霍纳征,即上睑下垂、瞳孔缩小、眼球微陷、颜面无汗。

3.胸中节(T3~T10)损伤双下肢呈痉挛性瘫痪,两侧对称。可建立反射性膀胱、阴茎勃起和射精反射。由于血管舒缩功能障碍较重,故易于出现体位性低血压现象,坐起后眩晕,需经适应过程后方可好转。

4.胸、腰节完全性损伤如T11、12节损伤时,症状与T3~T10损伤相似。T12及L1节损伤时,如脊髓末端同时受累,则出现弛缓性瘫痪,如未受累,则仍可出现痉挛性瘫痪。L1~L4损伤时,踝反射仍存在并可增强,出现踝阵挛。如果L3、4未受损伤,则可保留膝腱反射,经刺激后可起回缩反应,巴宾斯基征阳性。如同时伤及L5,则膝腱反射和跟腱反射均消失,但巴宾斯基征存在。

5.圆锥(S2~尾1)损伤不能建立反射性膀胱,而只能形成自主性神经源性膀胱,肛门括约肌松弛,肛门反射和龟头海绵体肌反射消失,会阴部呈鞍状感觉消失。如果损伤范围只限于圆锥,则小腿和足部运动得以保留。但在圆锥损伤的同时常有马尾神经损伤,特别是L3神经根与其邻近部分受伤可致股四头肌力减弱。

(三)不完全性脊髓损伤的临床特点

具体见本章第三节内容。

二、体格检查和辅助检查

对脊柱、脊髓伤,都须作好全身检查、局部检查、神经系统检查及必要的相关辅助检查。要求:①及时发现休克、大出血或胸、腹腔脏器伤。②明确脊柱损伤的类别。③了解脊髓损伤情况(平面和程度)。④掌握病情变化,从而提出正确而及时的处理方针。

(一)全身和局部检查

外伤伤痕、伤口部位、大小、深度,有无出血、脑脊液外溢及伤道走行方向,常可提示暴力损伤部位。局部有无外伤性畸形、瘀血斑。从上到下轻轻触压棘突、棘间隙和棘旁肌肉,注意有无压痛,肌痉挛或棘间隙增宽,后者提示棘上韧带及棘间韧带断裂。

经全身系统检查排除重要脏器损伤的基础上注意局部伤口或创伤弹道的检查。

创伤弹道检查的重点内容:①创道入口、出口的大小及形状。②永久性创道的深度及其组织损伤情况。③创道的方向、创道的偏斜及其复杂性。④伤道外邻近器官损伤。⑤损伤创道的污染程度等。

(二)神经系统检查

首先应明确有无脊髓损伤。为确定脊髓伤,应作好神经系统的检查。检查时要做到:认真细致,反复检查,在伤后第一个24~48h,最好每2h检查一次,以后可每天检查一次,每次检查结果都要做好记录。

1.感觉检查　包括触觉、痛觉、温度觉、位置觉、震动觉等。用棉签或纸片轻触皮肤、黏膜以检查触觉;用大头针轻刺皮肤以检查痛觉;用玻璃试管装5℃~10℃水检查冷觉,装40℃~45℃的水检查热觉;用音叉检查震动觉;用移动手指、足趾或踝关节方法检查位置觉和运动觉。要有次序地进行,并两侧对比,不要遗漏会阴和肛门周围部。最好从麻痹区向正常区检查。检查完毕,把感觉平面改变详细而准确地绘在图上。

2.运动检查　上、下肢肌力按 6 级分法判定,检查结果分别记入检查表。

3.反射检查　检查腹壁反射、提睾反射和肛门括约肌反射是否存在,肱二头肌、肱三头肌、膝反射和跟腱反射是否存在。有无病理反射,如霍夫曼征、巴宾斯基征等。

（三）脑脊液和脑脊液动力学检查

腰椎穿刺,做脑脊液常规和生化检查以及行颈静脉加压试验(奎肯试验),对判定脊髓伤和受压有重要的参考意义。从临床上来看脑脊液的全部或部分阻断应认为是脊髓受压的征象,而从外科的观点来看则是施行清除压迫综合征的适应证。

（四）X 线检查

X 线平片对脊柱脊髓损伤的早期诊断及手术适应证的选择具有重要的参考价值。情况允许时应及时摄脊柱正、侧位片,必要时摄斜位片。

正位片可看到椎体有无侧方压缩或移位,椎体横径是否增宽,棘突有无偏斜,棘突间隙有无增宽,横突有无骨折,椎弓根是否对称,两侧横突和肋骨头排列是否对称,肋骨头有无脱位。如有上述情况,即说明有旋转型损伤。

侧位片可看到椎体有无骨折或骨折脱位,椎体压缩程度,棘突间隙有无增宽,关节突有无骨折或脱位、交锁,椎管前后界是否平顺正常,椎管内有无骨片或金属异物。

斜位片可见到关节突及椎弓峡部有无骨折,椎间孔有无变形,椎间孔内有无碎骨片或金属异物。

（五）CT 平扫、增强

脊柱脊髓损伤患者的处理和预后决定于损伤平面和解剖类型的正确诊断。CT 对脊柱,尤其是对椎管横断面计算断层检查,较一般平片有很大的优越性,它可了解椎管腔内情况,可做出更确切的诊断。操作方便,安全,不需翻动病人,对碎骨片、弹片的位置以及与椎管和脊髓的关系显示较为理想。

（六）磁共振（MR）

磁共振对脊柱脊髓损伤的检查和诊断是一个新的突破。此项检查无放射线损伤,不需用造影剂分辨脑脊液和神经组织,不需要电子计算机协助,就可以得到矢状面的直接影像,并可提供中位、伸直位和屈曲位脊髓或神经根受金属破片或骨折碎片压迫的直接影像。对指导手术和异物定位有突出的实用价值。但对盲管伤或弹片存留者,因可以出现危险而不做这项检查。

（七）脊髓腔造影检查

脊髓造影可以观察椎管腔的通畅度及形态改变,有无压迫梗阻及定位诊断。但由于操作烦琐,造影剂可引起严重反应,在损伤中不能常规使用。一般在病情稳定后,截瘫有进行性加重或脊髓恢复到一定程度不再恢复时,为明确脊髓受压原因及其节段,方考虑此项检查。

（八）肌电图检查

脊髓损伤后,肌肉部分或全部失去神经支配,肌电图表现为异常的去神经电位波。常见的有纤颤电位、束颤电位,根据异常电位的形状、分布和范围,可推测脊髓损伤的性质和部位。也可检测脊髓的恢复情况。

(九)选择性脊髓动脉造影

对确定脊髓出血、水肿的程度和部位有助于估计预后。截瘫病人术前脊髓动脉造影,若显示增粗的根动脉或丰富的血管或可见脊髓前动脉,则术后恢复较乐观。但因技术问题,临床应用甚少。

(十)感觉诱发电位(SEP)

SEP可用于估计脊髓损伤的程度、治疗效果和预后。有些学者认为只要存在诱发电位,就能排除脊髓完全性损伤的可能,可望有良好的功能恢复。脊髓损伤后3h诱发电位回复与否和预后有密切关系,如果3h内诱发电位恢复,则多数预后较好。

三、诊断与鉴别诊断

对每位伤者必须按正规的临床检查顺序进行检查,在获取初步印象后再去作更进一步的辅助检查,如此则更有利于诊断的准确性。

(一)临床诊断

对伤后早期来诊者,应依序快速做出以下检查:

1.受伤史 详细了解负伤经过,重点了解致伤武器的种类,杀伤效力,受伤距离、体位及伤部、伤情特点及急救处理经过等。对全身情况不清者应边检查边收集病史。

2.意识情况 意识不清者表示颅脑多合并损伤,且其危及生命,应优先处理。同时应迅速检查双眼瞳孔及对光反应,并注意双耳及鼻孔有无脑脊液样物及鲜血流出。

3.心肺功能 除检查有无胸部合并伤外,对膈肌麻痹者,有可能系C4以上颈髓损伤所致;血压升高者多为颅脑伤引起;血压过低者,则多合并有四肢伤,应迅速找出原因。

4.脊柱局部包括外伤伤痕、伤口部位、大小、深度,有无出血、脑脊液外溢及伤道走行方向,常可提示暴力损伤部位。局部有无外伤性畸形、瘀血斑。从上到下轻轻触压棘突、棘间隙和棘旁肌肉,注意有无压痛,肌痉挛或棘间隙增宽,后者提示棘上韧带和棘间韧带断裂。检查时切忌将患者任意翻动,以防加重损伤之程度。

5.感觉与运动 应先后对上肢、躯干及下肢的感觉及主动运动功能作一全面检查,以推断有无脊髓受损及受损平面、受损程度等。对每例伤者均不应遗漏,以防误诊。

6.会阴部及足趾的感觉、运动及反射对脊髓受累者,尤其是严重型病例,均应对肛门周围的感觉及缩肛反射、足趾的感觉与运动等做出判定。即使少许功能残留,而肢体的感觉运动基本消失者,也仍属脊髓不全性损伤。因此,其对脊髓受损程度的判定及其与完全性损伤的鉴别至关重要,切勿忽视。

(二)影像学及其他特种检查诊断

根据伤情和战时具体情况,酌情选用其中的一种或数种作为辅助诊断手段。

(三)定位诊断

1.骨折脱位定:位骨折脱位情况一般不难做出诊断,诊断中必须判明有无破坏脊柱稳定性的情况,有无关节滑脱和交锁以及有无脊髓受压或压迫来自前方还是来自后方等。有的骨折脱位极易自行复位,如颈椎伸展性后脱位。有的骨折脱位及伤位由于位置关系,极易漏诊,例如C1、C2、C6、C7 和 T1、T2 骨折,必要时应将肩胛向下牵拉后再摄 X 线片。

2.异物存留的定位:正确判断异物的种类、形状、大小及存留的位置,是分析预后和能否顺利取出的关键。除位置表浅,能从体表摸到的异物外,深部异物均需结合受伤史、创伤弹道情况以及 X 线检查进行分析。近些年来,采用圈套透视定位法或金属网拍片定位法等,提高了定位准确率和手术成功率,并缩短了定位及手术时间。对于椎管内异物或个别需特殊定位者,有时需做断层摄影、CT 扫描、B 超检查和脊髓造影等,方可做出准确的定位。

3.脊髓损伤平面定位:脊髓损伤平面的判断主要依靠感觉、运动、括约肌功能和深、浅反射障碍平面以及脊椎骨的损伤部位来判定。

(1)高位颈脊髓损伤:指损伤平面在 C3 脊髓以上。包括枕颈结合部,C1 和 C2 复合体,由于隔神经由 C3~C5 脊髓节段发出的分支组成,这个平面脊髓损伤时,肋间肌和膈肌均瘫痪,病人不能进行自主呼吸,伤后如未及时予以人工辅助呼吸,可立即死亡。如寰枕脱位、Hangman 骨折、C1、C2 脱位等。

(2)中段颈脊髓损伤:指 C4~C6 节段脊髓损伤。

C4 节段损伤:表现在锁骨下区感觉消失,四肢及躯干所有肌肉均瘫痪,此节段损伤后,若损伤区的继发性创伤反应造成的水肿、出血波及 C3 节段脊髓或更高节段,可造成膈肌瘫痪,自主呼吸障碍,造成死亡。

C5 节段损伤:除颈部、锁骨下区域以外,所有感觉均消失,肩部因肩胛提肌、斜方肌的牵拉而耸起,自三角肌以下的肌肉均瘫痪,两上肢完全不能作自主活动,肱二头肌反射减弱或消失。

C6 节段损伤:除肩部三角区、上臂及前臂背外侧感觉存在外,上肢其余部分及躯干感觉完全丧失。患者的肩部可上抬,三角肌和肱二头肌可收缩但肌力弱,因而患者上肢可外展,屈肘,余运动均消失。肱二头肌反射可正常,但肱三头肌与其他腱反射均消失。

(3)低位颈脊髓损伤:包括 C7~T1 节段损伤。

C7 节段损伤:患者除上臂、前臂内侧、3~5 手指外,上肢感觉均存在。躯干及双下肢运动、感觉消失。肱二头肌肌力正常,旋前圆肌、桡侧屈腕肌肌力减弱,可屈肘、屈腕及前臂旋前,但伸肘功能减弱,手指屈伸功能基本丧失。

C8 和 T1 节段损伤:由于 C8 和 T1 节段内的灰质外侧角有交感神经纤维通过,因此损伤后可出现单侧或双侧 Horner 征,表现为瞳孔缩小,眼睑下垂及同侧皮肤汗腺分泌障碍。C8 节段损伤的患者前臂内侧、手掌尺侧及手 4~5 指、躯干及下肢出现感觉障碍,患者可伸屈肘,肌肉瘫痪主要表现在以尺神经支配的肌肉群上,表现为爪形手。肱二头肌、三头肌及桡骨膜反射存在。T1 节段损伤患者除腋下、上臂内侧感觉消失外,肌肉肌力障碍在上肢主要表现在以尺神经支配的肌群肌力减弱,上肢各关节功能基本正常。

(4)胸脊髓节段损伤:判断胸脊髓节段损伤,依据躯体的感觉平面以及深、浅反射,比较容易确定。损伤平面在 T3~T5,临床表现在感觉在乳头平面以下消失,损伤平面以下的肌肉如肋间肌、腹肌及下肢肌肉均瘫痪,各反射包括腹壁反射、提睾反射及下肢深反射均消失。

若剑突至肋弓感觉减退,肋弓以下感觉消失,表明损伤平面在 T8 节段;损伤在 T11 平面者,肋弓及脐感觉减退;脐以下感觉消失。

临床上常根据一些特殊解剖部位来判定感觉平面:T6 在剑突水平;T7~T8 在肋弓下,T9 在上腹部,T10 平脐,T11 在下腹部,T12 在腹股沟。

腹壁反射在 T8 节段损伤全部消失,T12 节段损伤时,腹壁反射均存在,但提睾反射、膝腱反射消失。

(5)腰脊髓节段损伤

L1~L2 节段损伤:整个下肢及会阴部感觉均丧失,髋、膝、踝关节的运动肌群均瘫痪,双下肢各反射均消失。

L3 节段损伤:除股前外侧皮肤感觉存在外,股内侧及后部、膝以下以及会阴部感觉均丧失。髂腰肌肌力弱,髋内收肌群和股四头肌肌力明显减弱,下肢外展及膝以下诸肌肉瘫痪,膝反射减弱,踝反射消失。

L4 节段损伤:小腿内侧感觉减弱,小腿外侧以下及会阴鞍区感觉消失,股四头肌及内收肌群肌力减弱,臀大肌和臀中肌以及膝以下诸肌瘫痪,患者可勉强行走,但步态不稳,足下垂、呈拖拉鸭步状。

L5 节段损伤:小腿外侧感觉减弱,小腿后下方、足背及会阴鞍区感觉消失,臀大肌和臀中肌肌力弱,为 3~4 级,阔筋膜张力肌力多为 1~2 级,股后肌群及腓骨肌群瘫痪。由髂腰肌和髋内收肌肌力明显大于外展及后伸肌群的拮抗作用,髋关节呈屈曲内收畸形,而膝关节过伸、足下垂内翻畸形。

(6)骶脊髓损伤

S1 节段损伤:小腿后侧及足底感觉减弱,大腿后侧及会阴鞍区感觉消失。股二头肌及半腱肌半膜肌的肌力减退,踝跖屈肌和趾屈肌瘫痪,呈眼形足畸形,踝反射消失,膀胱、直肠括约肌障碍。

S2 节段损伤:为圆锥损伤,股后侧感觉减退,足底及会阴鞍区感觉消失,足内在肌及括约肌瘫痪,患者不能用足尖站立,由于足背伸肌力较强,足底屈肌力较弱,刺激足底可出现足趾背伸现象,称为周边巴宾斯基征。跟腱反射可减退。

S3 以下节段损伤:主要表现在会阴及鞍区感觉障碍,下肢诸肌群无任何明显影响,膀胱括约肌可保留部分功能,肛门括约肌反射及球海绵体反射减弱,性功能障碍。

(7)马尾神经损伤:主要表现在各种神经根性损伤,皮肤感觉障碍和肌肉瘫痪与断裂或损伤的神经根有关,表现不一。

临床上,当脊髓损伤处于休克期时,神经系统的表现为完全性截瘫,这时通过神经系统检查,大致能确定脊髓损伤的平面,但这时的损伤平面不能确切地反映实际的脊髓损伤节段,这是由于脊髓损伤后的几天内,常由于创伤性反应,脊髓水肿,出血广泛,波及一些原先正常的脊髓组织,因而在截瘫平面的确定上有些模糊,随着炎症的消退,水肿出血的逐渐吸收,微循环的重新建立,经过数周后神经损伤的平面就能比较明确和固定,特别是在完全性损伤的患者。而在不完全性脊髓损伤的患者,反复的神经系统检查能逐渐观察出患者皮肤感觉和肌力的恢复程度,因此对此类患者脊髓损伤平面的确定只是相对的,最终的神经损伤的评估也是比较复杂的。通过神经系统检查,结合X线片或CT检查,在结合损伤脊椎与脊髓节段相对应的关系,临床上一般容易确定脊髓受伤的平面,只有在一些病例,有明显神经损伤症状甚至完全性瘫痪,如伴有急性椎间盘突出、黄韧带或骨赘压迫、椎体脱位自行复位等,这时X线片上可无表现,则需进一步进行MRI检查,发现脊髓损伤节段以明确诊断。因此MRI检查不仅在评价脊髓损伤的程度和预后的推测有其独特的优越性,临床上仍有助于对脊髓损伤的定位诊断(表17-3、表17-4)。

表17-3　脊髓感觉水平皮肤标志

颈髓	胸髓	腰髓	骶髓
C3	肩部前外侧	T4 乳头线 L2 大腿内侧	S1 足外侧
C6	拇指 T6 剑突	L3 膝内侧	S2 大腿后侧
C7	中指 T10 脐	L4 踝内侧	
C11	小指 T12 耻骨上缘	L5 足背	S3、4、5 肛周

表17-4　脊髓运动水平肌肉标志

脊髓损伤节段	关键受累肌肉	关键运动功能
C3、4	膈肌	吸气
C5	肱二头肌	屈肘、前臂旋后
C6	尺、桡侧伸腕肌	伸腕
C7	肱三头肌	伸肘
C8	手固有肌	手指收、展、对掌
T1	小指外展肌	小指外展
L2	髂腰肌	屈髋
L3	股四头肌	伸膝
L4	胫前肌	踝关节背伸
L5	拇趾背伸肌	拇趾背伸
S1	腓肠肌	踝关节跖屈
S2、4	会阴括约肌	肛门尿道扩约功能

(四)脊髓损前程度的判定

伤后应及早判定脊髓损伤程度。不全性损伤与完全性损伤的预后和治疗方针,都不相同。但是伤后早期由于脊髓休克的存在,有时很难判定损伤程度。这就需要仔细地检查和密切的观察。

1.完全性损伤　如果伤后立即出现无反射、无功能,两侧受累对称,经24~48h观察,仍毫无任何恢复迹象,则很可能为完全性损伤。

脊髓下段损伤后,常合并神经根或马尾神经损伤,由于脊髓和神经根对暴力的反应不同,同一暴力可以完全毁损脊髓,但神经根的损伤可能很轻,因此,不可将神经根功能的恢复误认为脊髓功能恢复。

2.不完全性损伤 损伤平面以下的功能丧失，即使在早期脊髓休克阶段，也大多是不完全的。仔细检查可以发现某些部位有些功能仍存在，特别是骶髓支配区的功能，如会阴和肛门周围的感觉、缩肛反射、尿道球海绵体反射以及搬动足趾的位置觉，也可发现有某些岛状区域的感觉以及足趾微小的随意肌运动仍存在。

不完全性损伤的两侧受累范围多不对称，根据损伤部位的不同，可表现出4种脊髓不完全性损伤综合征情况（表17-5）。

表 17-5　完全性与不完全性脊髓损伤的鉴别

项目　　　　瘫痪类型	不完全性	完全性
运动障碍丧失	不完全、不对称	完全、对称
感觉障碍	可保留部分感觉	完全丧失
括约肌障碍	较轻	完全
脊髓休克期	短，不超过1周	多在3周以上
反射障碍	不对称、不完全	完全、对称
病理反射	可有可无	多有

3.判断标准 为判定和记述脊髓功能障碍程度，国内曾按伤者的运动、感觉及排便功能是部分障碍或完全障碍而分为6级制。如果感觉、运动和括约肌三种功能都为部分性障碍，则各记为1，如果都为完全性障碍则各记为2，综合三种功能障碍情况，即得出截瘫指数，截瘫指数愈高，截瘫程度愈严重，例如完全性截瘫指数则为6。此种分法虽简单易行，但难以确切反映出患者的致伤程度，有待进一步改进与完善。

（1）Frankel分级：国外则多采用Frankel分类标准：1967年最初由Frankel提出，1992年经美国脊髓损伤学会（ASIA）修订，是对SCI的伤情和预后的经典评定标准。

A.完全性：无任何运动和感觉功能，无肛门反射。

B.不完全性：仅保留损伤水平以下的感觉功能，但无运动功能，可有肛门反射。

C.不完全性：损伤水平下保留部分运动功能，但其关键肌的肌力＜Ⅲ级。

D.不完全性：损伤水平下保留运动功能，但其关键肌的肌力＞Ⅲ级，可扶拐行走。

E.运动和感觉功能正常，可有病理反射。

（2）ASIA分级：ASIA标准是1982年由美国脊髓损伤协会制定的一种脊髓损伤神经功能评定标准。损伤带基于皮区图描述的感觉平面的定义，制定的一种脊髓损伤神经功能评定标准。最初的标准包括以下的定义和分级：Frankel分级及不完全性损伤综合征分型。ASIA标准的关键肌有10组，运动评分总分为0~100分。ASIA标准提出之后经过了多次修订，1989年的修订包括使用关键感觉区的概念来定义感觉平面；使用肌力分级来判断不完全性脊髓损伤的运动平面并确定Frankel分级；重新定义损伤带为感觉及运动的部分保留带。1992年，ASIA与国际截瘫医学会合作提出了新的 ASIA 标准。新标准增加了通过关键感觉点检查的感觉评分,基于肌节并使用关键肌描述的运动平面的定义和运动评分,引入骶段保留的概念来定义完全性或不完全性脊髓损伤。制定了 ASIA 损伤分级取代原来的 Frankel 分级作为脊髓损伤功能能力的测试工具。感觉评分检查每侧 28 个关键感觉点的针刺觉和轻触觉,一点分 3 级。总分为 0~112 分。1996年修订了 ASIA 损伤分级,明确了区分运动不完全性损伤的关键肌的数量。2000 年,更进一步明确了运动不完全性损伤的定义:运动不完全性损伤必须要有自主的肛门括约肌收缩,或者有骶段的感觉保留与运动平面以下存在三个节段以上的运动功能残留。ASIA 分级(2000 年修订版)具体分级标准如下:

A 级:完全性损伤,骶段(S4~S5)无任何运动及感觉功能保留。

B 级:不完全性损伤,在神经平面以下,包括慨段(S4~S5),存在感觉功能,但无任何运动功能。

C 级:不完全性损伤,神经平面以下有运动功能保留,一半以上的关键肌肌力小于 3 级。

D 级:不完全性损伤,在神经平面以下有运动功能保留,至少一半的关键肌肌力大于或等于 3 级。

E 级:正常,感觉和运动功能正常。

(五)鉴别诊断

1.完全性脊髓损伤和脊髓休克的区别 脊髓休克为脊髓功能上短时间的可逆性损害,临床表现与完全性脊髓损伤相似,但两者处理方法完全不一样,需要仔细鉴别。两者应从以下几点鉴别:①一般脊髓休克在伤后 24h 后逐渐出现,最长维持在 3~6 周时间。②脊髓休克时,部分脊髓损伤者肛门反射可保留。脊髓休克结束后,反射活动最早恢复的是足跖反射或球海绵体反射。有学者认为球海绵体反射的出现表示脊髓休克期已经结束。一般规律,反射活动恢复是从骶段向头部方向进行。因此,跟腱反射恢复多早于膝腱反射恢复。脊髓损伤平面以下脊髓反射活动的恢复是脊髓休克结束的标志。

2.脊髓完全横断与不完全横断的鉴别诊断 一般认为,完全损伤与不完全损伤,取决于两个因素。第一,肛门会阴区有否感觉;第二,括约肌有无自主收缩。若会阴部无感觉存在,且肛门括约肌无收缩者,为完全截瘫,所以,判断是否完全性损伤,必须做肛门指诊。赵定麟提出几点以示鉴别:完全性与不完全性损伤,即马鞍区有感觉者或缩肛反射存在者,足趾有自主性微动者,有球海绵体反射者,足趾残留位置觉者,系不完全性损伤;若仅有刺激足底,足趾有缓慢屈伸者,多属完全损伤。

脊柱损伤后,经数天、数周或数月,度过脊髓休克期后,功能可部分或完全恢复,在完全性横断损伤,下肢屈曲,各趾跖曲肌肉多数痉挛,少数松弛,感觉完全消失,下肢任何部位受到震动或刺激,即可引起完全反射,出现广泛而显著的肌肉痉挛,髋及膝关节屈曲,踝关节跖屈,双下肢内收,前腹壁肌肉痉挛,有时出现反射性排尿,瘫痪部位皮肤可出汗,阴茎可勃起。在不完全横断损伤,下肢伸直,各趾背伸,肌张力增高,刺激膝关节以上部位不引起全部反射(表 17-6)。

表 17-6 晚期脊髓完全横断与不完全横断的鉴别诊断

损伤情况 \ 鉴别要点	下肢畸形	下肢位置	巴宾斯基征	全部反射	肌张力	感觉改变
完全横断	屈曲,恢复胚胎原始状态	稍屈曲	常为各趾跖曲	下肢任何部位均可引起	大部增高,少部减少	完全消失
不完全横断	伸直,如防御反射	伸直	各趾背伸、巴宾斯基征阳性	膝上不能引起	增高	部分消失

3.上、下运动神经单位瘫痪的鉴别诊断 对于肢体瘫痪首先要鉴定是上运动神经或下运动神经单位瘫痪。

某些急性病变,虽然是上运动神经单位损害,但其瘫痪肌的肌张力反而减退,腱反射消失,不出现病理反射,这是因为处于神经功能的抑制期,而非下运动神经单位瘫痪(表 17-7)。

表 17-7 上、下运动神经单位瘫痪的鉴别诊断

损伤情况 \ 鉴别要点	瘫痪范围	肌张力	肌萎缩	病理反射	皮肤营养障碍	腱反射	椎体束征	肌电图
上运动神经元瘫痪(痉挛性瘫痪)	以整个肢体瘫痪为主	增高(折刀样)	轻微(废用性)	有	多无	亢进	阳性	神经传导正常,无失神经电位
下运动神经元瘫痪(迟缓性瘫痪)	以肌肉或肌群瘫痪为主	降低	明显,早期即出现	无	多有	减退或消失	阴性	神经传导异常,有失神经电位

4.与其他疾病的鉴别

(1)脊髓出血性疾病:脊髓血管意外比较少见,可为脊髓内出血、蛛网膜下隙出血、硬膜下出血或硬膜外出血。病包括血管畸形、动脉硬化、血液病等,起病时常有轻微的外伤史(如剧烈咳嗽、举重等),起病急,可有膀胱直肠括约肌功能障碍。蛛网膜下隙出血可根据腰椎穿刺鉴别,血管畸形引起的脊髓出血性疾病可通过血管造影、MRI 证实。

(2)脊髓栓系综合征(tetheredcordsyndrome):由于脊髓圆锥受到轴向牵引而引起的神经功能受损。由于骨骼畸形、脊髓纵裂及外伤等原因引起患者椎管狭窄,圆锥紧张,常因为背部受到打击或臀部摔跌而起病。鉴别诊断时注意 CT 检查可看见低于 L1 椎体下缘的圆锥和增粗的终丝,起病前多数患者有轻微的疼痛等神经症状的病史。

四、治疗

(一)全身治疗

①始终保持呼吸道通畅,保证供氧;无自主呼吸的患者还需要人工通气。②维持血液循环,

保持收缩压在 12kPa 以上,保证脊髓供血。③维持水、电解质平衡,保证充足营养。④高热患者应及时采取降温措施。⑤保持有规律的排尿、排便习惯。⑤防止并发症,如呼吸道感染、肺不张、泌尿系统感染、压疮等。⑦积极观察和治疗其他部位的损伤。

(二)药物治疗

脊髓损伤急性期可选降应用药物治疗,减轻脊髓水肿和一系列不良的生物化学反应。目前可选用药物有:

1. 肾上腺皮质激素　选择应用地塞米松或甲泼尼龙,在急诊室即开始使用,前者为每天 20mg,3d 后逐渐减量,连续使用 7~10d。大剂量甲泼尼龙能阻止类脂化合物的过氧化反应,从而减轻了外伤后神经细胞的变性,减少细胞内钙离子蓄积,预防类脂化合物的作用及前列腺素 E2 和血栓素 A2 的形成,预防损伤后脊髓缺血的进一步加重。冲击疗法最好在伤后 8h 内开始使用,其用量为:首次 30mg/kg 体重加入 0.9%生理盐水 15min 内静脉输入,间隔 45min 后继续使用甲泼尼龙 5.4mg/(kg·h)静脉输入,持续应用 23h。伤后超过 24h 不再使用,用药时应注意预防应激性溃疡的发生,可同时予静滴西咪替丁或洛赛克。

2.脱水利尿药物　脱水疗法是脊髓损伤后期施行的重要方法,经常作为手术前后的主要辅助治疗,以加强手术治疗的效果。作用较强的脱水药物有:20%甘露醇、呋塞米、50%煎糖等。目前常用的甘露醇可降低其初压的 60%~80%,给药后 10~30min 效果显著,可持续 3~4h,其用量为每 6h1~2g/kg,快速静脉输注,紧急情况下可在 5min 内 1 次注完,连用 7~10d,一般副作用较少。也可选择应用或交替使用呋塞米(20mg,每日 1~2 次,连用 6~10d)等。

3.阿片受体拮抗剂　常用的为纳洛酮、促肾上腺皮质激素释放激素(TRH)。脊髓损伤后局部血流减少和受损节段脊髓释放的内啡肽密切相关,使用阿片受体拮抗剂能阻止内啡肽的这种病理生理作用,提高脊髓血流以改善神经功能。

4.神经营养药物　如维生素 B1、神经生长因子等。值得注意的是不同的神经营养因子对不同类型的神经元作用有特异性,故应根据损伤神经元的类型选择其敏感的神经营养因子。神经生长因子均为蛋白质,在正常情况下不能通过血脑屏障及脊髓屏障,因而限制了其在临床的实际应用。另外,神经节苷脂中的单唾液酸四己糖神经节苷(GM-1)用于临床,因其能通过血脑屏障,发挥保护细胞膜、维护细胞膜上 ATP 酶的活性的作用,从而维持细胞膜离子泵的功能,防止细胞内钙积聚,促进轴突生长和改善神经传导。其用量为 40mg/d,肌注,10d 为一疗程。

5.东莨菪碱　东莨菪碱对于一般性脊髓损伤的早期治疗有一定效果。实验研究表明:东莨菪碱治疗脊髓枪伤值得探讨,而救治时机越早越好,利用此类药物调节微循环、保护细胞膜、解聚血小板、抑制 Ca^{2+}所致的微血管收缩以及具有清除自由基等作用,从而使枪伤的脊髓病变有一定缓解,并保存一定量白质,使传导功能得到部分恢复。

(三)高压氧治疗

脊髓损伤后 6~8h 内出血、水肿达到高峰,致脊髓缺血缺氧、组织坏死,这种改变又加重了局部缺氧,缺氧又促进坏死,形成恶性循环,故缺氧是病理进展的主要因素。根据这种病理改变,脊髓损伤后尽早经高压氧治疗可以提高脊髓组织的氧分压,及时改变脊髓缺血缺氧状态,减少脊髓继发损伤,有利于修复和功能恢复。脊髓损伤早期应用效果较好,有条件者于伤后 4~6h 开始使用,以 0.2MPa 个大气压的高压氧治疗,每日 1~2 次,每次 1~2h,10 次为一疗程。

(四)脉冲电治疗

适度的脉冲电场对神经纤维再生与延长有明显的促进作用,并对胶质细胞的成熟有延缓作用,有利于脊髓损伤的修复。

(五)手术治疗

脊柱骨折脱位合并脊髓损伤的基本治疗原则是复位、减压和固定。为了达到脊柱永久的稳定性,一般需行植骨融合术。此外,近年对于脊髓损伤也出现了一些新的手术方法,但确切的疗效还有待观察。

1.脊柱骨折脱位整复 恢复椎管形态是脊髓减压最直接有效的途径,在脊柱复位前没必要进行脊髓造影或其他特殊检查。常用的脊柱复位方法如下:

(1)颈椎稳定性损伤可采用枕颌带牵引。

(2)颈椎不稳定性损伤常采用颅骨牵引。颅骨牵引重量按年龄、体型和体重酌情考虑,通常在中、下颈椎以每椎节 1.5~2.0kg,例如 C6~7 骨折脱位牵引重量可采用 9~14kg,牵引方向视损伤机制和复位节段而定。

(3)寰枕联合处高位颈椎损伤,头颅在脊柱上方保持中立位比任何牵引或手法复位更为重要。

(4)胸、腰椎骨折脱位可根据不同情况采用卧床休息、悬吊牵引、闭合手法复位和姿势复位法。

(5)手术开放复位:若牵引和手法复位不成功或牵引过程中神经症状加重,则采取手术开放复位。

关节突交锁影响复位,手术一般采取后路切口,切除上椎节的部分下关节突,若关节囊嵌入关节内则予切除,并在台下牵引自己合下,撬拨关节突使之复位。

2.建立与维持脊柱的稳定性 脊柱的稳定性视脊柱损伤的节段和类型而定,脊柱的不稳定性可导致持续的半脱位,使脊髓再损伤或邻近的神经根撕裂,结果丧失运动功能。因此建立和维持脊柱的稳定性直到骨性愈合非常重要。稳定措施主要根据脊柱的不稳定程度而定。

(1)颈椎损伤:通常在 3~4 周内通过牵引维持,待软组织和骨性结构初步愈合后采用头颈胸石膏或颈部石膏围领固定。有颈脊髓损伤者应持续牵引制动。待骨性愈合方可解除。

(2)胸、腰椎骨折:不伴脊髓损伤者在保持复位情况下应尽早进行功能锻炼,一般卧床 8~10 周,然后戴支具下床活动,可采用石膏背心或石膏腰围固定 4~8 周。

(3)脊柱损伤:如发生脊柱损伤,经复位后仍有不稳定者,可采取脊柱融合或内固定术

3.椎管减压 通过脊髓造影、CT 扫描或 MRI 检查确定仍有脊髓受压,如碎骨块、椎间盘突入椎管内或异物残留并有神经压迫的征象,需行减压取除,以恢复椎管的正常容积。常用的减压方法有:

(1)前路减压术:适用于脊髓损伤伴有椎间盘突出或碎骨块突入椎管压迫脊髓前方者。前路减压术越早越好,应尽可能在发现压迫的 8h 内手术,伤后 5~8d 因脊髓水肿手术效果不佳。若

伤后 2 周脊髓压迫持续存在,亦可行前路减压,其恢复率为 20%。总之,前路减压术有其适应证,主要根据脊髓前方是否受压,而选降稳定措施则根据椎骨和韧带的损伤情况而定。

（2）侧前方减压术:使用于胸椎或胸腰椎损伤,从椎管前方压迫脊髓者。术中应避免器械直接进入椎管内操作,以免加重脊髓损伤。

（3）后路椎板切除减压术:适应证:①椎板骨折下陷或脱位前移压迫脊髓后方者。②原有颈椎病且呈多节段、椎管狭窄、脊髓受压症状迅速恶化者。③下腰椎骨折脱位或有马尾损伤者。④有硬膜外出血,需行血肿清除者。⑤不完全性损伤在观察过程中进行性加重。⑥闭合牵引复位后症状无好转,经检查椎管内仍有来自后方的骨折片和软组织压迫。⑦在开放复位时发现椎板、棘突损伤严重,碎骨块进入椎管或有进入椎管的危险性时,应同时做椎板切除减压。⑧钝器所致损伤,疑有椎管内致压物者。椎板切除范围应以损伤节段为中心,减少不必要的结构丧失,以免加重脊柱不稳甚至导致畸形。

4.脊髓损伤后的手术治疗及其新进展

（1）细胞移植术:传统脊柱减压等手术治疗虽不可替代,可目前难有突破。而采用细胞移植的方法治疗脊髓损伤成为近年来脊髓损伤修复研究的热点之一,目前已有大量关于这方面的基础实验研究,在实验动物上已显示了较好的效果。细胞移植可在脊髓损伤的多个方面起作用,如替代受损细胞,分泌促进再生的神经营养因子,保护神经元减轻继发损伤,在脊髓损伤空洞区形成桥接引导神经再生,酶解胶质瘢痕,去除细胞碎片,调节免疫反应,修复脊髓中的血管等组织。目前常用的移植方式主要有脊髓损伤部位原位移植、脑脊液途径移植、静脉途径移植。可供选择的细胞类型有干细胞、嗅鞘细胞、雪旺细胞等。当前,临床应用偶见报道,效果因为病例数少、缺少有效的对照等原因疗效仍旧难以确定,但是,伴随生物技术的进步,这将成为以后的发展方向之一。

（2）带蒂肌瓣移植术和带蒂大网膜移植术:由于脊髓处于血供的临界区,脊柱骨折后造成周围血管的损伤,因而缺血常是造成脊髓损伤的主要原因。同时,脊髓损伤后的继发病理改变也常与微循环障碍、能量代谢等有关。针对这种情况,有的学者主张脊髓损伤后对其供血情况加以改善,期望借此改善或是部分恢复受损的脊髓功能。有研究显示,将带蒂肌瓣或带蒂大网膜移植脊髓损伤后发生截瘫的患者的受损脊髓节段,随访发现,脊髓的低级排尿中枢独立反射弧得以"苏醒"恢复功能,使患者最大尿流量增加、膀胱残余量减少,临床表现为排尿功能的恢复和改善。

（3）脊髓切开术:主要用于治疗脊髓和马尾神经损伤后发生的去神经传入性疼痛。由于该手术存在会引起手术切开相应节段的感觉减退或缺失的副作用,故须严格控制适应证。

第四节　脊柱、脊髓损伤并发症的防治

积极防治各种严重并发症,是减少病死率的重要措施。脊柱、脊髓损伤是一种非常危重的损伤,早期合并伤多,晚期并发症多。

一、呼吸系统并发症的防治

脊柱、脊髓损伤并发截瘫的患者,由于受伤以下平面肌肉瘫痪,长期卧床,尤其颈椎损伤致高位截瘫时,呼吸肌麻痹,呼吸道内分泌物增多,咳嗽乏力,排痰不畅,极易导致肺部感染,常常危及患者生命。急性呼吸窘迫综合征(ARDS),继发于多种疾病,如严重创伤、休克、感染及大手术后等抢救或医疗过程中的急性进行性缺氧性呼吸衰竭,其病死率高达85%,是损伤最严重的并发症和晚期死亡重要原因之一;也是脊柱、脊髓损伤最危险的并发症,其病死率极高。

(一)肺部感染

1.原因　①脊髓损伤合并胸部伤,呼吸肌麻痹,致呼吸功能受限。②损伤远达效应的影响:脊柱、脊髓损伤之伤道距肺组织较近,伤后肺组织有不同程度的充血、水肿,这是肺部感染的特殊因素。③脊髓伤并发截瘫患者,因长期卧床,易发生坠积性肺炎。④脊髓损伤致自主神经功能紊乱,出汗多、翻身、换被褥时容易发生感冒,进而发生肺炎。⑤脊柱、脊髓损伤并发休克,在救治中大量快速输晶体溶液,导致肺水肿,是引起肺部感染的重要因素。

2.预防　①注意患者伤后的通气状况,把通气术放在急救中的首要位置,从急救开始就要充分重视患者呼吸道良好的通气,一旦发生呼吸道梗阻立即采取紧急有效的措施处理。②定时翻身,拍胸叩背协助截瘫患者咳痰,预防充血性和坠积性肺炎和肺不张的发生。③鼓励截瘫患者尽早坐轮椅下床活动,加强扩胸运动以利呼吸道分泌物排出。④高位截瘫患者一旦呼吸道受阻时,应尽早行气管切开术,并要加强特别护理,以利防止肺部感染。⑤及时行呼吸道雾化吸入,口服祛痰剂,能较好地预防肺部感染。⑥加强对呼吸机的管理及使用,对呼吸功能严重障碍的脊柱、脊髓损伤患者,行气管切开,使用人工呼吸机辅助呼吸时,强调要正确使用呼吸机及保持病室的湿度。

3.治疗

(1)全身支持疗法:要尽快控制感染,必须采取强有力措施,增强机体抗病能力。

(2)全身应用抗生素治疗:尽快作呼吸道分泌物或痰液培养,根据药物敏感性选用足量的抗生素。

(3)雾化吸入法痰剂的应用:及时应用抗生素雾化吸入和祛痰剂,促使痰液稀释便手排出,有助于肺部感染的治疗。

(4)中医中药:消炎、法痰控制肺部感染。

(5)理疗:促进肺部炎症吸收。

(二)急性呼吸窘迫综合征(ARDS)

1.病因　如休克,严重感染,弥漫性血管内凝血(DIC),损伤高速投射物远达效应,脊髓损伤致截瘫后引起呼吸功能障碍等。

2.防治　①正确的初期外科处理和早期诊断是预防和提高ARDS治愈率的关键。②早期防治DIC对防治ARDS有重要意义。③保持呼吸道通畅,加压通气。④尽快消除肺间质和肺泡水肿,维持体液负平衡,切忌超负荷。⑤新鲜氧合血的有助于ARDS的救治。⑥积极有效地治疗原

发病。⑦其他药物的应用:肾上腺皮质激素、抗生素、血管扩张剂、强心剂和抗凝剂等

二、泌尿系统并发症的防治

泌尿系感染是截瘫患者常见的并发症之一。在脊柱、脊髓损伤并发截瘫患者中,泌尿系感染发生率高达80%~90%。若治疗不当,易导致肾功能衰竭,故泌尿系感染是截瘫患者三大并发症之一,也是死亡的重要原因。有研究显示,170例脊柱脊髓损伤并发截瘫患者中,发生泌尿系感染74例,其发病率为43.5%。经过积极治疗和精心护理,无一例发生肾衰,全部治愈。

1.预防

(1)严格无菌操作,及时正确施行导尿术。导尿注意事项:①严格无菌操作,皮肤消毒范围应按常规执行。②导尿管插入深浅要适度。③导尿管固定要妥善。④放尿时不能过急,以免引起膀胱黏膜出血诱发感染。⑤避免尿道损伤等。

(2)定时翻身改变体位及处理好二便。

(3)精心地护理尿路。

(4)有计划训练排尿功能。

(5)鼓励患者多饮水。

(6)经常改变尿液的酸碱度,可抑制细菌的生长繁殖。

2.治疗

脊柱、脊髓损伤并发截瘫患者一旦发生尿路感染时,应积极采取有效措施进行全身治疗及局部处理尽快控制感染。对泌尿系感及时应用足量抗生素,如呋喃旦啶、链霉素、氟哌酸等,同时尽早行尿液培养及药敏试验,有针对性的选用抗生素。在全身治疗的同时开放尿管,持续用呋喃西林液或庆大霉素液滴注直至感染被控制。

三、压疮的防治

脊柱、脊髓损伤截瘫患者,由于截瘫平面以下肌肉失去自主运动,皮肤感觉丧失,机体抵抗力低下,长时间受压的部位常常容易发生压疮。若早期处理不当,压疮感染迅速恶化,严重威胁患者的生命。

1.原因　①局部长时间受压。②转运过程中处理不当。③截瘫患者伤情危重,体位不当。④截瘫患者体质差,营养欠佳。

2.预防　①解除压迫。②及时翻身擦洗。③改善转运交通工具,减少运输时间可使压疮发生率明显减少。④强化压疮预防意识,对防治压疮有显著效果。

3.治疗　一旦出现压疮,应立即使压疮局部减压,使之不再承受压力,保持皮肤清洁。伤口要用过氧化氢液清洗、换药,伤口可用药物外敷,通常不需要局部用抗生素。要坚持勤翻身,通常要求每2~3h一次。如伤口较深、渗出物多、出现发热等情况需住院治疗。电刺激、超声波、生长因子等都是有效的治疗方法,必要时,可进行创面切除、皮瓣或肌皮瓣移植手术消除创面。

四、深静脉血栓形成的预防

脊髓损伤病人由于缺少运动,临床诊断为深静脉血栓形成者占 1.3%~1.5%,少数可因肺栓塞而死亡。实际上,应用 I125 纤维蛋白原扫描,95% 以上均伴有深静脉血栓。这种并发症虽然常见,但常被人忽视。临床上,如瘫痪肢体出现肿胀,又伴有原因不明的发热及白细胞计数增高,应疑有深静脉血栓形成,通过 I125 纤维蛋白原或肢体深静脉造影均可明确诊断,血栓多发生于股静脉、髂静脉或腘静脉。

深静脉血栓重在预防:应经常测量肢体周径,观察有无肿胀,及时进行 I125 纤维蛋白原及血液流变学检查。平日应鼓励病人积极活动肢体,减少平卧时间,睡眠时稍抬高下肢,一些适宜的病人可用每日服阿司匹林 50~100mg 一次,以预防血液凝集。一旦血栓形成,应禁止剧烈活动,抬高下肢 10°~15°,以防血栓脱落引起肺栓塞而致猝死。一般认为,在伤后 4~12 周为血栓形成活动期,血栓容易脱落。适当应用抗凝药物,如肝素有预防血栓形成的作用。已有血栓形成者,可应用尿激酶、双嘧达莫、阿司匹林或右旋糖酐静脉点滴,肢体肿胀多可在 2~3 周内消退。

五、胃肠功能障碍的治疗

胃肠道功能障碍是脊髓损伤后常见的并发症,主要表现为顽固性便秘、排便失禁及腹胀等,给患者的生活质量带来很大的影响。

脊髓损伤后,使脊髓排便中枢脱离了皮质和皮质下等高级中枢的控制,可伴有直肠和肛门外括约肌失去张力,有时发生痉挛,由此引起慢性便秘。脊髓排便中枢(圆椎或马尾部)损伤后,则可引起肛门外括约肌弛缓。排便本应失禁,但因结肠蠕动消失,粪便变为干燥,出现粪便秘结现象。

由于脊髓休克时,胃肠道蠕动处于瘫痪状态。所以损伤在第 10 胸椎平面以上,尤其是在颈椎,可引起严重的急性胃扩张及肠道胀气。加之呼吸肌与膈肌的麻痹可极度影响呼吸功能,甚至威胁患者生命。

1.胃肠胀气和粪便秘结的处理

(1)在早期可用新斯的明 0.3~0.5mg,每 3~5h 肌内注射 1 次或用加压素每次 5~10U,每日 1~2 次,必要时 6~8h 肌内注射 1 次。

(2)胀气严重时,须作胃肠道减压同时肛管排气。

(3)注意水、电解质平衡。

(4)粪便秘结时,可内服番泻叶 3~6g 或润便丸,一日内服 2 次。必要时可灌肠或用手指取出干燥粪块。

2.脊髓高位损伤的排便训练

在脊髓高位损伤时,一般经 2~3d 后,胃肠道可出现蠕动,同时可以进行排便训练。①首先向患者说明排便机制,取得患者密切配合。②每日早饭后练习排便,以建立定时排便习惯。③采取双手按压腹壁、深呼吸、增加腹压或定时刺激肛门,经长期训练可使结肠收缩及旺门外括约肌松弛,形成反射。

3.刺激疗法

刺激疗法的主要原理是通过模拟正常的神经冲动,刺激相应神经的起搏点,达到恢复效应器功能的目的。一般的方法是将电极插入或刺激器埋入骶部神经根(多为骶前)处,释放信号刺激神经,使结肠蠕动,完成排便活动。

4.外科治疗

外科治疗的适应证是顽固性便秘及二便失禁,同时伴有结直肠压力测定表明某段肠管已麻痹的患者。手术主要分两步。首先是切除已完全麻痹的直肠。第二步在第一步完成4~5周之后进行,即用股薄肌环绕肛管以替代括约肌功能。

此外,应注意维持截瘫患者的营养,在截瘫的早期,大多数患者食欲不振,体重迅速下降,这不仅与胃肠道功能紊乱、尿路感染及压疮等并发症有密切关系,而且与肾上腺皮质激素抑制碳糖激酶的活动有关。葡萄糖不能进行正常代谢,势必消耗体内的蛋白和脂肪而获得热量。结果患者很快消瘦。对食欲差的患者应调节饮食,给予适合患者口味的高蛋白、高热量及高维生素易消化的饮食,减少食物脂肪,少食多餐,对于血浆蛋白过低及贫血患者可给铁剂、肝制剂或水解蛋白等,必要时可给予少量多次输血。

六、体温调节障碍的处理

脊髓损伤尤其是完全性脊髓损伤的四肢瘫痪患者由于交感神经系统与副交感神经系统失去平衡,皮肤中的微血管和汗腺等体温调节效应结构不能正常工作,从而引起体温调节功能障碍。患者的体温随环境温度而改变,多数患者由于汗腺麻痹导致体热难以散发,加上代谢增强、环境温度升高或呼吸、泌尿系统感染等原因常表现为持续性高热。寒冷季节由于血管收缩障碍也可能出现低热,并同时伴有低血压、心率缓慢及心律不齐,继而引起脏器缺血缺氧,影响脏器功能。因此对四肢瘫痪患者要注意维持室温,监测体温,及时纠正体温异常。

(一)高热的处理

1.物理降温法在大血管走行浅表部位,如颈、腋窝、腹股沟区放置冰袋或用低浓度的乙醇擦浴。

2.补液预防水和电解质失衡。

3.药物降温体温难以纠正的患者还可以使用冬眠合剂静脉注射,结合物理降温的方法维持体温到正常范围。值得注意的是因患者的应激能力低下,在处理高热时应防止降温过快,避免引起的心肺功能衰竭。

(二)低温的处理

缓慢物理复温和维持水盐平衡是治疗的两个基本原则。物理复温可以采用提高室内温度、增加被褥等方法;低温下出现的低血压需要及时补充水、电解质、低浓度葡萄糖和胰岛素,纠正水、电解质紊乱,注意监测心血管系统变化,并作心电监护防止意外,适当给氧。

第五节　骨盆创伤

骨盆解剖结构因为相对坚固,因而骨盆骨折的发生率较低,但其死亡率却高达 5%~20%,致残率为 1.87%~36.6%,因而要引起临床医生的关注。文献报告资料中 12.3%~37.3%的多发伤者有骨盆损伤;在住院治疗的骨盆损伤资料中,28%~65%为多发伤。这提示在临床工作中,应注意多发伤者是否合并有骨盆损伤,另一方面也不要漏掉骨盆损伤患者其他部位、系统的伴发损伤和骨盆骨折的合并伤。

(一)诊断

一般认为,根据病史、体格检查和骨盆前后位 X 线所见即可确诊骨盆骨折。但在临床实践中,伴有骨盆骨折的多发伤,特别是伴有昏迷的严重颅脑损伤、呼吸困难的重度胸部伤和(或)重度休克的腹内脏器损伤者,其骨盆骨折被延迟诊出者并非罕见。经典放射学是由 Pennal 和 Sutherland 提出的 3 种理想的投射方向以研究骨盆环的损伤:

1.骨盆正位相 X 线的球臂和额状面垂直,因此能发现所有可能存在的骨盆前环包括耻骨联合的损伤。可以通过间接的影像学特征而发现后部损伤。

2.骨盆入口相病人仰卧,X 线的球臂沿头尾方向与水平面成 60°夹角。这种投影是与骨盆缘垂直的,能够清楚显示骶髂关节和前弓在前后方向上可能存在的移位。

3.骨盆出口相病人仰卧,X 线的球臂从脚指向耻骨联合,与病人所躺的平面成 45°角。通过这种角度,我们能够研究额状面的前弓以及耻骨联合的移位(图 17-8)。

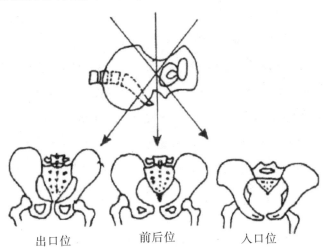

图 17-8　骨盆投照的前后位,入口位,出口位

骶骨下缘的分离提示盆底结构的损伤。坐骨棘或部分坐骨结节撕脱是经骨盆韧带(骶棘韧带或骶结节韧带)受累的间接征象。髂后上棘的撕脱骨折提示后部连接装置的断裂。L5 的横突骨折几乎总是伴有垂直剪切应力,常常合并截瘫。

计算机断层成像技术(CT)通过确定的水平截面来获得类似实际解剖层面的影像以研究骨

盆。高分辨率 CT 能够通过薄层(1mm)扫描来获得二维或三维重建。通过现有的先进仪器,对轴向 CT 扫描提供的数据进行计算机处理,我们能够获得各种类型损伤的重要平面(冠状位,矢状位,斜位)的二维重建。此外,通过再重建技术,能够获得入口像和出口像的多维影像。从而可以用来测量骨盆直径以及评估矢状轴上的旋转、向上的移位。通过三维重建提供发生骨折的骨盆的全貌,使我们能够评估每块碎片的形状、大小、移位程度。实际工作中,相当一部分影像检查能够给我们许多有用的数据帮助诊断并指导手术。为了诊断可能合并的软组织损伤,我们还需要一些适当的特殊成像技术(如腹部平片、超声、尿道膀胱造影、血管造影、数字化血管造影)。

（二）损伤机制

可能导致骨盆损伤的机制包括外旋、压缩以及复合的多维的剪切—旋转—平移损伤。

1.外旋下肢的外旋暴力可能引起前环的裂伤以及后部骶髂关节的损伤。这种情况下,骨盆的裂开按照一个准确的顺序发生:耻骨联合分离,骶髂关节裂开,骶棘韧带的收缩乃至断裂。

2.压缩前部的矢状方向的损伤(髂前上棘上)或后部矢状方向的损伤(髂前下棘)在缺乏对抗力的时候会呈外旋作用压迫骨盆环,造成翻书状损伤。如果创伤是对称的,就会造成双侧损伤。前部会阴部的压缩力以及后部对抗力会造成蝶形损伤以及双侧骶髂关节分离。如果压力来自一边(直接作用于骨盆或间接作用于转子区)而没有相对方向的对抗阻力,骨盆因受压会在骶髂关节发生闭卷状旋转损伤。在后部会发生骶骨骨折或骨间韧带和骶髂后韧带断裂(髂骨内旋骨折除外)。在前部,发生闭卷状损伤说明有趾骨联合重叠或同侧/对侧桶柄状骨折。如果骨盆的反方向存在对应的挤压,侧方的挤压会造成更大的损伤乃至造成望远镜样的损伤。

3.复合机制完全不稳定损伤的特征是由多维应力(剪切-旋转-平移)造成的后部关节囊韧带复合结构及骨盆底结构损伤。

（三）骨折分类

1980 年提出的,基于单纯发病机制的 Lord 和 Letournel 分类法分为以下 3 类:①矢状位暴力导致的骨折—脱位,外旋不稳定(开书样损伤)。②外侧应力导致的骨折—脱位,内旋不稳定(关书样损伤)。③垂直的剪切应力导致的骨折,垂直和水平面均不稳定。

Tile 把解剖学和功能学的概念结合在一起,提出了一种超越前人的以骨盆不稳定程度为基础的分类系统:分为部分旋转不稳定的损伤和完全多维不稳定的损伤。A 型骨折是稳定骨折;B 型骨折是旋转不稳定骨折,包括开书样和关书样损伤;C 型骨折的后方韧带复合体完全破坏,或者骨折线通过骶骨和髂骨翼,同时伴有髂腰韧带和骶棘韧带、骶结节韧带的撕裂。A 型骨折和 B 型骨折的发生率占骨盆损伤的 75%,C 型骨折则占 25%。

1.稳定骨折(A 型) A 型骨折分为 3 个亚型:A1 型骨折是指不影响骨盆环的撕裂伤,可能涉及髂嵴、坐骨结节和骶骨或髂骨翼的一部分。A2 型指导致骨盆环中断的损伤(老年人耻骨支和坐骨支的骨折),但仅一处且移位不大。A3 型骨折则指骶骨和尾骨的横断骨折。

2.旋转不稳定骨折(B 型) B 型骨折垂直方向上是稳定的,而旋转方向上不稳定。B1 型损伤(开书样)累及一侧骨盆;B2 型损伤(关书样)指骨盆后环部分受损;B3 型损伤为高能量侧方暴力作用,导致同侧的关书样损伤和对侧的开书样损伤,对侧出现骶髂关节前方结构的损伤,还包括双侧开书样损伤伴有严重的耻骨联合分离或伴有双侧耻坐骨支的蝶形骨折。

3.完全不稳定损伤(C型) C型损伤指骨盆环的断裂伴有骨盆底的破裂,因此极其不稳定。C1型损伤是一侧或双侧损伤,影像学检查显示可能存在第5椎横突的部分撕脱(髂腰韧带的附着点),如果出现这种征象,间接意味着骨盆处于后方韧带复合体完全损伤的完全不稳定状态,具有重要的诊断意义;C2型则为双侧;C3型损伤表现表现多样,而且伴有同侧髋臼骨折。

完全不稳定骨折可伴有神经系统损伤,且常为不可逆损伤。第4腰神经跨过腰椎横突;第5腰神经贴合在骶骨翼上并在此处与第4腰神经汇合。累及腰骶丛的损伤可能是因为通过骶孔神经的直接受损,也可能是因为创伤时这些神经受到牵拉。后一种情况,上位神经根(第4、5神经)也有可能累及。神经损伤的临床评价须考虑到是否有肛门直肠和膀胱的异常、臀肌麻痹和足底感觉减退。

(四)非手术治疗

骨盆骨折的非手术治疗的适应证有:①骨盆环稳定骨折(A型),如撕脱骨折和无明显移位的骨盆环一处骨折。②骨盆环两处损伤而失稳,但影像学上无或轻微移位者(B1、B2)。③因早期救治需要经卧床、牵引治疗后,影像学证明复位满意者。④有手术禁忌或不宜手术治疗的老年人或多发伤者。但骨盆骨折现已逐渐放弃非手术治疗,取而代之的是外科手术的治疗以利于患者的早期活动,并且可以防止后期疼痛的发生,并且可以预防其他的问题,如:骨折不愈合、畸形愈合。骨盆骨折的死亡率非常高(甚至高达50%),因此对有骨盆骨折的多发伤者应首先治疗威胁生命的颅脑、胸、腹损伤,其次是设法保留损伤的肢体,而后及时有效地治疗包括骨盆骨折在内的骨与关节的损伤。因此必须认真地对待,治疗要求有充足的输血供应,以处理急性大出血。紧急情况下,为抢救大出血是使用外固定架的绝对指征,如果损伤是部分旋转不稳定,是使用外固定的相对指征,完全不稳定骨折是使用坚强内固定的绝对指征。

(五)急诊处理

在急诊处理阶段,要求专业人员进行补充失血,治疗休克。1980年,McMurtry着眼于严重骨盆骨折及其伴发和合并损伤的救治,曾提出ABCDEF方案,具体内容是:A(airway 气道)通畅呼吸道,B(bleeding 出血)扩充血容量,C(CNS 中枢神经系统)过度通气,D(digestive 消化)腹内脏器损伤,E(excretory 排泄)尿道、膀胱损伤,F(fracture 骨折)其他部位骨与关节损伤。当严重失血导致贫血时,建议使用特殊的影像检查手段,如超声、CT扫描、磁共振检查以及数字动脉造影,以发现重要血管的损伤。中、小动脉的损伤最佳的治疗方法是外科手术。膀胱的损伤以及腹膜内和腹膜外的损伤必须立即予以治疗。但尿道损伤外科手术时间可以延迟6~7d以后进行,累及直肠的会阴部撕裂伤需要行结肠造瘘。

(六)手术治疗

对每一种类型的骨折或(和)脱位,入口位、出口位,CT扫描2D(二维)或3D(三维)成像,可以提供我们使用外科入路及复位操作的有关信息。在选择手术入路之前,必须先确定损伤的部位,损伤的类型以及稳定的程度。

对于不稳定骨折,选降外固定还是坚强内固定,取决于技术能力和对知识掌握的情况。外固定的优势在于操作简单损伤小,但是其缺点是,相对骨折愈合的时间较长,易再次移位以及出现骶髂关节联合部位的分离。

如果是完全的不稳定,唯一的治疗就是在良好复位下予以坚强内固定。但是,这种治疗方法一定不能忽视仔细评估患者的全身和局部状态以及外科医生的技术水平和医院的条件。这样治疗的最佳时机是伤后 4~7d(Letournel),如果超过 15d,复位就会比较困难。还需要注意的是术前或术后可能出现的静脉并发症,例如股静脉或髂静脉的栓塞,要在影像科、血管外科专业医生的帮助和指导下及时地诊断和治疗(抗凝、导管等)。

1.外固定　外固定适用于急诊条件,多发伤,广泛性的损伤,严重的出血,伴有内脏损伤。外固定还适用于伴有 B1 和 B3 型损伤的耻骨联合分离。对于 C 型损伤,急诊使用外固定器是为了防止出血,一旦条件允许,则改用坚强的固定来替代。合理的使用外固定器可以更加充分的控制出血以及对患者早期制动。外固定还适用于老年衰弱的患者以及身体情况不佳的患者。

在全麻下于骨折床上进行复位和固定,可把持住后侧的髂骨翼或牵引旋转不稳定的半侧骨盆的下肢,通过髋关节囊协助复位。完成初步复位,仔细触摸并找到髂前上棘和髂嵴的骨性标志。触及髂骨翼后,经皮沿髂骨外板按照髂嵴的倾斜度打入克氏针或自攻的 Schanz 钉。最前方的针固定后,于较后部位髂骨翼上另做切口,穿入另一个骨穿钉。外固定针应固定在髂嵴内侧 1/3 和外侧 2/3 交点处,以保证其位于两侧皮质之间。如果外固定针误穿出一侧皮质,则宁可使其穿出内侧皮质,也不要使其穿出外侧皮质。将万向连接器装在每一根针上。连接器尽可能接近皮肤,仅留下术后伤口和针眼部位护理的足够空间即可。当针组和连接器于两侧安放妥当并拧紧后,可通过调节针组进行牵引,用手法对不稳定的骨盆骨折块行挤压或分离时进行旋转,以便使骨折块获得更为准确的复位。安装连接杆,拧紧外固定架(图 17-9)。

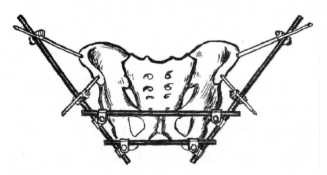

图 17-9　骨盆骨折外固定架固定

术后处理应根据骨折的类型和复位情况,保持固定位置 8~12 周。针眼周围绷紧的皮肤应予松解,避免张力过大。加强针孔的护理,敷料应对皮肤有一定的压力,以减少针孔周围的活动。当出现针周围的感染和松动时应换针并刮除原针道病灶。

2.坚强的内固定　对 A 型骨折中开放或明显移位的髂骨嵴骨折,移位的耻坐骨支骨折,耻骨联合分离超过 2cm 的 B 型损伤和完全不稳定损伤(TileC 型)需要使用坚强的内固定。B 型骨折应固定骨盆的前方结构。C 型骨折需同时固定骨盆的前、后方结构。

前入路固定的一般指征是开书样损伤,伴有 B1 至 B3 的耻骨联合分离或 1、2、3 或 4 耻坐骨支的断裂，或者是直接暴力引起的伴有联合分离的耻骨骨折；大骨块向会阴方向移位等情况下的耻骨支骨折。如果后方联合韧带完整，就没有必要做后方的固定，除非一些特殊的情况，如任何程度的 B3 型损伤，首选后方的稳定。当遇到骶骨挤压伤，Burgess 和 Tile 均建议仔细的复位操作，这样才能防止骶骨骨折的进一步移位。在完全不稳定情况下，要在所有的骨盆方向进行骨关节损伤的复位和稳定，首先是后路，再行前路。后侧的骨、关节以及联合损伤必须行复位和达到骨性的融合来控制旋转和间隙的形成。主要包括重建接骨板及螺丝钉内固定和骶髂螺丝钉内固定。

（1）重建接骨板螺丝钉内固定：前方内固定采用耻骨联合切口。耻骨联合复位时，在腹直肌前方将复位钳置于双侧耻骨体上，当存在前方移位时，在移位侧将钳尖置于更前方的部位。半骨盆向头侧移位的骨折复位较为困难，此时可用骨盆复位钳协助复位。在每侧耻骨联合的前方各拧入一个 4.5mm 的螺丝钉，在有后方移位的一侧，将螺丝钉通过骨盆内小钢板上 4.5mm 的滑动孔拧入骨内，在骨盆内用螺母固定，这样可使骨盆复位钳发挥最大机械效应时不致有螺丝钉被拔出的危险。复位满意时，用 6~11 孔、3.5mm、弯重建板置于耻骨联合上面进行固定，使重建板内侧孔稍呈偏心方向可获得少量的加压（图 17-10）。

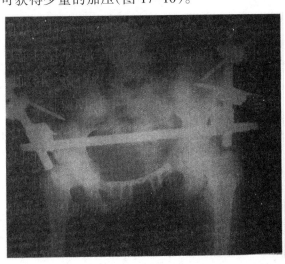

图 17-10　左侧耻骨骨折右侧骶髂关节脱位予重建板内固定及外固定架治疗

在 B 或 C 型骨盆骨折中，耻骨支骨折有内固定指征时，可通过髂腹股沟切口，类似于髋臼前柱骨折的固定方式进行内固定。

（2）骶髂螺钉内固定：对于骶髂关节脱位或骨折脱位或骶骨骨折病人，采用标准的后方垂直切口，棘突外侧 2cm。自髂骨骨翼后部牵开臀肌后部，自骶骨掀开臀大肌起点，暴撸坐骨大切迹。对于骶骨骨折。对于骶髂关节脱位，自骶骨至髂骨翼用尖的复位钳复位。通过坐骨大切迹以手触摸和直接观察。透视下将螺丝钉指向骶椎体垂直于髂骨翼经骶髂关节拧入骶骨翼。在前后位、头端斜位、尾端斜位上多次透视调整钻头来口螺丝钉的方向。以同样方法复位骶骨骨折，通过手摸和直视观察骶骨后方，检查复位情况。自髂骨翼外侧面拧入一至两枚螺丝钉至骶 1 椎体中。必要时于坐骨大切迹稍上方自髂骨经骶骨后部至对侧髂骨，安放一薄的可塑形钢板作张力带（图 17-11）。常规放置引流后关闭切口。

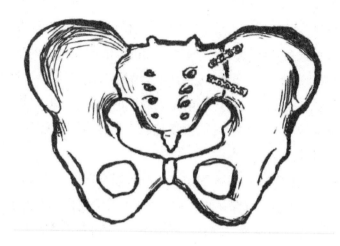

图17-11 钢板螺丝钉内固定骶髂关节

（3）术后处理：术中和术后预防性应用抗生素，术后48h拔除引流管。对后方的单侧损伤，术后4~7d病人可开始步态练习。患肢可允许负重15kg，其后6~8周在病人可耐受的情况下逐渐增加负重。当病人为双侧后方不稳定的骨折时，仅允许其进行上下轮椅时站立，术后6~8周内不可负重活动。

3.陈旧性损伤 创伤后超过15d称为陈旧性损伤，解剖复位已经不可能，需要解决的是固定不坚强以及疼痛的问题。从影像解剖学上讲，只有结构复杂的损伤属于考虑的范围；脱位很难恢复，骨折愈合也较差或变成不愈合状态，追求解剖复位会增加一些技术操作上的困难，这样就会给患者带来一些风险，如活动性出血或肢体的麻痹，基于这些原因，在首次处理之前要仔细考虑每一个临床的状态。一旦被确定是陈旧性损伤，不良愈合的表现标准可以概括为：骶髂关节疼痛和耻骨联合固定的分离

（七）并发症

骨盆骨折可以合并脏器或胸腹腔结构损伤，对呼吸或循环的影响可能在创伤后当时或伤后数小时内危及生命，主要归因于即刻的出血性休克和很快发生的无法庭制的感染。对于闭合性骨折的病例，并发症出现可能相当于所有病例的13%，胸腔损伤相对腹腔损伤更多一些。最常见的是脾脏损伤（37%），然后是膀胱破裂（24%）、肝破裂（19%）、尿道损伤（17%）和肠道损伤（9%）。相关死亡率估计为10%~12%。最常见的原因是失血引起的并发症。

1.胸腔损伤 严重的骨盆创伤经常直接和间接地累及胸腔，发生率几乎是腹腔的两倍，膈肌撕裂在胸腔损伤中扮演着重要角色，因为其在间接损伤中是最常见的。横隔的破裂意味着腹腔内脏器向胸腔内疝入，往往随着时间逐渐发展。一般在急性期不易发觉，临床上表现为呼吸困难、黄疸和胸痛并向左肩胛下放射。诊断需要X线检查，同样有助于伤后早期诊断的是胸腔CT，手术指征是绝对的。开胸或开腹并缝合撕裂的膈肌可以使疝出的腹腔脏器复位。

2.腹腔损伤 并发于骨盆创伤的腹腔损伤通常由撞击伤导致。两种基本类别：直接撞击造成的损伤（"内破裂"）和爆炸性效果造成的损伤（"爆破伤"）。两种情况的临床结果：①创伤性休克。②腹腔积血或腹膜后血肿。③内脏损伤。

（1）创伤性休克：伤后早期几小时内，大多数病人处于血管收缩源性的初始休克状态，通常随着时间而恢复。这种休克主要由于焦虑或俯卧的状态引起：病入脸色苍白、肢端厥冷、脉搏虚弱、血压降低和呼吸浅表。这种状态通常不合并内脏损伤，除非在两种情况下：①发生严重出血，并且迅速恶化，出现低血容量性休克的征象和道格拉斯窝剧烈疼痛。②发生脏器穿孔，早期腹壁紧张，肝浊音区由于气腹而消失。这种休克状态经常持续数小时或数天。

（2）腹腔积血和腹膜后血肿：骨盆骨折的血管损伤大多累及髂血管，主要有腰骶支、髂外血管、臀支尤其是臀上血管、闭孔内血管。静脉损伤更为常见，但动脉损伤更为严重。腹腔或腹膜后失血意味着休克将向继发阶段发展，腹腔积血的临床表现为难以定位的腹痛，非进行性，不向腹壁发展，腹壁看上去紧张但无收缩。腹膜后积血明显不同于腹腔积血，其引起的失血性休克没那么严重，也不会导致严重的血流动力学改变，不会有腹壁疼痛，也不会有任何腹膜刺激征。腰部血肿出现之前可能会有大腿根部向会阴部放射的疼痛，按压腰肋角会加重。诊断根据超声、CT，有些需要动脉造影。腹腔积血必须采取手术治疗，腹膜后积血则倾向于药物治疗。但如果后者发生并发症或进行性发展，也需要外科治疗。外科治疗一般采取开腹探查，而腹腔镜对于腹腔闭合性出血通常并不适合。

（3）内脏或肠道系统损伤：肝脏损伤的影像学检查首先应用超声，有助于通过腹腔内血液聚集情况判断肝脏实质挫裂的部位和程度，CT扫描可以准确地证实和断定超声提供的结果。治疗方法根据肝实质损伤的类型而不同。对于血流动力学改变明显的出血性休克，采取加强治疗和开腹术以消除出血来源。

脾脏挫裂伤：来自背腹或横向的重大直接创伤或弹性间接创伤。可能出现的损伤有实质损伤和血管损伤（蒂部损伤）。诊断首先应用超声，然后CT。选择性脾血管造影适用于不需要立即手术的特殊病例。脾脏损伤的非手术治疗仅对于那些有可能正确分型为浅表损伤和非扩张性实质内血肿的和可能监测的病例以及50~55岁以下，输血后（不超过4次）血流动力稳定的病例，还有无腹膜刺激的客观体征的病例。其他情况治疗选择手术，包括脾切除等。

胰腺挫裂伤：由腹上区创伤导致，初期没有症状，甚至在12~24h后，胰腺损伤才表现出特殊症状，以其他脏器累及症状为主要临床表现。疼痛持续存在且深压腹上区疼痛加重，非出血性休克导致的循环系统衰竭引起的症状，早期麻痹性肠梗阻，早期损伤区域相应腹壁紧张以及高淀粉酶血症。超声和CT扫描是最有用的诊断方法。对于轻度挫裂伤、破裂伤和被膜实质损伤采取保守治疗。手术适用于合并腹膜后血肿或合并胰管损伤或胰头严重碎裂者，倾向于采取器官保留手术。

回结肠损伤：主要来源于挫裂伤，表现为肠壁血肿或穿孔。肠壁血肿几乎不产生症状，通常自动愈合。穿孔导致急性腹膜炎，比腹腔积血导致的腹膜炎出现早，渐进性加重并且危急。诊断依靠临床检查，腹部X线检查证实腹腔内存在游离气体。治疗需要立即手术。

直肠和肛管经常被复杂的骨盆创伤所累及，发生率5%，且常合并会阴的撕裂伤。诊断主要依靠临床查体，一定不能忘记直肠指诊，进行操作时要轻柔，尽可能地使患者镇静。内镜（肛镜、直肠镜）、CT扫描和低压直肠灌肠造影可明确诊断。初步治疗为纠正休克和及早输入抗生素，手术治疗首先采取损伤周围的充分引流和结肠造瘘术。如果可能也可以采取直接缝合,但是要引流和阻断排便才能取得最好的结果。直肠尿道瘘或直肠阴道瘘须延迟手术。结肠造瘘形成后3个月考虑关闭瘘口。

并发肾脏损伤:通常为肾挫伤,包括肾实质和血管蒂的损伤。可以观察到几种不同的类型:被膜下血肿;不累及深部实质的皮质破裂,线形或星形;肾实质的部分或完全破裂;血管蒂的撕裂伤。每一类型的肾损伤无论程度如何,都表现为失血,但并非都有血尿。诊断方法首先采取超声,然后是CT扫描和尿路造影。如果是肾血管蒂损伤或肾实质损伤导致循环动力学不稳定,则需要紧急手术治疗;少数严重病例采取密切的临床观察和仪器监护。

膀胱由于与骨盆前环的特殊关系,在骨盆创伤中容易被牵累。其损伤可以是挫裂伤或破裂和尿道扩张造成尿路中断。临床上要鉴别两种情况:腹膜内和腹膜外膀胱破裂。腹膜内膀胱破裂症状是非特异的,无法确定诊断。可以是隐匿的,尿液引起轻微的腹膜刺激,未导致感染,如果合并细菌感染,则造成败血症性尿腹,可合并血尿,仅少数时候大量血尿,也可造成腹痛,定位于下腹象限,疼痛迟缓,中等强度且不随时间进展。腹部超声可能不能发现腹腔内积尿,因为尿液分散在整个腹腔。只有应用造影剂才能发现尿液外渗和膀胱破裂的部位。治疗需要采取立即手术。膀胱插管保留到膀胱造影证实瘢痕愈合。腹膜外膀胱破裂最常见的临床表现是血尿,但是轻微和暂时的。疼痛和脏器痉挛通常是由腹膜后血肿或耻骨上血肿造成,这些症状在骨盆前方损伤时持续存在,且使得查体困难。诊断依靠超声和尿路造影。超声可显示骨盆内的积液,但是很难判断是尿液还是血液。膀胱造影通过造影剂在骨盆内扩散的位置,通过限制性的压迫膀胱或后腹膜内造影剂的弥散可以达到诊断目的。可采取手术治疗,双层缝合破裂部位,骨盆和腹膜后区域充分引流。

尿道损伤:比膀胱损伤更常见,治疗中需要特别注意,这里所说的尤其是指男性。骨盆骨折时,尿道损伤的发生率可达10%。最常见损伤部位是前列腺下缘远侧大约2cm处,临床体征为疼痛、血尿、血肿和尿潴留。疼痛持续,有时非常剧烈,位置局限在尿道球会阴区,直肠指检疼痛加重。尿液检查有诊断意义,在尿道海绵体部损伤时特别显著,尿道膜部损伤时有轻微改变。血肿出现于阴茎和会阴周围区域,持续向阴囊和大腿内侧弥散。

尿道损伤的诊断包括逆行尿道造影,应该避免所有需要尿道膀胱插管或使用坚硬的尿道探子的诊断方法。创伤后尿道坏死组织瘢痕愈合导致尿道狭窄;超过6h的尿道血肿经常导致损伤周围的狭窄,合并括约肌松弛,而括约肌最初时是反射性痉挛;感染扩散或蔓延,加重了狭窄,并导致窦道形成。治疗中可使用膀胱造瘘管或行微创膀胱造瘘,防止血肿变成尿道血肿;伤后6h内充分引流血肿,以减少感染的风险;不要急于手术。那些早期尿液检查或简单坚硬探子重建尿道后就急诊手术治疗的效果并不十分满意。更为复杂的是性功能的恢复,伤后2年性功能恢复正常的病例不超过70%。

第十八章　泌尿生殖系统损伤

（马宏武）

　　泌尿生殖系损伤较为常见,常因大量失血造成失血性休克,感染出现早,原因复杂且程度较重,因而加重损伤而较易发生多脏器功能衰竭。因其解剖特点,泌尿系损伤常有合并伤,如肾损伤多伴有腹部脏器伤,膀胱尿道伤多合并有骨盆、直肠伤等,这些特点为泌尿系损伤的诊治带来一定困难。随着腔内泌尿外科学和临近脏器新手术技术和方法的不断采用,因医疗措施不当造成的医源性泌尿生殖系损伤已越来越多地受到临床医师的重视。在进行泌尿生殖系创伤救治时,要根据泌尿系损伤的救治原则,结合致伤原因和伤情特点,争取快速、全面地做出早期诊断,采取适时有效的救治措施,以最大限度地保存组织器官及其功能,防治并发症。

第一节　肾脏损伤

　　肾脏所处的解剖位置较深,受到周围组织结构、器官及脂肪囊的保护,同时它还有一定的活动范围,从而可在一定程度上避开直接暴力伤。闭合性肾损伤在平时较为多见,多为直接暴力对上腹部、腰部的撞击和挤压,高处坠跌等减速运动的间接暴力作用以及身体突然猛烈转动、搬运重物等肌肉强烈收缩所致。火器伤及其他锐利武器刺戳所致的开放性肾损伤亦为常见,且多合并胸、腹腔脏器及脊椎损伤。随着腔内泌尿外科新技术新方法的日益广泛的应用,因为操作不当造成的医源性肾损伤也越来越受到重视。如经皮肾脏穿刺活检、经皮肾镜手术或腹腔镜下保留肾单位手术长时间阻断肾蒂等,均可能造成肾脏损伤。

　　(一)病理

　　开放性肾损伤若系锐器刺伤,视锐器的大小和刺伤的深度,可发生不同程度的肾实质、肾血管和集尿系统损伤;若系高速投射物直接致伤,肾脏常呈碎裂性损伤。若伤道从肾旁经过,根据肾脏距伤道的远近,可发生肾破裂、轶裂、出血点等间接性损伤,甚至能使远离伤道 1~2cm 的肾组织的生理功能受到不同程度的损伤。闭合性肾损伤的病理改变亦因暴力的性质和强度而异。肾脏损伤的部位多自外向内,肾实质裂伤多数情况下起自肾皮质边缘,随损伤程度的增加,可深入髓质层乃至集尿系统。突然猛烈的减速伤易造成肾血管损伤,轻则肾动脉内膜被撕裂并导致肾动脉血栓形成,重则使肾动、静脉破裂或断裂,肾盂破裂。持久尿外渗可形成尿性囊肿;血肿和尿外渗引起组织纤维化,压迫肾盂输尿管交界部可导致肾积液;开放性肾损伤偶可发生动静脉瘘或假性动脉瘤;部分肾实质缺血或肾蒂周围纤维化压迫肾动脉,可引起肾血管性高血压。在严重创伤情况下由于失血性休克、感染的影响,微循环灌注不良,更易发生急性肾功能衰竭。

(二)分类

1.按损伤性质分类

(1)肾挫伤:约占全部肾损伤的85%。肾实质有局限性毛细血管破裂或小的裂伤,肾包膜未破裂,可有包膜下小血肿,肾盂及肾盏正常。这是最轻微也是较常见的一种肾损伤,可有镜下血尿或轻微肉眼血尿,影像学检查常无异常发现,保守治疗可治愈且无后遗症。

(2)肾挫裂伤:分为不完全性挫裂伤和完全性挫裂伤,约占肾损伤的10%。前者指肾实质裂伤累及肾包膜或集合系统,有包膜下血肿,无尿外渗,这类损伤亦较轻,常不需手术治疗;后者指裂伤贯穿整个肾实质,可以累及肾包膜及集合系统。肾包膜破裂形成肾周血肿。集尿系统破裂则有尿外渗。有明显的肉眼血尿,腰部可触及肿块,常需手术治疗。

(3)肾碎裂伤:约占肾损伤的3%。肾实质有多处裂伤,使肾实质破碎成多块,有严重的肾周血肿及尿外渗,需紧急手术治疗。

(4)肾蒂伤:肾蒂穿孔,肾动、静脉主干或分支血管撕裂或断裂,约占2%。此类损伤最为严重,有严重内出血,需紧急手术治疗。

2.按损伤程度分类

(1)轻型肾损伤:包括肾挫伤、肾轻度挫裂伤、包膜下血肿。此型损伤出血少,无尿外渗、无需手术治疗,愈合后无后遗症,肾功能亦无异常。

(2)中型肾损伤:伤及肾实质深层或延及集尿系统,有肾周围血肿或尿外渗,出血较多。对此型肾损伤是否立即进行手术治疗尚有不同意见。

(3)重型肾损伤:包括肾碎裂伤及肾蒂伤,损伤可引起致命性出血,需紧急手术治疗。

3.美国创伤外科协会器官外伤委员会制定的分级方法

Ⅰ级:肾挫伤或包膜下血肿。

Ⅱ级:肾周围血肿局限在腹膜后或肾皮质裂伤小于1.0cm,无尿外渗。

Ⅲ级:肾皮质裂伤大于1.0cm,无尿外渗。

Ⅳ级:肾实质裂伤超过皮髓交界处,并进入集合系统,肾段动静脉损伤。

Ⅴ级:肾碎裂伤,肾蒂撕裂,肾动脉血栓形成。

(三)诊断

肾脏伤的早期诊断应强调外伤史临床表现,仔细检查全身及局部伤情,而不应依赖某些特殊检查早期诊断中,应注意常合并严重腹部伤的伤情特点,避免漏诊和误诊,延误救治时机。

1.症状与体征

(1)血尿:为肾脏损伤的最常见和最重要症状,多为肉眼血尿,少数为镜下血尿。血尿的严重程度不能完全反映肾脏损伤程度。有时虽然血尿轻微却系严重肾损伤,如输尿管离断、血凝块阻塞输尿管、严重的肾盂破裂、肾蒂伤或伤员处于休克无尿状态。要注意询问伤者伤后排尿情况,必要时行导尿检查。

（2）疼痛：多数患者有伤侧腰部或上腹部疼痛，多为肾包膜内压力增高或血、尿外渗的结果。严重者有腰肌紧张或强直，血尿伴血块可出现肾绞痛，合并腹腔脏器伤可有腹膜刺激征。

（3）腰部肿块：由于肾周血肿和（或）尿外渗引起。出血及尿外渗加重时，肿块可进行性增大。

（4）血压下降甚至休克：为肾损伤及出血的严重表现，可为创伤性休克、出血性休克；合并感染时，可为感染性休克引起。其发生及严重程度常取决于受伤程度、出血量及有无其他脏器合并伤。

（5）合并伤：以腹部脏器多见，以肝、脾伤最常见，消化道损伤也较常见；其次为骨骼及脑、胸部损伤。

2.早期诊断

（1）有腰部外伤史，特别是肾区直接受到打击或撞击，发生腰部疼痛、肌肉紧张的伤员，均应考虑肾脏伤的可能性，应及时肉眼或显微镜检查有无血尿。伤后有尿潴留者应导尿检查。若出现血尿，一般可明确肾损伤的诊断，但无血尿也不能除外肾外伤。

（2）如系开放伤，根据伤道的部位、深度、走行方向和血尿症状，肾损伤基本可以确立。肾脏伤常合并胸腹其他脏器伤，应注意同时予以检出，避免漏诊。

（3）肾脏损伤后发生休克与否，与损伤程度、出血量的多少，伤员的体质及是否并发其他内脏伤有关；创伤后严重疼痛、感染等，也可以造成休克。如伤后立即出现休克或迅速转入严重休克，则表明有大出血和（或）合并其他内脏伤，应迅速处理，决不可盲目等待或观察，以致失去抢救时机。

（4）对于出现腰部肿块的伤员，应密切观察肿块的发展情况。伤侧腰部或侧腹部出现肿块，往往肾脏损伤较重，肿块大小视出血量及尿外渗情况而异。若伤后肾区肿块不断增大，早期出现严重休克，血红蛋白值迅速下降，则提示有肾脏大血管伤或肾碎裂伤，应果断手术处理。

3.损伤程度和范围 在伤情允许的情况下，应进行必要的特殊检查，确定肾脏损伤的程度和范围，以制定合理的治疗措施。

（1）B超检查：B超检查可辨认肾结构的改变及异常体液的积聚，对肾裂伤、碎裂伤、肾周血肿、尿外渗及肾内血肿等均有肯定的诊断价值。肾损伤时常出现以下B超声像图：①肾脏周围出现液性无回声区。②伤肾影增大。③肾包膜中断。④肾实质回声不均。⑤集尿系统移位等。B超检查快速、简便、安全、无创伤；可作床旁检查及定期复查，能判明肾脏的损伤程度；器械轻便，操作简易，在野战条件下可作为肾损伤的首选检查。

（2）腹部X线平片：腹部X线平片对轻型肾损伤常无重要发现。但在中型及重型肾损伤，则可见伤侧肾影模糊不清、膈肌升高，肠襻阴影向对侧移位，腰大肌影不清晰、脊柱向伤侧弯曲及合并下位肋骨或腰椎横突骨折等征象。若为火器伤，还可了解有无金属异物及其部位；如腹部空腔器官有破裂，可见膈下游离气体。

（3）静脉肾盂造影：肾损伤时可提供下列诊断依据：①功能及形态均正常，见于轻型肾损伤。②显影浅淡或延迟显影，示肾损伤后功能受到时性抑制。③造影剂外溢，见于肾深度裂伤，有肾盂或肾盏破裂。④肾盂、肾盏、输尿管内充盈缺损,多因肾深度裂伤,集尿系统内有血块积聚。⑤伤肾不显影,除应考虑伤后肾功能受到严重抑制外,应结合临床表现,考虑有无肾碎裂伤、肾血管损伤、肾动脉栓塞的可能性。此外,静脉尿路造影尚能提供对侧肾脏功能形态及有无病变等情况。

施行静脉肾盂造影的适应证主要为:①腹部或腰部穿通伤。②肾脏闭合性损伤伴肉眼血尿。③肾脏闭合性损伤伴血尿及休克者。④收缩压低于12kPa(90mmHg),如患者无休克或休克已经纠正,应尽快实施静脉肾盂造影检查。常规造影剂量常受到肾血流量减少及肾功能受损的影响,宜采用大剂量静脉肾盂造影。

(4)CT检查:CT检查是目前最能正确判断肾脏损伤程度的检查方法。CT能准确地观察到不同程度的肾脏裂伤、肾内及肾周围的血肿,对肾挫伤也能做出准确判断。行增强扫描可显示双侧肾脏功能,并能同时发现腹腔其他脏器损伤,且省时,无创伤,尤其适用于伤情严重者,有条件者应行此项检查。

(5)肾动脉造影或选择性肾动脉造影:操作较复杂,有一定危险性,一般不列为常规检查。但肾动脉造影不仅可以明确肾损伤的范围和程度,还可行选择性肾动脉栓塞以达到治疗目的。

(四)治疗

闭合性肾损伤治疗原则是以保守治疗为主,最大限度的保留肾脏功能,减少并发症,必要时及时施行手术治疗;开放性肾损伤则应及时手术探查,处理肾损伤及合并伤。对肾裂伤的治疗虽有争议,但还是以非手术治疗为宜,必要时择期手术,以更好地保留肾脏功能。

1. 急救是肾损伤救治的重要环节

若系肾蒂伤或肾碎裂伤,特别是肾脏开放伤、火器伤,常合并腹内脏器伤,伤情复杂、休克及感染发生率高,处理不当,将直接威胁伤员生命或影响肾脏功能。急救首先是抗休克处理,就诊时无论有无休克,均需迅速建立有效的输液通道,必要时作上腔静脉置管或大隐静脉切开,快速输血、输液,补充有效循环血量。在抗休克过程中,尽快判明肾损伤及其他脏器损伤的情况,以便按轻重缓急正确处理。

2.非手术治疗

(1)绝对卧床休息2周,注意监测生命体征,尿色、腰部肿块的变化,定期复查血红蛋白情况,同时明确是否存在合并伤。

(2)抗休克治疗:补充血容量,保持足够的尿量,维持水、电解质平衡,在感染性休克救治中,应注意血管活性物质的使用。去甲肾上腺素引起血管收缩的同时可以降低肾脏和其他内脏的血流量,从而影响脏器功能。这一矛盾限制了去甲肾上腺素的使用。近来研究表明,要保持足够的动脉压>10.7~11.3kPa以维持器官灌注压,去甲肾上腺素等血管活性物质的使用是必要的。在感染性休克时,血管床舒张去甲肾上腺素可以快速增加内脏血流量。临床研究表明,去甲肾上腺素可以增加肾血流量,提高肾小球滤过率,从而增加尿量,保护和促进肾功能恢复。

(3)止血:如止血敏、氨甲苯酸、6-氨基己酸等;疼痛明显者可适当给予止痛药物。

(4)抗感染治疗:肾损伤时常发生尿外渗,易继发感染,而感染常导致肾损伤不能愈合。有效的抗感染治疗是肾损伤非手术治疗的重要措施。可选用头孢类抗生素,必要时可联合应用喹诺酮类抗生素。在非手术治疗过程中,应严密观察血尿及病情变化,注意肾区是否出现肿块,及时发现继发性出血或继发性感染;定期行B超检查及静脉尿路造影,以便确定是否需外科处理。下床活动后仍应强调2~3个月内不宜参加剧烈活动。

目前一致认为,对轻型肾损伤(挫伤、浅度裂伤及包膜下血肿),均可在非手术治疗下治愈,少有并发症。对于中型肾损伤,肾实质深层裂伤但尚未伤及集尿系统者(有肾周围血肿,但肾盂、肾盏尚未破裂,无尿外渗),采用非手术治疗或早期手术探查,尚有争论。主张早期手术者认为,这类伤员在非手术治疗下常有继发性大出血及继发性感染,愈合后后遗症亦较多,一旦非手术治疗失败再行手术时,肾切除率很高,而早期手术修复破裂更能有效地保存肾脏,缩短治愈期限。主张先行非手术治疗者则认为,这类伤员肾脏裂伤的组织血运并未被破坏,肾脏本身有完整的凝血功能,愈合力强,绝大多数均可在非手术治疗下治愈,而手术探查可能增加切肾率。据统计,这类伤员采用非手术治疗有5%~10%的病例无效,故在非手术治疗期间,更应密切观察病情发展,以便对无效者及时改用手术治疗。

3.手术治疗 闭合性肾损伤保守治疗中出现下列情形之一者应考虑手术治疗,术中酌情行肾修补、肾部分切除或肾切除等手术方式:①经积极抗休克治疗无法纠正的失血性休克,主要见于肾脏碎裂伤、肾蒂伤等。②腰部肿块增大,提示大量出血和(或)尿外渗,见于严重的肾脏碎裂及肾盂破裂。③病人出现高热、腰痛加重等,提示感染发生者。④可疑合并腹腔其他脏器的严重损伤。由于肾内动脉瘤、动静脉瘘所致肉眼持续性或复发性血尿,可行选择性肾动脉栓塞或手术治疗。

对于开放性肾损伤,原则上均应行手术探查,特别是火器伤、贯通伤及经腹前壁锐器刺入发生的肾损伤,因为这类损伤多伴有胸或腹部其他脏器伤,且感染的发生率较高。经背部刺伤肾脏者,若戳口较小,创缘整齐,经检查又未发现明显尿外渗及集尿系统损伤,则可在密切观察下行非手术治疗。

切口的选择,术前确诊无腹腔脏器损伤,对侧肾脏完好,手术目的仅单纯处理伤肾或只切开引流者,可经腰切口,否则以经腹切口为宜。取腹正中切口或旁正中切口,严重肾出血者,首先处理伤肾;反之,则先处理腹腔内其他脏器损伤。处理肾脏时,在未切开肾周筋膜前,应先显露肠系膜根部及后腹膜,沿肠系膜下动脉之上方腹主动脉旁切开后腹膜,控制伤肾的肾动脉。制止出血后,打开肾周筋膜,清除肾周血肿及尿外渗,骨折片及游离的无生机组织,然后仔细检查伤肾,决定伤肾的手术方式。无论施行何种手术,术毕均应引流肾周及肾窝,使尿外渗及残存积血得以排出,减少感染的机会。一般用烟卷引流2~3d即可达到效果。

依据肾脏损伤的程度及范围,可分别选用以下手术方式:

(1)肾脏裂伤修补术:适用于肾脏裂伤范围比较局限,整个肾脏血运无障碍者,如创缘整齐,可直接对拢缝合。不整齐的创缘应稍行修剪。肾实质的出血点应用细丝线缝扎止血,用可吸收性缝线严密缝合肾盂或肾盏裂口,再缝合肾实质及肾包膜。肾实质对拢缝合有困难者,不可勉强拉拢,以免撕裂肾脏,可用明胶海绵,带蒂大网膜,肌肉糜或肾周脂肪充填后再缝合,其上可用腹膜覆盖固定。根据情况决定是否行暂时性肾或肾盂造影引流。

（2）肾脏套包术：适用于肾脏有多数裂伤，修补有困难，但整个肾脏血运尚正常者或双侧肾脏同时受伤无法修补又需保存者或孤立肾的挫裂伤等。应用自体带蒂大网膜包裹肾脏最好既有止血作用，又不会产生瘢痕挛缩造成肾缺血。亦可用羊膜或可吸收性缝线编结成网套套包肾脏。

（3）肾脏部分切除术：适用于损伤限于肾的上极或下极又无法修补者。部分切除后，肾断面应用肾包膜或游离腹膜覆盖，以促进其愈合，预防切面继发性出血。

（4）肾血管修补或肾血管重建术：如有肾蒂血管撕裂、断裂、内膜损伤、血栓形成等情况，可酌情修补血管、血管重建或行肾自体移植术。

（5）肾切除术：应严格掌握手术指征，有下列情况者，可考虑行伤肾切除术：①肾严重碎裂伤，确实无法修补者。②严重肾血管损伤，无法修补或重建者。③肾内血管已有广泛血栓形成，肾血运障碍无法恢复者。④肾脏损伤后感染、坏死及继发性大出血者。⑤枪伤等高速投射物所致肾损伤，因伤肾失活组织多，后期很容易发生感染、坏死，若对侧肾脏完好，宜行肾切除术。

（6）单纯肾周引流术：仅适用于以下两类情况：①肾脏广泛裂伤，又处于战时设备及血源不足情况之下，无法施行较复杂手术者，则在肾脏大出血点缝扎后，以长纱布条填塞肾脏创口止血，待出血停止后逐渐松动拔出，具有引流作用，待伤员度过危险期后，对伤肾作进一步处理。②肾损伤并有尿外渗，创口污染严重或已并发感染者。手术方法是：用一张宽大的凡士林纱布铺在肾表面，再于创口内填塞长纱布条，以达到压迫止血及伤口引流的目的。引流时间至少在 5~7d 以上，然后逐日松动拔出。

（五）预后

轻型肾损伤愈合后，肾脏形态和功能可完全恢复正常。中型及重型肾损伤经修复愈合后，可出现的后遗症有：肾盏变形、肾积液、肾周及肾内钙化、肾结石、肾囊肿、肾盂肾炎、瘢痕肾、肾周尿性囊肿、肾性高血压等。这些并发症常常在肾脏受伤后 1 年内发生。伤后 6 周，如出现反复血尿即应考虑到肾脏动静脉瘘的可能。

第二节　输尿管损伤

输尿管损伤的发生率较低，但早期诊断也较困难，这是因为：①输尿管细长而柔软，有一定的活动性，且深居腹膜后，受到周围组织和器官的良好保护，外伤暴力一般很难造成输尿管损伤。②输尿管损伤常合并多脏器伤，伤后常缺乏输尿管损伤的特殊临床表现，而被其他严重腹部脏器伤的症状所遮盖。③平时输尿管损伤多见于医源性损伤，如盆腔手术、输尿管镜操作等。输尿管损伤的后果极为严重，诊断治疗不及时，轻者可毁损伤侧肾脏，重者可危及生命。早期诊断、及时治疗对挽救肾脏、减少并发症和降低死亡率都有重要意义。

（一）致伤原因

输尿管损伤多为外暴力致伤，可分为开放性损伤及闭合性损伤两类。前者多见于火器伤或锐器刺戳伤,后者多系输尿管受巨大暴力撞压于脊柱横突所致直接压伤或腰部突然过度伸展致输尿管撕裂或断离。两者均多伴有其他腹腔脏器损伤,特别是开放性损伤。据统计,合并伤中以小肠伤最多见,次为结肠伤,亦可合并肝、脾、胰及肾脏损伤和腹部血管伤。平时输尿管及其临近脏器手术操作不当造成的医源性输尿管损伤亦不少见。如输尿管腔内手术造成输尿管穿孔,腹部或盆腔手术中误扎、误切输尿管等。

(二)病理

输尿管损伤约 2/3 发生于腰段,1/3 发生于盆段。依据损伤程度可分为挫伤、破裂、断裂和缺损。输尿管破裂或断裂后,尿外渗于周围组织内,发生蜂窝织炎,继而感染、坏死、化脓。尿液进入腹腔引起弥漫性腹膜炎,严重者可发生脓毒血症。晚期可形成输尿管瘘或输尿管假性囊肿。伤后狭窄或闭锁,引起上段输尿管及肾积液,继发感染后造成积脓,最终导致肾功能毁损。

(三)诊断

1.症状和体征

(1)尿瘘或尿外渗:可早期出现伤口漏尿、腹腔积尿、阴道漏尿及腰部包块;也可损伤后 2~3 周出现输尿管阴道瘘等。

(2)感染症状:尿液外渗可继发感染,引起体温升高、腰痛,尿液进入腹腔,可出现尿性腹膜炎。

(3)无尿:常常是由于双侧输尿管同时损伤。

(4)梗阻症状:受伤后炎症、水肿、粘连导致输尿管狭窄,引起伤侧输尿管梗阻,表现为患侧腰部胀痛,久则发生肾积液并影响伤侧肾脏功能。

(5)血尿:较为少见,且血尿轻微,多为镜下血尿。

2.早期诊断　提高早期诊断率,一是要提高对输尿管损伤的警惕性;二是要及时应用有关影像学检查手段。有以下情况者,应疑有输尿管损伤,并及时进行静脉尿路造影、B超检查、核素肾图检查或膀胱镜逆行尿路造影检查,以便确立诊断:①开放伤根据弹道或刺戳伤方向,有可能伤及输尿管者。②伤口漏尿或侧腰腹部、髂腹部有逐渐增大的肿块者。③腹部创伤后有腹膜刺激症状,腹部转移性浊音阳性,腹腔穿刺抽出血性尿液者(注意送检尿素含量)。以上是术前诊断输尿管损伤的关键性方法。

对腹部外伤手术探查时,发现腹腔内有血性尿液积聚于手术野或盆底部或见有液体不断由某处溢出或沿输尿管有囊性肿块,应彻底探查尿路。可从静脉注入靛胭脂 40mg,数分钟之内若见伤口某处有蓝色尿液溢出,可判断为输尿管损伤。当疑有输尿管损伤时,亦可切开后腹膜,显露输尿管探查证实。如有必要,可切开膀胱(低位手术切口)或切开肾盂(高位切口)或直接在手术野范围内切开输尿管,插管后注入亚甲蓝寻找输尿管损伤部位,并可注入造影剂作术中显影。

3.其他情况　处理未获早期诊断的伤员如出现下列现象时仍应抓紧时间确诊,及时处理:①开放性损伤伤口持续漏尿者。②伤后早期出现同侧肾区发胀、疼痛,并逐日加重,可触及同侧肾脏或髂腰部出现浸润性肿胀或包块或同时有寒战、高热等感染症状者。确诊的方法主要依靠泌尿系检查。B超为首选方法,可见伤侧肾盂扩张及沿输尿管走行区出现的尿性囊肿;静脉尿路造影可见伤侧尿路积液、造影剂外溢;肾功能减退或不显影;膀胱镜逆行尿路造影时,输尿管插管在损伤部位受阻,造影剂停滞于损伤部位之下或造影剂外溢;放射性核素肾图检查,显示伤侧尿路急性梗阻。

(四)治疗

治疗目的为恢复正常排尿通路,保护患侧肾脏功能。

1.急救 单纯输尿管损伤一般并不构成对生命的威胁。如合并其他脏器损伤的输尿管损伤,则应首先处理其他脏器伤,纠正休克、脱水、失血等,并应用抗生素预防感染。

2.一期修复 伤后24h内确诊的输尿管损伤,应尽可能完成一期修复,以恢复正常的排尿通路和保护肾脏。但必须是在先处理头、胸、腔脏器损伤之后,伤员情况允许时,处理输尿管损伤,否则,仍以行暂时性肾盂或输尿管造口术为安全。一期修复包括清创、恢复输尿管的连续性、输尿管支架的应用和彻底引流尿外渗。

输尿官破裂者,可行破裂修补术。将破裂口稍行修剪,先在输尿管内置入双J形导管。双J形导管的一端置入肾盂内,另一端置入膀胱内,再用4-0或5-0可吸收缝线横行缝合破裂口,在其旁放置烟卷引流。双J形导管留置7~10d后经膀胱镜取出。输尿管断裂者,若断裂位于输尿管中上段,在将输尿管两断端挫去部分,修剪后行端端吻合术。两断端应修剪呈斜形或半鱼口形吻合,以避免吻合口狭窄。注意保持吻合口无张力,必要时可将肾脏向下游离,使吻合口松弛。输尿管内仍应置支架管。需用4-0或5-0可吸收缝线全层严密吻合,防止吻合口渗尿。输尿管下端断裂者,作端端吻合术有困难,可行输尿管膀胱吻合术。

3.延期修复 伤后超过24h的输尿管损伤,因局部组织水肿,广泛尿外渗或伤口污染,一期修复有困难,易导致手术失败,应先行暂时性肾盂或肾造口术,等待2~3个月,待局部炎症消退、瘢痕软化后再行手术修复。

(1)输尿管中上段损伤,局部瘢痕切除后,两断端能拉拢,张力不大者,行断端吻合术。

(2)输尿管下端(段)损伤,缺损范围不长者,行输尿管膀胱吻合术;缺损范围过长,在10cm以内者,可行输尿管膀胱壁瓣吻合术。

(3)输尿管中段或下段外伤缺损范围大,既不能行断端吻合术,也不能行输尿管膀胱壁瓣吻合术者,可行代输尿管手术(带系膜回肠或阑尾、大隐静脉或人造材料)或上尿流改道,即把患侧输尿管和健侧输尿管行端侧吻合术。上述手术困难者,可行自体肾移植术。

4.肾切除术 对受伤时间已久,伤侧肾脏已有严重积液、感染或肾功能已经丧失无望恢复者,在查明对侧肾功能正常后,可行肾切除术。

第三节 膀胱损伤

膀胱系盆腔脏器之一,位于腹膜外。前方为耻骨;后方男性为直肠,女性为子宫。膀胱的前上及顶部有腹膜遮盖。正常膀胱的容量可达400~500mL,其形状及位置,随贮尿的多少而变化很大。排空的膀胱完全在耻骨联合以下,受到骨盆的良好保护,不易被直接暴力致伤。充盈的膀胱可高出耻骨联合,过度充盈的膀胱,其顶部甚至可平脐,其肌壁随充盈度的增加而变薄且张力增大,易遭直接暴力损伤。骨折骨刺可刺破膀胱,临床上有 10%~15% 骨盆骨折病人合并明显的膀胱损伤。

(一)致伤原因

膀胱损伤可为开放性或闭合性。开放性损伤平时以锐器刺戳伤多见,常合并盆腔脏器、腹腔脏器及会阴软组织伤,尤以合并肠管损伤多见,亦可合并骨盆骨折。伤情严重,伤道多有污染。闭合性损伤常见于下腹部膀胱区骨盆的撞击伤及挤压伤。闭合性损伤多发生于膀胱充盈时,多合并骨盆骨折。另外,膀胱镜检查、尿道扩张,膀胱腔内手术和下腹部剖宫产、腹股沟疝手术等造成的医源性损伤在平时并不少见。

(二)损伤机制和类型

膀胱损伤,可分为挫伤、穿孔和破裂 3 种类型。膀胱损伤多为膀胱破裂。按膀胱破裂部位与腹膜的关系,膀胱破裂的病理又分为以下三类:

1.腹膜内膀胱破裂约占 62%。多发生于膀胱充盈时,腹壁受到暴力冲击,膀胱内压力过高所致,也可因锐器、弹片直接致伤,其破裂部位均在有腹膜覆盖的膀胱顶部。由于大量尿液进入腹腔,可迅速发生弥漫性腹膜炎。未发生感染前,腹膜刺激症状较轻;发生细菌感染后,则有严重的腹膜刺激症状。由于大量进入腹腔的尿液迅速被腹膜吸收,故伤后短时间内血中尿素氮即可明显升高,这有助于腹膜内膀胱破裂的诊断。

2.腹膜外膀胱破裂约占 25%。多由于骨盆骨折断端刺破所致,破裂处多位于膀胱的前壁、侧壁或靠近膀胱颈。尿液经破口外溢,与血液混合积聚于膀胱周围盆腔蜂窝组织内。若继发感染,可引起严重的盆腔蜂窝织炎和全身感染。

3.混合型膀胱破裂即同时有腹膜内和腹膜外膀胱破裂。多由火器伤及锐器刺戳伤所致,常合并腹腔及盆腔其他脏器损伤,伤情多较复杂而严重。约占 13%。

(三)诊断

膀胱损伤诊断并不困难。早期诊断及时治疗对预防并发症及后遗症极其重要。诊断主要依据外伤史及临床表现,导尿检查及膀胱造影。

1.外伤史及临床表现膀胱破裂可因损伤程度不同而产生休克、腹痛、排尿困难和血尿等症状。凡有下腹部、臀部、会阴部创伤,特别是有骨盆骨折时,均应考虑有膀胱损伤的可能。典型症状是伤后不能排尿,下腹剧烈疼痛。体检膀胱空虚,下腹有剧烈压痛及腹肌紧张。膀胱开放性损伤或膀胱损伤与直肠或阴道相贯通,则有血性尿液自伤口溢出或自肛门排出、阴道流出。膀胱破裂伤后休克发生率较高,严重休克者应高度注意有其他脏器伤及盆腔大血管损伤。

2.导尿检查及膀胱注水试验若导尿管插入顺利,能导出大量清亮尿液,可基本排除膀胱破裂。若不能导出尿液或仅导出少量血性尿液,多表示有膀胱破裂。此时可作膀胱注水试验:由导尿管注入无菌等渗盐水 200~300mL,保留 5~10min 后将其抽出,如抽出量明显少于注入量,提示有膀胱破裂。需注意有少数情况下膀胱并未破裂而因导尿管插入位置不当,注水试验可出现假阳性。如后尿道破裂或断裂时,导尿管经破裂处插至膀胱外,注入的等渗盐水渗到膀胱周围蜂窝组织内而无法抽出,出现假阳性;膀胱虽未破裂,导尿管已插入膀胱内,但管端侧孔被血块阻塞形成活瓣状梗阻或导尿管插入过深发生扭折,能注入等渗盐水而不能抽出,也可出现假阳性。但出现上述情况时,膀胱均有明显的胀感,甚至可在耻骨上区触到膨胀的膀胱。导尿检查及膀胱注水试验简便易行,在战时无其他诊断条件时,不失为一种有效的检查方法。

3.膀胱造影检查此项检查对膀胱破裂的诊断最为可靠,在导尿检查的基础上进行。经导尿管注入 10%泛影葡胺 200~300mL 后行前后位动态观察或摄片。造影剂外溢是膀胱破裂最典型的 X 线征象,若无造影剂外溢而又高度怀疑有膀胱破裂时,可再次注入造影剂 150mL 后摄片观察。若膀胱形态正常,边缘整齐,无造影剂外溢,则可排除膀胱破裂。根据造影剂外溢的部位,可确切判明膀胱破裂的类型:腹膜外膀胱破裂可见膀胱周围有不规则的造影剂外溢现象;腹膜内膀胱破裂,造影剂进入腹腔并积存于肠襻之间,形成腹腔内散在的不规则造影剂阴影。

(四)治疗

1.急救及全身治疗 膀胱伤多为膀胱破裂,常伴开放性损伤或伴有骨盆骨折,伤情多较重,常伴有休克。急救应积极抗休克,有开放伤口者,应用敷料覆盖,骨盆用三角巾或多头带环形包扎固定,可留置导尿管,大剂量广谱抗生素静脉滴注防治感染。

2.手术治疗 通常情况下,膀胱破裂需常规手术探查修补,腹膜外膀胱外放置橡皮管引流。也可在密切观察下留置尿管保守治疗。虽然有人主张对较小的腹膜外膀胱破裂,无明显尿外渗者采用非手术治疗,留置气囊导尿管充分引流膀胱,7~10d 后拔除。但战时膀胱破裂,均应行手术探查及治疗。手术治疗包括探查、修补、引流尿外渗及膀胱造口。

(1)探查:一般取下腹正中直切口。如能肯定为腹膜外膀胱破裂且无腹腔其他内脏伤,可不必切开腹膜,否则均应切开腹膜进行探查。有膀胱后壁裂伤者,应仔细探查有无直肠肛管伤,在女性应注意有无子宫及其附件、阴道损伤。对腹膜内膀胱破裂,探查时应首先将腹腔内的尿液吸尽,再探查腹腔内脏有无损伤并对发现的损伤作相应处理,在缝合腹膜切口关闭腹腔后,修补膀胱破口。对腹膜外膀胱破裂,探查时应清除膀胱内及膀胱周围的血块,取出游离的骨片或其他异物,然后修补膀胱。

(2)修补:无论腹膜内破裂或腹膜外破裂,在修补裂口前,均应将腹膜膀胱反折向上推开,充分游离膀胱破口,剪除裂口周围挫伤组织,使创缘平整。膀胱后壁或侧壁裂伤,用可吸收性缝线全层间断或连续缝合修补裂伤。膀胱前壁裂伤,则先用可吸收性缝线全层缝合修补裂伤,再用细丝线缝合膀胱浆肌层加固。

(3)引流尿外渗:尿外渗必须彻底引流。如系腹膜内膀胱破裂,在吸尽腹腔内的尿液后,可用温热等渗盐水清洗腹腔。腹腔污染不重者,腹腔内可不必放置引流;若污染严重或已有感染迹象,可于盆腔内置一烟卷引流或潘氏引流,术后 24~48h 拔除。腹膜外膀胱破裂者,应置烟引流于耻骨后间隙内,手术后 72h 拔除。

(4)膀胱造影:膀胱破裂修补后常需行耻骨上膀胱造口,以保证膀胱内尿液引流通畅并便于后送处理。膀胱造口管应妥善固定,避免过早滑脱。耻骨上膀胱造口一般于手术后 10~14d 关闭,自行排尿。

3.合并伤的处理 膀胱破裂最常见的合并伤是骨盆骨折、直肠损伤和女性的阴道损伤。对于骨盆环稳定性未受破坏的单发性或双处骨折,可不需特殊治疗。对粉碎型、多发混合型伴有骨盆环稳定性遭破坏的骨折,则应行相应的牵引、固定或骨盆悬吊。合并直肠损伤,则应充分游离各自的裂伤,并分别修整和修补之,同时行结肠造口和膀胱造口,待伤口愈合良好,排尿、排便恢复正常后,关闭结肠造口和膀胱造口。膀胱与阴道有贯通伤时应将膀胱壁与阴道壁充分游离,分别修补缝合裂伤,以防止发生膀胱阴道瘘。

第四节　男性尿道损伤

男性尿道由尿生殖膈分为前后两部分。前尿道位于会阴部,有尿道海绵体组织,亦称海绵体部尿道;后尿道位于盆腔内,又分为前列腺部尿道及膜部尿道。前列腺部尿道被前列腺包绕,膜部尿道穿过尿生殖膈,周围有尿道外括约肌。由于上述解剖位置上的差异,前后尿道伤的致伤原因、临床表现和救治原则均不尽相同。一般来讲,单纯前尿道损伤伤情较轻,而后尿道损伤伤情多较严重,出血多,休克发生率高,可发生严重的并发症和后遗症。

(一)致伤原因

1. 尿道外暴力闭合性损伤 最常见者为会阴部跨骑伤所致的球部尿道损伤及骨盆骨折所致的后尿道损伤。球部尿道位于会阴部耻骨联合下缘之下方,当伤员自高处跌下或摔倒时,会阴部若跨骑于硬物之上,使球部尿道被挤压于硬物与骨联合下缘之间而发生损伤。会阴部踢伤亦可发生球部尿道损伤。由于骨盆骨折而发生的尿道损伤几乎都是后尿道损伤。其致伤机制少数为骨折断端直接刺伤后尿道,如耻骨支、坐骨支骨折断端直接刺伤前列腺部尿道。但最常见者,系骨盆骨折变形后引起的后尿道撕裂伤。前列腺部尿道由耻骨前列腺韧带固定于耻骨联合后下方,膜部尿道穿过并固定于尿生殖膈。当骨盆骨折导致骨盆环变形时,耻骨前列腺韧带受到急剧的牵拉而被撕裂或连同前列腺突然移位,致使前列腺尿道与膜部尿道交接处撕裂或断裂或骨折,使尿生殖膈撕裂,致使穿过其中的膜部尿道断裂或撕裂。膜部尿道损伤可延及球膜部尿道。

2.尿道外暴力开放性损伤 见于火器伤及刃器伤。此类尿道损伤伤情复杂,常并发会阴软组织及阴茎、阴囊、肛门、直肠等损伤或缺失,治疗较困难。

3.医源性损伤 常见于膀胱镜检查或经尿道操作如尿道扩张等,在球膜部造成尿道假道或穿孔,严重者可形成尿道直肠瘘。

(二)致伤机制

按损伤程度,尿道损伤分为3种类型,即挫伤、破裂和断裂。挫伤为尿道黏膜或黏膜下损伤,战伤少见;破裂为尿道部分全层断裂,尚有部分尿道完整而保持连续性;断裂为伤处完全离断,有时尚可发生尿道缺损,常见于火器伤。

按伤后病理过程,尿道损伤分为 3 个阶段,即外伤期、炎症期和狭窄期。闭合性尿道损伤伤后 72h 以内为外伤期,局部病变以出血、尿外渗、组织破损沟主;闭合性尿道损伤已超过 72h 或开放性尿道损伤虽未超过 72h,但已有感染迹象,则进入炎症期,此时局部已出现炎症性病变,组织水肿或已继发细菌感染;尿道损伤 3 周后,损伤部位炎症逐渐消退,代之以纤维组织增生,形成瘢痕,导致尿道狭窄,称为狭窄期,是损伤后极易形成的病变。治疗尿道损伤必须了解这 3 个不同阶段的病理变化规律和特点。

尿外渗及血肿是尿道损伤后局部的重要病理改变。尿道破裂或断裂后,损伤部位可形成血肿,尿液及血液经破损的尿道渗至周围组织内,形成尿外渗。尿外渗及血肿的部位、范围和蔓延方向,与尿道损伤的部位和局部解剖有密切的关系。限制尿外渗部位和蔓延方向的筋膜有:①阴茎筋膜(Buck 筋膜)。②会阴浅筋膜(Colies 筋膜)。③腹壁浅筋膜深层(Scarpa 膜)。④尿生殖膈。⑤膀胱直肠筋膜(DenotwUlier 膜)。会阴浅筋膜远端附于腹股沟部,近侧与腹壁浅筋膜的深层汇合,会阴浅筋膜与尿生殖膈间的间隙,称会阴浅袋。

球部尿道损伤后尿外渗先聚积于会阴浅袋内,使阴囊肿胀。若继续发展,可沿会阴浅筋膜蔓延,使会阴、阴茎肿胀,并可沿腹壁浅筋膜深层,上蔓延至腹壁,但于腹股沟处受阻。由于尿生殖膈的限制,尿外渗不进入盆腔。后尿道损伤后尿外渗聚积于前列腺和膀胱周围。尿生殖膈完整时,尿外渗不进入会阴浅袋内,若已破损,阴囊、会阴部亦可出现尿外渗。

(三)诊断

凡有骨盆骨折伤、会阴跨骑伤、会阴部火器或其他刃器所致的开放性损伤,伤后有尿道口流血、排尿困难及尿潴留者,均应考虑有尿道损伤。尿道损伤的诊断应注意解决以下问题:①确定尿道损伤的部位。②估计尿道损伤的程度。③有无其他脏器合并伤。

1.症状和体征

(1)休克:单纯的骑跨伤可没有休克症状,严重的尿道损伤,特别是骨盆骨折或合并其他内脏损伤者,常发生休克。

(2)尿道出血:为前尿道损伤最常见的症状;后尿道损伤若无尿生殖膈破裂,也可于排尿后或排尿时尿道滴血。

(3)局部疼痛及压痛:排尿时可向阴茎头或会阴部放射。

(4)排尿困难及尿潴留:如发生尿潴留时可在耻骨上扪及胀满的膀胱。

(5)会阴部血肿及瘀斑。

(6)尿外渗:前尿道损伤如阴茎浅筋膜完整,尿外渗局限于阴茎;如阴茎深筋膜破裂而会阴浅筋膜完整,尿外渗至阴囊或腹前壁;后尿道破裂尿外渗在尿生殖膈以上,积聚于前列腺和膀胱周围。严重的尿外渗可造成膀胱周围、会阴部等严重感染及中毒症状。

2.直肠指检　有助于确定尿道损伤部位,程度以及是否合并直肠肛门损伤等,必须常规进行。后尿道断裂时前列腺向上移位,有浮动感。若前列腺仍较固定,提示尿道未完全断裂。指套染有血迹或有血性尿液溢出时,说明直肠亦有损伤或膀胱尿道直肠间有贯通伤。

3.诊断性导尿　诊断性导尿是诊断尿道损伤的重要措施之一,也是尿道损伤急诊处理的有效办法。有指征时应在严格无菌操作下轻柔地试插导尿管。导尿成功说明尿道没有完全断裂或断端没有移位,此时留置尿管即成为主要治疗措施;如导尿不成功,提示尿道完全断裂或有断端移位,此时不应盲目插放尿管,以免加重损伤和出血。

4.尿道造影　有助于确定尿道损伤部位及程度。取稀释之静脉造影剂作逆行尿道造影。如尿道显影且无造影剂外溢,提示挫伤或部分裂伤;如尿道显影并有造影剂外溢,提示部分破裂;如造影剂未进入近端尿道而大量外溢,提示严重破裂或断裂。

5.骨盆 X 线摄片　可疑骨盆骨折者应行骨盆平片检查,以确定有无骨折及损伤程度。

尿道损伤,特别是骨盆骨折引起的后尿道损伤,应注意与骨盆骨折合并腹膜外膀胱破裂相鉴别。导尿检查及膀胱注水试验是鉴别诊断的重要部分。

(四)治疗

1.急救及全身治疗　包括防治休克、防治感染及预防并发症。对危及生命的并发症应优先处理。及时建立输液通道,镇静止痛。合并骨盆骨折者,应用三角巾或多头带环形包扎固定后用仰卧位后送。尿潴留严重膀胱胀满者,应行耻骨上膀胱穿刺排尿或耻骨上膀胱穿刺造口引流尿液,以解除尿潴留,防止尿外渗继续扩大,并迅速后送作进一步处理。应用广谱抗生素防治感染。对威胁生命的合并伤,如血气胸、颅脑伤、腹腔内脏伤、盆腔大出血等,应先予以处理,待伤员情况稳定后再处理尿道损伤。

2.局部治疗　局部治疗包括:①恢复尿道的连续性。②引流膀胱尿液。③彻底引流尿外渗。尿道黏膜损伤无排尿困难者,仅用口服抗生素预防感染;有排尿困难者,留置导尿 2~3 周;插尿管失败者,可行单纯的膀胱造瘘引流。一般伤后 1 周即可治愈。开放性损伤或闭合性损伤已超过 72h,不应行尿道修复手术,仅行耻骨上膀胱造口及尿外渗引流术,2~3 个月后再行第二期尿道手术。

闭合性损伤尿道破裂或断裂者,若在损伤期内入院(伤后 72h 以内),应积极设法恢复尿道的连续性,可根据以下不同情况进行局部治疗。

(1)球部尿道破裂和断裂:轻度破裂,尿道周围无明显尿外渗及血肿,如能插入导尿管,则留置 1~2 周后拔除, 以后再据情进行间断尿道扩张术。凡导尿失败或损伤处已有血肿及尿外渗者,均应行尿道修补术(尿道破裂)而吻合术(尿道断裂)。尿外渗部位作广泛切开引流术。

(2)后尿道破裂:如能插入导尿管,则留置 2~3 周。导尿失败者,行耻骨上膀胱造口加尿道会师牵引术。通过尿道会师法置 18 号气囊导管于尿道内,扩充气囊(25~30mL),沿尿道方向牵引气囊导尿管使与躯干呈 45°,使前尿道保持伸直状态,避免阴茎阴囊交接处尿道受压,牵引力为 0.45~0.5kg,3d 后逐渐减轻重量,至 1 周时解除牵引,留置导尿管再保持 2~3 周,以后根据排尿情况,辅以尿道扩张术治疗,可收到较好的效果。

(3)后尿道断裂:这类损伤多系严重骨盆骨折所致,一般伤情均较严重,不但休克发生率高,而且因尿道完全离断,部位很深,早期处理远较其他类型尿道损伤困难,迄今国内外尚无统一的处理模式,应根据具体情况采用合理的处理方法。如伤员一般情况允许,骨盆环稳定,医院具备完成手术的技术条件,可施行尿道断端吻合术。若无上述条件,以行尿道会师牵引术为宜。

伤情危重,有严重合并伤者,以单纯耻骨上膀胱造口为宜,待情况好转后再处理尿道。后尿道损伤尿外渗于前列腺及膀胱周围蜂窝组织内,在行上述手术后,均应置烟卷式引流于耻骨后间隙内。引流物一般在 3~4d 后拔除。

3.合并伤的治疗　尿道损伤可并发其他脏器伤,其处理原则是:威胁生命的严重出血和脏器伤,应先予以处理;如仅肢体骨折或其他部位软组织伤,则先行简单包扎固定,及时处理尿道损伤后,再进一步处理。骨盆骨折,盆腔内大出血以及肛门直肠伤,是后尿道损伤最常见的合并伤,须积极进行处理。

4. 并发症及后遗症　早期并发症为创伤性休克和出血性休克;感染为另一严重早期并发症,可导致局部化脓、坏死,尿瘘形成、盆腔脓肿等,严重时可发生败血症甚至死亡。晚期并发症为尿道狭窄、勃起功能障碍及尿失禁等。

第五节　男性生殖系损伤

一、阴茎伤

(一)致伤机制

阴茎伤分为开放性伤和闭合性伤。以开放性伤多见,可为刀割伤、刺伤或火器伤。若为火器伤,则可致阴茎缺失,创面破碎,多并发阴囊、尿道、会阴、肛门、大腿内侧软组织伤,亦可并发骨盆骨折和大腿高位贯通伤。阴茎血管丰富,可因海绵体损伤发生严重出血导致休克;阴茎、阴囊皮肤松弛,易发生大面积皮肤撕脱。

(二)诊断

阴茎伤可表现为皮肤撕脱、阴茎筋膜及海绵体外露或阴茎断裂、海绵体出血或远端完全离断、缺损;合并尿道损伤时,表现为尿道流血、排尿疼痛或排尿困难。阴茎伤诊断并不困难,但应仔细检查阴茎损伤的程度,并注意并发伤的诊断。

(三)治疗

1.急救及全身治疗　应立即对创口加压包扎止血。若阴茎已离断而尚有足够残端,可于阴道根部结扎止血,后送时定时松解。止痛、抗休克,并应用广谱抗生素防治感染。

2.初期治疗　初期处理应行暂时性耻骨上膀胱造口术,以引流尿液。伴尿道伤者,若条件允许,应行尿道修补吻合,并行耻骨上膀胱造口术。阴茎有丰富的血液循环,伤后愈合力强,因此,初期处理时应尽可能保留有生机的组织,特别是要尽量避免过多切除海绵体,以利二期整复治疗。①阴茎皮肤破损,可在清创后行一期缝合。②阴茎皮肤撕脱,缺损较少时,可利用包皮的伸展性修补创面;如阴茎皮肤呈套筒状撕脱并大范围缺损,阴囊完整者,清创后可将阴茎埋藏于阴囊皮下,露出阴茎头,日后行二期手术,将阴茎伸直;如阴囊皮肤也已破损,可在无毛区切取中厚皮片游离植皮,皮片于阴茎背侧缝合,于过伸位固定,以防阴茎发生弯曲畸形。③海绵体损伤者,应仔细检查其内有无细小异物并予以清除。仅海绵体破裂而无缺损者,可用 3-0 可吸收缝线将白膜间断缝合;海绵体大部离断者,亦应保留茎,作海绵体对位缝合。④阴茎完全离断者,如远端已缺失或严重毁损或因污染严重,多不宜行再植手术,可分别结扎阴茎背动静脉,修平阴茎海绵体残端后,对位缝合白膜,阴茎皮肤经修整后间断缝合以覆盖创面,尿道残端外置于阴茎断端前端并与皮肤作对位缝合,形成新的尿道外口;若阴茎残端很短,尿道口无法原位缝合于阴茎残端上者,可作会阴部尿道造口。

3.后期治疗 后期治疗一般在初期治疗后 1~3 个月内进行。治疗目的是尽量恢复阴茎的长度和勃起时的伸直度,以便恢复其功能。阴茎埋藏于阴囊皮下者,于初期处理 1 个月后,行二期阴囊皮肤分离成形术。若阴茎残端过短需恢复其长度者,则应在初期处理 3 个月后行阴茎再造术。

二、阴囊损伤

(一)致伤机制

阴囊伤可分闭合伤及开放伤两类。闭合伤多为跌伤、骑跨伤、踢伤、挤压伤或硬器击伤所致,开放伤常见为锐器切割、刺戳伤等。

(二)临床表现

阴囊闭合性损伤可为挫伤、阴囊血肿或鞘膜积血。挫伤后阴囊皮肤瘀斑,轻微肿胀;阴囊血肿发生于阴囊壁软组织内,可大可小;鞘膜积血系血液积聚于鞘膜囊内,多发生于壁层鞘膜破裂时,睾丸损伤亦易发生鞘膜积血。阴囊开放性损伤可为单纯撕裂伤或撕脱伤,严重者可致阴囊皮肤破碎,缺损,并可使阴囊内容物裸露或破损、缺失;开放伤污染多较严重,伤口内常有布片、泥土等异物残留。

(三)诊断

阴囊损伤的诊断并不困难,开放伤时,应注意损伤的范围和程度以及有无合并伤。对闭合伤发生鞘膜积血者,必须查明有无睾丸损伤。单纯依靠临床病象及穿刺抽血多不易明确诊断。B 超检查对睾丸损伤及其程度有很高的准确性,凡有阴囊血肿或鞘膜积血者,均应常规检查。有条件者,可作 99mm-Tc 睾丸扫描,亦可获得睾丸破裂的明确诊断。

(四)治疗

1.急救及全身治疗 应立即给予强有力的镇痛剂,防止出现休克。对开放伤应用大块敷料覆盖包扎,丁字带压迫以减轻或制止出血。应用抗生素及破伤风抗毒素血清注射。

2.初期治疗

(1)单纯阴囊挫伤或阴囊血肿:损伤较轻者卧床休息,抬高阴囊;局部冰敷;止痛及预防性应用抗生素;血肿明显者行血肿切开引流。

(2)阴囊开放伤:严格局部消毒、清创,除异物及失去活力的组织;还纳及固定阴囊内容物,防止睾丸扭转;预防性应用抗生素、破伤风抗毒血清;阴囊内容物未受损伤,而阴囊壁缺损过大,无法原位缝合遮盖阴囊内容物时,若撕脱的阴囊壁仍存活力,可作阴囊皮肤游离原位植皮,重建阴囊或利用股内侧皮肤转移皮瓣形成阴囊;条件不允许时,亦可将带有精索血运的睾丸暂埋藏于大腿内侧皮下组织内,3~6周后再转移大腿内侧皮肤及睾丸,作阴囊成形术。

(3)鞘膜积血:一定要在明确有无睾丸损伤之后,进行相应治疗。在排除了睾丸创伤之后,对积血不多,鞘膜腔内压力不高者,可采用间断穿刺排血并待其吸收。血肿较大、压力较高、伤后时间较长、血肿机化不能抽出者,应切开排血。鞘膜积血有感染迹象时,亦应切开引流。若诊断明确鞘膜积血有睾丸破裂者,无论积血多少,均应切开、修补睾丸。

3.后期治疗　阴囊损伤后,若初期处理鞘膜积血不彻底,发生鞘膜增厚、硬化者,后期可作鞘膜切除术。发生外伤性睾丸炎或伤后睾丸萎缩,疼痛严重者,可考虑行睾丸摘除术。初期处理时,因阴囊缺损而将睾丸暂时埋藏于大腿根部者,应行阴囊成形术。

三、睾丸损伤

(一)病理类型及临床表现

睾丸闭合性损伤系指阴囊皮肤未破裂者,反之则为开放性损伤。闭合伤多由直接暴力所致,可发生挫伤、裂伤或碎裂伤。开放性损伤由于锐器等直接伤造成。可造成睾丸组织缺损、严重者可伤及睾丸动脉,引起出血和巨大血肿,导致睾丸萎缩或坏死等。睾丸伤的病理类型及临床表现如下:

1.挫伤　多由直接踢、挤压或高处坠落骑跨等所造成。多有阴囊血斑、睾丸肿胀,因白膜的限制,内压过高,加重睾丸的疼痛,甚至可引起休克,伤员常有恶心、呕吐。体检时可触及坚硬的睾丸,压痛明显。

2.破裂或碎裂　可以是开放性的,也可以是闭合性损伤,导致阴囊瘀血、肿胀。睾丸白膜破损,睾丸组织外露。白膜的破裂可仅为小裂口,亦可有多处裂伤。闭合伤者,多有鞘膜积血。伤员疼痛症状严重,甚至可引起昏厥。并发鞘膜积血者,往往鞘膜腔压力甚高。体检阴囊触痛明显,可触及肿块,睾丸轮廓扪不清。B超对睾丸破裂、血肿的诊断具有决定性作用。这类损伤可导致创伤性睾丸炎,是外伤后睾丸萎缩的重要原因。

3.睾丸脱位　见于睾丸闭合伤。睾丸遭受直接钝性暴力时,被挤压到阴囊以外的部位,可脱位于腹股沟管、股管、腹腔或会阴部皮下组织。临床表现是阴囊空虚而在上述部位可触到有触痛的满圆状肿块。

4.睾丸扭转　外伤性睾丸扭转较少见,系因外伤后精索发生扭转,致使睾丸血运受阻,首先出现血液回流受阻,继而发生梗死。伤员在睾丸受伤后立即发生睾丸剧痛,继而睾丸肿胀、恶心、呕吐,在诊断上应特别提高警惕,彩色超声多普勒检查可见精索血流信号减少或消失。

(二)治疗

1.急救　①镇静镇痛,睾丸托带固定,局部冷敷,以减少睾丸出血及张力。②积极止血、抗休克。③大剂量使用抗生素及预防性使用破伤风抗毒素。④清创时尽可能保留有活力的组织,修复缝合破裂的白膜。只有当精索动脉断裂或睾丸破裂严重时行睾丸切除。

2.睾丸挫伤　单纯挫伤无鞘膜积血或积血不多者,可应用提睾带,局部冷敷;鞘膜积血较重者,应切开阴囊壁减压;挫伤的睾丸肿、硬,张力过高者,应切开白膜减压。切开后,膨出于切口外的睾丸组织应予切除,然后再缝合白膜。

3.睾丸破裂及碎裂 均应手术治疗。小的裂伤可缝合白膜裂伤进行修补;裂伤较大或睾丸一侧破损较重,可作睾丸部分切除,但应尽量保存睾丸组织。清创切除部分睾丸后,睾丸创面可关闭缝合,白膜缺损较大者,可用鞘膜片覆盖;睾丸完全碎裂,血供已完全丧失者,可行睾丸切除。

4.睾丸脱位 浅部脱位(位于腹股沟皮下、阴茎根部、会阴部)可用手法复位于阴囊内;深部脱位(腹股沟管内,股管内,腹腔内)则应尽早手术复位。手术复位时,应注意睾丸血液循环及精索位置,复位后应作睾丸固定。

5.睾丸扭转 发生在6h以内者,可试行手法复位,采用顺时针或逆时针方向旋转睾丸的方法。随睾丸转动,如疼痛减轻,说明复位方向正确;若随睾丸转动疼痛加重,说明复位方向错误,应向反方向复位。手法复位后,仍应密切注意睾丸血运是否恢复。扭转超过6h或局部红肿,睾丸肿、硬,均应行开放手术复位;扭转时间超过24h,睾丸已失去生机者,应手术切除。

第六节 女性尿道及生殖器伤

女性尿道及生殖器损伤包括尿道、阴道、子宫及其附件和外阴部伤,可由锐器、火器伤直接造成,亦可由骨盆骨折引起。单一器官损伤很少见,多合并尿道、膀胱、生殖器官、直肠等多发伤。

(一)致伤机制

女性尿道伤的病理类型有:撕裂、破裂、断裂、撕脱、部分或完全缺损。生殖器伤则以阴道破裂、子宫破裂及外阴撕裂较常见。

女性尿道及生殖器伤,特别是多发伤,出血严重,休克发生率高,易发生严重并发症及后遗症,诸如尿道狭窄、闭锁、尿失禁,阴道狭窄或阴道闭锁,膀胱阴道瘘,直肠阴道瘘,骨盆畸形等,处理十分困难。

(二)诊断

1.外伤史及临床表现 有下腹、会阴开放伤,骨盆骨折者,应疑及生殖器及尿道伤。尿道及阴道流血是重要临床表现,部分伤员有尿潴留或阴道漏尿。

2.体格检查 阴道撕裂伤伤口常不规则。前壁伤易并发膀胱及尿道破裂;后壁伤常并发肛管直肠破裂,严重者可撕裂肛门括约肌或阴道直肠贯通伤;骨盆骨折刺伤阴道者,阴道内可能触到骨折断端;常规行直肠指检有助于直肠伤的诊断;子宫破裂有严重内出血,伤后阴道流血不严重,而休克重,有腹膜刺激症状及内出血表现者,应行腹腔穿刺检查以助诊断。

3.导尿或尿道探子检查 疑有尿道损伤者,可见导尿管或探子经尿道伤部进入阴道或插入后行阴道前壁触诊,能触到导尿管或探子;阴道伤与膀胱相通者,导尿管放人膀胱后,注入无菌等渗盐水,可发现阴道内漏尿的部位。

4.X 线检查　有骨盆骨折者,应行骨盆正、侧位 X 线摄片检查。

(三)治疗

1.急救及全身治疗　急救应给以有效的镇静止痛药物。阴道伤及尿道伤出血严重,应给予有效的填塞或压迫止血,会阴包扎"丁"字带。有骨盆骨折者,应妥善包扎固定以备后送。不能排尿者,应留置导尿管。全身治疗应积极防治休克及抗感染。

2.初期治疗

(1)女性尿道伤的治疗:女性尿道短而直,创伤后若初期处理不当,极易发生尿失禁,尿道狭窄、闭锁或尿道阴道瘘等严重后遗症。故十分强调创伤后应早期修复,保持尿道的有效长度、张力及正常解剖位置。①单纯尿道撕脱伤、尿道回缩者,在彻底清洗创口、清除异物后,将尿道口牵出,用丝线固定缝合于原位,并缝合阴道撕裂伤,留置导尿管。术后按期拆线,导尿管留置 1~2 周后拔除,多能治愈。②尿道破裂或断裂者,应力争一期修补吻合,行耻骨上造口引流尿液。③尿道与阴道伤相贯通者,应分别修补缝合,缝合时应注意两侧位置,应交错开,置于不同高度,以减少术后发生尿道阴道瘘的可能。术后两周,能自己排尿后再关闭耻骨上膀胱造口。

(2)女性生殖器伤的治疗:①外阴裂伤在彻底清创、止血后,对位缝合。②阴道血运丰富,愈合力强,故阴道裂伤后,应尽可能进行一期缝合。清创时应尽量保留阴道壁,以避免日后发生阴道缩窄。③阴道破裂伤与腹腔相通者,应行剖腹探查,然后再修补阴道裂伤。④阴道后壁伤与直肠肛管贯通者,亦应分别修补,并行乙状结肠造口。⑤子宫破裂伤应及时行剖腹探查术。无明显感染者,可用可吸收性缝线修补裂伤,保存子宫。裂伤范围广泛或已有感染者,应行子宫切除术。

3.后期治疗　后期治疗主要是针对伤后后遗症的治疗。尿道狭窄轻者可行间断尿道扩张术;狭窄严重或尿道闭塞者,可行尿道内切开或瘢痕切除对端吻合;形成尿道阴道瘘者,择期行瘘管切除,分别修补尿道及阴道;尿道短缩而发生尿失禁者,可酌情行尿道延长及悬吊术。尿道长段缺损的治疗很困难,可利用膀胱壁肌瓣行尿道再造术;阴道缩窄者,行阴道整形术。

第十九章 特殊原因损伤

（李绍平）

特殊原因损伤（extraordinary agent wound），特殊原因创面目前尚无明确定义。笔者认为特殊原因损伤是除机械致伤因子所引起创伤以外的其他损伤，主要包括以下几类：①烧烫伤；②冷伤；③冲击伤；④火器伤；⑤咬伤和蜇伤；⑥化学毒气伤等。也有的研究人员认为化学损伤可归类为烧伤，本章重点考虑的是化学毒气对人体损害。由于特殊原因损伤有相应专业作专门论述，急诊专业只作为一般了解和初期处理，因此，本章不做详细论述。

第一节 烧（烫）伤

烧伤（burns）泛指由热力、电流、化学物质、激光、放射线所致的皮肤等组织损害。热烧伤是指热液（如热水、汤、油等）、蒸汽、高温气体、火焰、炽热金属液体或固体所引起的组织损伤。通常所称的或狭义的烧伤一般指热力所造成的烧伤，其他因子所致的烧伤则冠以病因称之，如电烧伤、化学烧伤等。烧伤是平时或战时的常见伤病之一，发生率为总人口的 0.5%~1%，其中约 10% 的病人需住院治疗。现代战争中，由于武器的发展，烧伤发病率显著高于平时。如果发生核战争，烧伤将成为战伤的主要部分。

一、烧伤伤情的判断

烧伤诊断的基础是病史、体格检查和实验室检查。烧伤面积的估计是体格检查的重要组成部分，并与创面深度估计一起形成烧伤的专科检查。烧伤面积和深度共同纳入专科诊断，构成了专科诊断的组成部分，是判断烧伤严重程度的基础。同时也应注意复合伤、多发伤、并发症和患者基础疾病等，对患者病情做出综合判断。

（一）面积的估计

烧伤面积的估计可以体表面积的百分比来表示，即用烧伤面积占体表面积来估计烧伤体表面积的百分比。有关的方法很多，现仅列出常用的方法，即中国九分法和手掌法。

1.九分法用烧伤面积的百分比，即所占体表面积的 9% 的倍数来表示，适用于区域和全身较大范围的烧伤（见表 19-1）。

2.手掌法无论成人或儿童，五指并拢时手掌面相当于身体表面积的 1%。注意检查者和被检查者手掌面积之间的差异,以防产生误差。手掌法适用于散在的小面积创面,可与中国九分法合用。

(二)深度的估计

以往采用三度四分法,2002 年中华医学会烧伤外科学会常会委员会扩大会议审议通过四度五分法,以便于临床工作和学术研究。

1.Ⅰ度表皮浅层损害,表浅毛细血管扩张,皮肤潮红,皮肤完整性未受损害,又称红斑性烧伤。局部有烧灼痛,3~5d 后局部由红转为淡褐色,表皮脱屑后愈合。可有短时的色素改变,不留瘢痕。

表 19-1　中国九分法

部位		占成人体表面积%	占儿童体表面积%
头颈			
发部	3		
面部	3	9×1(9%)	9+(12-年龄)
颈部	3		
双上肢双上臂	7		
双前臂	6	9×2(18%)	9×2
双手	5		
躯干	前躯干		13
后躯干	13	9×3(27%)	9×3
会阴	1		
双下肢双臀	5		
双大腿	21	9×5+1(46%)	9×5+1-(12-年龄)
双小腿	13		
双足	7		

2.Ⅱ度局部出现水疱,又称水疱性烧伤。根据烧伤后皮肤损伤程度又可分为浅Ⅱ度和深Ⅱ度。

(1)浅Ⅱ度:伤及真皮乳头层,部分生发层健在。局部毛细血管受损,通透性增高,体液渗出。局部可呈现较大水疱。水疱腐皮脱落后,流出淡黄色浆液性渗出液,基底潮红。局部对刺激敏感,疼痛明显。一般经 1~2 周可痊愈。愈合后一般不会遗留瘢痕,部分会有色素变化。

(2)深Ⅱ度:表皮全部损害,伤及真皮乳头层以下,残留部分网状层。局部肿胀,可见较小水疱。去除腐皮,基底红白相间、微湿,无明显渗液。局部对刺激较为迟钝,疼痛不很明显。拔毛试验阳性。依靠残存的附件上皮细胞增殖修复。一般需 3~4 周才能愈合,受损伤程度和治疗方法以及体质等因素的影响,可有不同程度的瘢痕增生。严重者影响外观、容貌和功能。

3.Ⅲ度:皮肤全层和皮下组织不同程度的损伤。坏死皮肤脱水后呈焦黄色、干燥,硬如皮革,可见大栓塞的树枝状血管网,又称为焦痂型烧伤。除了很小的Ⅲ度创面可由创周上皮细胞增殖修复和畸形愈合外,一般需要行早期切痂、削痂或肉芽创面游离皮片移植手术封闭创面。

4.Ⅳ度:为超越Ⅲ度的更深度地烧伤,在深度的定位上以深筋膜为分界线,达深筋膜以下者为Ⅳ度烧伤。有不同程度肌肉损伤,有可能损伤深部的重要解剖结构,如肌腱、血管、神经、器官。深部重要解剖结构暴露损伤容易发生感染、功能损害等并发症,后果严重。因此,需尽早进行扩创、皮瓣移植等手术修复,以争取获得较好的外观和功能恢复。

（三）严重程度的划分

自烧伤外科创建以来,有关烧伤严重程度的划分,国内外文献有较多记载,各有其特点。现将 2002 年中华医学会烧伤外科学会常委扩大会议审议修订的五级划分标准新方案展示如下:

1 级:烧伤面积≤10%,其中不包括Ⅲ度烧伤。可由各级医院门诊或诊所治疗或由县以下医疗单位收治。

2 级:烧伤面积 10%~25%,其中Ⅲ度烧伤≤10%,可由地市或县医院外科收治。

3 级:烧伤面积 25%~50%,其中Ⅲ度烧伤≤30%,可由地市、县医院烧伤外科或市医院外科收治。

4 级:烧伤面积 50%~70%,其中Ⅲ度以上烧伤≤60%,可由省、直辖市烧伤科、市烧伤中心收治。

5 级:烧伤面积≥70%,其中Ⅲ度以上烧伤≥60%,可由医学院校烧伤研究所、烧伤中心及省、市烧伤中心或研究所收治。

凡符合以下条件者,可以按照实际情况,不必拘泥于烧伤面积,将等级提升,可以提升到 3 级以上,甚至达到 5 级,如小儿、老年人、身体瘦弱者、免疫功能低下者、吸入性损伤者、特殊原因烧伤者、特殊部位烧伤者及有复合伤、多发伤、各种基础疾病、中毒等。

二、现场急救

现场急救是烧伤治疗的起始,是指在烧伤现场采取的应急处理。急救是否及时有效,对减轻损伤程度,减轻患者烧伤后的并发症和降低病死率具有十分重要的意义。

1.终止烧伤　急救的首要目的是去除致伤源,迅速有效地终止烧伤,可以减轻伤情。烧伤灭火时,力求迅速因地制宜,利用身边的材料或工具进行扑救。

2.冷疗　热力烧伤后尽快给予冷水冲洗或浸泡,及时冷疗可以减少创面余热继续损伤,防止热力继续作用于创面使其加深。局部及时冷疗还具有减轻疼痛的作用,并可降低创面的组织代谢,通过减少局部的前列腺素的释放使疼痛减轻,渗出和水肿减少。因此,如有条件,在烧伤灭火后的现场急救中宜尽早进行冷疗。冷疗一般适用于中小面积的烧伤,尤其是四肢烧伤。方法为将烧伤创面在自来水龙头下淋洗或浸入冷水中,水温以伤员能耐受为准,一般宜采用 15℃以下的冷水冲洗或浸泡为宜,也可采用冷水浸湿的毛巾、纱垫等敷于创面。冷疗的时间无明确限制,一般掌握到冷疗的创面不再感到剧痛为止,多需 0.5~1h。

3.处理　重要的合并伤检查有无心跳、呼吸停止及窒息、开放性气胸、大出血、严重中毒等危及生命的情况,应迅速进行急救处理。

4.复苏　补液由于急救现场多不具备输液条件,对口渴者可口服淡盐水或烧伤饮液(每片含氯化钠 0.3g,碳酸氢钠 0.15g,苯巴比妥 0.03g,糖或糖精适量,以 100mL 开水冲服)或饮用含盐的饮料,如加盐热茶、米汤、豆浆等。但不可大量饮用,以免引起呕吐,更不宜单纯喝大量白开水,防止发生水中毒。如有条件,对重伤者应尽快进行静脉输液。静脉补液可根据院前急救的条件,如选择平衡液,也可适当选用等渗盐水或 5% 葡萄糖盐水。

5.镇静止痛 烧伤后患者都有不同程度的疼痛和恐惧,可给予镇静止痛剂。口服止痛片、注射哌替啶等。但伴有颅脑外伤、吸入性损伤或有呼吸功能障碍者忌用,年老体弱者、婴幼儿慎用。用药后患者仍有烦躁不安,可能为血容量不足的表现,应加强抗休克措施,不宜短时间内重复用药,以免造成累积中毒的危险。

6.保护创面 烧伤创面在急救现场不予特殊处理,不涂任何药物。尤其是有色外用药会影响对创面的判断。可采用清洁敷料包扎或用干净被单覆盖创面,以免再受损伤或污染。

三、系统治疗

(一)休克期

1.液体复苏 烧伤休克属低血容量性休克,但又不完全等同于低容量性休克。烧伤早期病理生理主要是细胞外液减少,及时快速补液是防治烧伤早期休克最主要的措施。同时还要尽快改善缺氧状况,使组织氧输送量和氧耗量恢复正常,以满足组织细胞代谢需要,迅速恢复血容量,也有利于改善胃肠道血液供应,以保护肠道屏障功能和防治代偿性或隐匿性休克。

(1)口服补液:适用于轻度烧伤。烧伤普遍存在口渴,且伤情越重,复苏越晚,口渴越明显。但不可大量饮水,以防诱发呕吐,甚至引发急性胃扩张。口服烧伤饮料配方为 1000mL 内含食盐3g,碳酸氢钠 1.5g,糖 10g。少量多次饮用,每次以不超过 50mL 为宜。近年来有主张烧伤休克期不禁食,适量给流质饮食是可行的。

(2)静脉补液:烧伤创面渗出液的成分为组织外液和血浆,渗出量与烧伤面积和体重关系密切,根据烧伤面积和体重估计休克期补液量,并结合临床指标予以调整。

静脉补给用液:胶体溶液包括血浆、全血、人血白蛋白和血浆代用品(右旋糖酐、羟乙基淀粉等);晶体溶液包括平衡盐溶液、生理盐水、高张盐溶液等,基础水分用等渗葡萄糖溶液。

补液公式:为计划用液量的估算方法。有关公式很多,均为经验公式。可以根据临床经验和实际情况选用。现仅选择国内常用的公式介绍如下:

国内通用公式:伤后第 1 个 24h 的补液总量=烧伤面积(%)×体重(kg)×1.5mL+2000mL。公式中烧伤面积指 II~III 度面积之和,1.5mL 为胶体溶液和晶体溶液之和,两者的比例按 0.5:1,重度者按 1:1,2000mL 为基础水分量。于伤后的前 8h 输入计划总量的 1/2;后 2 个 8h 各输入计划总量的 1/4。伤后第 2 个 24h 的胶体溶液和晶体溶液为第 1 个 24h 实际输入的半量,基础水分量不变。

平衡盐溶液公式:伤后第 1 个 24h 的补液总量=烧伤面积(%)×体重(kg)×4mL。伤后的前 8h输入总量的 1/2;后 2 个 8h 各输入总量的 1/4。∴ 第 2 个 24h,按伤情补给血浆。随后输入等渗葡萄糖溶液,以维持尿量。

伤后第 1 个 24h 的补液应遵循先晶体后胶体、先盐后糖的原则。

观察指标:用于评估休克期复苏补液治疗的效果,验证和调整补液计划,控制和增减补液量的依据。

Ⅰ神态:神情应安静。烦躁多表示脑组织缺氧,表明复苏补液不力。

Ⅱ呼吸:应平稳。增快的原因常为休克、缺氧、代谢性酸中毒、高热、肺水肿和呼吸窘迫综合征等。

Ⅲ心率:可维持略高于正常,成人不宜超过每分钟120次。

Ⅳ血压:以维持接近正常为好,成人基础收缩压正常者不宜低于13kPa(100mmHg),脉压差不宜小于3.3kPa(25mmHg)。

Ⅴ末梢循环:皮肤色泽宜正常,肢体远端应温和。口唇、耳垂和甲床的末梢血管应充盈良好。

Ⅵ尿量:单位时间尿量(成人)应维持在1mL/(kg·h)。有游离血红蛋白和肌红蛋白尿时,若无禁忌,可放宽到100mL/h。有颅脑损伤者,应控制出入量和输液速度,防止加重脑水肿。

Ⅶ血容量和血流动力学指标监测:多为有创检测,例如中心静脉压、肺动脉压和肺动脉模压、心排血量等。这些监测指标为非常规性的检测,一般难以普及。在复苏不力,病情危重或采取干预性较大的治疗措施时,应争取检测。近年来,经食管多普勒彩色超声检查和肺含水量检测技术的临床应用,使无创性监测血容量和血流动力学指标成为可能。目前已在国内少数单位开展。

注意事项:

Ⅰ合理使用公式:公式是估算补液量的方法。估算量是参考数值,仅仅起到指导的作用。需参照观察指标和临床评估及时进行调整和修正,防止机械遵从公式。每个公式都有其自身的特点,每种液体都有其固有的特性,应根据具体情况,酌情选用。

Ⅱ强调个体化治疗:病人的个体差异会影响复苏疗效,因此,应根据致伤情况、处理过程和患者原有体质等,采用个体化的治疗措施。

Ⅲ尿量:单位时间尿量指导作用强,使用方便,应用普遍。但要注意排除假象干扰,如导尿管受阻等。

Ⅳ伴吸入性损伤:为减轻容量负荷和减少肺水肿的发生,可适当提高胶体溶液的比例。在计算补液量时还需要考虑到对呼吸道的丢失给予补充,而不能限制复苏用液体输入量。

Ⅴ平稳渡过休克期:及时有效的复苏治疗可以起到预防和治疗早期休克的作用,争取在休克期不发生休克,即平稳、渡过休克期。不论何种原因,只要临床上出现过休克,哪怕复苏有效,都应认定是休克期渡过不平稳或延迟复苏。

2.其他综合复苏措施

(1)应用碱性液体:重度烧伤如不能得到充分的复苏,组织灌注不足导致乏氧代谢,引起乳酸堆积和代谢性酸中毒。除加速补液、改善组织灌注、减轻乏氧代谢外,还可输碱性药物治疗酸中毒。深度烧伤常伴有血红蛋白尿和肌红蛋白尿,也需要给予碱性药物,以碱化尿液,使之不易在肾小管内沉积堵塞,避免肾小管损害。

(2)应用利尿剂:在液体复苏过程中,一般不主张应用利尿剂,以免影响对复苏效果的观察。

但在补足血容量后,为保护肾功能,可适当应用襻利尿剂或渗透性利尿剂,采用小剂量分次使用。

(3)维持呼吸功能:对呼吸困难者应持续给氧,并予以地塞米松等雾化吸入。中重度吸入性损伤,面颈部深度烧伤和5级以上烧伤宜早行气管切开,并严密监测血气。若呼吸困难加重,PaO_2 低于 8.0kPa,$PaCO_2$ 高于 6.67kPa,应采用呼吸机辅助呼吸。

(4)改善心功能:严重烧伤后产生心肌抑制因子对心肌具有抑制作用。为增强心肌收缩能力,增加心排血量,常用毛花苷丙(西地兰)0.4mg,第一个 24h 内供给 1.2mg,达到饱和量以后每日给维持量 0.4mg。

(5)抗生素的应用:抗生素的全身应用应强调用药指征。严重烧伤病人如休克期渡过不平稳,早期可根据指征选用广谱抗生素,预防创面感染及肠道细菌入血,以防止早期暴发性脓毒症。

(6)镇静剂的应用:休克期的烦躁,应多考虑为血容量不足所致。要慎用镇静剂,以免药物掩盖休克症状。对于有难以忍受的剧烈疼痛,可用哌替啶(度冷丁)与异丙嗪(非那根)合剂的半量,肌内注射或静脉滴入。

(7)血管活性药物的应用:严重烧伤早期血容量减低,内脏缺血以胃肠道发生最早,恢复也最晚。在血流动力学指标恢复正常时,胃肠道仍缺血,称为"隐匿性休克"补液时,给予小剂量多巴胺、山莨菪碱等既能稳定细胞膜和增强细胞对缺血缺氧的耐受性,又可改善胃肠道微循环的药物,使门脉血流量增大,胃肠黏膜下 pH 升至正常水平,保护肠道屏障功能,预防内毒素和细菌移位。

(8)及早进食:烧伤早期除了积极补液之外,在没有明显恶心、呕吐的情况下,应及早进食,先试用少量易消化流质,后逐步加量。

休克期复苏应达到 3 个目的:①补足血容量,使组织获得足够的血氧输送。②纠正"隐匿性休克",保护肠黏膜,防止细菌和内毒素移位。③为烧伤后续治疗打下良好的基础。

(二)感染期

烧伤是开放性损伤,局部创面特别是深度烧伤创面存在坏死组织,且局部的温度和湿度等都适合微生物的繁殖。因此,烧伤创面构成了病原菌的培养基,容易发生感染。严重烧伤除了体表屏障破坏,局部及全身的免疫力均降低,不仅容易发生外源性感染,即创面感染病灶侵袭性发展形成严重的全身性感染,而且有可能从肠道屏障受损部位发生肠道细菌移位,形成内源性感染。此外,吸入性损伤引起的呼吸道和肺部感染以及其他器官合并的感染均有可能通过病原菌大量增殖、扩散导致侵袭性的全身性感染。

烧伤感染期是烧伤病人第二难关,绝大多数重度烧伤病人在此期间死亡,占烧伤死亡 50%以上。因为此期主要在烧伤科治疗,与急诊科关系不大,故不作详细介绍。(见烧伤专科论著)。下面主要介绍几种烧伤用药。

常用外用药物:

(1)腆伏:为外用广谱抗菌药物,抗菌力强,具有一定的氧化和收敛作用。但对焦痂的穿透力较差。用于大面积创面时,会因吸收过多致高碘血症,易伴有代谢性酸中毒,并对肾功能有损害。

(2)磺胺嘧啶银:为广谱抗菌药物,应用较广。不易溶于水,常用为1%磺胺嘧啶银霜剂,对焦痂的穿透力较差,多用于早期清创后防治局部感染。

(3)氟哌酸银:为强有力的外用抗菌药物。对焦痂有较好的穿透力,防治创面脓毒症有效。临床外用为1%氟哌酸银霜剂。

(4)磺胺米隆:为广谱抗菌药物,对焦痂穿透力较强,防治创面脓毒症有效。临床外用为10%磺胺米隆溶液或霜剂。对创面有刺激,吸收过多会抑制碳酸酐酶,阻碍肾脏排酸保碱,可致代谢性酸中毒;还会使血红蛋白变性。多限于小面积创面的外用治疗。儿童尤应慎用。

(5)莫匹罗星:商品名为百多邦,为假单胞菌素A,主要对抗革兰阳性细菌。对金黄色葡萄球菌,特别对耐甲氧西林的金黄色葡萄球菌有效。在控制多重耐药的金黄色葡萄球菌的感染流行中发挥作用。

(6)抗生素:外用抗生素易导致耐药和致敏,因此不得外用。因其毒性大,已不作为全身使用的抗生素可外用,如利福平对金黄色葡萄球菌感染有效。

(7)中草药:不同药物或自己方或药剂分别发挥收敛、消炎、法腐和生肌等作用。常用的有煎剂、酊剂、膏剂、糊剂等。宜采用成熟和认可的药物。对不成熟的偏方和验方,不宜贸然使用。

应特别注意的是:不可应用含有色素的制剂,如:酱油等,易造成污染和掩盖伤情判断。

对于伤情和预后应该有一个客观的判断,对于大于直径10cm的深Ⅱ°以上的创面,一般可能会遗留瘢痕或植皮痕迹。作为医生只能在原烧伤深度基础上尽可能保留存活皮岛或变性水肿的细胞,对于已经死亡的细胞无能为力。所以对于深度的判定应尽可能准确。有的人把浅Ⅱ°创面误认为是深Ⅱ°,治愈后没有遗留疤痕,自以为技术高超或药物创新,结果自欺欺人。对于水疱液坚决不能作为胶体液回输,因是变形的蛋白质,对人体损害极大,易引起严重过敏性休克及其他病理改变,极易导致死亡,应予注意。

第二节 冷伤

冷伤亦称冻伤,系人体暴露于寒冷环境后所发生的组织损伤。随着冬季运动的广泛开展,老年人数量的增加,冷伤有增多的趋势。在北方冬季作战时,冷伤常成批出现,由此造成大量非战斗性减员,严重影响战斗力。

一、病因

发生冷伤的直接原因是寒冷,冷伤程度与寒冷的强度及持续时间成正比。但是,形成冷伤还与其他许多因素有关。其致伤诱因有以下几点:

1.潮湿 由于水的导热性比空气大20余倍,因此在寒冷环境下潮湿可严重破坏防寒服装的保暖性而增加体热散失。同时湿的皮肤较干燥皮肤更快地变冷,从而促使冷伤发生。

2.冷风　空气是热的不良导体,通常停留于体表和衣服之间的空气层呈相对静止状态,具有较好的保温作用。但冷风使空气对流加速,破坏了保温层,从而促使体热散失,引起冷伤。风速越大,体热散失也越多。

3.接触低温物体　人体某部接触到冰点以下的金属表面或其他导热性强的物体时,会使局部温度骤然下降,随后很快出现组织结冰,造成严重的损伤。如局部皮肤潮湿,可使皮肤与冷冻物冻结在一起处理不当可发生皮肤撕裂。

4.局部血循环障碍　通常双下肢长时间处于静止状态或受到挤压(如鞋袜过紧、扎止血带等),易发生局部血液循环障碍。低温条件下,局部血循环障碍常更为严重,从而加速了组织损伤。

5.其他　过劳、饥饿、精神紧张、创伤等,可使全身抵抗力降低,有冷伤史(如冻疮)常在原处再发。服装单薄、过紧、缺乏耐寒锻炼和防冻经验也易引起冷伤。冷伤的发生还与社会情况有关,醉酒和精神失常也可导致长期暴露于寒冷环境而致伤。

二、分类

根据环境温度是否达到组织冰点以下和局部组织是否发生冻结,可将冷伤分为冻结性损伤和非冻结性损伤两类。前者包括局部冻伤(frostbite)和冻亡(freezingdeath);后者包括一般的冻疮(chilblain)、浸渍足(immersionfoot)和战壕足(trenchfoot)。在上述不同类型的冷伤中,以局部冻伤最为多见,通常所说的冻伤,主要就是指此种。但在初期,轻微的局部冻伤与冻疮不易区别。

另一种分类方法是依据损伤范围分为全身性损伤和局部性损伤两类,前者包括冻僵(frozenstiff)和冻亡,后者包括局部冻伤、冻疮、浸渍足和战壕足。全身性损伤常伴有局部性损伤,局部性损伤多发生于足飞手和颜面等暴露部位,战时足部冷伤最为多见。

三、冻结性损伤

冻结性损伤包括局部冻伤和冻亡,这里主要介绍局部冻伤。

(一)病理生理

局部冻伤发病过程中的病理生理变化可分为 3 个阶段,即生理调节期、组织冻结期和复温融化期。

1.生理调节期　正常情况下,人体产热与散热之间保持着动态平衡,从而能维持体温恒定。当环境变冷时,人体通过体温调节中枢增加产热,减少散热,以保持中心体温。

2.组织冻结期　局部组织降至生物冰点(即组织产生冰晶的温度)以下而冻结。生物冰点因种属和组织不同而各异,一般为 $-3.6℃\sim-2.5℃$。降温速度不同,组织中冰晶体形成的部位亦有所不同:快速冻结(如接触极冷的金属或制冷剂)时,细胞内外同时形成冰晶体微粒;慢速冻结(如长期暴露于冷空气中)时,常先在细胞外液中形成冰晶核,对细胞结构的损害较小。当冻结过程不断发展时,细胞内水分移至细胞外间隙,引起细胞内脱水,伴有细胞内电解质、蛋白质、糖和酶的浓度增高,由此发生的高渗状态(hyperosmalarity),可使细胞蛋白变性(denaturation)。冻结后发生组织坏死主要是由于冰晶的机械效应、细胞水分丢失和微血管内血栓形成所致。上述发生于组织冻结期和将融化时的组织损伤，称为冻融损伤，即冻伤的原发性损伤。

3. 复温融化期　复温融化后，仅限于皮肤表层的冻结只出现一般性炎症反应，1~2 周可痊愈。深部组织的冻结复温融化后可因局部血循环障碍而加重损伤。严重冻伤发生组织坏死前，皮肤由红肿变为苍白，液体大量漏出，之后水肿逐渐消退，干燥，形成黑褐色痂皮。未合并感染的情况下，最后损伤组织里木乃伊样干性坏死，与未坏死组织间形成明显的分界线，最终脱落，形成溃疡和残端。

（二）诊断

1.反应前期　指冻伤后至复温融化前的一个阶段。临床表现为冻痛、刺痛或刀割样感觉，接着发生麻木和失去知觉，皮肤苍白，触之冰冷、发硬。通常，其坚硬程度与伤情有直接关系。

2.反应期　指复温融化后的阶段，损伤范围子复温后数日才渐趋明显，故早期诊断有一定困难。

Ⅰ度冻伤:伤最轻，患部充血水肿，皮肤呈红色或紫色，复温后有刺痒感、灼热、麻木，消肿后可出现上皮脱屑，不经治疗数日可自愈。

Ⅱ度冻伤:中度伤，有水疱形成，疱液为透明状或浅黄色浆液，周围组织充血水肿，不累及皮下，4~5d 后水肿减轻，2~3 周后形成痂皮，脱落后裸露出粉红色表皮，因角化不完全，易损伤，故应注意保护。

Ⅲ度冻伤:Ⅲ度与Ⅳ度亦可合称为重度冻伤，损伤累及皮肤全层及皮下组织，主要特征为最终会出现组织坏死。临床表现为局部显著水肿和水疱，疱液多为血性，皮肤呈紫色，指（趾）甲床呈灰黑色，触之较凉，自觉剧痛，最后形成黑而硬的干痂，脱痂后露出肉芽，逐渐形成瘢痕。

Ⅳ度冻伤:组织损伤波及肌肉和骨骼，皮肤呈蓝紫色或青灰色，无水疱或仅有少许血疱，水肿出现较晚，但很明显。伤后 2~6 周，冻区逐渐变黑，干燥，呈干性坏死（木乃伊化），最后脱落成为残端。如合并感染，则出现组织腐烂或形成湿性坏死。

根据受伤史和局部表现，一般可做出诊断。患部处于冻结状态时，皮肤呈灰色或蜡样，触之冷硬，无弹性，早期正常组织与坏死组织的界限不清。99m 锝–亚甲基磷酸盐三相骨扫描可在伤后 2d 内测出组织的存活能力。

（三）治疗

1.急救　迅速脱离寒冷环境;优先抢救危重病人，伴有体温过低和全身症状的病人，应先给予保暖、心肺复苏、防治休克等全身治疗;同时要快速融化复温。方法是:尽快将患部放置于 42℃ 左右的温水中浸泡 30~60min，不能浸泡的部位，如耳、鼻等可用温水不断淋湿或湿敷，酌情给予镇痛剂，禁用冷水泡、火烤或雪搓。

2.局部处理

（1）药物:Ⅰ、Ⅱ度冻伤敷 1%呋喃西林霜或 2%新霉素霜、5%碘氨嘧啶锌霜等，每日 1~2 次，至痊愈。Ⅲ、Ⅳ度冻伤可用 40℃的 0.1%氯己定(洗必泰,chlorhexidine,盐酸盐或醋酸盐)液多次浸泡。温浸后，再敷冻伤膏或活血化瘀的中药（如红藤、鱼腥草）提取液与呋喃西林配制的复方霜剂等。

（2）水疱处理：较小的水疱任其自然吸收，但应防止破裂。较大的水疱可在无菌条件下抽出疱液或低位切开引流，不要去除水疱表面皮肤，以防创面被擦伤。受伤的手指或足趾间可放毛织物以防粘连，用抗菌液每日清洁伤口。创面禁用压力绷带，以免加重损伤。

（3）痂皮处理：发生痂下积脓时应及时剪除痂皮，晚期可用菠萝蛋白酶溶解痂皮或用残蚀法逐渐去痂，以消除痂下感染。

（4）冻伤手术处理原则：争取在稍晚期分界清除后手术，采用分层切除法，以保留有生机的组织，有继发感染或气性坏疽者另做处理。

3.全身治疗

（1）改善血循环，扩张冻区血管：用分子量为1万~4万的6%或10%的右旋糖酐-40静脉滴注，10~20mL/(kg·d)，连续1~2周，通常在组织冻结融化后24h给药效果更好。动脉内注射普鲁卡因等或作交感神经切除术，以解除痉挛和减轻疼痛。

（2）抗凝和溶栓：肝素、纤维蛋白溶酶与抗蛋白酶制剂合剂激活血液抗凝血机制，减轻出血。此外，用链激酶、尿激酶和蛇毒纯化的成分Arwin可减少血中纤维蛋白原含量，达到溶栓的目的。

（3）血管保护剂：应用维生素E、C、芦丁等可保护血管壁，降低脆性和通透性。维生素E每次20mg，每日3次；维生素C每日1g，分3次口服；芦丁每次20mg，每日3次口服。上述药物可连用1~2周。

四、非冻结性损伤

长时间或反复暴露于寒冷、潮湿条件下，使局部发生循环障碍和营养不良，从而导致非冻结性损伤。

（一）冻僵

当体心温度低于35°C时称之为冻僵，属非冻结性损伤，常发生在大风雪迷路、醉酒、落水、高山遇难等情况下。

1.诊断 受冻之初，代谢率增高，心率和呼吸加快，外周血管收缩，寒战，继之中心温度下降。皮肤苍白、发凉。直肠温度降至35°C时，出现嗜睡，心跳、呼吸减慢；降至33°C时，大小便失禁，血压下降；降至30°C时，意识模糊，可出现心房甚至心室纤颤；降至25°C以下时，深度昏迷，血压测不到，呼吸弱而不规则，出现肾衰。直肠温度降至25°C时就有生命危险。

2.治疗

（1）急救：应当尽快将病人转移至温暖处，浸泡型快速冻僵者，机体防御功能较好，即使中心体温较低亦有复苏的可能；陆地型慢速冻僵病人，其防御功能严重低下，即使中心体温较高也要严加注意。应当根据病情需要进行判断，可做人工呼吸和心脏按压。搬动时避免剧烈震动以防诱发纤颤。

（2）复温：最为重要，方法有 3 种：

自然复温：在温暖的室内，盖上棉被、毛毯等，适用于较轻冻僵者（中心体温在 30℃ 以上者）。

体表复温：用 42℃ 热水浴，电热毯、温湿毛巾等覆盖体表，适用于快速冻僵病人。

中心复温：用吸入热空气或热氧气、体外循环、腹膜透析、灌胃肠等方法。

（3）住院治疗：病情严重者需住院治疗。对中心体温已回升但仍昏迷者，应考虑是否有脑外伤等并发症。

（二）冻疮

多发生在早春（0℃~10℃）季节，高湿条件下，甚至 16℃ 时也可发生。好发部位为身体暴露区和耳郭、足根等末梢处。基本病变为真皮血管周围炎症，主要累及真皮浅层及中层血管。初发病时皮肤出现红斑、结节、肿胀，有灼热和发痒，局部温暖时尤甚，有时可发生水疱。需防止继发感染，每日用温水浸浴或局部用 1%呋喃西林霜剂以加速治愈。

（三）浸渍足

下肢（主要是足部）在 10℃ 以下的水中长期浸泡而又缺乏运动时出现的损伤。大体经历缺血期、充血期、充血后期和后遗症期。缺血期足背发痒、肿胀，动脉搏动微弱或消失，有麻木感；充血期有的可出现水疱；充血后期，肿胀和炎症反应逐渐减轻，皮肤温度下降，重者可形成坏死和脱落；后遗症期为患部对寒冷和负重较敏感、疼痛、多汗等。

（四）战壕足

在 0℃~10℃ 潮湿环境中（如战壕或防空洞）长期站立而无活动或呈蜷屈姿势，影响下肢循环、鞋袜潮湿而不能及时更换或脚汗过多等情况下易发生。病理改变为局部缺血，深部组织血管神经性病变和无菌性炎症。初期双脚发冷，继则麻木，有时有刺痛或钝痛感。双脚红肿，继而苍白，以后可出现炎性出血、水肿和水疱，重者可发生伤肢浅层坏死。治疗方法参照冻疮和局部冻伤疗法。

五、预防

预防冷伤需从加强防寒保暖、提高机体抗寒能力和消除各种诱因入手。

1.加强防寒保暖　防寒服装是最重要的防冻装备。外衣要能防风、防雨和透气，外衣内的服装要质轻、保暖、透气、有弹性，最好有较多的死腔空气，多层比单层好。此外，应用一些保暖装备，如产热袋、加热炉、产热睡袋、小型加热器等，可作取暖或静脉输液加温之用。

2.提高机体抗寒能力　加强耐寒训练，如体育锻炼、冷水浴、户外活动等，可提高人体对寒冷的抵抗力或适应力；给予氨茶碱和摄入营养混合物（ensure）能迅速增强耐寒能力，其成分为蛋白质 14.8%，脂肪 31.5%，碳水化合物 53.7%，能量为 1046.7kJ/235mL。

3.消除诱发因素　如疾病、外伤、饥饿、疲劳等可使冷伤的发生率及严重度增加；服装、鞋袜过紧和长期体位不变可妨碍局部血液循环，均应努力消除或预防发生。

对于冻疮后，每年出现的瘙痒，皮肤发红目前没有太好的疗效，这在历年北方新兵训练中比较常见，可试用辣椒干煎汤浸泡，有一定疗效。

第三节 咬伤和蜇伤

动物咬蜇伤较为常见,其致伤机制主要通过咬蜇的机械力作用、继发性感染和某些动物的毒素而使人体致伤,甚至危及生命。以下介绍常见咬蜇伤的诊断和救治。

一、毒蛇咬伤

目前已知全世界有毒蛇600余种,我国有毒蛇50余种,对人类危害较大的有10余种。蛇毒的成分复杂,主要成分有神经毒、心脏毒、细胞毒、出血毒、促凝血成分及抗凝血成分蛋白质、多肽类和多种酶组成。当毒蛇咬人后,由毒腺分泌的蛇毒,经排毒导管、毒牙及伤口,沿淋巴及血液循环扩散至全身,引起一系列局部和全身中毒症状。

(一)诊断

根据毒蛇种类、蛇毒成分以及中毒表现的不同,临床上可分为以下3种类型:即神经毒为主的,如金环蛇、银环蛇和海蛇等;血循毒为主的,如尖吻蝮蛇、圆斑蝰蛇、竹叶青蛇、烙铁头蛇等;混合毒的有眼镜蛇、眼镜王蛇和蝮蛇等。现将其临床表现分述如下。

1.神经毒表现 神经毒为低分子蛋白多肽类,能选择性阻断运动神经横纹肌接头的递质传递,导致横纹肌弛缓性瘫痪,可引起外周型呼吸麻痹。其临床特点是蛇毒吸收快,局部症状不明显,病情发展慢,易被忽视,一旦出现全身中毒症状,则病情危重。咬伤局部疼痛和红肿较轻,仅有轻度麻木感,少有出血或不出血,齿痕较少且无渗液。咬伤后1~3h开始出现全身中毒症状,如头晕、头痛、嗜睡、四肢无力、流涎、视物模糊、复视、眼睑下垂、声音嘶哑、语言不清、张口和吞咽困难、牙关紧闭、颈强直和步态不稳等。严重者可出现肢体肌肉弛缓性瘫痪、呼吸麻痹、心力衰竭和肌红蛋白尿。如抢救不及时,可因呼吸麻痹和循环衰竭而死亡。

2.血循毒表现 血循毒主要由溶蛋白酶和磷脂所组成,具有强烈的溶组织、溶血或抗凝血作用。其临床特点是局部症状重,全身中毒症状明显,发病急。咬伤局部疼痛剧烈,出血不止,局部肿胀严重,皮肤发绀,有大片皮下出血与瘀斑,较大的水疱或血疱,局部淋巴结肿痛。严重者,伤处软组织迅速坏死。全身症状有畏寒、发热、恶心、呕吐、心悸、胸闷、气促、腹痛、腹泻、烦躁不安、谵妄、视物模糊。全身有出血倾向,包括皮肤黏膜下出血、咯血、呕血、血尿、胸腹腔及颅内出血等。严重者可因颅内出血、心力衰竭、肾功能衰竭和休克而死亡。

3.混合毒表现 对神经、血液和循环系统均有损害,但有所侧重,如眼镜蛇毒以神经毒为主;蝮蛇毒以血循毒为主,但也有复视等神经毒表现,此为蝮蛇咬伤的特征。

病情的严重程度与毒蛇的种类和大小、咬伤的深度和范围、注入蛇毒量的多少、病人的年龄以及对蛇毒的敏感性等因素有关。根据病情的严重程度,临床上一般将毒蛇咬伤分为3型:轻型、重型和危重型。

毒蛇咬伤诊断的关键为确定是毒蛇咬伤还是无毒蛇咬伤以及是哪种毒蛇咬伤,这对估计预后和治疗方案的选择有重要意义。

4.毒蛇与无毒蛇的鉴别

(1)毒牙和毒腺:毒蛇与无毒蛇最可靠的区别是毒蛇有毒牙和毒腺,而无毒蛇则没有毒牙和毒腺,只有锯齿状的牙齿。

(2)牙痕:无毒蛇咬伤为一排或两排细牙痕。而毒蛇咬伤仅有一对较大而深的牙痕(但由于毒蛇的种类和咬人时的体位不同,有时可以只有1个或3~4个以上的牙痕)。

(3)临床表现:毒蛇咬伤时局部和全身中毒症状明显,而无毒蛇咬伤时无显明的局部和全身中毒症状。

5.毒蛇蛇种的鉴别　确定为毒蛇咬伤后,可根据蛇的形态特征、栖息环境、活动规律、地区分布和结合临床表现,进一步确定是哪一种毒蛇咬伤。此外,尚可采用天然乳胶凝集抑制试验法、免疫酶标法等方法来鉴别毒蛇蛇种。

6.实验室检查

(1)血常规:血循毒素蛇咬伤时,红细胞和血红蛋白减少,严重者血小板减少,凝血时间延长,纤维蛋白原减少,纤维蛋白降解产物增加,凝血酶原和部分凝血活酶时′问延长以及三P试验(鱼精蛋白副凝固试验)阳性。

(2)尿常规检查:混合毒素及血循毒素蛇咬伤时,尿中有蛋白、管型及红细胞;蝮蛇和蝰蛇咬伤时,尿血红蛋白定性反应阳性;海蛇咬伤时,尿肌球蛋白定性反应阳性。

(3)血生化检查:血钾升高、血非蛋白氮上升,见于血循毒素蛇和海蛇咬伤。

(二)治疗原则

毒蛇咬伤的治疗原则是尽快排出毒液和阻止毒液的吸收,以减轻中毒。

1.现场急救　毒蛇咬伤后,患者应保持安静,切忌、惊恐奔跑,以减少毒素的吸收。尽快用加压绷带或就地用布带、手帕、绳索等在近心端咬伤部位以上5cm处绑扎,松紧度以阻断淋巴和静脉回流为宜,每隔15~20min放松1~2min。伤肢用夹板或其他代用品制动,然后取平卧位尽快送往医院作进一步处理。

2. 扩创排毒及冲洗　伤口用1:5000高锰酸钾液、3%过氧化氢液或生理盐水冲洗伤口及周围皮肤,以清除伤口残留的毒液和污物。伤口冲洗后,可将二牙痕间中心的皮肤上作长1~1.5cm深达皮下的"十"字形切开,使毒液排出,伤口内如有断毒牙应予取出。有条件者,也可用拔火罐、负压吸引装置等吸出毒液。有筋膜间隔综合征时应作筋膜切开减压术。蝮蛇和尖吻腹蛇咬伤,为防出血不止,一般不作扩创排毒。

3. 局部封闭　用地塞米松5mg溶于0.5%普鲁卡因20mL中,在伤口上方或周围做环形封闭,可抑制蛇毒扩散、减轻疼痛和过敏反应。将胰蛋白酶2000~4000U或糜蛋白酶15~30mg溶于0.5%普鲁卡因10~20mL中,在伤口周围作环形封闭,以直接破坏蛇毒的作用。

4.抗蛇毒血清　治疗抗蛇毒血清是治疗毒蛇咬伤的特效药物,应针对相应的蛇种尽早、尽快、一次足量应用,但对危重病例,即使咬伤后24h,仍推荐使用抗蛇毒血清治疗。明确毒蛇蛇种者,可选用同种抗蛇毒血清,暂不能明确蛇种者,可应用多价抗蛇毒血清或根据临床表现和本地可能出现的毒蛇选用相应的抗蛇毒血清。国产抗蛇毒血清及其一般剂量分别为:抗金环蛇毒血清 5000U,抗银环蛇毒血清 10000U,抗蝮蛇毒血清 6000U,抗五步蛇毒血清 8000U,抗眼镜蛇毒血清 2000U,儿童用量与成人用量相同。以上剂量约可中和一条相应蛇的排毒量。视病情可酌量增减。使用前应作过敏试验,过敏试验阴性方可使用。为防止过敏反应及避免延误抢救时机,可在应用抗蛇毒血清前肌注苯海拉明 20mg 或将地塞米松 5mg 加入 25%~50%葡萄糖液 20mL 内静脉注射,15min 后再注射抗蛇毒血清,一般可防止过敏反应,即使出现过敏反应也可较快消失。使用方法为将抗蛇毒血清用生理盐水 20~40mL 稀释后静脉缓慢推注或加入 5%葡萄糖盐水 250mL 中静脉缓慢滴注。输注过程中,如出现过敏反应,则应立即停止输注,并给予抗过敏治疗。对于尚无特异性抗蛇毒血清的眼镜王蛇、烙铁头蛇、竹叶青蛇咬伤,可试用如下方法治疗:眼镜王蛇咬伤,可用抗眼镜蛇毒血清与抗银环蛇毒血清配伍治疗;此外,根据广州蛇毒研究所研究证明,用抗五步蛇毒血清和抗蝮蛇毒血清能中和烙铁头蛇毒或竹叶青蛇毒。

5.应用蛇药　如南通蛇药,对蝮蛇咬伤有显效,首次口服 20 片,以后每 6h 服 10 片,至全身和局部症状明显减轻即可停药;上海蛇药,对蝮蛇、竹叶青蛇、眼镜蛇、尖吻蝮蛇咬伤有效,首次服 10 片,以后每 4~6h 服 5 片,直到中毒症状消失。其他,如广东蛇药、群生蛇药、红卫蛇药等也可酌情应用。

6.支持治疗　如出现休克征象时,应及时输液扩充血容量,低血压者可给予多巴胺静滴。溶血和贫血现象明显时,应输血,同时给予呋塞米利尿和 5%碳酸氢钠碱化尿液以保护肾功能。糖皮质激素具有抗毒、抗炎、抗过敏和提高机体应激能力的作用,可用氢化可的松或地塞米松静滴。局部有感染或组织坏死时,给予广谱抗生素。常规注射破伤风抗毒素。

7.并发症的处理　如出现呼吸麻痹、心力衰竭、急性肾功能衰竭和 DIC 等并发症时,则按相应的救治原则处理,如给予辅助换气、强心和保护心功能、血液或腹膜透析、新鲜冰凉血浆或冷沉淀物。

二、兽畜类咬伤

犬、猫、猪以及野生哺乳动物虎、豹、熊、狼等可能咬伤人体,其中以犬咬伤最为多见。除动物的利牙和利爪损伤组织外,口腔及利爪中的细菌可引起继发感染,有的还可传染疾病,如狂犬病、鼠疫等。目前世界上每年约有数万人死于狂犬病。近年来,随着饲养"宠物狗"的大量增加,我国狂犬病的发病率呈逐年升高的趋势。为此,以下仅就狂犬病的临床表现和被狂犬咬伤后的处置作简要叙述。

(一)诊断

狂犬病的潜伏期一般为 1~3 个月,但也可短至数日长达数年。临床表现为特有的恐水、怕风、恐惧不安、流涎、咽肌痉挛、进行性瘫痪等危及生命。病死率几乎达 100%。诊断主要依据有被狂犬或病畜咬伤或抓伤史以及临床表现,确认有赖于检查病毒抗原或尸检脑组织内基小体。

(二)处理原则

1 伤口处理　人被狂犬咬伤后,及时(指 2h 内)严格的处理伤口,对降低发病率有重要意义。我国卫生部印发的《狂犬病暴露后处置工作规范试用)》中提出:"人被犬、猫等动物咬、抓伤后,凡不能确定伤人的动物为健康动物的,应立即进行受伤部位的彻底清洗和消毒处理。彻底冲洗是用肥皂水或清水彻底冲洗伤口 15min。消毒处理为彻底冲洗后用 2%~3% 碘酊或 75% 乙醇涂擦伤口。冲洗和消毒后伤口处理应遵循只要未伤及大血管,尽量不要缝合,也不应包扎。伤口较大或面部重伤影响面容时,需要缝合的,在做完清创消毒后,应先用动物源性抗血清或人源免疫球蛋白作伤口周围的浸润注射,数小时后(不低于 2h)缝合和包扎,伤口深而大者应放置引流条,以利于伤口污染物及分泌物的排除。伤口较深、污染严重者酌情进行抗破伤风处理和使用抗生素等以控制狂犬病以外的其他感染。"因此,各级医疗卫生机构应以这一规范为依据正确处理咬伤的伤口。

2 狂犬病疫苗和抗狂犬病血清的应用 如咬人的犬确为狂犬或疑为狂犬,应立即给予狂犬病疫苗注射;如疑为狂犬,经观察 10d 后犬未发生狂犬病,也未死亡,则可终止注射。对一般咬伤者,可于咬伤后第 0、3、7、14、30d 各肌注狂犬病疫苗 1 支,儿童用量与成人相同,成人在上臂三角肌肌内注射,儿童应在大腿前内侧区内注射;而对严重咬伤者应干咬伤后第 0、3d 加倍疫苗量注射(左右两侧三角肌分针注射),并于 0d 应用抗狂犬病血清或免疫球蛋白,在全程后第 15、75d 或第 10、20、90d 注射加强针。

三、节足动物咬伤和蜇伤

我国常见的节足动物咬蜇伤主要为蜂、毒蜘蛛、蝎子和蜈蚣等,除咬蜇伤外,损伤主要由毒液所致。

(一)蜂蜇伤

蜂包括胡峰、黄蜂和蜜蜂。蜂毒的主要成分为多肽和酶类。组胺和 5-羟色胺可引起局部反应和疼痛,而磷脂酶和透明脂酸酶可作为一种过敏源引起过敏反应。

1.诊断 局部症状包括疼痛、红肿、荨麻疹,皮损中央常有出血性瘀点,严重者可发生组织坏死。全身症状有头晕、头痛、恶心、呕吐、腹泻和全身性水肿。若为群蜂多处蜇伤,可发生严重中毒反应,出现呼吸困难乃至呼吸麻痹而死亡。胡蜂蜇伤还可引起溶血、凝血障碍、血红蛋白尿和肝肾功能损害。少数病人可发生过敏反应,从轻度的荨麻疹和血管源性水肿到严重的气道水肿、休克、心血管功能衰竭甚至死亡。

2.治疗 蜜蜂蜇伤时,应先拔出蜂刺,伤口用弱碱性溶液(3%氨水、3%碳酸氢钠、肥皂水等)洗涤。黄蜂、胡蜂蜇伤时,用酸性溶液(3%硼酸、1%醋酸或食醋)洗涤伤口。有过敏反应者,立即皮下注射肾上腺素 0.5mg(严重过敏反应可静脉给予),肌注苯海拉明 20~50mg,保持呼吸道通畅,给予吸氧、输液、静脉滴注肾上腺皮质激素、血管加压药等处理。有心、肺功能抑制和急性肾功能衰竭时,按相应的救治原则处理。

(二)蜘蛛咬伤

我国毒性强的蜘蛛有红螯蛛、黑寡妇蜘蛛、悉尼漏斗网蜘蛛等。蜘蛛毒的成分有神经毒、坏死毒和酶类等,引起局部和全身症状。

1.诊断 轻者可无自觉症状,重者局部有剧烈疼痛、肿胀,咬伤处苍白,周围发红,痛痒,荨麻疹,进一步发展可形成水疱,围绕中心区有继发子血栓形成的紫斑,组织坏死和溃疡形成。全身症状以儿童患者和被黑寡妇蜘蛛咬伤者为甚。伤后30min可出现大汗淋漓、流涎、腹部剧痛、腹肌痉挛,颇似急腹症,伴有头痛、恶心、呕吐、颜面苍白、软弱无力、胸闷、视物模糊、吞咽困难、血压升高和心动过速等表现。严重者可出现急性肾功能衰竭、呼吸困难、休克和DIC等。实验室检查可见白细胞计数增高,尿血红蛋白定性反应呈阳性。

2.治疗 立即在伤口近心端绑扎(详见毒蛇咬伤)。咬伤局部用胰蛋白酶2000~4000U封闭治疗解毒。伤口用1:5000高锰酸钾溶液冲洗或用拔火罐吸出毒液。严重病例可静脉滴注肾上腺皮质激素、10%葡萄糖酸钙和抗蜘蛛毒血清。抗蜘蛛毒血清1支(2.5mL)以50mL生理盐水稀释,缓慢静脉注射(注射时间>15min),必要时可重复应用,用前要做过敏试验。口服达普宋(dapsone)和泼尼松有预防组织坏死和促进愈合的作用。有急性肾功能衰竭和DIC等并发症时,则按相应的救治原则处理。

(三)蝎咬伤

我国有钳蝎(东北蝎)和全蝎两种毒蝎。蝎毒的主要成分为神经毒素、溶血毒素、出血毒素、凝血毒素和酶等,可引起局部和全身症状。

1.诊断 最典型的局部症状是感觉异常和烧灼样疼痛,常伴有肿胀、水疱、血疱或组织坏死。全身症状有头晕、头痛、流涎、软弱无力、恶心、呕吐、出汗、肌肉痉挛和抽搐、语言障碍等。严重者可出现呼吸窘迫、急性心功能衰竭、肾功能衰竭、肺出血、肺水肿等。少数患者有脉缓、寒战、血压升高、尿量减少等。实验室检查可见血糖升高,尿中有红细胞、蛋白及尿糖。

2.治疗 局部处理一般包括切开伤处皮肤,吸出毒液,拔出毒刺,并用弱碱性溶液(3%氨水、肥皂水)洗涤。局部冷敷,以减轻毒素吸收。局部剧痛时可用3%盐酸依米丁30mg于伤口附近作深部皮下注射。可全身处理包括静脉注射10%葡萄糖酸钙以缓解肌肉痉挛和抽搐。严重中毒者,可给予肾上腺皮质激素和抗蝎毒血清治疗,缓慢静脉注射抗蝎毒血清5~10mL,在15~30min注射完毕。有呼吸窘迫、休克、心肾功能衰竭、肺水肿等并发症者,则按相应的救治原则处理。

(四)蜈蚣咬伤

蜈蚣有一对中空的螯,螯刺入人体后,毒液经此注入人体内。毒液的主要成分为组胺样物质、溶血样蛋白质和蚁酸。

1.诊断 有蜈蚣咬伤史,局部红肿、剧痛、水疱和组织坏死、淋巴管炎和局部淋巴结肿痛。严重者可出现全身症状,如头痛、头晕、发热、恶心、呕吐,甚至谵妄、抽搐、昏迷,个别患者可发生过敏性休克。

2.治疗 局部伤口用拔火罐拔出毒液,并用碱性溶液如肥皂水或5%碳酸氢钠溶液冲洗伤口。疼痛剧烈者,可肌内注射哌替啶。有过敏反应者可给予抗组胺类药物或肾上腺皮质激素。局部组织坏死、感染和淋巴管炎者,给予抗生素类药物。

第四节　火器伤和爆炸伤

火器伤是火药燃烧、炸药爆炸等化学能迅速转变为机械能过程中,将弹丸、弹片、弹珠等物体向外高速抛射,击中机体所造成的损伤。其发生机制有投射物的直接损伤、投射物的压力波损伤、瞬时空腔损伤、水粒子加速损伤。

广义地说,爆炸是一种极其迅速的物理或化学的能量释放过程,在此过程中,系统的潜能转变为运动的机械能,然后对外做功。按爆炸的性质,可分为物理爆炸、化学爆炸和核爆炸。爆炸的主要征象是爆炸点周围介质中压力突然急剧上升,由爆炸产生的这种突然上升的压力(爆炸冲击波)作用于人体而引起的损伤称之为爆炸伤。

火器伤主要为贯通伤、盲管伤、切线伤和反跳伤。又因为火器种类不同而引起不同的创伤,枪弹主要是贯通伤,而炮弹类主要是爆炸伤。爆炸伤又因为炸药当量大小不同引起机械炸毁伤和冲击伤。与平时不同的是多为多发伤和复合伤,

在处理此类伤员时,除了局部的创伤外,还要注重全身多个脏器的损伤及反应。特别是抗休克和抗感染是重中之重。但冲击伤比较特殊,在这里重点做一介绍。

原发冲击伤主要是指由爆炸冲击波的超压和负压引起的损伤,它主要造成含气器官损伤,在空气中爆炸时。主要引起肺和听器损伤;在水中爆炸时,常致胃肠道穿孔。其致伤机制包括:

1. 内爆效应　内爆效应(implosioneffect)指气体被压缩后又急剧过度扩张而致伤。

2. 剥落(碎裂)效应　剥落(碎裂)效应(spallingeffect)指当冲击波由较致密的组织传入较疏松的组织时,在两者的界面上会引起反射,致使较致密的组织因局部压力突然增高而发生损伤。

3. 惯性效应　惯性效应(inertiaeffect)指组织受冲击波作用后,密度大者运动慢,密度小者运动快,致使密度不同的组织连接部分分离而致伤。

4. 血流动力学效应血流动力学效应(hemodynamiceffect)　指冲击波作用瞬间,心腔和肺血管腔内的压力突然升高,实验研究表明压力可净增 26.0~57.6kPa,最高可达 86kPa,由此造成心腔和肺血管损伤。

5. 负压效应　负压效应(underpressureeffect)指有关冲击波负压在致伤中的作用,过去很少注意。在一定条件下,负压可造成严重肺损伤,如广泛的肺出血、肺水肿等。胸部动力学响应测定和高速摄影等结果提示肺组织撞击胸壁是冲击波负压引起肺损伤的主要机制。

爆炸破片伤主要由爆炸性武器的自然破片或预制破片造成,爆炸性武器击中坦克、装甲等目标产生的二次破片、冲击波所致的玻璃碎片或飞石击中人体也可致破片伤。破片携带的动能对机体所做的机械功以及破片着靶后释放的能量可直接造成躯体和内脏器官的损伤,其主要致伤机制如下:

1. 破片的直接损伤作用　破片击中目标侵彻机体组织的过程中, 克服组织阻力沿弹道直接挤压、撕裂、切割和穿透组织等引起组织损伤,其结果是形成原发伤道,这是破片致伤的主要

机制。

2. 瞬时空腔作用　高速破片致伤组织时，在高速破片后形成数倍甚至数十倍于其原发伤道或投射物直径、持续数十毫秒、搏动数次的瞬时空腔,在空腔形成过程中牵拉和撕裂周围组织而致伤。同时因空腔负压可将入口附近的污物吸入伤道内,造成严重污染。

爆炸冲击波的动压可导致人员位移或抛掷而撞击固定的物体(如地面、墙壁等)致伤,所造成的钝性伤与车辆撞击和人员坠落所致的损伤机制类同,可引起肢体骨折、颅脑和内脏器官损伤。

核爆炸时原子核反应区的温度可达 10^7K,化学爆炸时爆轰产物可达到 10^2K 以上的高温,由此引起皮肤和呼吸道烧伤,易燃物着火可引起间接烧伤。核爆炸时放射线还可引起放射病。在较密闭的空间内爆炸时,可产生各种有害气体,如一氧化碳、氮氧化物等毒性气体吸入使人员中毒。燃料空气炸弹爆炸时可消耗目标环境空气中大量的氧,由此造成人员窒息。其他诸如建筑物、工事等倒塌,可使人员产生挤压伤或掩埋等。

一、爆炸伤的急救

现场急救的目的是抢救危及生命的损伤,稳定伤情,迅速后送到就近有条件的医院进行后续处理。现场急救工作包括快速伤情估计和伤员分类,抢救危及生命的损伤,并遵照边抢救边分类、先危后重的原则有序地进行抢救伤员。

1. 现场伤情的估计　为了使最紧迫、危险的创伤能够被最早发现和处理,根据各部位创伤后危及生命的紧迫程度,现场伤情估计按时间先后有一定的工作程序,可简称 ABCDEF 程序。

A(airway)气道:指呼吸道是否通畅。

B(breathing)呼吸:指有无胸部创伤影响呼吸功能。

C(circulation)循环:包括两个方面,一是对周围循环血容量和大出血的判断,二是对心泵功能的估计。

D(disability)神经系统障碍:包括两个部分,一是对脊柱脊髓损伤的判断,二是对颅脑损伤的估计。

E(exposure)暴露:指在上述工作程序完成后,应充分暴露伤员全身,检查和发现除上述部位以外的脏器损伤。

F(fracture)骨折:四肢骨折的判断。

2. 现场伤员分类　为了分出轻重缓急,有序地抢救伤员,优先救治危重伤员,在爆炸现场可由经过训练、经验丰富、有组织能力的技术人员专人来承担伤员分类。基于爆炸事故或战争时可突发大量伤员,应采用简易、快速和准确的分类方法。通常可根据上述伤情估计,在现场迅速将伤员分为以下 3 类:

(1)轻伤员:意识清楚,多处软组织损伤,无需特殊处理。

(2)重伤员:需要手术治疗,但可以拖延一段时间,如胸外伤不伴有呼吸衰竭,胸腹贯通伤而无大出血可能的伤员等。

（3）危重伤员：因窒息、出血及休克造成伤员有死亡危险，需立即行紧急救命手术操作来控制大出血和改善通气功能，如急性呼吸道阻塞、胸部吮吸性伤口、不易控制的大出血等。

3. 现场急救处理

（1）保持呼吸道通畅：立即清除口腔内异物、血块和分泌物等；对舌后坠的伤员，可立即用口咽管通气或将舌牵出固定以防窒息；采用半坐位，防止误吸。经上述处理仍不见效，有窒息、昏迷的伤员应行气管插管或环甲膜切开术。

（2）维护呼吸功能：心跳、呼吸停止的伤员，尽快做心肺复苏，（口对口人工呼吸和胸外心脏按压）；压）；对开放性气胸进行密封包扎，张力性气胸可在肋骨中线第二、三肋间用带有单向引流管的粗针头穿刺排气，有条件时可置闭式引流管；有连枷胸的伤员，可用手、枕头、沙袋固定受伤区。

（3）控制出血：可根据不同情况应用加压包扎、填塞或止血带方法止血，但应防止滥用止血带；下肢损伤可用抗休克裤。

（4）包扎伤口：包扎伤口，对肠脱出、脑膨出行保护性包扎，并避免干燥和受压，对面积较大的烧伤创面用烧伤急救敷料、三角巾或清洁的布单保护创面。

（5）肢体制动和固定：对骨折、关节伤、肢体挤压伤、大块软组织伤，用夹板固定；如无夹板可因地制宜就地取材做临时性固定或将上肢固定于胸壁，下肢固定于对侧健肢；怀疑或肯定有脊髓脊柱损伤的伤员应立即进行固定，颈椎可用颈托限制颈椎活动，胸腰椎损伤者耳又平卧保持躯体直线位。

（6）静脉输液：目前美军对战伤失血和休克推荐的复苏原则是：对出血控制的伤员，建立静脉通道，不输液，但密切观察，同时提倡口服补液；对未控制出血性休克，给予小剂量（限制性）补液。考虑到液体携带的问题，首次液体为7.5%NaCl和6%Dextran（HSD）250mL，如伤员无反应再给250mL时，总量不超过500mL。复苏原则是：对出血控制的伤员，如无休克表现，则不输液；如有休克，则给予2L晶体液（乳酸林格液或Hartmann溶液），并根据伤员反应缓慢输液维持脉搏可触及。对出血未控制的伤员，如可立即后送，则在后送途中建立静脉通道，但不输液；如不能立即后送，则应建立静脉通道并慢速输液，维持桡动脉脉搏可触及，尽快进行手术治疗。

（7）给氧：对危重伤员或有呼吸功能障碍的伤员，有条件时可给予吸氧。

二、冲击伤救治原则

1. 听器冲击伤的救治 经历爆炸的人员凡是出现听力丧失、耳鸣、耳痛、鼓膜破裂、外耳道出血或有脓性分泌物的人员均要怀疑为听器损伤，耳科学和听力检查可进一步明确听器损伤的诊断。

听器冲击伤治疗原则包括：禁止向中耳滴注油液和冲洗，防止水灌入耳内，勿用力擤鼻，预防性给予抗生素，鼓膜破裂经6个月观察仍不能自愈者应进行鼓膜成形术。内耳损伤时，可给予地塞米松、磷酸川芎嗪、右旋糖酐-40、山莨菪碱等。此外，给予高压氧或高浓度氧吸入，对防治冲击波引起的耳蜗及听觉中枢损伤有明显的改善作用。

2. 肺冲击伤的救治　经历爆炸的人员凡是出现呼吸困难、咳嗽、咯血、发绀、胸痛等症状均要高度怀疑肺冲击伤。X线胸片上"蝴蝶形"片状阴影是肺冲击伤的特征性影像表现,动脉血气分析和肺分流量测定对肺冲击伤的伤情判定有一定帮助。

肺冲击伤的救治应遵循以下几点原则:①卧床休息;②保持呼吸道通畅;③吸氧;④机械辅助呼吸(必要时用);⑤高压氧治疗(有空气栓塞时);⑥防治肺水肿和保护心功能,如给予脱水利尿和强心药物,早期给予大剂量皮质类固醇激素对间质性肺水肿有良好的疗效;⑦防治出血和感染;⑧镇静止痛;⑨输血输液(外伤失血和低血容量时),但应避免短时间内过量晶体液复苏而加重肺损伤;⑩防治DIC和低血钾。手术尽可能后延至伤后1~2d进行,确需手术时,可用少量硫拜尔娜妥纳或环巴比妥作诱导,然后用氧化亚氮伍用氧气以维持麻醉;在全身麻醉或空中转运前建议进行胸廓造瘘空运后送时尽可能降低飞行高度。

3. 腹部冲击伤的救治　爆炸后凡是出现腹痛、恶心、呕吐、呕血、便血、肛门疼痛、里急后重、睾丸痛、一过性下肢麻痹、不明原因的低血压或任何显示有腹部损伤征象的人员均要怀疑腹部冲击伤。腹部X线平片、腹腔穿刺和灌洗、B超、CT等检查均有助于腹部冲击伤的诊断。

腹部冲击伤的处理原则包括:未明确诊断前不要口服饮食和液体;有麻痹性肠梗阻者,在有效的肠蠕动恢复以前,需持续进行胃肠减压;对于胃肠道未穿孔的腹内损伤伤员,经保守治疗后症状迅速缓解时,仍应密切观察1周左右,注意有无迟发性穿孔的征象;因腹内实质性脏器损伤或大血管损伤而发生休克时,应尽快进行容量复苏,必要时边抗休克边手术止血;若空腔脏器破裂引起休克时,需直至收缩压回升到12kPa(90mmHg),脉压大于2.7kPa(20.25mmHg)再进行手术;手术探查要仔细、全面,防止遗留,手术方式视伤情、技术条件和工作环境而定,力求做到简单和安全;对特别危重的腹内损伤,也可视情况作损害控制手术,积极改善心肺功能和全身内环境后再作确定性处理;损伤脏器的处理与一般创伤时相同;术后持续胃肠减压,给予抗生素防治腹腔感染。

4. 颅脑冲击伤的救治　凡爆炸后出现意识丧失、头痛、惊恐、失眠、抽搐、共济失调、颅内高压及灶性神经功能缺失症状的人员,均要怀疑有颅脑冲击伤。CT和B超检查有助于颅脑损伤的诊断。

颅脑冲击伤的处理原则包括:镇静止痛,卧床休息;怀疑有颅内血肿时应严密观察,症状加重时应钻孔探查,发现血肿时需及时清除,彻底止血,以减轻颅内压力;有脑水肿时可用脱水疗法,无效时改用手术减压;对昏迷伤员要注意呼吸道护理,以预防窒息和肺部并发症;开放性颅脑伤应及时处理伤口,防治休克和感染,具体方法与一般创伤时相同。

5. 空气栓塞的处理　空气栓塞的临床表现取决于受累的血管,如栓塞于冠状动脉,可发生心肌梗死,出现胸痛、低血压、心律失常和心肌缺血的症状和体征;如栓塞于脑动脉,可出现意识丧失、抽搐和灶性神经功能缺失等表现;视网膜动脉栓塞可引起失明;体表血管栓塞可见舌苍白、皮肤网状青斑等表现。心电图、颈部超声Doppler、眼底镜等检查有助于空气栓塞的诊断。空气栓塞的处理原则包括:保持合适的体位,一般采用头朝下的左侧卧位;保持呼吸道通畅,充分供氧;失血和低血压时给予适当的容量复苏;呼吸功能不全者给予辅助换气,但应警惕发生气压伤,故应采用低气道压;确定性处理是尽早给予高压氧治疗,可将伤员置于6个大气压的空气内,然后根据症状缓解情况减压,当减至2.8个大气压时立即改用100%氧气,以后减压过程中间歇性应用100%氧气;有脑水肿的伤员,可静脉内给予地塞米松,首次10mg,随后4mg,每日4次;有心律失常或明显心肌缺血的伤员,可给予抗心律失常和改善心肌缺血的药物处理。

三、热能、放射线和其他因素所致损伤

核弹爆炸所引起的损伤主要有三个方面:

1.直接爆炸引起的爆炸伤、烧伤及化学复合伤;

2.冲击波所造成的负压和正压复合损伤;

3."远期效应"所造成的多脏器损伤。

核放射所引起的污染所造成的体内酶变化导致"远期效应",其结果使受染人员长期受累,特殊疾病不断发生。截止2007年8月,日本有关部门统计广岛、长崎因受原子弹爆炸伤害而死亡的人数已分别超过25万和14万。

核爆救治的要点是防治放射病所引起的代谢疾病,其导致的死亡占死亡人数的70%以上。

参考文献

1. JiaChiyu.Department of Burnsand PlasticSurgery〔J〕.Chinese Journal of Burns, 2016,6:321-322.

2. 刘柳,杨振中.处理日遗化武医学保障实践[J].解放军医学杂志,2013,4:253-255.

3. 王正国.实用创伤外科学.2009,216.

第二十章　道路交通伤

（李绍平）

道路交通伤是指因道路交通事故而导致的人员伤亡。全球每年因道路交通事故致死者约120万人，受伤者约3000万人。2016年11月20日，联合国秘书长潘基文在交通事故死亡纪念日中指出，每天有大约3400人死于车祸，每年月125万人因交通事故而丢失生命，主要发生在发展中国家和贫穷落后的地区。我国改革开放以来，机动车数量猛增，交通事故也随之增加，每年因道路交通事故致死者约10万人，2002年达到最高峰，全年因交通事故死亡109381人。之后政府采取了一些有力措施，强化了交通管理，有效地遏制了道路交通事故急剧增长的势头，在机动车数额上升的情况下，人员伤亡总体上呈逐步下降趋势。一般认为，国民经济增长率超过4%~6%时，交通事故就会不断上升。据2016年报道，每年我国发生交通事故大约50万起，死亡人数大约10万人，居世界第一位。

一、伤情特点

车内人员前排乘员和（或）驾驶员因挡风玻璃碎片刺入而引起头颈部伤；司机因突然停车后方向盘阻挡而发生颅骨骨折、胸部伤、腹部伤（含安全带伤）和下肢骨折；如未佩戴安全带，被抛至车外而引起多发伤；后排乘员可因碰撞车内坚硬部件或前排椅背而发生头、胸部伤。

二、急救和治疗

国外报告，严重道路交通伤病人现场死亡者约占总死亡人数的50%以上，死因主要为严重颅脑和心脏大血管伤；伤后1~2d死亡约占35%，死因主要为头、胸腹伤和大出血；伤后1~4周死亡约占15%，死因主要为感染等并发症。我国调查资料显示，院前死亡占66%~93%，平均为80%，由此说明伤后尽早抢救的重要性。

（一）急救

1. 缩短反应　时间反应时间指从急救部门接到呼叫电话至急救车到达事故现场所用的时间，是伤员能否得到紧急救助的直接反映。反应时间过长，会使一些危重伤员失去救治机会。反应时间的长短与急救组织的人员组成、通讯联络和运输工具密切相关。急救人员一般以急救员或医助为主，由少数医生指导，只是在特殊情况下医生才出动至现场。急救员应经过专门的技术培训，有丰富的急救知识和较高的技术水平，能进行人工呼吸、心肺复苏等紧急救助工作，能迅速由症状和体征初步评估伤员的状况和预后，并给予针对性的急救；能揭控制事故现场，及时组织运送。在紧急救助的过程中,性能良好的通讯联络系统具有十分重要的作用,应备有急救电话网络系统,并时刻保持有线和无线电话在内的通讯联络系统畅通。交通工具对反应时间有重要影响。目前,国内外急救组织常用的交通工具有以各种急救车为主的陆地交通工具和以直升机为主的空中运输工具。对于急救车等专用运输工具,除了配备必需的急救药品、器械外,还应配有现代化的远距离联络装置。车内各种装备应安放有序,定期检查,随时补充,以保证药品充足和通信设备正常工作。运用直升机进行空中救护,可以争取抢救时间,具有快捷、高效的优势,但费用昂贵,暂时还不能普及开展。

2. 现场伤情判断、急救和后送

(1)快速伤情评估:检查脉搏、呼吸、血压、意识状态、瞳孔、运动能力和皮肤颜色等生命体征,以此初步判定伤情,确定有无生命危险。

(2)针对威胁生命的原因进行急救处理:保持呼吸道通畅,控制出血,有条件时应用抗休克裤。抗休克裤充气后可将两下肢和盆腔血管内的部分血液压到横隔以上,增加心、肺、脑等生命器官的血供,并纠正休克;同时,抗休克裤还能维持骨盆、航部及股骨骨折的稳定,甚至控制腹腔内出血。发现伤员进行性昏迷加重,须立即送往能处理颅内伤的医院进行治疗,不得在现场延迟。应注意,脑外伤后易发生脑水肿和肺水肿,急救时应限制输液量,维持在正常需要水平即可。处理好胸部损伤对维持正常呼吸和血液循环有重要影响。对胸部损伤的现场处理应以固定胸廓、减少反常呼吸为主。对开放气胸伤员应立即用消毒敷料堵塞、封闭伤口。张力性气胸伤员常有明显缺氧及呼吸窒迫症状,须立即用粗针头减压。诊断伤员有血胸和心脏压塞时应快速后送,在现场一般不做处理。有效的固定对减轻疼痛、防止继发性损伤有重要意义。对怀疑有颈椎损伤的伤员,应以颈托进行严格固定,小心地将伤员平移或翻滚,使伤员仰卧在脊柱板上,用沙袋分别置于头两侧以固定头部,胸、骨盆及双下肢土匀用宽布带固定在脊柱板上,防止任何颈部旋转、侧弯、过伸或过屈活动。转运过程中继续观察脊髓损伤的并发症,如呼吸障碍和神经源性休克。肢体固定应包括骨折上、下两个关节,在固定过程中应尽量减少肢体的活动。

(3)迅速后送:后送至适当的医院进行院内救治,途中做好监护。

(二)治疗

经院前和急诊室急救后,部分重伤员需转至重症监护室救治或直接转送至各专科进行相应的手术治疗。

三、个人防护

(1)机动车驾驶人员和行人应自觉遵守交通法规,养成良好的交通习惯,司机应避免超速行车或违章行车。

(2)开车前做好车辆的检查、维修和保养;要有充分的睡眠,行车 2~3h 后要休息一段时间以防疲劳驾驶。

(3)行车中必须佩戴安全带,这样可使致死性危险减少 40%~50%。

(4)行车前不要饮酒或服用兴奋性药物。

（5）遇到雨、雪、雾等恶劣天气和崎岖道路、弯路、斜坡路、光滑路面等危险路况时,要特别小心并减慢车速,防止打滑和冲出路面甚至翻车。

道路交通事故造成的伤亡,取决于以下4方面因素:

（1）人的因素:包括驾驶技术和经验、心理素质、年龄（年轻者易肇事）是否过劳、是否饮酒、服药和健康状况等。

（2）车辆因素:包括车速（速度越比伤亡危险性越大;车速平方与受伤概率成正比,车速4次方与死亡概率成正比）、车重（两车质量相差1倍,正碰后轻车驾驶员致死危险性为重车的12倍）和车型（以卡车碰撞所致伤亡远高于小轿车）等。

（3）道路因素:如路面宽度光滑度、弯曲度、坡度和路旁物体等。

（4）天气和时间因素:下雨、浓雾、寒冷、酷暑天气和夜间行车,车祸发生率均较高。

目前世界上死亡率最高的疾病创伤、心脑血管疾病和肿瘤,而创伤又以交通事故为最,因此,积极预防交通事故,及时、有效、快速医治和抢救车祸伤病员就显得极为迫切和重要。也是急诊科的重中之重。

参考文献

1. 潘基文.2016年世界道路交通事故受害者纪念日致辞.2016,11.

2. 公安部交通局统计数据.中国新闻社.

3. 王正国.实用创伤外科学.2009,243.